国家卫生健康委员会"十三五"规划教材

全国高等中医药院校研究生教材

供中西医结合、中医学等专业用

中西医结合内科学临床研究

主　编　杨关林　冼绍祥

副主编　陈志强　林　谦　陈　伟　吴焕林　毛　威　张　哲

编　委（以姓氏笔画为序）

马　进（辽宁中医药大学附属第二医院）　　杨关林（辽宁中医药大学）

王　玫（北京中医药大学东直门医院）　　吴　辉（广州中医药大学第一附属医院）

王希利（中国医科大学航空总医院）　　吴焕林（广州中医药大学第二附属医院）

王承龙（中国中医科学院西苑医院）　　宋炜熙（湖南中医药大学）

毛　威（浙江中医药大学附属第一医院）　　张　杰（中国医科大学附属第一医院）

叶穗林（广州医科大学附属中医医院）　　张　哲（辽宁中医药大学附属医院）

史哲新（天津中医药大学第一附属医院）　　陈　伟（上海中医药大学附属龙华医院）

仕　丽（长春中医药大学附属医院）　　陈志强（河北中医学院第一附属医院）

戎靖枫（上海中医药大学附属曙光医院）　　林　谦（北京中医药大学东直门医院）

刘　彤（辽宁中医药大学附属医院）　　尚菊菊（首都医科大学附属北京中医医院）

刘春莹（陕西中医药大学附属医院）　　周晋华（安徽中医药大学第一附属医院）

齐晓云（沈阳医学院附属第二医院）　　冼绍祥（广州中医药大学第一附属医院）

孙玉凤（河北医科大学第二医院）　　姚定国（浙江中医药大学附属第一医院）

李　锋（空军军医大学西京医院）　　钱义明（上海中医药大学附属岳阳中西医

李志红（北京中医药大学东直门医院）　　　　　结合医院）

秘　书　吴　辉（兼）　　　　　孔德昭（辽宁中医药大学附属医院）

人民卫生出版社

·北京·

图书在版编目（CIP）数据

中西医结合内科学临床研究 / 杨关林，冼绍祥主编. —北京：人民卫生出版社，2021. 9

ISBN 978-7-117-31984-3

Ⅰ.①中…　Ⅱ.①杨…②冼…　Ⅲ.①内科 - 疾病 - 中西医结合 - 诊疗　Ⅳ.①R5

中国版本图书馆 CIP 数据核字（2021）第 171506 号

人卫智网	www.ipmph.com	医学教育、学术、考试、健康，购书智慧智能综合服务平台
人卫官网	www.pmph.com	人卫官方资讯发布平台

中西医结合内科学临床研究
Zhongxiyi Jiehe Neikexue Linchuang Yanjiu

主　　编：杨关林　冼绍祥
出版发行：人民卫生出版社（中继线 010-59780011）
地　　址：北京市朝阳区潘家园南里 19 号
邮　　编：100021
E - mail：pmph @ pmph.com
购书热线：010-59787592　010-59787584　010-65264830
印　　刷：北京新华印刷有限公司
经　　销：新华书店
开　　本：787 × 1092　1/16　印张：25
字　　数：608 千字
版　　次：2021 年 9 月第 1 版
印　　次：2021 年 10 月第 1 次印刷
标准书号：ISBN 978-7-117-31984-3
定　　价：79.00 元

打击盗版举报电话：010-59787491　E-mail：WQ @ pmph.com
质量问题联系电话：010-59787234　E-mail：zhiliang @ pmph.com

出版说明

为了更好地贯彻落实《国家中长期教育改革和发展规划纲要（2010—2020年）》和《医药卫生中长期人才发展规划（2011—2020年）》，进一步适应新时期中医药研究生教育和教学的需要，推动中医药研究生教育事业的发展，经人民卫生出版社研究决定，在总结汲取首版教材成功经验的基础上，开展全国高等中医药院校研究生教材（第二轮）的编写工作。

全套教材围绕教育部的培养目标，国家卫生健康委员会、国家中医药管理局的行业要求与用人需求，整体设计，科学规划，合理优化构建教材编写体系，加快教材内容改革，注重各学科之间的衔接，形成科学的教材课程体系。本套教材将以加强中医药类研究生临床能力（临床思维、临床技能）和科研能力（科研思维、科研方法）的培养、突出传承，坚持创新，着眼学生进一步获取知识、挖掘知识、提出问题、分析问题、解决问题能力的培养，正确引导研究生形成严谨的科研思维方式和严肃认真的求学态度为宗旨，同时强调实用性（临床实践、临床科研中用得上）和思想性（启发学生批判性思维、创新性思维），从内容、结构、形式等各个环节精益求精，力求使整套教材成为中医药研究生教育的精品教材。

本轮教材共规划、确定了基础、经典、临床、中药学、中西医结合5大系列55种。教材主编、副主编和编委的遴选按照公开、公平、公正的原则，在全国40余所高等院校1 200余位专家和学者申报的基础上，1 000余位申报者经全国高等中医药院校研究生教育国家卫生健康委员会"十三五"规划教材建设指导委员会批准，聘任为主编、主审、副主编和编委。

本套教材主要特色是：

1. 坚持创新，彰显特色　教材编写思路、框架设计、内容取舍等与本科教材有明显区别，具有前瞻性、启发性。强调知识的交叉性与综合性，教材框架设计注意引进创新的理念和教改成果，彰显特色，提高研究生学习的主动性。

2. 重难热疑，四点突出　教材编写紧跟时代发展，反映最新学术、临床进展，围绕本学科的重点、难点、热点、疑点，构建教材核心内容，引导研究生深入开展关于"四点"的理论探讨和实践研究。

3. 培养能力，授人以渔　研究生的培养要体现思维方式的训练，教材编写力求有利于培养研究生获取新知识的能力、分析问题和解决问题的能力，更注重培养研究生的思维方法。注重理论联系实际，加强案例分析、现代研究进展，使研究生学以致用。

4. 注重传承，不离根本　本套研究生教材是培养中医药类研究生的重要工具，使浸含在中医中的传统文化得到大力弘扬，在讲述现代医学知识的同时，中医的辨证论治特色也在教材中得以充分反映。学生通过本套教材的学习，将进一步坚定信念，成为我国伟大的中医药事业的接班人。

5. 认真规划，详略得当　编写团队在开展工作之前，进行了认真的顶层设计，确定教材编写内容，严格界定本科与研究生的知识差异，教材编写既不沿袭本科教材的框架，也不是本科教材内容的扩充。编写团队认真总结、详细讨论了现阶段研究生必备的学科知识，并使其在教材中得以凸显。

6. 纸质数字，相得益彰　本轮教材的编写同时鼓励各学科配备相应的数字教材，此为中医出版界引领风气之先的重要举措，图文并茂、人机互动，提高研究生学以致用的效率和学习的积极性。利用网络等开放课程及时补充或更新知识，保持研究生教材内容的先进性、弥补教材易滞后的局限性。

7. 面向实际，拓宽效用　本套教材在编写过程中应充分考虑硕士层次知识结构及实际需要，并适当兼顾初级博士层次研究生教学需要，在学术过渡、引导等方面予以考量。本套教材还与住院医师规范化培训要求相对接，在规培教学方面起到实际的引领作用。同时，本套教材亦可作为专科医生、在职医疗人员重要的参考用书，促进其学术精进。

本轮教材的修订编写，教育部、国家卫生健康委员会、国家中医药管理局有关领导和相关专家给予了大力支持和指导，得到了全国 40 余所院校和医院、科研机构领导、专家和教师的积极支持和参与，在此，对有关单位和个人致以衷心的感谢！希望各院校在教学使用中以及在探索课程体系、课程标准和教材建设与改革的进程中，及时提出宝贵意见或建议，以便不断修订和完善，为下一轮教材修订工作奠定坚实的基础。

人民卫生出版社有限公司

2019 年 1 月

前　言

为了更好地贯彻落实《国家中长期教育改革和发展规划纲要（2010—2020年）》和《医药卫生中长期人才发展规划（2011—2020年）》，进一步适应新时期中医药研究生教育和教学的需要，推动中医药研究生教育事业的发展，经人民卫生出版社研究决定启动国家卫生健康委员会"十三五"规划教材、全国高等中医药院校研究生第二轮规划教材的编写工作。

本教材为国内首部面向研究生的中西医结合内科学临床研究教材，适用于中西医结合、中医学等专业硕士研究生教学使用，也可以作为中西医结合临床医师更新知识、提高临床工作能力的重要参考书。本教材的编写模式和体例立足创新，不拘一格，其内容编排既成体系又非面面俱到，既涵盖中西医结合内科常见病、多发病与优势病种，又非全面介绍中西医结合内科学术体系。绪论主要介绍中西医结合内科学发展简史、研究前景、研究思路与方法、中西医结合内科学学习方法等；疾病诊疗部分以疾病为纲，分别介绍了呼吸系统、循环系统、消化系统、泌尿系统、血液系统、内分泌系统、风湿免疫系统、神经系统，以及代谢和营养方面的常见病与多发病，内容包括中医概述、西医概述、诊治要点、中西医结合治疗研究、中西医结合诊疗前沿与研究展望、经典著作赏析6个方面，突出介绍了中西医结合诊治特点与优势，着重培养学生运用中西医结合的思维和方法分析、解决问题的能力。部分章节附有中西医结合典型病案以更好地引导学生体会感悟。

本教材主要由来自全国各地多家三甲医院临床医师和高等中医药院校的教师编写而成，并由各位编者自审和互审定稿。本教材注重中西并重，突出中西医结合特色，体现了中西医结合防治内科常见病的思路与方法以及最新进展。由于中西医结合内科学涵盖中医学、西医学内容，且分科较细，进展较快，书中难免存在一些不足之处，敬请广大读者批评指正，以便于再版时及时修订。

编　者
2020年3月

目　录

第一章 总 论

第一节 中西医结合内科学发展简史

在中国医学史上，中医学一直占据着主导地位，为中华民族的繁荣昌盛做出了重要贡献。17世纪中下叶，西方医学传入，对传统中医药学产生重要影响。19世纪中叶，出现了"废除中医""中西医汇通"和"中医科学化"等学术主张。20世纪中叶中华人民共和国成立以后，在国家和政府领导下，产生了"中西医结合"的新概念，形成了中国特色的中西医结合医院、诊所、研究所等医疗、科研机构。在"坚持中西医结合""促进中西医结合"方针政策指引下，中西医工作者努力开展中西医结合医疗、科研、教学、管理及学术发展、人才培养、学科建设等方面的探索，取得了举世瞩目的成就，为进一步发展具有中国地域特点和民族特色的中西医结合学科奠定了基础。

一、中西医结合学科的发展前史

优越的自然环境孕育了人类四大文明，同时产生了多源的早期经验医学，并逐渐形成了不同形态的医学体系。随着西方医学传入中国，与中医学相互碰撞、相互交流，此阶段为"中西医结合"的发展前期。

（一）西方医学发展历程

从以希波克拉底为代表的古希腊医学，到以盖仑为代表的古罗马医学，西方医学的发展逐渐择定了注重分析和归纳的道路。文艺复兴时期，人体解剖学方面取得的巨大成果，标志着西方近代医学进入了历史新篇章。17世纪，自然科学的巨大成就，为医学研究提供了先进的工具。到18世纪，西方医学完成了从经验医学到实验医学的重大变革。19世纪以来，随着实验医学的日益发展，其先进性和局限性均日趋显著。

（二）中医学发展历程

中医学经过长时期的经验积累，在战国秦汉时期出现了《黄帝内经》《黄帝八十一难经》《伤寒杂病论》《神农本草经》，标志中医学体系形成。中国传统医学经历了秦汉时期的奠基发展阶段，到隋唐时代达到了辉煌时期。在此期间，临证医学方面专科著作辈出，医疗经验得到比较全面的总结。例如：奠定脉学基础的王叔和，最早著写病因证候学专著的巢元方，最早撰写针灸学专著的皇甫谧等。北宋后期，战争频繁，社会动荡，疫疾丛生，内伤杂病日益增多。金、元、明、清历代医家在继承总结前人经验的基础上，争创新说，开创了中医学的崭新时代。其中,以"金元四大家"的独特理论和明清时期的"温病学说"为突出代表,为中医学基础理论和临床实践的发展做出了重要贡献。

鸦片战争后,西方医学大规模传入中国,为中医学的发展带来了机遇与挑战。在如何处理西方医学和中医学关系的学术主张中,逐渐形成了"中西医结合"的思想。

(三)西方医学及中医学发展历程的异同

东西方医学都经过漫长的原始积累、医巫混存、经验医学 3 个阶段,形成了各具特色的医学体系。西方传统医学在自然科学进步基础上实现了向实验医学的飞跃,同时也冲淡了固有的民族传统;祖国传统医学尽管在持续发展,但没有超出四大经典所奠定的医学体系,始终保持着稳定的继承性。

近代以来,西方医学大规模传入,在中西医的并存、碰撞和交流过程中,产生了不同的学术主张,为现代的中西医结合提供了有益的历史基础。

二、中西医结合学科的创建

西方医学的大规模涌入,为中国带来了自然科学知识,对祖国医疗卫生事业的发展、建设产生了深远的影响。但其作为异质医学体系,与祖国传统医学相悖,对中医学的存亡构成了严峻的挑战。在西方医学和中医学的碰撞、交流过程中,产生了中西医汇通、中医科学化等处理中西医关系的不同学术主张,为中西医结合学科的创建奠定了基础。

(一)中西医交流的早期思想

17 世纪中下叶,西方医学开始传入中国,以方以智、王昂、王宏翰等为代表的中医学者通过对中西医进行思考和比较,形成了早期"中西医汇通"思想。19 世纪鸦片战争之后,西方医学大规模传入中国,出现了"废除中医"的呼声。在中医界面临严重危机的时候,以唐宗海、张锡纯、恽铁樵等为代表的中医学家,深感"中医学要继续发展,必须吸取西医之长,为中医所用"的重要性,并逐渐形成了中西医汇通派。在"五四"运动之后的中国科学化运动中,以陆渊雷、施今墨等为代表的"中医科学化"倡导者,主张把中医理论转化为正确的、合理的、真理性的体系,即中医科学化思想。

由于"中西医汇通派"的代表医家缺乏完整的西医知识而不能实现真正的"汇通",而"中医科学化"在充分肯定中医药经验的同时,却基本上否定了中医学理论。虽然这些局限使"中西医汇通"和"中医科学化"的思想促进了中国传统医学和中西医结合的发展,但并没有从根本上解决中西医关系的问题。

(二)中西医结合学科的创建

1949 年中华人民共和国成立以后,党和政府逐步制定了符合中国国情的中医政策,确立中西医结合的卫生方针,采取促进中西医团结合作的系列措施,开展"西学中"教育,初步创建了中国特色的中西医结合学科。

中华人民共和国成立初期,毛泽东在第一届全国卫生行政会议上指出:"必须很好地团结中医,提高技术,搞好中医工作,发挥中医力量。"并在第一届全国卫生工作会议上,将"团结中西医"确定为开展新中国人民卫生工作的三大原则之一,制定了解决中西医关系问题的基本方针。

为了促进中西医交流,中央文委曾提出:"吸收中医参加大医院工作,是组织西医学习和研究中医,促进中西医合作,提高医疗效能的一项重要措施。"这一举措为中西医团结合作提供了组织保障和场所,使中西医团结合作得以实现,是中西医结合的最初形式。同年毛泽东提出"重视中医,学习中医",并强调"西医学习中医"。1955 年,卫生部在北京举办了首届中医研究班,并提出了"系统学习,全面掌握,整理提高"的学习方针。之后全国各地还出现多种形式的"西学中"研究班,培养了大批中西医兼通的新型人才,为中西医结合学科的创建和中西医结合学术共同体的形成打下了坚实的基础。

(三)学习和研究中医的不同方法的涌现

随着"西学中"教育的开展,学者们就"如何学习和研究中医的方法"的问题展开了学术争鸣,逐步形成了用现代科学方法研究中医经验和以脏腑学说为核心的中医理论的基本思路,为中西医结合研究的开展奠定了思想基础。

在"西学中"研究的发展过程中,学者们对中医学习方法提出了不同观点。涌现出李兵的西医学习中医论和梁少甫、余同芳的重视中医基础理论。这些理论确定了学习中医的指导方针和具体方法。

在"中医科学化"思想的指导下,关于中医研究方法的方案,受到社会各界人士的关注。1957 年,龙伯坚提出中医研究工作可分为临床的研究、中药的研究和医学史的研究,临床研究分为找线索、肯定疗效和找理论根据来说明治疗机制 3 个步骤,并提出肯定疗效的"六项手续"。他的方案,在中医界引起了激烈的学术讨论,这对中医研究工作的开展和研究方法的改进具有重要的积极意义。

20 世纪 60 年代初,在"什么是中医理论体系核心"的激烈讨论中,确立了脏腑经络学说的核心地位,从而确定了用现代科学手段研究中医的主要研究对象。同时,将中医学中的阴阳五行学说分为哲学部分和医学部分,对明确阴阳五行学说的性质及其对中医理论和实践的指导价值具有重要意义。

三、中西医结合学科的发展

20 世纪 80 年代以来,中西医结合临床研究和基础理论研究都取得了显著进展,一些具有中西医结合特征的新概念、新理论的出现,成为中西医结合学科发展的标志。中西医结合的医疗、研究、教育机构不断增多,规模不断扩大,为中西医结合工作提供了必要的基地和平台。中西医结合学会的发展和多种中西医结合学术期刊的编辑出版,为繁荣国内外中西医结合学术交流,促进中西医结合学科发展做出了重要贡献。

(一)中西医结合研究纲领

20 世纪 60 年代初期,根据国家领导人的指示,结合中西医结合研究范例的具体实践,制定出中西医结合研究纲领:在中西医团结合作的基础上,主要由中西医兼通的医学人才,用现代科学(包括西医学)方法,研究、继承、发扬中国传统医药学遗产,丰富现代医学科学,发展具有中国民族特点的统一的新医药学。中西医结合研究纲领的确定,表明中西医结合学科的发展又迈出了重要一步。

(二)中西医结合新概念及新理论的产生

在中西医结合研究过程中,先后产生了一些具有中西医结合特征的新概念、新理论。如"脾虚综合征""小儿感染后脾虚综合征""辨病与辨证相结合""宏观辨证""微观辨证""宏观辨证与微观辨证相结合""菌毒并治"等。这些新概念、新理论的产生,是中西医结合理论研究不断深入的标志。

（三）中西医结合的学术共同体

20世纪60年代，从事中西医结合研究的学者，通过或疏或密的学术联系，构成了一个科研群体，即中西医结合的学术共同体。中西医结合学术共同体由多方面人员构成，他们在用现代科学方法发掘、整理、研究中医药学遗产，发展具有中国民族特点的统一的新医药学的过程中，精诚团结，密切协作，逐步融汇成与中医、西医并列的科研群体，他们肩负着共同的历史使命，为人类医学的进步而奋斗不息。

（四）中西医结合机构的建设

几十年来，中西医结合医疗、研究、教育机构的不断增多，规模的不断扩大，为中西医结合医疗、科研、教学工作提供了必要的基地和平台。

1. 医疗机构建设 1976年，国务院、原卫生部首次提出创办中西医结合医院的任务。于20世纪80年代，在全国建立了经各地卫生部门批准的中西医结合医院、门诊部、诊所。1994年，国家中医药管理局颁布中西医结合医院分级管理的行业标准，实现了对中西医结合医院实行分级管理。2003年、2007年，国家中医药管理局先后确立了第一批、第二批重点中西医结合医院建设单位，促进了全国中西医结合医院的建设发展。

中西医结合医疗机构的建设，体现了中西医结合的特色，发挥了中西医结合的互补优势，促进了中西医学术交流，提高了临床综合服务能力，推动了传统中医药学术的继承发展。

2. 研究机构的建设 1955年12月19日，具有中西医结合性质的中医研究院正式成立，标志着中西医结合研究机构开始创建。到20世纪80年代之后，全国各地陆续建立了一批中西医结合研究机构，有力地促进了对中医药知识和中医临床经验研究的发展。

3. 教育机构的建设 "西学中"是中西医结合教育的最初模式，1955年以来培养出的4 000余名"西学中"人员，为促进中、西医的合作，中医学的传承做出了重要贡献。1978年中国恢复研究生培养制度之后，招收了第一届中西医结合研究生；1981年确立了招收培养硕士与博士学位中西医结合学科；1992年确立中西医结合高等本科教育；2001年河北医科大学率先成立了中西医结合学院；2002年复旦大学上海医学院成立了中西医结合系。

中西医结合教育机构的建设，为中西医结合学科培养了大量中西医兼通的高级人才，为中西医结合医疗、科研、教学岗位培养了大量优秀骨干。

（五）中西医结合学会的发展和中西医结合学术期刊的出版

1981年，中国中西医结合学会成立，始称"中国中西医结合研究会"，于1990年更名为"中国中西医结合学会"，随着学会的制度化建设不断加强，先后成立了10个工作委员会、45个专业委员会和各省市区中西医结合分会。中西医结合学会的成立，对中西医结合医学科学技术的繁荣发展、推广普及以及人才培养有重要的促进作用。

学术期刊是学会面向社会的窗口，也是学术建设和交流的平台。1981年《中国中西医结合杂志》正式创刊，这对繁荣中西医结合学术交流和发展、促进中西医结合学科的发展发挥了重要作用。

（六）中西医结合研究结果的评定与奖励机制

2004年，为了调动广大中西医结合科技工作者的积极性和创造性，国家科学技术奖励工作办公室批准设立中国中西医结合学会科学技术奖。2005年，学会制定了有关研究结果申报、推荐、奖励方法的文件，并成立了科技奖评审专家库。2008年3月，学会增加了医学科普项目的评审,将卫生管理专业纳入评审范围。

通过对研究成果的评定与奖励,肯定和表彰了优秀科技工作者的成绩,为科学研究的不断进步发挥了推动作用。

四、中西医结合学科的研究进展

随着中西医结合学科体系的不断发展完善,中西医结合研究在临床、基础、药物方面都取得了显著进展。

20 世纪 50 年代至 60 年代中期,是中西医结合内科学形成和发展的阶段。临床上主要是在西医诊断明确的基础上进行中医辨证论治,如秦伯未先生用黄芪建中汤治疗消化性溃疡,蒲辅周先生用苍术白虎汤治疗流行性乙型脑炎,通过临床观察,证明中医药的临床疗效,促进了中西医的团结合作,更传播了中医药学的学术思想和科学价值。

20 世纪 60~70 年代,首批西学中人员们坚持结合各自专业,深入系统地展开临床实践和科学研究,出现了以吴咸中为代表的中西医结合治疗急腹症,以尚天裕为代表的中西医结合治疗骨折,以陈可冀为代表的中西医结合治疗心血管病,以及以邝方塈为代表的关于中医"肾"本质的中西医结合基础理论研究。

20 世纪 70~80 年代,许多中西医结合临床研究开始向基础研究延伸。如由陈可冀等人组织的北京地区防治冠心病协作组,对冠心病 Ⅱ 号进行临床验证,成为活血化瘀研究的先导。

20 世纪 90 年代,在中医药降低心肌梗死介入疗法后复发再狭窄方面,陈可冀等从血瘀证入手进行古方改良,通过大量临床和实验研究,取得了突出成绩。在中医药防治恶性肿瘤术后复发转移的研究中,北京、上海、广州等多家医院的研究结果表明:益气活血解毒中药可抑制肺癌术后转移的趋势。在再生障碍性贫血、白血病、过敏性紫癜等血液系统疾病的诊疗研究方面也取得了显著进步,有些方面已达国际先进水平。

21 世纪以来,中国中西医结合事业取得了新的发展,在国家的大力支持下,在学科交叉和维护患者利益的客观规律与社会需求的驱动下,中西医结合将取得更大的进步。

五、中西医结合学科的评价与展望

中西医结合医学,是在中国中、西医并存的时代背景下,遵循着学科交叉、渗透、融合的客观规律而创立的新兴学科,在其发展历程中,受中国政府的一贯支持和社会的广泛认可。中西医结合作为与中医、西医长期并存的医疗力量,在中国卫生事业中占有重要地位,其病证结合的临床诊疗模式具有突出的疗效优势,而且在人文与科学的统一、传统与时代的统一等方面也表现出明显的先进性,代表着未来整体医学的发展方向。

由于中西医结合学科是一门新兴学科,研究工作中的挫折和失败常常难以避免,在学科建设、科研设计、临床研究的规范化和标准化等方面也还存在诸多问题。然而,现代科学与中医药学的渗透融合是医学科学发展的必然趋势,中西医结合研究不会因一时的挫折而停顿下来。随着学科的发展、学术的进步、社会服务能力的日益加强,中西医结合在中国卫生事业中的地位必将不断提高,中西医结合研究成果将为中医学的发展提供借鉴,同时直接丰富现代医学,促进中国医学科学的现代化。

主要参考文献

[1] 中国科学技术协会. 中国中西医结合学科史 [M]. 北京：中国科学技术出版社，2010.

[2] 陈可冀，吕爱平. 结合医学现状与发展趋势 [M]. 北京：中国协和医科大学出版社，2006.

[3] 戴恩来，罗再琼. 中西医结合导论 [M]. 北京：中国医药科技出版社，2012.

[4] 赵春妮，吕治平. 中西医结合导论 [M]. 北京：人民卫生出版社，2010.

[5] 肖林榕. 中西医结合发展史研究 [M]. 北京：北京科学技术出版社，2011.

[6] 王振瑞. 中国中西医结合发展史 [C]// 中国医师协会中西医结合医师分会. 中国医师协会中西医结合医师分会成立大会暨第一届年会会议资料. 北京：中国医师协会中西医结合医师分会，2007：11.

[7] 吕爱平. 中西医结合医学研究 30 年回顾 [C]// 中国中西医结合学会. 全国中西医结合发展战略研讨会暨中国中西医结合学会成立三十周年纪念会论文汇编. 北京：中国中西医结合学会，2011：16.

（张　哲、杨关林）

第二节　中西医结合研究前景

中西医结合研究是一个由简单到复杂，由点到面，由中、西医互相合作到中、西医学的有机结合，由临床实践到系统的理论，由初级到高级等循序渐进、不断深入、逐步发展的过程。

中西医结合研究目的是提高临床疗效，研究的主体应该是中医，研究的着手点应该是中医药自身，应根据中医自身的特点从联系和平衡的角度去思考基础研究层次的中西医结合，最终提升医学境界。

中西医结合医学是中国在 20 世纪对人类医学发展的一大创举和贡献，经过 50 多年的临床实践，不仅成为我国医药科学和卫生事业的一大优势，而且给人类医学特别是各国各民族的传统医学发展带来了深刻启示及深远影响，成为 20 世纪人类医学的新概念。

21 世纪的中西医结合研究，将继续向着 1996 年《党中央、国务院关于卫生改革与发展的决定》指出的"促进中西医结合"方向和目标不断向纵深发展。

一、中西医结合研究取得的成就

（一）中西医结合研究已经取得的科研成果

中西医结合的科学研究，经过半个多世纪的发展，探索出具有中国特色的医学发展模式。在充分运用现代先进的科学理论和技术方法，继承和发展中医药学的基础上，中西医结合研究采用分子生物学和基因组学的高科技手段，从多途径、多层次、多学科入手，取得了令全世界瞩目的科研成果。

作为 1992 年全国十大科技成就之一，抗疟疾药物青蒿素的研制成功，为中医药走向世界起到了重要的作用，目前青蒿素已在全世界广泛应用。又如中药砒霜（三氧化二砷）用于治疗急性早幼粒细胞白血病及肝癌的介入治疗，是基于研究显示其分子水平和基因水平可选择性诱导肿瘤细胞凋亡和分化，这样的中西医结合研究不仅使中医药疗效确切，而且机制明确。中药扶正祛邪方药天花粉蛋白为中药提取物,用于治疗艾滋病有良好的疗效,显示了中医药在免疫缺陷性疾病治疗上的潜力。其他如中西医结合治疗心脑血管病、恶性肿瘤、糖尿病、免疫性疾病、消化系统疾病、内分泌系统疾病、病毒感染性疾病、皮肤病等,以及中药开发的研究等均引起国际医药界的关注。

(二)中西医结合临床研究成绩显著

中西医结合研究开创的"病证结合"诊疗模式,不仅促进了中医辨证客观化、规范化、标准化和现代化,而且丰富和发展了中西医结合临床诊断学。"病证结合"即西医辨病与中医辨证论治相结合,注重西医诊断的重要性,只有明确诊断,方能明确疾病发展演变及预后。中医辨证论治则能明确疾病某一阶段的具体证候。这样宏观辨证与微观辨证相结合,临床诊断与实验室和特殊检查如影像学诊断相结合,从而实现对疾病和患者机体状态的综合诊断。

此外中西医结合临床研究形成了"病证结合"治疗模式和方法,丰富和发展了临床治疗学,提高了临床疗效。辨病论治与辨证论治相结合、疾病的分期分型辨证论治与微观辨证论治相结合、同病异证而异治、异病同证而同治及围手术期中西医结合治疗等,在辨病辨证、诊疗施治时,中医辨证用药与西医药理研究相结合,重视西医药理对中医药的研究进展,从而辨病使用中药。如"菌毒并治"防治多脏器功能衰竭的研究,"血瘀证与活血化瘀研究"等,显示出中西医结合研究在理论与方法学上的创新性。各临床学科经过大量临床研究,证明了中西医结合治疗疾病的疗效优于单纯西药或单纯中医药的疗效。

在中西医结合药学研究中,我国专家根据中医药理论,提出了"证治药动学"研究方向,推出了应用生物方剂分析中医药研究、脾主药动学研究等课题。在获得国家科技进步成果奖——"冠心Ⅱ号"的证治药动学课题研究中,进行了体内阿魏酸等有效成分的实验性定量分析。根据复方药动学研究成果,中西医结合界还相继提出了复方有效成分与母方效应相关论、辨证药动学等理论观点,为研制全新中药复方开辟了证治药动学新领域和探索证的实质性研究提供了新的实验依据。

中西医结合研究密切结合临床,多年来研制开发了较多的中药新药。如我国首创从中药青黛研制成功治疗慢性粒细胞白血病的靛玉红,从中药砒霜研制成功"癌灵1号"(三氧化二砷)注射液治疗急性早幼粒细胞白血病,从中药川芎研制成功川芎嗪注射液,从中药丹参研制成功丹参酮、丹参素或复方丹参注射液等防治心脑血管疾病,均显示出中西医结合研究在理论、方法学和实践上的创新性。

(三)中西医结合理论研究集腋成裘

在中西医结合研究中,不断地产生医学新认识、新观点,并不断创造着新理论、新概念。如"病证结合"诊断及宏观辨证与微观辨证相结合诊断理论:"辨病析态""生理性肾虚""病理性肾虚""显性证""潜隐证""急性血瘀证""陈旧性血瘀证""急虚证"等中西医结合基础理论概念;疾病的分期分型辨证论治与微观辨证论治相结合:"瘀滞期阑尾炎""蕴热期阑尾炎""毒热期阑尾炎""小儿感染后脾虚综合征"等病名概念;以及"动静结合、筋骨并治""菌毒并治""病证同治"等中西医结合治疗学新概念等,显示中西医结合研究可以创造新的医学理论概念,并孕育着中西医结合系统理论的诞生。

中西医结合发展50多年来,中西医结合医学专著陆续出版,如《中西医结合诊断治疗学》《实用中西医结合神经病学》《实用中西医结合内科学》《实用中西医结合外科学》《实用中西医结合妇产科学》《实用中西医结合儿科学》《实用中西医结合骨科学》等,标志着中西医结合各学科理论体系在集腋成裘、逐步形成。

（四）创立了中西医结合研究机构

中西医结合研究,需要有研究机构的支持及专职的人员来进行,方能在理论、方法及临床上取得一定的成绩。我国在世界上首创中西医结合医院、门诊部、诊所等医疗机构,而且列入了国务院批准、颁布的《医疗机构管理条例》,成为我国法定的新型医疗机构。

同时创立了中西医结合研究所,如天津市中西医结合急腹症研究所。特别是一些高等医学院校如北京医科大学(现为北京大学医学部)、北京中医药大学等均成立了中西医结合研究所,为我国中西医结合科研工作做出了贡献,并将继续发挥我国中西医结合科研工作的龙头作用。

（五）中西医结合教育事业稳步发展

20 世纪 50 年代中期在国家政策的支持下,我国创办了西医离职学习中医班,培养了许多杰出的西医学习中医人才,开启了中西医结合研究的里程碑。20 世纪 80 年代随着中西医结合事业的发展,开展中西医结合研究的不仅有西医学习中医人员,而且有中医学习西医人员。同时,我国的一些高等院校开始招收中西医结合研究生,开设中西医结合医学硕士培养点、博士培养点及博士后流动站。20 世纪 90 年代一些中医高等医学院校创办了五年制或三年制中西医结合系(或专业),1998 年在北京、上海、广州三所中医药大学试办七年制中医系(中西医结合方向)。中西医结合医学系的确立乃至中西医结合医学院的创办,体现出中西医结合教育体系稳步发展。

（六）中西医结合研究的科技队伍茁壮成长

自 1958 年我国首届西学中研究班毕业开始,陆续有西学中的学员毕业;1980 年全国中医、中西医结合工作会议首次明确提出中医、西医、中西医结合 3 支力量;从 20 世纪 90 年代全国开始培养出中西医结合硕士及博士,他们中大多数已经成为中西医结合科技队伍重要的力量和跨世纪的人才。

经历半个多世纪的中西医结合研究,我国培养、造就出一大批国内外著名的中西医结合专家,他们在各学科领域成为了学术和技术带头人,如中国科学院院士陈可冀教授、中国工程院院士吴咸中教授等,并且代表着中西医结合进入了我国最高学术机构。与此同时,中西医结合研究吸引着越来越多的科学家和科技工作者,许多院士带领着团队积极开展中西医结合研究并取得重大成就。如中国科学院院士韩济生教授的中西医结合针刺镇痛原理研究、中国工程院院士黎磊石教授的中西医结合治疗肾病研究等。

（七）中西医结合学术交流蓬勃繁荣

1981 年中国中西医结合学会的成立,是我国中西医结合学术发展和学术交流的重要里程碑,此后全国各省、自治区、直辖市及各地相继成立了中西医结合学会,形成了全国中西医结合学术交流网络系统,有力地促进了国内外中西医结合的学术交流和学术发展。中国中西医结合学会成立了涵盖各个学科的各专业委员会。各省、自治区、直辖市等学会也成立了相应专业委员会,积极开展学术活动和学术交流,促进着各专业学科的学术发展与学科建设。

二、中西医结合研究的发展方向

随着越来越多的国内外科学家、医学家、药学家,乃至医药企业家相继投入到中西医结合研究中,中西医结合研究必定朝着多学科、高层次、多层次及综合性的方向发展,从而吸纳别的学科知识成分,产生新的医学成果和医学技术。

中西医结合研究具有十分广阔的领域和前景,在方法和内容上已有许多成功的经验和构想,如辨病与辨证相结合、宏观与微观相结合、临床观察与实验研究相结合等,都是中西医结合很好的例证。多年来的实践证明,这些方法是行之有效的,相信随着中西医结合工作的深入开展,必将创立更为丰富多彩的结合途径与方法。中西医结合的研究方向主要在以下几个方面。

（一）中西医结合的概念和理论体系将继续深化发展

随着时代的发展,中西医结合医学在理论研究方面应有所创新和超前。中医基础理论有着丰富的科学内涵,伴随着现代科技的进步,有待用现代科学方法进一步加以完善及发展。辨证与辨病相结合,传统医学理论与现代医疗实践相结合,都是行之有效的研究方法。在今后的中西医结合实践中应进一步加强对中医理论的探索与论证,以促进中、西医在理论上的结合。在制定证的客观化标准时,将西医学生化学、免疫学、影像学、病理学、分子生物学检测等作为中医望闻问切四诊的延伸,将其结果作为证候标准的补充内容,使证更能反映疾病不同阶段的本质。理论方面如"肾为先天之本""脾为后天之本"的理论以及经络学说与神经-内分泌-免疫调节网络及基因调控系统之间的关系等,都是值得深入研究的中西医结合的课题。

（二）紧紧围绕危害人类健康和生命的重大疾病及常见病开展防治研究

心脑血管病、肿瘤等是临床常见的危害人类健康和生命的重大疾病。数十年来,我国中医、中西医结合医学的科研主要围绕这些疾病以及肝炎、免疫系统疾病等开展。重大疾病和常见病致病因素复杂,往往是遗传因素、环境因素和社会心理因素相互作用的结果。在疾病发展过程中,在分子水平、细胞水平及整体三大系统（神经、内分泌、免疫）均可出现失调并相互影响。因此,需要针对不同的发病机制从不同层次上进行干预。中西医结合在防治重大疾病中优势突出,运用得当可取得良好的临床疗效,也有利于促进中西医互补或结合创新。

在制订科研计划时,要充分发挥中西医结合的优势。正确引入循证医学和转化医学的模式,根据不同的疾病,采用前瞻性、多中心、大样本、随机、对照、双盲及长时间的观察及随访,对疗法的评估不局限于临床症状的改善,而且着重于对预后及终点事件的评价。

但另一个方面,也要针对西医的薄弱环节,或没有被西医列为重点研究的疾病,而中医又恰恰具有优势的病种来开展中西医结合的研究。譬如三叉神经痛,多发性神经病等的非手术疗法等。

（三）参与后基因组的研究

后基因组研究,以提示基因组的功能及调控机制为目标,其核心科学问题有:基因组的多样性,基因组的表达调控与蛋白质产物的功能,以及模式生物基因组研究等。随着基因功能的研究进展,疾病相关基因的认定与基因多态性研究的进展,将推动中药基因组学的进展。其中包括药物活性成分与细胞靶点的相互作用,药物对基因表达与蛋白修饰的影响等。中西医结合中药的研究可采用基因芯片等高新技术从分子水平把握复杂药物成分所产生的复杂机体反应,深入探讨药物的作用环节和作用机制,这是中西医结合研究的又一途径。

（四）开展对中药与方剂的中西医结合研究

目前中西医结合研究的一个主要方面是新药物和新技术的研究开发，中药与方剂的研究目前是国家的重大基础研究项目。这些研究包括有效部位或成分的分离，药物作用机制的分析，不同药物之间的协同作用，以及新型制剂的研制等。研究思路已从单一成分的研究转向多种成分的研究，采用新技术、新方法把握复杂药物成分所产生的复杂机体反应。在中药与方剂的研究中，中西医结合临床与基础均应积极参与。中药治疗疾病本身就是多成分、多靶点的治疗，如能将其机制研究清楚，在药理学与治疗学上都是一个重要的贡献。同时将中药药理学研究机制的结论作为中药性味归经、功效主治的有益补充，临床用药时，在不违背中医辨证论治的原则和前提下，适当选用某些对某种疾病某一环节或某一病变实质有改善作用的药物，以提高临床疗效和避免用药的盲目性。

（五）中西医结合研究的学科和教育体系将逐步完善

中西医结合学科建设将逐步完善，形成中西医结合研究（包括临床与基础的研究）学科体系，促使我国的中西医结合医学发展占据国际领先地位。同时中西医结合医学教育迅速发展，教育体系不断完善，以满足社会发展及医学发展的需求。如中国的"全科医师"必将是中西医结合的全科医师。

三、中西医结合研究目前的问题及改进方法

中西医结合研究虽然经过 50 多年的发展，目前仍是一门新兴的学科，科学研究的体系还不完整。研究思路和方法虽然正在逐渐完善，但形成完整科学的理论体系仍需要长时间的探索。回顾既往研究，存在的问题有以下几方面。

（一）缺乏深刻的研究内容

所谓深刻，是指本质的研究内容有一定的深度和广度的，从临床实际出发，并真正具有现实价值即有疗效意义的。大量缺乏研究深度和广度的重复性研究，是制约学科发展的重要问题。将已有的研究成果再考量，寻找既往研究结果之间的矛盾，确定研究的深入及切入点，才能更好推进学科发展。

（二）忽视研究对象与研究方法的对应关系

研究对象与研究方法是临床研究中最重要的 2 个方面，所谓有所为，有所不为，在确定研究对象后，研究方法的选择就显得尤为关键了。在临床研究中，为了得到对指导临床诊治有价值的研究结果，不但需要高级别的临床试验设计，也需要多种研究方式并存以适应研究对象，如何选择合理的"捷径"方法是需要研究者思考的问题，但任何"捷径"都需要基于严谨的操作执行。

（三）脱离现代研究实际的研究设计

随着国内外交流的广泛开展，与国际间的合作交流越来越多，而且中西医结合的研究要走向世界的话，不能脱离现代研究。刻意脱离现代研究实际的研究设计、刻意保持中医特色完全脱离现代研究实际的研究设计，将导致结果难以客观评价解释并且可重复性低，研究的结果很难得到国内外同行的认可，必将限制研究结果的推广应用。

（四）忽视对研究结果深入总结和分析

虽然目前中西医结合研究在各专业都开展了大量的研究，但研究结果往往伴随课题结题及论文发表被束之高阁，缺乏后续深入地对研究结果的总结和分析，同时围绕一个主题

开展的系列研究较少,导致研究难以向纵深发展。值得注意的是,以"病证结合"为重要特色的中西医结合诊疗模式虽然已经得到了广泛的认可,但目前尚缺乏与实际研究真正结合的突破性成果,在建立和使用动物模型以及临床疗效评价、安全性评价等方面仍缺乏具有巧妙设计和真正意义上的"病证结合"研究。

此外,从保健、预防、临床和康复全过程评价中西医结合医学经济意义的研究亟须深入。在人才建设方面,虽然现在有医学院校及研究所等人才培养机构,但人才培养的机制尚不够完善,中、西医兼通、精通的人才相对较少,亦成为中西医结合研究中存在的重要问题。

中西医结合医学工作的开展,始终要以提高临床疗效为目的。要围绕"内容深刻、设计巧妙、操作严谨、探索深入"的主旨来开展工作,更多地汲取其他科学领域的新理念、新思维和新技术,自主创新提升中西医结合医学研究的水平。

四、中西医结合研究的未来

近半个世纪的中西医结合研究,是源于国家大力支持和广大中西医结合科研工作者不懈努力,产生了深远的国际影响。一方面架起了中、西医之间沟通桥梁,使西医了解了中医药学及其在人类医疗保健事业中的科学价值;另一方面架起了中医药走向世界的桥梁,通过中医药及中西医结合国际学术交流,使中医药在更多国家尤其是欧美国家医学界得以更广泛认识和传播。

中西医结合研究是新生的医学研究,没有可以借鉴的成功经验和先例,只能依靠我国中西医结合科研工作者,在党和国家政策体制的关怀指引下,在其他多学科专业人士的支持和帮助下,结合现代的临床实际,不断探索和创新。结合创新是高层次的中西医结合,也是中西医结合的奋斗目标。中西医结合研究是艰苦实践的过程,不能急功近利,更不可能一蹴而就。只有在实践中不断摸索,才能一步步地推向前进。

当今世界生命科学快速发展,为中西医结合研究提供了机遇与挑战。中西医结合研究应继续以重大疾病及地区性多发病、难治病为重点,选择合适的病种,总结中西医结合经验及优势,优化中西医结合治疗方案及有效药物,争取在重大疾病治疗中占有一席之地,在减轻医疗费用负担上及提高患者生命质量上显示出优越性。同时应开展应用基础研究,尽力在作用机制及新药开发上有所创新。

相对于中医和西医而言,中西医结合医学研究还是一门比较年轻的学科,目前仍处于探索研究阶段。任何一门新兴学科的发展,都将经历一个曲折的过程。21世纪必将是中西医结合医学蓬勃发展的世纪,也是全人类传统医药与现代医药相结合的"结合医学"蓬勃发展的世纪。随着世界范围内对传统医学的认识深入,尤其是对我国中医药的深入研究,我国中西医结合医学研究面临来自其他国家的挑战,倒逼机制已经形成。

五、结语

现阶段中医的发展机遇与挑战并存。中西医结合本身就是一个漫长而艰巨的工程,需要用相当长的时间和相当大的精力去研究。两者结合的关键问题是掌握良好的思路与方法。对于开展中西医结合工作,必须在明确其各自的特点基础上寻求差异和共同点,重视宏观与微观、综合与分析相结合,逐步在明确西医诊断的前提下,以中医药理论为指导,以临床实践为基础，先开展临床层次的中西医结合，获得一定的临床实践基础后，从整体、系统、器官、细胞和分子水平进行多层次的关联。用非线性复杂适应系统科学原理及研究思路，逐步开展理论研究层次的中西医结合，并注意引进生命科学前沿领域以及其他现代科学的理论与技术，运用多学科手段进行跨学科协作研究去揭示人体生命活动的整体规律和整体调节，逐步达到创新层次的中西医结合。我国以中医为主导的结合医学不仅能够在常见病与多发病的治疗，而且在疑难病及重大疾病的治疗中发挥出更大优势。

中国的中西医结合医学研究已逐步使全世界开展传统医学与现代医学相结合的研究。把传统医学与现代医学结合起来，发展人类医药学，造福全人类，已成为人类医药学发展的必然趋势。人类医药学必将发展为传统医学与现代医学相结合的新医药学。

主要参考文献

[1] 吕爱平，刘孟宇，张弛，等. 中西医结合医学研究 30 年回顾 [J]. 中国中西医结合杂志，2011，31（11）：1445-1458.

[2] 陈士奎，陈可冀. 21 世纪中西医结合的发展方向 [J]. 前进论坛，2000，（3）：29-31.

[3] 廖家桢. 21 世纪中西医结合医学将阔步走向世界 [J]. 中国中西医结合杂志，1999，19（10）：582-584.

[4] 危北海. 展望 21 世纪的中西医结合医学 [J]. 天津中医药，2005，22（5）：359-361.

[5] 陈士奎. 建国 50 年中西医结合十大成就 [J]. 中国中西医结合杂志，2000，20（4）：304-307.

[6] 吴咸中. 21 世纪中西医结合的前景与展望 [J]. 天津中医药，2004，21（2）：89-91.

[7] 陈可冀. 病证结合治疗观与临床实践 [J]. 中国中西医结合杂志，2011，31（8）：1016-1017.

[8] 陈士奎，牛欣，司银楚. 关于中西医结合的定义 [J]. 中华中医药杂志，2006，21（S1）：7-12.

（尚菊菊）

第三节　中西医结合研究思路与方法

中西医结合医学是将传统的中医中药知识与西医西药的知识结合起来，运用在中、西医学相互交叉过程中产生的新理论、新方法，探索并解决人类生命、健康及疾病问题的一门新兴学科。中西医结合医学具有较强的代表性和原始创新能力。近年来，随着现代科技的飞速发展，临床医学的研究思路与方法也跨入了一个崭新的阶段。临床流行病学及循证医学等科学方法学的形成和广泛运用，很大程度上促进了临床医学事业的发展，提高了中西医结合研究的质量和水平。

一、中、西方医学的比较

（一）中、西方医学的共同特征

1. 研究对象与研究目的　中医与西医都是以人为研究对象的，其主要研究目的都是治疗或预防疾病，从而促进人类的身体健康。

2. 认知角度　中、西医都是通过疾病产生的病理现象去认识疾病的本质的。如：患者若出现"胸闷痛"的症状，中医认为该病的发生实证多为寒凝、气滞、血瘀及痰浊，痹阻胸阳，阻滞心脉,虚证多为气虚、阴虚、阳虚及脏腑亏虚,使心脉失养从而发生的;西医则认为胸闷痛的发生多是由冠状动脉血流不能满足心肌代谢的需要,引起心肌急剧的、暂时的缺血缺氧而发生的。可见,中医、西医都是从"胸闷痛"这一现象来探索疾病的本质,从而治疗疾病的。

3. 认知过程 实践是产生认知的基础。中医学是在实践—理论—实践这一无限循环的过程中不断发展的。西医学则是实验—理论—实验的无限循环的过程。无论是中医学还是西医学都是由实践发展而来的。

(二)中、西方医学的不同点

1. 文化背景的不同

(1)中国传统文化与中医学:中国文化是融合了多个民族文化精髓而形成的文化系统。元气论、阴阳学说、五行学说、天人相应学说等中国古代的哲学思想不仅引领着中国古人去探求世界的本源,还指导着中医学家认识生命的奥秘,从而构建了中医学独特的理论体系。其中最具代表性的先秦诸子百家的思想文化就是道家文化和儒家文化。道家的著作中包含丰富的医药、养生的知识,以及道家"道本论——中医学唯物论的基石""道气论——中医的精气学说"等思想。其对生命的认识和实践不断丰富、发展了中医学。中医学成长于中国传统文化的土壤之中,其形成和发展受到儒家思想的影响,如"儒学的中庸思想与中医的平衡观念""儒学天人合一与中医学的整体观念"以及"儒学的时空观念与中医学的恒动观念"等。

(2)西方文化与西医学:哲学是一切科学的母体,所以说是博大精深的西方文化孕育了西方医学。西方医学从早期经验医学进入了自然哲学医学模式,产生了以希波克拉底为代表的古希腊医学和以盖伦为代表的古罗马医学。通过运用实验观察与数量分析方法,英国生理学家哈维发现了"血液循环说",促进了西方基础医学的发展。此后,由于机械唯物主义的形成,西医学发展成为了以病理学理论为指导的医学。"细菌学"的进步为人类认识疾病的生物学原因和生物疫苗的研制提供了科学的依据。

2. 认知方法的差异

(1)中医学的认知方法:①取象比类法:是指运用形象思维,根据被研究对象与已知对象在某些方面的相似或类同,推导出被研究对象某些性状特点的认知方法。如《素问·八正神明论》所说:"天温日明,则人血淖液而卫气浮……天寒日阴,则人血凝泣而卫气沉。"②司外揣内法:是指通过观察事物的外在表象,以揣测、分析和判断事物内在状况和变化的一种认知和研究方法。如:"藏象学说"通过对人外在的生理、病理现象的观察与分析,来推知其内脏的功能特点、生理活动规律及状态。③揆度奇恒:就是通过运用比较的方法对事物进行鉴别,从一般与特殊的比较中,找出其不同点或相同之处,从而发现规律。中医学分析人体生命活动、病理变化也常用此法。如:通过对脉率的比较,以区分和鉴别平脉、病脉和危重病脉的方法。

(2)西医学的认知方法:①解剖观察法:西医学利用解剖方法和其他形态学观察法创立和发展了正常人体解剖学、组织学,病理解剖学、组织学以及微生物学等,使西医出现了一次又一次的飞跃性发展。②实验研究法:是近代西医学所采用的主要研究方法之一。西医实验医学开端的2个学派是医学物理学派和医学化学学派,显微镜则被称做"应用物理学献给医学的第一件伟大的礼物",是实验医学建立的关键性技术。③分析还原法:是西医学采用的一种认知思维方法。还原论是主张把高级运动形式还原为低级运动形式的一种哲学观点。还原论认为整体由部分构成，通过对部分的认识可以达到对整体的认识。从分析还原法出发，要认识人体生命的本质和规律，就必须把人从整体到局部、从高层次到低层次进行层层分解、层层还原。

3. 中西医诊疗区别

（1）中西医诊断方法的不同：辨证论治是中医学的精髓，它体现了中医的整体恒动观，重视人体内在的抗病能力，强调个体化，通过望、闻、问、切四诊合参，以八纲辨证、营卫气血津液辨证、脏腑辨证等方法对疾病进行辨证论治。西医以辨病为主，重视局部的器质和功能变化，运用现代科学和手段，做出明确的定位、定性、定量诊断。

（2）中西医治疗方面的差异：中医的治疗原则和治疗方法是在整体观念和辨证论治理论指导下，根据四诊所获得的客观资料，在对疾病进行全方面的分析、综合与判断的基础上，制订出来的对临床立法、处方、遣药具有普遍指导意义的治疗原则。西医在疾病诊断明确的情况下，一般采用对因、对症、修复及支持疗法，从而促进病复。

二、中西医结合新概念、新思路的产生

（一）中西医结合新概念的产生

在西方医学不断传入的历史背景下，在"废止中医派"人士的呼声中，如何保存和发展中国传统医学，成为中医界必须思考和亟须解决的问题。"中西医汇通派"医家强调中、西医学的共性和中医学优越性，提出在保持中医完整学术体系的基础上，实现中、西医的汇通。如《中西汇通医书五种》的作者唐宗海主张"不存疆域异同之见，但求折中归于一是"。张锡纯主张"采西人之所长，以补吾人之所短"。而"中医科学化"的提倡者陆渊雷，则强调继承中医经验，宁愿放弃中医理论。中华人民共和国成立以后，毛泽东主张"古为今用，洋为中用"，倡导中西医团队合作、西医学习和研究中医，这为中西医结合方针的确立和学科的创建奠定了坚实的基础。

在中西医结合研究过程中，人们发现很多新现象、新认识，已经不能单用中医理论或西医理论来解释和表述。针对此现象，部分研究者提出了一些具有中西医结合特征的新概念、新理论。如"辨病与辨证相结合""宏观辨证""微观辨证""辨证微观化""宏观辨证与微观辨证相结合"等。由于这些中西医结合新概念、新理论的产生，中西医结合理论研究得到了深入和发展。

（二）中西医结合新思路的产生

1. 病证结合　中西医结合临床研究所讲的辨病与辨证相结合是指西医辨病与中医辨证相结合。在西医诊断的前提下进行中医辨证论治，是目前中西医结合临床诊疗经常采用的方法。中医长于辨证，重视人体内在的抗病能力，强调个体化，通过望、闻、问、切四诊合参，以八纲辨证、营卫气血津液辨证、脏腑辨证等方法对疾病进行辨证论治。西医长于识病，以辨病为主，重视局部的器质和功能变化，运用现代科学和手段，做出明确的定位、定性、定量诊断，从而确定疾病的对因对症的治疗方法。辨病与辨证相结合以及中西医相互取长补短的方式，开拓了思路、增添了诊疗手段、提高了疗效。因此，将中医的辨证与西医的辨病相结合，并寻找恰当的结合点，是中西医结合临床研究的基本思路。

2. 宏观辨证与微观辨证结合　微观辨证是使用微观指标认识和辨别"证"。微观辨证

能够揭示许多已知结构的未知功能。传统中医学属于辩证唯物主义的宏观生命科学,通过宏观辨证就能发现人体隐潜性变化。然而,宏观辨证不足之处在于人体内在病变不一定都会在外表显露出来,也就是尚未"形见于外"出现典型的证。所以说,宏观辨证通过微观指标可以发现隐潜病变,从而弥补了辨病的不足。

随着中西医结合临床研究的深入,越来越多的研究者认识到病与证的结合必须深入到"微观"层次上,才能找到结合点。在具体的临床与实验研究中,并不应以微观辨证取代宏观辨证,而是用微观辨证来弥补宏观辨证用肉眼来观察事物方法之不足,这更有助于发展宏观辨证,从而达到微观辨证和宏观辨证有机地结合的目的。

三、中西医结合研究方法

(一)中西医结合应遵循的原则

1. 坚持"一分为二"的指导思想原则 中医学精于穷理而拙于格物,西医学长于格物而短于穷理。因此,要想使中西医有效结合,就必须坚持以辩证唯物主义思想做指导,从总体上分析2个医学的优势与不足。遵循取长补短的原则,从而使中西医有机结合。

2. 坚持中医学基本特点的衷中原则 "整体观念"与"辨证论治"是中医学的基本特点和优势。进行中西医结合的研究与实践,必须符合中医学基本理论,不能单纯以西医的标准与尺度作为"科学标准",也不能一味分割人体,全赖实验与局部监测,完全走西医的道路,应保持中医学的特点和优势,把整体观念和辨证论治体现于结合之中。

3. 继承发扬的创新性原则 中西医结合的研究与实践,更强调在继承基础上的发扬创新。创新的核心是研究内容、手段、方法的先进性。欲使研究具有先进性,首先必须要有先进的科学构思。要充分了解同类研究的沿革与现状,分析其不足与缺陷,客观评价自己的科研条件与人员素质,确定研究范围与目标,设计优于已有研究的技术路线与方法;要从人体观、疾病观、病症诊断、治疗及疗效评价等方面,寻求优于中、西医方法的中西医结合的方法。

4. 强调医药实践检验的实践原则 中西医结合研究的实践,不仅是临床诊疗的实践,也应包括实验室的研究。特别是探索规律与原理的中西医结合研究,必须在临床实践基础上,深入进行实验室基础理论研究,其研究成果可指导临床实践。只有这样,才能使中、西医学在理论高度上结合起来。

5. 促进中西医结合理论体系形成的理论性原则 学科的创立、形成和发展,有赖于理论体系的突破和完善。没有成熟的理论总结,再丰富的临床经验也只能是经验,而不能发展成为独立的学科。理论的发展与创新,既是临床应用的基础,也是一个学科成熟的标志。

6. 多学科研究的协同性原则 多学科研究方法,就是围绕研究目标,充分利用现代自然科学的理论方法和技术手段,开展多学科、多层面、多途径的协同研究,以祈在人体科学领域中西医结合研究某一方面取得突破性成果。

7. 求同存异逐步结合的渐进性原则 中西医结合最初以中医学和西医学之间的交叉兼容为主。兼容不仅仅在药物和医疗手段上,在理论和方法上也要逐渐兼容。进一步发展的思维就是使中西医互补。

(二)中西医结合基础研究方法

1. 分子生物学与现代药物分析学研究方法 现如今,分子生物学已广泛地应用到医学科学研究的各个领域，也包括中药学。这使中药药理进一步向细胞、分子以及更深层次发展，使人们在微观上认识各种疾病以及生命现象的本质。现代药物分析学为中药药效物质基础研究提供了技术支撑：如指纹图谱等中药多组分表征技术，明显提高了中药分析水平；中药生物体内动态药效物质研究技术，中药化学成分的快速分析提供了重要的技术支撑；生物捕集－化学集成表征新技术，以中药提取物为研究对象，选择合适的生物体系作为捕集器，应用化学分离器进行结构分析和活性评估。

2. 中西医结合方药学的研究方法

（1）中药复方的研究：中药复方的研究也以中医药基础理论为指导原则，遵循理、法、方、药的统一。研究方法包括：以"药对"为基础探讨方剂的配伍关系法；以基本药组研究同类型方剂的作用的方法；以选用定型实验设计研究药味的配伍关系的方法；以现代科技先进的方法对中药复方有效部位研究的方法等。通过这些研究方法，采用现代的科学技术，从细胞和分子水平上，对中药复方成分进行定性定量的研究。

（2）中药剂型的改革：运用现代科技将中药复方制成胶囊、合剂、冲剂、滴丸、栓剂、针剂、气雾剂、注射剂等具有时代特征的新剂型。具体的研究方法都是根据中药化学成分和药理作用来进行研究的。新型的中药制剂的有效成分都经过分离、精制、纯化等阶段，使药物更具安全、有效、稳定、可控等特征。

（3）中西医的联合用药：中西医的联合用药指中西药单独联合应用或中西药复方制剂。其最普遍的研究方法是西医辨病施药、中医辨证施方，根据临床具体情况灵活结合施治。中西医联合用药可以增强药物疗效的同时，还能减轻或消除由于应用药物而带来的毒副作用及不良反应。

（三）中西医结合临床研究方法

1. 临床流行病学方法　临床流行病学的核心内容和方法是设计、衡量和评价。它从宏观的群体观点和相关的定量化指标，将科学严谨的设计、定量化的测量、严格客观的评价贯穿于临床研究，探索疾病的病因、诊断、治疗和预后的系统性规律。在中西医结合研究中的具体应用主要包括包括：疾病病因的研究、评价诊断与治疗方法的研究及疾病结局的研究。

2. 循证医学方法　循证医学是以证据为基础的医学，重视临床实践中个人经验与从系统研究中获取的科学证据、结论相结合以提高诊疗水平。

具体应用主要包括：①在中医药研究中开展随机对照试验，评价患者相关的临床疗效指标或疾病终点结局；②对现有的临床试验加以收集和整理，根据不同的疗法和病种建立相应的疗效资料库，促进国际交流与传播；③采用系统评价的方法对以往发表的临床试验尤其是随机临床试验进行荟萃分析，为中医药走向世界提供确凿的科学证据；④对中医药治疗进行费用－效益的经济学评价，为医疗决策提供科学依据。

3. 数理统计学方法　数理统计方法是指运用数理统计以及概率的原理，探索数据的内在数量规律性，以达到对客观事物的科学认识。中西医结合研究在传统中医学的"司外揣内"的观察和推理模式的基础上，迫切地需要更为客观科学的数理统计方法对研究中所获得的数据进行分析。

4. 计算机科学方法　随着科技的迅猛发展，计算机技术在更多领域得到了发展，其中也包括中医药在内的医学领域。如专家模拟系统、中医计量诊断模式及中医药信息处理与传播等成果，对中医辨证论治的标准化和客观化以及中医药的学术发展起到了积极促进的作用。

中西医结合研究是继承发展中医药的重要途径，它是在当代科学发展总趋势下，相邻学科彼此渗透，相互促进、补充融合所产生的。目前，中西医结合已经成为我国卫生工作的一大优势，它正随着现代科技的不断发展而进入了一个崭新的阶段。在未来，中西医结合的发展趋势会更加重视新科技和新成果的应用，在中医基础理论的指导下，坚持中西并重，促进中医现代化，促进中西医结合，不断完善中西医结合理论体系，更好地为人类健康保驾护航。

主要参考文献

[1] 季钟朴，侯灿. 中西医结合研究思路与方法 [M]. 上海：上海科学技术出版社，2006.

[2] 凌锡森，何清湖. 中西医结合思路与方法 [M]. 北京：人民军医出版社，2005.

[3] 赵春妮，吕志平. 中西医结合导论 [M]. 北京：人民卫生出版社，2010.

[4] 林燕萍. 中西医结合学科建设研究 [M]. 北京：北京科学技术出版社，2011.

[5] 中国科学技术协会. 中国中西医结合学科史 [M]. 北京：中国科学技术出版社，2010.

[6] 王伟，陈可冀. 中西医结合临床研究的思路与方法 [J]. 中国中西医结合杂志，2000，20（2）：57-58.

[7] 陈小芳. 中西医结合基础研究进展初探 [J]. 中国民族民间医药，2013，（4）：47-48.

（张 哲）

第四节 中西医结合内科学学习方法

中西医结合是中医学与西医学相互融合产生的边缘学科，既重视对生命中微观的分子水平的研究，也重视从宏观的整体角度的研究，是两种学说有机地结合起来而形成的新医学体系。应用中西医结合的医学体系进行整体的、动态的诊断和防治疾病，康复养生，是当今"大医学模式"的要求。中西医结合博采中医、西医之所长，具有强大的生命力和广阔的发展前景。中西医结合事业目前正处于蓬勃发展的阶段，尤其是在临床中愈显其独特优势。作为一名中西医结合专业的研究生，在学习过程中，要将中、西医学时常对比研究、相互贯通。

一、中西医结合专业学生要谙熟中医基础理论

以《黄帝内经》《伤寒论》《金匮要略》及《温病条辨》为代表的中医经典著作确立了中医学的理论体系。中医学是建立在"阴阳""五行""经络""气血"等学说之上的。中医经典是经过数千年临床实践检验的经验结晶，是中医之"本"。通过中医经典理论的学习，有助于掌握中医学独具特色的思维方式，提高解决临床问题的能力。如果能够熟读经典，了解中医的历史文化背景、哲学根源、方法论、理论特色等，对于学好中西医结合专业是至关重要的。

二、中西医结合专业学生要有扎实的西医基础知识

西医学是建立在解剖学、生理学、细胞学等科学基础之上的，因而在思维方式上与中

医学大相径庭。要学好中西医结合专业，就应系统、完整、扎实地掌握西医基础知识，为中西医融会贯通打下良好的基础。中西医结合可使中医诊断方法从宏观到微观，进一步促进中医诊断思维的现代化。中西医结合不是简单的西医诊断加中药或中西药物联合治疗，中西医结合是一种医学在诊治时援用另一种医学方法，相辅相成，取长补短，达到最佳治疗效果。

三、温故知新

本书对新进展讲授较多，要经常复习相关基础医学知识，尤其是诊断、内科学，强化基本知识，以利于更好地掌握本书的新知识。尽管中、西医学是运用不同思维方式的两个理论体系，但是两者又有很多的相似，如西医学强调进行疾病的一级、二级预防，重视疾病的危险因素，体现的就是中医疾病"传变"以及"治未病"的思想。中医治疗强调的是人的整体观和个体差异，"同病异治"和"异病同治"等，而西医治疗则强调辨"病"。中西医结合专业学生除了要学好中医、西医知识以外，还要通过中西医结合课程，从中、西医的起源、历史文化背景、生理学、病理学、病因学、诊断学、治疗学等不同角度和方面对中、西医进行客观深入的比较，分析中、西医的异同，特别是同中之异，异中之同，找出两者各自的优势和不足，从而科学地认识中、西医学各自的优势、弱点，开发自身创新的学习与临床研究能力。

四、中西医融会贯通

自主联系已学过的中医药知识，尤其是中医内科学，力求在西医诊断疾病的基础上结合辨证论治，达到融会贯通，为继承和发扬中医学奠定坚实的基础。中医学与西医学互相融会贯通是一项非常艰苦的工程，中西医结合专业是一个充满挑战的专业，中西医结合专业的学生应该巩固专业思想，认真深入学习、钻研和总结，寻找和形成独特有效的学习方法，为中西医结合事业做出应有的贡献。

五、注重研究进展

研究生阶段，要培养科研思维，本书中有中西医结合治疗研究、中西医结合诊疗前沿与研究展望部分，为研究生开拓了视野，从进展中挖掘科研思路和方法，利于课题设计。科研是一项严肃认真艰苦的过程，本书提供了大量的研究进展可供参考。由于中西医结合研究的思路与方法涉及的范围包括基础与临床的方方面面，互相之间密不可分，需要学生具有中、西医基础与丰富的临床知识和必要的实践经验。学生在掌握了临床知识之后，对一些问题的理解更加透彻；再予以本书的学习，一定程度上有利于创造性思维的发挥。

（马　进）

第二章　呼吸系统疾病

第一节　急性气管 - 支气管炎

急性气管 - 支气管炎（acute tracheobronchitis）是生物性或非生物性因素引起的气管 - 支气管黏膜的急性炎症。

急性气管 - 支气管炎在中医学中属于"咳嗽"范畴。

一、中医概述

咳嗽是肺系疾病的主要证候之一。《黄帝内经》对咳嗽的论述颇详。《素问·宣明五气》："五气所病……肺为咳。"《素问·咳论》既认为咳嗽是由"皮毛先受邪气"所致，又说"五脏六腑皆令人咳，非独肺也"。强调外邪犯肺或脏腑功能失调，病及于肺，均能导致咳嗽。《素问·咳论》以后，历代医家对咳嗽的探索不断深入，东汉张机列出咳嗽、上气、痰饮、肺痿、肺胀、肺痈等篇章对其分门别类讨论，明代张介宾概括为外感、内伤两大证之后，各家遵循此分类，并逐步趋于共识。外感"寒、暑、燥、湿、风、火六气，皆令人咳嗽"，以风为先导，夹有寒、热、燥等邪；内伤因情志失调、过食肥厚辛辣而致脾失健运，痰浊内生，上干于肺，肺脏虚弱，肃降无权，而致气逆为咳。急性气管 - 支气管炎属外感咳嗽，邪实为主。本病的中医辨证分型为：①风寒袭肺证，治用三拗汤、止嗽散加减以疏风散寒，宣肺止咳；②风热犯肺证，治用桑菊饮加减以疏风清热，肃肺化痰；③风燥伤肺证，治用桑杏汤加减以疏风清肺，润燥止咳。

二、西医概述

导致急性气管 - 支气管炎的生物性病原体主要为病毒，包括腺病毒、冠状病毒、流感病毒、副流感病毒、呼吸融合病毒、柯萨奇病毒和鼻病毒等。此外还包括支原体、衣原体、流感嗜血杆菌、肺炎链球菌等。物理与化学刺激主要为冷空气、粉尘、某些刺激性气体，等等。

本病的病理表现为气管、支气管黏膜充血、水肿，纤毛上皮细胞损伤、纤毛脱落，黏液腺体肥大，分泌物增加，并有淋巴细胞和中性粒细胞浸润。炎症消退后，气管、支气管黏膜的结构和功能可恢复正常。

本病起病往往先有上呼吸道感染的症状，如鼻塞、流涕、喷嚏、咽痛、声嘶等。全身症状轻微，表现为轻度畏寒、发热、头痛及全身酸痛等。咳嗽初期不重，呈刺激性，痰少，1~2天后加重，痰液转为黏液脓性。当伴发支气管痉挛时有哮鸣和气急。急性气管 - 支气管炎一般呈自限性，全身症状可在 3~5 天消退，咳嗽偶有延至数周。

实验室检查：如为病毒感染，血常规检查可见白细胞总数正常，淋巴细胞比例增高；细菌感染时，血常规检查可见白细胞升高并伴有中性粒细胞比例升高。胸部 X 线检查多无异常，偶有肺纹理增多。

三、诊治要点

（一）诊断要点

诊断主要根据临床表现，结合实验室检查和胸部 X 线检查可以做出诊断。

1. 多有上呼吸道感染史，表现为咳嗽、咳痰等呼吸道症状。
2. 如因理化刺激引起，一般有明确接触史。
3. 体格检查示两肺呼吸音正常或有粗的干啰音，两肺底可有散在干、湿啰音。
4. 胸部 X 线检查示肺部无明显变化。

（二）鉴别诊断

1. 其他呼吸系统疾病   肺炎、肺结核、肺癌、肺脓肿、百日咳、急性扁桃体炎等，初发时常伴有急性气管 - 支气管炎症状，但均有各自的特点，可以鉴别。
2. 流行性感冒（简称流感）   流感有流行病学史，急骤起病，高热和全身肌肉酸痛等全身中毒症状明显，通过病毒检测可以确诊。

（三）西医防治要点

戒烟，开展体育锻炼，增强体质，注意保暖，防治感冒，常是预防急性气管 - 支气管炎的有效措施。

1. 一般治疗   适当休息，注意保暖，多饮水。
2. 对症治疗   干咳剧烈时可予可待因 15~30mg，每日 3 次。祛痰剂可用盐酸氨溴索 30mg，每日 3 次；溴己新（必嗽平）16mg，每日 3 次。伴有支气管痉挛，可予氨茶碱 0.1g，或者二羟丙茶碱（喘定）0.1~0.2g，每日 3 次；或沙丁胺醇 2~4mg，每日 3 次口服。
3. 细菌感染者可适当应用抗生素，如大环内酯类、喹诺酮类或 β- 内酰胺类等治疗。

四、中西医结合治疗研究

（一）重视急性气管 - 支气管炎的非药物治疗

西医强调通过调整生活方式，如戒烟、开展体育锻炼等来预防疾病。同时做好劳动防护，防止有害气体、酸雾和粉尘吸入，加强环境卫生，防止环境污染均可减少疾病的发生。中医则强调通过调整体质来预防疾病，同时重视非药物疗法如：①敷贴疗法：敷贴疗法是应用中药按穴位经皮给药来控释药物，经完整的皮肤毛细血管进入血液循环，可避免药物在体内的"首过效应"和胃肠道降解破坏，能够减少血药浓度峰谷变化，具有维持有效药物浓度时间长、个体差异小和毒副作用轻等优点；②雾化吸入：雾化吸入使药物直接到达终末细支气管和肺泡，然后缓慢释放入血，这样可以显著延长作用时间，又能稀释呼吸道分泌物，使其易于排出，改善通气功能，减少气道淤血，对控制感染、提高疗效有重要意义；③推拿疗法：推拿疗法通过刺激体表特定部位，从而使机体脏腑、经络及气血的功能得以调整而达到预防与治疗疾病的目的。此外常用的疗法还有针灸、穴位注射等。

(二)临证经验

临证当分清寒热虚实，随证治之。痰多色白者加法半夏、橘红；痰多色黄质稠者加浙贝母；喘者加地龙、蝉蜕；发热甚者加柴胡、荆芥；咽痛者加射干、黄芩；鼻塞流涕者加辛夷、苍耳子。病程超过1周或素体虚者加白术、百部。临床实践中应将《伤寒论》《金匮要略》有关咳嗽的内容互参，也可参照《金匮要略》对咳喘的治法，如此临床使用上方不致有所偏废。如少阳咳嗽治疗过程中，应着重把握少阳为枢，病则易化火邪，影响津液代谢的特点，治疗少阳咳嗽，少火被郁，郁之轻者，发于外致咳当用小柴胡汤加减；郁之重者，发于内致咳则用四逆散加减。《金匮要略》治痰饮咳喘四方，即小青龙汤、小青龙加石膏汤、厚朴麻黄汤、射干麻黄汤可资参考。在病因病机方面，小青龙汤证是外有风寒表实，内有宿痰水饮，外寒内饮相搏，壅塞于肺，肺失宣降，故咳嗽喘息；小青龙加石膏汤证是为小青龙汤证兼郁热，且寒饮重于郁热；厚朴麻黄汤证为饮热上迫，肺气闭满，因邪在肺上而致；射干麻黄汤证是痰饮郁肺，肺失宣降所致。

五、中西医结合诊疗前沿与研究展望

咳嗽的中医具体治疗手段有中药汤剂、中成药、中药雾化、针灸推拿、刺络拔罐、中药敷贴、灼烙治法、穴位注射、中药熨烫等多种方法。临床治则多强调宣肺、润肺、清心、健脾、清肝、治肾及化痰等，临床选药多用宣降、清肃、健脾、祛湿、化痰、止咳、养阴、清肺、清肝、补肾之品。

西医治疗方面，因细菌感染所致的咳嗽选择合适的抗生素是有效的治疗方法。然而长期以来，由于抗生素的不合理应用导致耐药菌株增多，不良反应发生率有所上升，老年人基础情况差、不能耐受等因素使本病的治疗受到很大限制。中医学在治疗感染性疾病方面有一定优势，能明显提高临床疗效。对某些特定感染的治疗能达到标本兼治的目的，治疗效果甚佳。但目前的研究还很不足，也存在一些有待完善之处，比如在辨证论治基础上，如何简化证型，优化方药组合，如何进一步强化临床应用和推广。由于部分患者对中药治疗的依从性较差，缺乏大规模的临床对照研究，中药的综合治疗优势还没有充分显示出来。因此中药治疗急性气管-支气管炎的进一步研究与开发依旧任重而道远。

六、经典著作赏析

(一)学术源流

在殷墟出土的甲骨文中有咳嗽病证记载。甲骨文："癸未卜，王弗疾咳"，意为殷王因咳嗽不已，故特祈求神祖使王的咳嗽之疾早日痊愈。在先秦早期非医书经典中，便有咳嗽之记述，如《周礼·疾医》中有"冬时有嗽上气疾"。而《史记·扁鹊仓公列传》中记载："曾不可以告咳婴之儿"，此处"咳婴"意为刚会笑尚需哺乳的婴儿，非咳嗽之意。

(二)治法方药

张机所著的《伤寒论》和《金匮要略》，将《黄帝内经》之阴阳学说、脏腑学说、经络学说、病因病机、诊断治疗等理论与临床进行了有机的关联，创立六经辨证的理论体系，并集理法方药为一体，为后世的中医临床实践奠定了理论基础与模式。

《伤寒论》有关咳嗽病证的论述只言"咳"，咳在论述六经病时出现，《伤寒论》以六经分病，比如太阳病、阳明病。而后世医家则以《伤寒论》中的方剂代表典型证候，命名为"证"，如小青龙汤证、大承气汤证，等等。咳嗽是六经病分类中的一个症状，具体的有咳嗽症状的篇章主要出现在《伤寒论·辨阳明病脉证并治》《伤寒论·辨太阳病脉证并治》《伤寒论·辨少阴病脉证并治》等中。《金匮要略》中《金匮要略·肺痿肺痈咳嗽上气病脉证治》《金匮要略·痰饮咳嗽病脉证并治》2个专篇中有着关于咳嗽的重要论述和方药，这些著作对咳嗽证治做出的许多具体的论述至今对临床治疗仍具有极强的指导作用。如《伤寒论》治疗伤寒表不解、心下有水气、干呕发热而咳的小青龙汤；《金匮要略·肺痿肺痈咳嗽上气病脉证治》治邪夹寒饮咳喘气逆的射干麻黄汤，治寒饮内停的苓甘五味姜辛汤，治虚火咳逆的麦门冬汤等，均为后世沿用治疗咳嗽的著名方剂。

主要参考文献

[1] 陈灏珠. 实用内科学[M]. 12版. 北京：人民卫生出版社，2005.

[2] 张伯礼，薛博瑜. 中医内科学[M]. 2版. 北京：人民卫生出版社，2012.

[3] 张伯臾. 中医内科学[M]. 上海：上海科学技术出版社，1985.

[4] 郭来. 急性气管-支气管炎中医药治疗进展[J]. 中国中医急诊，2010，19（7）：1192-1193.

[5] 庄沂，朱佳. 外感咳嗽的辨治现状[J]. 中医临床研究，2011，3（8）：105-107.

[6] 马进，乔铁. 五脏六腑皆令人咳探析[J]. 实用中医内科杂志，2011，25（5）：10-11.

[7] 王宜健. "五脏六腑皆令人咳，非独肺也"理论的临床意义[J]. 湖南中医杂志，2011，27（2）：104-105.

（陈　伟）

第二节　慢　性　咳　嗽

慢性咳嗽（chronic cough）通常是指病程超过8周的咳嗽。慢性咳嗽原因较多，通常可分为两类，一类为初查X线胸片有明确病变者，如肺炎、肺结核、肺癌等。另一类为X线胸片无明显异常者，以咳嗽为主要或唯一症状者，即不明原因慢性咳嗽（简称慢性咳嗽）。咳嗽是因邪犯肺系，肺失宣肃，肺气上逆所致的，以咳嗽为主要症状的一组病症。它既是一个症状，又是独立的疾病。慢性咳嗽在中医学常分属于"久咳""久嗽""内伤咳嗽"等范畴。

一、中医概述

咳嗽病名最早见于《黄帝内经》，该书对咳嗽的成因、病机、症状、证候分类、治疗及转归等问题做了较系统的论述。《素问·咳论》指出咳嗽是"皮毛先受邪气"；认为"五脏六腑皆令人咳，非独肺也"，以脏腑命名，分为肺咳、肝咳、心咳、脾咳等。外邪犯肺或五脏功能失调，病及于肺，皆能致咳。隋代巢元方《诸病源候论·咳嗽候》有十咳之称。明代张介宾首次将咳嗽分为外感、内伤两大类。近年来随着自然和社会环境的变化，对咳嗽的病因病机及治疗方法的认识不断深入，环境因素及鼻、咽喉疾病所致咳嗽得到重视和研究，提出了风邪犯肺、邪热结咽、胃气上逆、肝火犯肺、诸脏先伤后传于肺和外感内伤互为因果等机理，并在"风咳"方面取得重要成果。咳嗽的病因病机均为肺气不宣，失于肃降。

二、西医概述

慢性咳嗽的常见病因包括：咳嗽变异性哮喘（cough variant asthma，CVA）、上气道咳嗽综合征 [upper airway cough syndrome，UACS；又称鼻后滴漏综合征（post-nasal drip syndrome，PNDS）]、嗜酸性粒细胞性支气管炎（eosinophilic bronchitis，EB）和胃食管反流性咳嗽（gastroesophageal reflux cough，GERC）、变应性咳嗽（atopic cough，AC），占呼吸内科门诊慢性咳嗽病因的 70%~95%。

三、诊治要点

（一）诊断要点

1. 诊断标准

（1）咳嗽为唯一或主要症状，无痰或少许白色黏痰。

（2）咳嗽时间≥8 周。

（3）X 线胸片无异常。

（4）不吸烟或吸烟者戒烟 4 周以上仍咳嗽。

2. 引起慢性咳嗽常见的疾病

（1）CVA 诊断标准：①慢性咳嗽，常伴有明显的夜间刺激性咳嗽；②支气管激发试验阳性，或呼气流量峰值（peak expiratory flow，PEF）平均变异率＞10%，或支气管舒张试验阳性；③抗哮喘治疗有效。

（2）UACS/PNDS 涉及鼻、鼻窦、咽、喉等多种基础疾病，诊断标准：①发作性或持续性咳嗽，以白天为主，入睡后减少；②有鼻部和 / 或咽喉疾病的临床表现和病史；③辅助检查支持鼻部和 / 或咽喉疾病的诊断；④针对病因治疗后咳嗽可缓解。

（3）EB 诊断标准：（诊断主要依靠诱导痰细胞学检查）①慢性咳嗽，表现为刺激性干咳或伴少量黏痰；②X 线胸片正常；③肺通气功能正常，无气道高反应性，呼气峰流速平均周变异率正常；④痰细胞学检查嗜酸性粒细胞比例≥2.5%；⑤排除其他嗜酸性粒细胞增多性疾病；⑥口服或吸入糖皮质激素有效。

（4）GERC 诊断标准：①慢性咳嗽，以白天咳嗽为主；②24 小时食管 pH 监测 DeMeester 积分≥12.70，和 / 或症状相关概率≥80%；③抗反流治疗后咳嗽明显减轻或消失。

但需注意，少部分合并或以非酸反流（如胆汁反流）的患者，其食管 pH 监测结果未必异常，食管 pH 监测联合腔内阻抗能识别包括非酸反流在内的所有胃食管反流，是目前最灵敏可靠的 GERC 诊断手段。

对于无法进行食管 pH 监测的，如具有以下指征者可考虑进行诊断性治疗。①患者有明显的进食相关的咳嗽，如餐后咳嗽、进食咳嗽等；②患者伴有典型的胸骨后烧灼感、反酸等反流症状或胃食管反流病问卷≥8 分；③排除 CVA、UACS 及 EB 等慢性咳嗽的常见原因，或按这些疾病治疗效果不佳。服用标准剂量质子泵抑制剂（proton pump inhibitor，PPI）（如奥美拉唑），治疗时间不少于 2 周。抗反流治疗后咳嗽消失或显著缓解，可临床诊断 GERC。

（二）诊断思路

1. 慢性咳嗽病因诊断程序　病因诊断应遵循以下几条原则：①重视病史，包括耳鼻咽喉和消化系统疾病病史；②根据病史选择有关检查，由简单到复杂；③检查顺序，由常见病到少见病;④诊断和治疗两者应同步或顺序进行。

2. 慢性咳嗽病因诊断具体步骤及流程图(图 2-1)

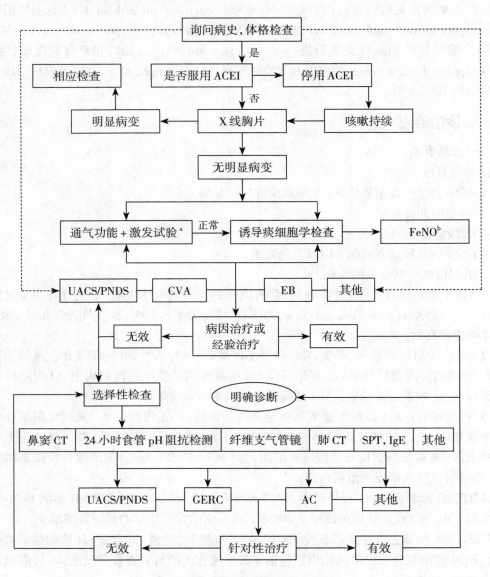

图 2-1 慢性咳嗽病因诊断流程图

注:① ACEI:血管紧张素转换酶抑制剂(angiotensin converting enzyme inhibitor);FeNO:呼出气一氧化氮(fractional exhaled nitric oxide);SPT:皮肤点刺试验(skin prick test);IgE:免疫球蛋白 E(immune globulin E)。②对于经济条件受限或普通基层医院的患者,如有典型病史和咳嗽相关症状,可进行病因诊断性治疗;如果试验治疗无效,则应及时到有条件的医院进行检查,以免延误病情。③[a]:PEF 变异率>10%,或支气管舒张试验阳性亦可作为诊断标准;[b]:FeNO 检查不可作为病因的确诊依据,但可以作为嗜酸性粒细胞性炎症相关咳嗽的参考指标。

（三）鉴别诊断

1. 慢性支气管炎 临床上以咳嗽、咳痰为主要症状，或有喘息，每年发病持续 3 个月或更长时间，连续 2 年或 2 年以上，并排除具有咳嗽、咳痰、喘息症状的其他疾病。一般晨间咳嗽为主，睡眠时有阵咳或排痰。

2. 支气管扩张 临床表现主要为慢性咳嗽、咳大量脓痰和反复咳血。X 线胸片常见肺野纹理粗乱或呈卷发状。

3. 支气管肺癌 多数有数年吸烟史，顽固性刺激性咳嗽或过去有咳嗽史，近期咳嗽性质发生改变，常有痰中带血。痰脱落细胞学、胸部计算机断层扫描（computed tomography，CT）及纤维支气管镜等检查可明确诊断。

（四）中西医结合治疗要点

1. 治疗原则 慢性咳嗽尽管通过病因治疗可以提高疗效，但病因查找复杂，且仍有部分患者疗效不佳。中医药治疗慢性咳嗽具有独特优势，尤其是对不明原因顽固性慢性咳嗽患者。治疗以三因制宜为特征，体现高度个体化、精准化的辨证论治；通过多环节、多靶点的复方发挥效应；遵循"急则治其标，缓则治其本"的原则。

2. 西医治疗

（1）CVA：吸入糖皮质激素、β_2 受体激动剂或口服支气管扩张剂治疗有效。

（2）UACS/PNDS：治疗可采用糖皮质激素鼻腔吸入，或联合第一代组胺受体拮抗剂，亦可联用鼻减充血剂。由细菌感染所致慢性鼻窦炎可适当应用抗生素治疗。

（3）EB：吸入或口服糖皮质激素治疗有效。

（4）GERC：药物首选 PPI，其次可加用 H_2 受体拮抗剂或促胃肠动力药，此外配合调节饮食及睡眠体位等治疗。

四、中西医结合治疗研究

（一）思路与方法

1. 重视慢性咳嗽的生活起居 通过调整生活方式，减少各种危险因素来预防慢性咳嗽的发生与发展。通过调整患者的体质，适应自然界的气候来养生。

（1）注意避免接触变应原，减少诱因。

（2）因时因地因人调整。一般认为秋季燥咳多见，实际上与天、地、人均密切相关：因于时者，多见于秋季燥咳；因于人者，患者素体阴亏，肺虚伏热，外邪犯肺，未能及时增液宣肃，邪从燥化，而为燥咳；因于地者，地处高原，气候干燥，过久居燥热环境如高温车间而为燥咳。

（3）对于素体有热之人，咽喉干燥之人多食梨，少食辣椒、花椒、肥甘厚味等生热生湿之品。

（4）改善生活方式是 GERC 的基础治疗，包括抬高床头，睡前 3 小时不再进食，避免高脂肪和刺激性食物（如巧克力、薄荷、咖啡、洋葱、大蒜等），戒绝烟酒，减重。体重指数增高是危险因素，减轻体重可减少反流症状。

2. 中药与西药配伍应用取得最佳疗效

（1）如 CVA、UACS/PNDS、EB 和 AC 大都与过敏因素相关，西医主张应用糖皮质激素治疗，中医治疗可在辨证基础上，加用荆芥、蝉蜕、地龙、黄芩、僵蚕、防风、辛夷、白芷、薄荷、艾叶、乌梅、甘草等具有抗过敏作用的中药。

（2）GERC与中医理论"咳嗽聚于胃，关于肺"等极为相似，西医主张抑酸、促进胃肠道动力。在改善胃肠动力方面，中药的药物种类、效果均优于西药，常用煅瓦楞子、煅牡蛎、吴茱萸、黄连、大黄、香附、橘皮、郁金、木香、枳壳、厚朴等具有制酸、理气作用的中药。

3. 外治与内服相结合

（1）针刺：实证针用泻法，虚证针用平补平泻。主穴：肺俞、中府、列缺、太渊。随证加减，如肝火犯肺，加行间、鱼际。

（2）穴位贴敷：可用疏风宣肺、止咳化痰药敷贴胸背部腧穴，取穴天突、大椎、肺俞（双）、中府等。

4. 止咳与调体相结合　对于平素自汗，易于感冒属肺卫不固者，可服玉屏风散；对于气阴两虚者，可服生脉饮。

（二）临证经验

1. 辨证施治　此类咳嗽涉及的疾病范围广，每遇冷空气、异味刺激等因素诱发或加重。

（1）风盛挛急证

症状：咽痒，痒即咳嗽，或呛咳阵作，气急，遇外界寒热变化、异味等因素突发或加重，多见夜卧晨起咳剧，呈反复性发作。舌苔薄白，脉弦滑。

治法：疏风宣肺，解痉止咳。

代表方：苏黄止咳汤加减。

（2）风痰袭窍证

症状：咳嗽反复发作，咳痰，鼻痒、连续喷嚏、鼻塞、流涕，频繁清嗓、咽后黏液附着、鼻后滴流感，或咽痒、咽部异物感或烧灼感。舌红，苔薄白，脉弦滑。

治法：疏风通窍，利咽止咳。

代表方：过敏煎加减。

（3）胃气上逆证

症状：阵发性呛咳、气急，咳甚时呕吐酸苦水，日间或直立位症状加重，平素上腹部不适，常伴嗳腐吞酸、嘈杂或灼痛。舌红，苔白腻，脉弦弱。

治法：降浊化痰，和胃止咳。

代表方：旋覆代赭汤合半夏泻心汤加减。

（4）肝火犯肺证

症状：上气咳逆阵作，咳时面红目赤，咳引胸痛，可随情绪波动增减，烦热咽干，常感痰滞咽喉，咳之难出，量少质黏，或痰如絮条，口干口苦，胸胁胀痛。舌质红，苔薄黄少津，脉弦数。

治法：清肺泻热，化痰止咳。

代表方：黄芩泻白散合黛蛤散加减。

2. 针灸　根据病情可选择主穴：肺俞、中府、列缺、太渊、天突、合谷。风盛挛急证，加风门、外关；风痰袭窍证，加迎香、廉泉；胃气上逆证，加中脘、内关；肝火犯肺证，加行间、鱼际。

3. 穴位贴敷　根据病情可辨证使用疏风宣肺、止咳化痰药敷贴胸背部腧穴，可选：天突、膻中、肺俞、定喘、风门、脾俞等。

4. 刮痧、拔罐、砭石疗法 用刮痧油涂擦后背膀胱经、督脉,用刮痧板反复刮、擦,以微现红痧为度,可配合大杼、肺俞、定喘、风门、脾俞等部位拔罐、砭石治疗。

5. 辨病和辨证相结合

(1)鼻后滴漏综合征:主要症见咳嗽反复,发作性或持续咳嗽,白天多见,鼻塞流涕,咽痒不适,咽喉部痰液黏着等;辨证多为风痰上阻,清窍不通;或夹热、夹寒、夹湿、夹火、夹燥等。治疗以宣肺通窍,化痰止咳为法,辨证加减。常用方包括辛夷散、苍耳散、辛菊饮、连翘散等。热邪偏重者,可加用浙贝母、瓜蒌皮等;风寒偏重者,可加用炙麻黄、细辛之品;湿邪困阻者,酌予土茯苓、蔻仁等;风邪偏重者,加用防风、荆芥等;清窍闭塞明显者,可予川芎、白芷、辛夷等。

(2)咳嗽变异性哮喘:主要症见阵发性或发作性咳嗽,咽痒不适,晨起或夜间咳嗽明显,遇天气变化、环境刺激等明显;以风邪犯肺多见,或风寒犯肺,或风热犯肺。治以"风"邪为核心,疏风止咳,通窍散寒或清热化痰。常用定喘汤、桂枝汤、止嗽散等加减。痰热者可选黄芩、鱼腥草、浙贝母之品;风寒者可选炙麻黄、法半夏、细辛、桔梗等。

(3)胃食管反流性咳嗽:主要症见咳嗽咯痰,咽部不适,痰多为白稀痰,并咳嗽加重与进食相关,或平卧加重;伴见泛酸嗳气、胃脘部胀满不适等。治以宣肺和胃,辛开苦降,健脾益肺为法。常用半夏泻心汤、香砂六君汤等。

(4)嗜酸性粒细胞性支气管炎、变应性咳嗽等:以刺激性干咳为主,少痰或无痰,伴见咽喉不适,口咽干燥,夜间或晨起明显。以风燥犯肺、阴虚肺燥多见,治以疏风止咳,养阴敛肺。方用荆防败毒饮、沙参麦冬汤、清燥救肺汤、泻白汤等加减,常用药包括沙参、玉竹、枇杷叶、竹茹、胖大海、五味子、乌梅等。

五、中西医结合诊疗前沿与研究展望

(一)难治性 GERC

标准药物抗反流治疗能缓解或消除大部分 GERC 患者的咳嗽,但少部分患者对此治疗无效,称为难治性 GERC。现阶段西医对于难治性 GERC 的治疗有药物和非药物治疗,药物治疗主要有 PPI(奥美拉唑)、H_2 受体拮抗剂(雷尼替丁)、γ- 氨基丁酸 β 受体激动剂(巴氯芬)及加巴喷丁等;非药物治疗主要是抗反流手术,通过人工重建阻断胃食管反流的机械屏障以达到治疗难治性 GERC 的目的。目前最常用的抗反流手术为经腹腔镜胃黏膜折叠术,鉴于其有创性,在反流和咳嗽因果关系未明确时也无法保证手术效果,在临床上应用受到限制。

中医治疗难治性 GERC 则注重辨证论治,根据咳嗽的时间、节律、性质、声音及加重的有关因素,辨证施治。久咳及胃,导致脾胃平衡失调,影响肺气宣肃,造成肺气不降而上逆作咳,久之造成机体正气虚,影响血脉运行。此外,久病入络,咳嗽长时间不愈,多夹有瘀血,因此在临床治疗中结合活血化瘀中药治疗能提高疗效。

(二)诊疗新进展

1. 关于慢性咳嗽的病因病机的不同见解 晁恩祥认为 CVA、AC 等常见慢性咳嗽病因具有"风证"表现,其重点在于阵咳,急迫性挛急性咳嗽,以及突发、突止,咽痒,具有风之特点。慢性咳嗽涉及多种病因,不仅与呼吸系统(肺系)有关,还与鼻咽喉(为肺之门户)、消化系统(脾胃、肝)有关。其发生与"肺系""胃系"和"肝"的气机失调有关。病位在"肺系"和 /

或"胃系",可因外感六淫之邪,或闻异味,情志不遂等因素而诱发。内外合邪,互为因果,造成咳嗽慢性迁延,反复发作。史锁芳总结慢性咳嗽多具有"气道过敏性炎症"的共性病理和"风为百病之长"的中医致病特点,突出"风邪致咳""喜润恶燥"。慢性咳嗽患者大多病机交错兼夹,尤以外寒内热或凉燥并见(鼻塞、流涕、怕风、咽干、咽痒、口渴、舌边尖红、舌苔薄干)、肺虚夹风(自汗、怕风、喉痒作咳)、肺阳虚痰热伏(背寒、怕冷、痰黏或黄、脉沉细、舌质淡白而舌苔黄干)、脾(阳)虚夹饮、肾(精)虚水泛及上(肺)热下(肾)虚等复杂证多见。慢性咳嗽病因不同,但可以"异病同治"理论研究其作用机制,有助于深入发现慢性咳嗽西医病因及发病机制。苗青等认为慢性咳嗽应重视"微寒微咳"病因病机的内涵,重新定位辛温方药在慢性咳嗽治疗中的作用,以及重视实热咳嗽。

2. 咳嗽的高敏感性　现代研究认为引起咳嗽的传入冲动完全由迷走神经介导。咳嗽反射的分子调控机制较复杂,早期研究提示呼吸道感觉神经末梢上可能存在咳嗽受体,并且咳嗽受体为一离子通道,能使传入神经神经膜快速去极化,从而触发咳嗽冲动。瞬时受体电位(transient receptor potential, TRP)通道的发现为上述观点提供了佐证。最近几年研究显示,慢性咳嗽发病机制与瞬时受体电位香草酸亚型1(transient receptor potential vanilloid 1, TRPV1)有关。TRPV1激活表现为咳嗽敏感性增高,对各种异味、讲话、冷空气敏感,造成患者顽固性咳嗽的发生。但目前对TRPV1活化导致咳嗽的确切机制尚未完全明确,大多数研究都只局限于动物实验,TRPV1受体拮抗剂作为镇咳药对人体的有效性及安全性有待于进一步研究。

3. 咳嗽冲动　诱发咳嗽是一个主动的动作,1个咳嗽包括3个时相,吸气—短暂屏气—迅速呼气,引起多种输入信息驱动,最后导致咳嗽的产生。反射性咳嗽大部分是由迷走神经传入脑干水平进行整合而产生,麻醉动物和去皮质动物在受到刺激时也会产生咳嗽,说明高位中枢并不是咳嗽反射的必要中枢。因此,受到刺激时产生的咳嗽可能是清理气道的基本机制。咳嗽冲动的感觉就是上气道存在的刺激,并且产生咳嗽意图,这种咳嗽冲动可以认为是肺内感觉机制之一,是气道感觉产生的基础,也是不同情况下呼吸行为改变的基础。鉴于慢性咳嗽存在很大成分的主动行为,所以咳嗽的治疗可能以抑制咳嗽冲动的机制为基础。

六、经典著作赏析

《黄帝内经》最早系统地论述了咳嗽的病因、病机、证候、治疗及转归等,列咳嗽专篇《素问·咳论》。认为咳嗽病因复杂,《素问·宣明五气》曰"肺为咳",认为咳嗽为肺的病变。《素问·咳论》又曰:"五脏六腑皆令人咳,非独肺也",五脏六腑之咳,"皆聚于胃,关于肺",指出其他脏腑尤其是肺胃受邪,皆可影响于肺而发生咳嗽。东汉末年张机开辨证论治之先河,《伤寒杂病论》对喘咳从病因病机、辨证论治方面做了较为详细的论述,着重创立了理法方药,从病因病机入手,明辨表里寒热虚实。隋代巢元方《诸病源候论·咳嗽候》有五脏之咳、风咳、寒咳、支咳、胆咳、厥阴咳等十咳之称,并对十种咳嗽做了症状的描述及鉴别。金代刘完素《素问病机气宜保命集·咳嗽论》云:"咳谓无痰而有声,肺气伤而不清也;嗽谓无声而有痰,脾湿动而为痰也;咳嗽谓有痰而有声,盖因伤于肺气,动于脾湿,咳而为嗽也。"金代张从正《儒门事亲》则对风、寒、暑、湿、燥、火6种咳嗽,分别制订了相应方剂,并提出"老幼强弱虚实肥瘦不冠,临时审定权衡可也。病有变态,而吾之方亦与之俱变"的观点,示人治疗咳嗽要因人而异,方随证转。元代朱震亨《丹溪心法·咳嗽》不仅将咳嗽分为风寒、痰饮、火郁、劳嗽、肺胀 5 种，而且结合四时季节的变化及一日之中的咳嗽时间，分析病机，进行论治，为咳嗽辨证论治提供了新的思路。明代张介宾《景岳全书·咳嗽》强调"咳证虽多，无非肺病"，咳嗽之病位主要在肺，指出治疗上"虽有兼治，然无非以肺为主也"。并将咳嗽分"外感与内伤"两大类，详细论述了两者的病因、病机、证候及治疗方法等，提出外感咳嗽由肺及他脏，以肺为本，他脏为标；内伤咳嗽由他脏及肺，以他脏为本，肺为标。清代沈金鳌《杂病源流犀烛·咳嗽哮喘源流》云："盖肺不伤不咳，脾不伤不久咳，肾不伤火不炽，咳不甚，其大较也。"指出肺脾肾三脏是咳嗽的主要病变所在，并随着病情的加重而由肺及脾、由脾及肾。其所论述的 16 种咳嗽，其脉因证治齐备，全篇共列出咳嗽方 84 则，并将导引、运动列为治疗方法之一，使咳嗽的治疗方法日趋丰富。

主要参考文献

[1] 周仲瑛. 中医内科学 [M]. 北京：中国中医药出版社，2007.

[2] 中华中医药学会内科分会肺系病专业委员会. 咳嗽中医诊疗专家共识意见（2011 版）[J]. 中医杂志，2011，52（10）：896-898.

[3] 中国中西医结合学会消化系统疾病专业委员会. 胃食管反流病中西医结合诊疗共识意见（2010）[J]. 中国中西医结合杂志，2011，31（11）：1550-1552.

[4] 赵建平. 呼吸疾病诊疗指南 [M]. 3 版. 北京：科学出版社，2013.

[5] 王辰. 呼吸与危重症医学 2015—2016[M]. 北京. 人民卫生出版社，2016.

[6] 中华医学会呼吸病学分会哮喘学组. 咳嗽的诊断与治疗指南（2015）[J]. 中华结核和呼吸杂志，2016，39（5）：323-339.

附：

1. 咳嗽症状积分表（可作为病情评价和判断药物疗效之用）

咳嗽症状积分表

分值	日间咳嗽症状积分	夜间咳嗽症状积分
0	无咳嗽	无咳嗽
1	偶有短暂咳嗽	入睡时短暂咳嗽或偶有夜间咳嗽
2	频繁咳嗽，轻度影响日常活动	因咳嗽轻度影响夜间睡眠
3	频繁咳嗽，严重影响日常活动	因咳嗽严重影响夜间睡眠

2. 咳嗽视觉模拟评分　用于比较治疗前后的效果。使用方法为让患者根据自己的主观感受选择 1 个分值评价自己咳嗽的程度。0 分为没有咳嗽，分数越高表示咳嗽越剧烈。

视觉模拟评分

0　　1　　2　　3　　　　　　　　　　　10

（仕　丽）

第三节　慢性阻塞性肺疾病

慢性阻塞性肺疾病（chronic obstructive pulmonary disease，COPD）简称慢阻肺，是一种以持续气流受限为特征的疾病，其气流受限多呈进行性发展，与气道和肺组织对烟草、烟雾等有害气体或有害颗粒的慢性炎症反应增强有关。慢阻肺与慢性支气管炎和肺气肿密切相关，当慢性支气管炎和肺气肿患者的肺功能检查出现持续气流受限时可诊断为慢阻肺，如无持续气流受限则不能诊断。

慢阻肺在中医学理论中分属于"肺胀""咳嗽""痰饮""喘证"等范畴。本病病机为外邪反复侵袭，气道受损，肃降失常；久则肺脾肾之气虚衰，气虚痰生血瘀，终致心气不足，心阳虚损而喘脱，危及生命。

一、中医概述

"肺胀"最早源于《黄帝内经》。《灵枢·胀论》曰："肺胀者，虚满而喘咳。"《灵枢·经脉》云："肺手太阴之脉……是动则病肺胀满，膨膨而喘咳。"汉代张机《金匮要略·肺痿肺痈咳嗽上气病脉证并治》言："上气喘而躁者，属肺胀。"根据《慢性阻塞性肺疾病中医证候诊断标准（2011版）》将本病证候分为寒饮证、痰热证、痰湿证、血瘀证、肺气虚证、肺阴虚证、脾气虚证、肾气虚证、肾阴虚证9种基础证和虚证类（肺气虚证、肺脾气虚证、肺肾气虚证、肺肾气阴两虚证）、实证类（风寒袭肺证、外寒内饮证、痰热壅肺证、痰浊阻肺证、痰蒙神窍证）、兼证类（血瘀证）三类临床常见证。慢阻肺急性加重（acute exacerbation of chronic obstructive pulmonary disease，AECOPD）时痰为阻肺滞气的主要原因，"脾为生痰之源"，"肺为贮痰之器"，多为新感外邪引动伏邪，若外寒袭肺，寒伤肺阳，凝郁肺津则成寒痰阻肺；若风热犯肺，热闭肺气，炼津成痰，痰与热蕴，或寒郁化热，均可致痰热阻肺。慢阻肺稳定期常表现为肺脾肾虚损之候，肺虚不能主气，气不化津，则痰浊内蕴，肃降无权，并因卫外不固，而更易受外邪的侵袭诱使急性发作；脾虚不能化水谷为精微上输于肺，反而积湿生痰，上贮于肺，影响肺气的升降；肾虚精气亏乏，摄纳无常，上干于肺，而致肺气出纳失司。

治则以本虚标实立论，扶正固本与祛邪兼顾。急性期以祛邪为要，主要治法有活血化痰、清肺化痰、通腑法、温阳法和益气法。风寒袭肺证治则为宣肺散寒、止咳平喘，方用三拗汤合止嗽散加减；外寒内饮证治则为疏风散寒、温肺化饮，方用小青龙汤合半夏厚朴汤加减；痰热壅肺证治则为清肺化痰、降逆平喘，方用清气化痰丸合贝母瓜蒌散加减；痰湿阻肺证治则为燥湿化痰、宣降肺气，方用半夏厚朴汤合三子养亲汤加减；痰蒙神窍证治则为清热豁痰、活血开窍，方用涤痰汤合千金苇茎汤加减。稳定期则以扶正补虚为主，从肺脾肾三脏进行补法论治，分寒热用药。属寒证者治宜辛散化痰利气，属热证者治宜辛凉清肺化痰。肺气虚证治则为补肺益气固卫，方用人参胡桃汤合人参养肺丸加减；肺脾气虚证治则为补肺健脾、降气化痰，方用六君子汤合黄芪补中汤加减；肺肾气虚证治则为补肾益肺、纳气定喘，方用人参补肺饮加减；肺肾气阴两虚证治则为补肺滋肾、纳气定喘，方用保元汤合人参补肺饮加减。

二、西医概述

引起慢阻肺的危险因素包括个体易感因素和环境因素。

1. 个体因素　某些遗传因素可增加慢阻肺发病的危险性，已知的遗传因素为 α- 抗胰蛋白酶缺乏；哮喘和气道高反应性是慢阻肺的危险因素，气道高反应性可能与机体某些基因和环境因素有关。

2. 环境因素　①吸烟是最重要的环境因素；②空气污染：化学气体（氯、二氧化氮和二氧化硫等）对支气管黏膜有刺激和细胞毒性作用，大气中直径 $2.5\sim10\mu m$ 的颗粒物（即 PM2.5 和 PM10）可能与慢阻肺的发生有一定关系；③职业性粉尘和化学物质（如二氧化硅、煤尘、棉尘、烟雾、过敏原和工业废气等）；④生物燃料烟雾：指柴草、木头和动物粪便等，其烟雾的主要有害成分包括碳氧化物、氮氧化物和碳氢化合物颗粒等；⑤感染。

慢阻肺的发病机制尚未完全明确。吸入有害颗粒或气体可引起肺内氧化应激、蛋白酶和抗蛋白酶失衡及肺部炎症反应，炎症细胞以肺泡巨噬细胞、中性粒细胞和 $CD8^+T$ 细胞为主，激活的炎症细胞释放多种炎性介质，包括白三烯（leukotriene, LT）B4、白介素（interleukin, IL）-8、肿瘤坏死因子（tumor necrosis factor, TNF）-α 等，可破坏肺的结构和 / 或促进中性粒细胞炎症反应。自主神经系统功能紊乱（如胆碱能神经受体分布异常）等也在慢阻肺的发病中起重要作用。

本病的特征性症状是慢性和进行性加重的呼吸困难、咳嗽和咳痰。常见症状：①呼吸困难：是慢阻肺最重要的症状，常描述为气短、气喘和呼吸费力等，早期仅在劳力时出现，之后逐渐加重，以致日常活动甚至休息时也感到气短；②慢性咳嗽：通常为首发症状，初起咳嗽呈间歇性，早晨较重，以后早晚或整日均有咳嗽，但夜间咳嗽并不显著；③咳痰：通常咳少量黏液性痰，合并感染时痰量增多，常有脓性痰；④喘息和胸闷：为非特异性症状，部分患者特别是重症患者有明显的喘息，胸闷常在劳累后发生，与呼吸费力和肋间肌收缩有关；⑤其他：如体重下降、食欲减退、外周肌肉萎缩和功能障碍、抑郁和 / 或焦虑等；⑥晚期并发慢性肺源性心脏病，可出现右心及全心衰竭症状。

慢阻肺的早期体征可不明显，随着疾病进展，常出现以下体征：①视诊及触诊：胸廓形态异常，如胸部过度膨胀、前后径增大、剑突下胸骨下角（腹上角）增宽和腹部膨凸等，呼吸变浅、频率增快、辅助呼吸肌（如斜角肌和胸锁乳突肌）参加呼吸运动，重症患者可见胸腹矛盾运动，呼吸困难加重时常采取前倾坐位，低氧血症患者可出现黏膜和皮肤发绀，伴有右心衰竭的患者可见下肢水肿和肝脏增大；②叩诊：肺过度充气可使心浊音界缩小，肺肝界降低，肺叩诊可呈过度清音；③听诊：双肺呼吸音可减低，呼气延长，可闻及干性啰音，双肺底或其他肺野可闻及湿啰音；心音遥远，剑突部心音较清晰响亮。

慢阻肺的常见并发症有自发性气胸、慢性呼吸衰竭、慢性肺源性心脏病及右心衰竭、睡眠呼吸障碍、肺动脉高压及消化性溃疡等；最常见的合并症是心血管疾病（如缺血性心脏病、心力衰竭、心房颤动及高血压等）、焦虑和抑郁、骨质疏松，其他还有肺癌（轻度慢阻肺患者最常见的死因）、代谢综合征和糖尿病等。

三、诊治要点

（一）诊断要点

1. 诊断　应根据临床表现、危险因素接触史、体征及实验室检查等资料综合分析确定。

任何有呼吸困难、慢性咳嗽或咳痰,且有暴露于危险因素病史的患者,临床上需要考虑慢阻肺的诊断。肺功能检查是诊断慢阻肺的金标准,持续存在的气流受限是诊断慢阻肺的必备条件。吸入支气管舒张剂后第1秒用力呼气量(forced expiratory volume in first second, FEV_1)/用力肺活量(forced vital capacity, FVC)< 70% 即明确存在持续的气流受限,除外其他疾病后可确诊为慢阻肺。X 线胸片检查有助于确定肺过度充气的程度及与其他肺部疾病鉴别。急性加重期的中医证型表现有风寒袭肺、外寒内饮、痰热壅肺、痰湿阻肺、痰蒙神窍等,稳定期表现有肺气虚、肺脾气虚、肺肾气虚、肺肾气阴两虚等。

2. 分级、分期及综合评估

(1)分级:应用气流受限的程度进行肺功能评估,即以 FEV_1 占预计值百分比为分级标准分为 4 级(表 2-1)。

表 2-1   气流受限严重程度的肺功能分级

肺功能分级	气流受限程度	FEV_1 占预计值百分比
Ⅰ 级	轻度	≥ 80%
Ⅱ 级	中度	50%~79%
Ⅲ 级	重度	30%~49%
Ⅳ 级	极重度	< 30%

注:为吸入支气管舒张剂后的 FEV_1 值。

(2)分期:根据慢阻肺的病程可分为:① AECOPD:患者呼吸道症状超过日常变异范围的持续恶化,并需改变药物治疗方案,在疾病过程中患者常有短期内咳嗽、咳痰、气短和/或喘息加重,痰量增多,脓性或黏液脓性痰,可伴有发热等炎症加重的表现;②稳定期:患者的咳嗽、咳痰和气短等症状稳定或症状轻微,病情基本恢复到急性加重前的状态。

(3)综合评估:临床上评估 AECOPD 风险有 2 种方法:①常用的是应用气流受限分级的肺功能评估法,气流受限分级Ⅲ级或Ⅳ级,表明具有高风险;②根据患者急性加重的病史进行判断,在过去 1 年中急性加重次数≥ 2 次或上一年因急性加重住院≥ 1 次,表明具有高风险。

(二)诊断思路(图 2-2)

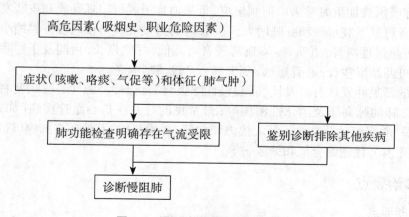

图 2-2   慢阻肺的诊断思路流程图

(三)鉴别诊断

慢阻肺应与支气管哮喘、充血性心力衰竭、支气管扩张症、肺结核和弥漫性泛细支气管炎等相鉴别(表2-2)。

表2-2 COPD与其他疾病的鉴别诊断要点

疾病	鉴别诊断要点
支气管哮喘	早年发病(通常在儿童期),每日症状变化快,夜间和清晨症状明显,以发作性喘息为特征,发作时两肺布满哮鸣音;可有过敏史、鼻炎和/或湿疹,有哮喘家族史;气流受限多为可逆性,支气管舒张试验阳性
充血性心力衰竭	有心脏病史及心力衰竭的表现;X线胸片示心脏扩大、肺水肿,肺功能检查提示有限制性通气障碍而非气流受限
支气管扩张症	有反复发作咳嗽、咯大量脓痰,常伴细菌感染,可见杵状指,肺部听诊闻及固定的粗湿啰音;X线胸片或CT示支气管扩张、管壁增厚
肺结核	所有年龄均可发病;可有午后低热、乏力、盗汗等结核中毒症状;X线胸片示肺浸润性病灶或结节状、空洞样改变,微生物检查可确诊

(四)中西医结合治疗要点

慢阻肺的治疗分为稳定期和急性加重期2个阶段。

1. 稳定期 指患者咳嗽、咳痰、气短等症状稳定或轻微。治疗原则:减轻当前症状,包括缓解症状、改善运动耐量和改善健康状况;降低未来风险,包括防止疾病进展、防止和治疗急性加重及减少病死率。中医治疗原则重在调理肺脾肾,以补虚治本为要,益气养阴为主,兼祛痰活血。

(1)教育与管理:通过教育与管理可以提高患者和有关人员对慢阻肺的认识及自身处理疾病的能力,更好地配合管理,提高生命质量。主要内容包括:督促患者戒烟;了解慢阻肺的病理生理与临床基础知识;掌握常用的治疗方法;学会自我控制病情的技巧,如腹式呼吸及缩唇呼吸锻炼等;了解赴医院就诊的时机;社区医生定期随访管理。

(2)控制职业性或环境污染:避免或防止吸入粉尘、烟雾及有害气体。

(3)药物治疗:用于预防和控制症状,减少急性加重的频率和严重程度,提高运动耐力和生命质量,根据患者对治疗的反应及时调整治疗方案。①支气管舒张剂:主要有 β_2 受体激动剂、抗胆碱药及甲基黄嘌呤类;联合应用不同作用机制与作用时间的药物可以增强支气管舒张作用,减少不良反应,如联合应用 β_2 受体激动剂、抗胆碱药物和/或茶碱等。β_2 受体激动剂有沙丁胺醇和特布他林等;抗胆碱药有异丙托溴铵气雾剂;茶碱类药物有氨茶碱、二羟丙茶碱和多索茶碱,使用时须监测茶碱的血浓度。②糖皮质激素(激素):吸入激素和 β_2 受体激动剂联合应用较单用的效果好,目前已有氟替卡松/沙美特罗、布地奈德/福莫特罗2种联合制剂,但不推荐采用长期口服及单一吸入激素治疗。③磷酸二酯酶4(phosphodiesterase 4,PDE4)抑制剂:主要是通过抑制细胞内环腺苷酸降解来减轻炎症,与茶碱不应同时使用。④其他:如祛痰药(盐酸氨溴索、乙酰半胱氨酸等）、抗氧化剂（N-乙酰半胱氨酸、羧甲司坦等）、免疫调节剂、疫苗等。

（4）氧疗：长期氧疗的目的是使患者在海平面水平静息状态下达到动脉血氧分压（PaO_2）＞60mmHg 和／或使动脉血氧饱和度（SaO_2）升至 90%，这样才可维持重要器官的功能，保证周围组织的氧气供应，对血流动力学、血液学特征、运动能力、肺生理和精神状态产生有益的影响。

（5）通气支持：无创通气已广泛用于极重度慢阻肺稳定期患者，在改善生存率和住院率方面有明确的益处。

（6）康复治疗：包括呼吸生理治疗、肌肉训练、营养支持、精神治疗和教育等多方面措施。中医康复治疗措施有针灸、穴位敷贴及注射、埋线、拔罐和艾灸等，均可在一定程度上增加疗效，延缓疾病进展，提高患者生活质量。

（7）外科治疗：包括肺大疱切除术、肺减容术、支气管镜肺减容术及肺移植术等。

2. 急性加重期　是指患者以呼吸道症状加重为特征的临床事件，其症状变化程度超过日常变异范围并导致药物治疗方案改变。最常见的原因为气管-支气管感染，环境理化因素改变、治疗不规范等，均可导致急性加重。治疗原则：最小化本次急性加重的影响，预防再次急性加重的发生。中医治疗原则以清热涤痰、宣肺降气、活血开窍为主，兼顾补益气阴。

（1）院外治疗：包括适当增加以往所用支气管舒张剂的剂量及频度，单一吸入短效 β_2 受体激动剂或联合应用吸入短效 β_2 受体激动剂和短效抗胆碱药物；对较严重的病例可给予较大剂量雾化治疗数日，还可考虑口服糖皮质激素，也可用糖皮质激素联合长效 β_2 受体激动剂雾化吸入治疗。症状加重特别是有脓性痰液时应选择敏感的抗生素抗感染治疗，疗程为5~10 天。

（2）住院治疗：如出现以下情况须住院治疗：症状明显加重，如突然出现静息状况下呼吸困难；重度慢阻肺；出现新的体征或原有体征加重（如发绀、意识改变和外周水肿）；伴随严重疾病（如心力衰竭或新发生的心律失常）；初始治疗方案失败；高龄；诊断不明确；院外治疗无效或欠佳。治疗措施：①氧疗：氧流量调节以保证动脉血氧饱和度（SaO_2）88%~92%以上，并进行动脉血气分析以确定氧合满意而无二氧化碳潴留或酸中毒。②抗菌药物：如出现呼吸困难加重、痰量增加和脓性痰，或需要有创或无创机械通气治疗时，需抗菌治疗，一般建议所有病例在使用抗生素前均留取标本进行细菌学培养。住院患者抗生素的应用见表 2-3。③支气管舒张剂：短效支气管舒张剂雾化吸入治疗较适用于慢阻肺急性加重期的治疗，对于病情较严重者可考虑静脉滴注茶碱类药物，而联合用药的支气管舒张作用更强。④糖皮质激素：住院患者宜在应用支气管舒张剂及抗生素的基础上，口服或静脉滴注糖皮质激素，一般低剂量糖皮质激素短期应用（泼尼松龙 30~40mg/d，7~10d 内）对下丘脑-垂体-肾上腺皮质轴的抑制作用较小。⑤其他：注意维持液体和电解质平衡，补充营养；对卧床、红细胞增多症或脱水的患者，无论是否有血栓栓塞性疾病史，均需使用肝素或低分子肝素抗凝治疗；注意痰液引流，积极排痰治疗（如刺激咳嗽、叩击胸部、体位引流和湿化气道等）；识别及治疗合并症及并发症。⑥机械通气：无创和有创通气的具体应用指征见表 2-4 和表 2-5。

表 2-3　AECOPD 住院患者抗生素的应用

分级	病原微生物	抗生素
Ⅰ 级及 Ⅱ 级 AECOPD	流感嗜血杆菌、肺炎球菌、卡塔莫拉菌等	青霉素、β- 内酰胺 / 酶抑制剂、大环内酯类、第一代或第二代头孢菌素、多西环素、左氧氟沙星等，一般可口服
Ⅲ 级及 Ⅳ 级 AECOPD（无铜绿假单胞菌感染危险因素）	流感嗜血杆菌、肺炎球菌、卡塔莫拉菌、肺炎克雷伯菌、大肠埃希菌、肠杆菌属等	β- 内酰胺 / 酶抑制剂、第二代或第三代头孢菌素、氟喹诺酮类等
Ⅲ 级及 Ⅳ 级 AECOPD（有铜绿假单胞菌感染危险因素）	以上细菌及铜绿假单胞菌	第三代头孢菌素、头孢哌酮 / 舒巴坦、哌拉西林 / 他唑巴坦、亚胺培南、美罗培南等，也可联合氨基糖苷类、氟喹诺酮类

表 2-4　无创通气在 AECOPD 的应用指征

适应证：具有下列至少 1 项
　　呼吸性酸中毒（动脉血 pH ≤ 7.35 和 / 或 $PaCO_2$ ≥ 45mmHg）
　　严重呼吸困难且具有呼吸肌疲劳或呼吸功增加的临床征象，或两者皆存在，如使用辅助呼吸肌、腹部矛盾运动或肋间隙凹陷

禁忌证：符合下列条件之一
　　呼吸抑制或停止
　　心血管系统功能不稳定（低血压、严重心律失常或心肌梗死）
　　嗜睡、意识障碍或患者不合作
　　易发生误吸（吞咽反射异常、严重上消化道出血）
　　痰液黏稠或有大量气道分泌物
　　近期曾行面部或胃食管手术
　　头面部外伤，固有的鼻咽部异常
　　极度肥胖
　　严重胃肠胀气

注：1mmHg=0.133kPa。

表 2-5　有创通气在 AECOPD 的应用指征

不能耐受无创通气，或无创通气失败，或存在使用无创通气的禁忌证
呼吸或心搏骤停
呼吸暂停导致意识丧失或窒息
意识模糊、镇静无效的精神运动性躁动
严重误吸
持续性气道分泌物排出困难
心率＜ 50 次 /min 且反应迟钝
严重的血流动力学不稳定，补液和血管活性药无效
严重的室性心律失常
危及生命的低氧血症，且患者不能耐受无创通气

四、中西医结合治疗研究

(一)思路与方法

肺功能检测、血气分析指标和 AECOPD 中医证型之间存在一定联系,可以作为评价病情严重程度的指标。研究表明,FEV_1 和 FEV_1 占预计值百分比从高到低的中医证型分别为痰热壅肺、痰浊阻肺和痰瘀阻肺,痰瘀阻肺证的 $PaCO_2$ 升高、PaO_2 降低较痰热和痰浊证更重。可能的原因为:痰瘀阻塞肺络导致肺通气和换气功能下降,清气不易吸入而浊气又不易排出,又引起血液瘀滞,血瘀则气不能随血液运行全身,机体缺氧,并可导致气虚,加重痰凝和血瘀,造成恶性循环。

(二)临证经验

1. 抗炎作用 研究证明,六君子汤能够降低稳定期 COPD 患者血清炎症细胞因子水平,恢复患者气道抗炎系统功能;对稳定期 COPD 患者采用冬病夏治、消喘膏穴位贴敷法可减轻气道局部炎症反应,增强气道黏膜保护作用。

2. 改善肺功能 平喘固本汤可改善稳定期 COPD 患者的 FVC、FEV_1 及 FEV_1/FVC 的功能。益气活血解毒汤可改善 AECOPD 患者血气分析、血常规、超敏 C 反应蛋白及降钙素原、肺功能等指标,并改善临床症状。

3. 改善血液流变 活血化瘀中药及成药制剂可改善 AECOPD 患者的血液高黏状态,提高血氧分压,改善肺通气功能。

五、中西医结合诊疗前沿与研究展望

(一)发病机制和病因的研究进展

近期研究表明,中性粒细胞、淋巴细胞等炎症细胞浸润导致呼吸道管壁损害和修复过程反复发生,最终导致呼吸道重塑、狭窄,造成不可逆的固定性大气道狭窄。根据"危险模式"理论,烟雾及颗粒直接损伤呼吸道上皮细胞,受损的细胞碎片及释放分子可被相应受体(如 Toll 样受体)识别,触发非特异性反应,上皮细胞释放的细胞因子(如 TNF-α、IL-1、IL-8 等)招募大量炎症细胞参与。中性粒细胞释放弹性蛋白酶、基质金属蛋白酶和组织蛋白酶引起肺损伤。巨噬细胞聚集、激活后释放 IL-8、TNF-α 等因子引起呼吸道末梢的慢性炎症,也可加强中性粒细胞的效应。另外,免疫调节紊乱、细胞加速老化等也可能是慢阻肺的发病机制。

引起 AECOPD 的病因以气管 - 支气管感染最常见,病原体主要是细菌和病毒,细菌以流感嗜血杆菌最常见,其次是肺炎链球菌和卡他莫拉菌,少量为铜绿假单胞菌和其他革兰阴性菌。30%~40% 由病毒所致,以鼻病毒最为常见,其他有流感/副流感病毒、腺病毒、呼吸道合胞病毒、冠状病毒等;5%~10% 由非典型病原体所致,主要是肺炎衣原体和肺炎支原体。

(二)诊疗新进展

AECOPD 是否需要抗生素和糖皮质激素治疗以及治疗时机尚存在争议,目前认为出现下列情况需要应用抗生素治疗:①具有气促加重、痰量增多、咳脓痰 3 项主要症状的 AECOPD 患者;②具有上述 2 项症状,其中 1 项必须为咳脓痰的 AECOPD 患者;③需要无创或有创机械通气的严重 AECOPD 患者。糖皮质激素在治疗哮喘气道炎症中的作用早已公认,住院治疗的 AECOPD 患者及基础 FEV$_1$ < 50% 预计值的院外治疗 AECOPD 患者,应在使用支气管舒张剂基础上,全身应用糖皮质激素,糖皮质激素联合长效 β$_2$ 受体激动剂雾化吸入效果更好,而糖皮质激素治疗稳定期慢阻肺的疗效尚未肯定。

六、经典著作赏析

(一)学术源流

《素问·奇病论》说:"肺之雍,喘而两胠满。"描述了肺胀发作的表现。张机《金匮要略·肺痿肺痈咳嗽上气病脉证治》曰:"咳而上气,此为肺胀,其人喘,目如脱状",所言"上气"即是指气喘、肩息、不能平卧的证候。隋代巢元方《诸病源候论》阐述了肺胀的发病机制:"肺虚为微寒所伤则咳嗽,嗽则气还于肺间则肺胀,肺胀则气逆,而肺本虚,气为不足,复为邪所乘,壅痞不能宣畅,故咳逆、短气也","肺主于气,邪乘于肺则肺胀,胀则肺管不利,不利则气道涩,故上气喘逆鸣息不通。"明代龚廷贤《寿世保元·痰喘》云:"肺胀喘满,膈高气急,两胁煽动,陷下作坑,两鼻窍张,闷乱嗽渴,声嘎不鸣,痰涎壅塞。"清代李用粹《证治汇补·咳嗽》说:"肺胀者,动则喘满,气急息重,或左或右,不得眠者是也。"张璐《张氏医通·肺痿》论述:"盖肺胀实证居多。"

(二)治法方药

《金匮要略》描述肺胀可出现浮肿、烦躁、目如脱等症状,认为本病与痰饮有关,应用越婢加半夏汤、小青龙加石膏汤等方药进行辨证论治。李用粹指出肺胀分虚实辨证论治,并较为详细地提出了方药:"肺胀者……如痰挟瘀血碍气,宜养血以流动乎气,降火以清其痰,用四物汤加桃仁、枳壳、陈皮、瓜蒌、竹沥。又风寒郁于肺中,不得发越,喘嗽胀闷者,宜发汗以祛邪,利肺以顺气,用麻黄越婢加半夏汤。有停水不化,肺气不得下降者,其症水入即吐,宜四苓汤加葶苈、桔梗、桑皮、石膏。有肾虚水枯,肺金不敢下降而胀者,其症干咳烦冤,宜六味丸加麦冬、五味。又有气散而胀者,宜补肺,气逆而胀者,宜降气,当参虚实而施治"。

主要参考文献

[1] 中华医学会呼吸病学分会慢性阻塞性肺疾病学组. 慢性阻塞性肺疾病诊治指南(2013 年修订版)[J]. 中华结核和呼吸杂志,2013,36(4):255-264.

[2] 许海林,董竞成. 慢性阻塞性肺疾病诊疗进展[J]. 医学综述,2013,19(6):970-972.

[3] 王秋月. 慢性阻塞性肺疾病急性加重的诊治进展[J]. 中国实用内科杂志,2007,27(16):1243-1246.

[4] JONES P W,HARDING G,BERRY P,et al. Development and first validation of the COPD Assessment Test[J]. European Respiratory Journal,2009,34(3):648-654.

[5] RAM F S F,RODRIGUEZ-ROISIN R,GRANADOS-NAVARRETE A,et al. Antibiotics for exacerbations of chronic obstructive pulmonary disease[J]. Cochrane Database of Systematic Reviews,2006,2(2):CD004403.

[6] 中华中医药学会内科分会肺系病专业委员会. 慢性阻塞性肺疾病中医诊疗指南(2011 版)[J]. 中医杂志,2012,53(2):177-178.

(钱义明)

第四节　支气管哮喘

支气管哮喘(bronchial asthma)是由多种细胞(如嗜酸性粒细胞、肥大细胞、T淋巴细胞、中性粒细胞、气道上皮细胞等)和细胞组分参与的气道慢性炎症性疾患。这种慢性炎症导致气道高反应性的增加,出现广泛多变的可逆性气流受限,从而引起反复发作的喘息、气急、胸闷或咳嗽等症状,常在夜间和/或清晨发作、加剧,多数患者可自行缓解或经治疗缓解。

近年哮喘发病率呈上升趋势。据统计,全世界约有1.6亿人患有哮喘。我国成人发病率为0.7%~1.5%,儿童为0.7%~2.03%,亦即全国有1 000万~2 000万患者,以青壮年和儿童居多。

目前,对哮喘的基础研究已进入分子、细胞水平,世界各国的哮喘防治专家已共同起草制订了全球哮喘防治创议(global initiative for asthma, GINA),每年予以更新,目前已成为防治哮喘的重要指南。

支气管哮喘与中医学的"哮病"相类似。

一、中医概述

哮病是一种发作性的痰鸣、气喘。发作时喉中哮鸣有声,气急喘促,甚则不能平卧。《金匮要略·肺痿肺痈咳嗽上气病脉证治》:"咳而上气,喉中水鸡声,射干麻黄汤主之。"《金匮要略·痰饮咳嗽病脉证并治》将其归属于痰饮病范畴,称为"伏饮"证。此后还有"呷嗽""哮吼"等形象性的病名。《症因脉治》首创"哮喘"之名。

哮病的病理因素以痰为主,痰的产生责之于肺不散精,脾不运化,肾不蒸腾,以致津液凝聚成痰,伏藏于肺,成为发病的"夙根"。发作时为"伏痰"遇感引触,痰随气升,气因痰阻,相互搏结,壅塞气道,通畅不利,肺气宣降失常,引动停积之痰,而致痰鸣如吼,气息喘促。哮病的病位主要在于肺。通常情况下,哮必兼喘,喘未必兼哮。

哮病分为缓解期、发作期。发作期证型主要分为寒哮和热哮。寒哮治拟温肺散寒,化痰平喘,方用射干麻黄汤加减。哮病剧者,可考虑在监护下服用紫金丹以劫痰定喘;热哮治拟清热宣肺,化痰定喘,方用定喘汤加减。若病久伤阴,实中夹虚,气急难续,又当养阴清热,敛肺化痰,可用麦门冬汤加减。若哮病发作时以痰气壅实为主,寒与热俱不显著,当涤痰利窍,降气平喘,用三子养亲汤加厚朴、半夏、光杏仁,另吞皂荚丸。必要时可予控涎丹泻其壅痰。缓解期证型分为肺虚、脾虚、肾虚诸证。肺虚证治拟补肺固卫,方用玉屏风散加减。若气阴两虚者可用生脉散加北沙参、玉竹、黄芪等益气养阴。脾虚证治拟健脾化痰,方用六君子汤加减。肾虚证方用金匮肾气丸或七味都气丸化裁。哮病未发之时可用平补肺肾之剂,如党参、黄芪、五味子、胡桃肉、冬虫夏草、紫河车之类。

二、西医概述

哮喘的病因复杂,是一种有明显家族聚集倾向的多基因遗传病,受遗传和环境多种因素的影响。遗传方面被认为与第5、6、11、12、13、14、17、19、21号染色体有关,但具体关系尚不明确。环境因素中的变应原包括：室内外变应原如尘螨、花粉与草粉等；职业性变应原如谷物粉、面粉、鸽子等；药物及食物添加剂如阿司匹林等。其余促发因素包括空气污染、吸烟、呼吸道病毒感染及剧烈运动、气候转变等。

哮喘的发病机制包括：①变态反应性炎症，主要包括 IgE 介导、T 淋巴细胞依赖的炎症途径和非 IgE 介导、T 淋巴细胞依赖的炎症途径 2 种；②气道高反应性，是指气道对正常不引起或仅引起轻度应答反应的刺激物出现过度的气道收缩反应，是哮喘的重要特征之一；③神经因素，支气管的自主神经支配很复杂，除涉及胆碱能神经、肾上腺能神经外，还存在非肾上腺素能非胆碱能神经系统。哮喘的发作与诸多因素皆有关系。

哮喘气道的基本病理改变为气道炎症和重构。炎症包括肥大细胞、巨噬细胞、嗜酸性粒细胞、淋巴细胞与中性粒细胞浸润；气道黏膜下组织水肿，微血管通透性增加，支气管内分泌物增加、平滑肌痉挛，纤毛上皮剥离，基底膜露出，杯状细胞增殖等病理改变。若哮喘长期反复发作可引起气道重构，主要表现为气道增厚、缩窄，上皮下胶原蛋白、蛋白聚糖和糖蛋白沉积，上皮细胞脱落，间质化转变，杯状细胞增生、化生，气道平滑肌增生、增厚和血管生成等。

临床表现为发作性伴有哮鸣音的呼气性呼吸困难或发作性咳嗽、胸闷。严重者呈端坐呼吸，干咳或咳大量白色泡沫痰，甚至出现发绀等。有时咳嗽可为唯一的临床症状（咳嗽变异性哮喘）。有的青少年患者则以运动时出现胸闷、咳嗽及呼吸困难为唯一的临床表现（运动性哮喘）。哮喘症状可在数分钟内发作，经数小时至数天，用支气管舒张剂可缓解，部分患者亦可自行缓解。发作期胸部呈过度充气状态，胸廓膨隆，叩诊呈过清音，听诊呼气延长，多数有广泛的呼气相为主的哮鸣音。严重哮喘发作时常有呼吸困难，大汗淋漓，发绀，胸腹反常运动，心动过速，奇脉等体征。缓解期可无异常体征。

实验室和其他检查

1. 血液常规 部分患者发作时可有嗜酸性粒细胞增高，但多数不明显，如并发感染可有白细胞数增高，中性粒细胞比例增高。

2. 痰液涂片 可见较多嗜酸性粒细胞，如合并细菌感染，痰涂片可见病原菌。

3. 肺功能 缓解期肺通气功能多数在正常范围。发作时，表现为 FEV_1、FEV_1/FVC、最大呼气中期流速（maximal mid-expiratory flow rate, MMEF）、呼出 50% 与 75% 肺活量时的最大呼气流量（maximal expiratory flow, MEF）以及呼气峰值流量（peak expiratory flow rate, PEFR）均减少。可有用力肺活量减少，残气量增加，功能残气量和肺总量增加。经过治疗后可逐渐恢复，反复发作者难以恢复至正常。

4. 血气分析 严重发作时可有缺氧，PaO_2 和 SaO_2 降低，由于过度通气可使 $PaCO_2$ 下降，pH 上升，表现呼吸性碱中毒。如哮喘持续状态，可有缺氧及 CO_2 潴留，$PaCO_2$ 上升，表现呼吸性酸中毒。如缺氧明显，可合并代谢性酸中毒。

5. 胸部 X 线检查 哮喘发作时可见两肺透亮度增加，呈过度充气状态；在缓解期多无明显异常。如并发呼吸道感染，可见肺纹理增多及炎症性浸润阴影。同时可能存在肺不张、气胸或纵隔气肿等并发症。

6. 特异性过敏原的检测 哮喘患者大多伴有过敏体质，对众多的变应原和刺激物敏感。测定变应原对病因诊断和脱离与致敏因素的接触有益。

三、诊治要点

（一）诊断要点

1. 诊断标准 具有典型症状和体征的患者，除外其他疾病引起的喘息、气急、胸闷和咳嗽后，可做出临床诊断；对不典型病例，应至少具备以下 1 项试验阳性：①支气管激发试验或运动试验；②支气管扩张试验；③最大呼气流量日内变异率或昼夜波动率 ≥ 20%。

2. 分期 根据临床表现哮喘可分为急性发作期、慢性持续期和缓解期。慢性持续期是指在相当长的时间内，每周均出现症状；缓解期是指经过治疗症状体征消失，肺功能恢复到急性发作期之前水平，并维持 4 周以上。

3. 病情严重程度分级（表 2-6）

（1）非急性发作期哮喘病情严重程度分级（包括新发病例和既往已诊断为哮喘而长时间未应用药物治疗的病例）

表 2-6 治疗前哮喘严重程度分级

分级	临床特点	控制症状所需药物
间歇 （第 1 级）	症状每周 < 1 次；短暂出现；夜间哮喘症状 ≤ 每个月 2 次；FEV_1 占预计值百分比 ≥ 80% 个人最佳值，PEF 或 FEV_1 变异率 < 20%	按需间歇使用快速缓解药：如吸入短效 β_2 受体激动剂，可考虑每天定量吸入糖皮质激素（≤ 500μg/d）
轻度 （第 2 级）	症状 > 每周 1 次，但 < 每天 1 次；可能影响活动或睡眠；夜间哮喘症状 > 每个月 2 次，但 < 每周 1 次；FEV_1 占预计值百分比 ≥ 80% 或 PEF ≥ 80% 个人最佳值，PEF 或 FEV_1 变异率 20%~30%	用 1 种长期预防药物：在用抗炎药物时可加用 1 种长效支气管舒张剂
中度 （第 3 级）	每天有症状；影响活动或睡眠；夜间哮喘症状 ≥ 每周 1 次；FEV_1 占预计值百分比 60%~79% 或 PEF 60%~79% 个人最佳值，PEF 或 FEV_1 变异率 > 30%	每日应用长期预防药物：如吸入糖皮质激素，每日吸入短效 β_2 受体激动剂和 / 或长效支气管舒张剂
重度 （第 4 级）	每天有症状；频繁出现；经常出现夜间哮喘症状；体力活动受限；FEV_1 占预计值百分比 < 60% 或 PEF < 60% 个人最佳值，PEF 或 FEV_1 变异率 > 30%	每日用多种长期预防药物，大剂量吸入糖皮质激素，长效支气管舒张剂和 / 或长期口服糖皮质激素

（2）哮喘急性发作时病情严重程度的分级（表 2-7）

表 2-7 哮喘急性发作期分度的诊断标准

临床特点	轻度	中度	重度	危重
气短	步行、上楼时	稍事活动	休息时	
体位	可平卧	喜坐位	端坐呼吸	
讲话方式	连续成句	常有中断	单字	不能讲话
精神状态	可有焦虑 / 尚安静	时有焦虑或烦躁	常有焦虑或烦躁	嗜睡或意识模糊
出汗	无	有	大汗淋漓	

续表

临床特点	轻度	中度	重度	危重
呼吸频率	轻度增加	增加	常＞30次/min	
辅助呼吸肌活动及三凹征	常无	可有	常有	胸腹矛盾运动
哮鸣音	散在,呼吸末期	响亮、弥漫	响亮、弥漫	减弱,乃至无
脉率	＜100次/min	100~120次/min	＞120次/min	＞120次/min或脉率变慢或不规则
奇脉	无或＜10mmHg	可有,10~20mmHg	常有,＞25mmHg	无
使用 β_2 受体激动剂后PEF占正常预计值或本人平素最高值%	＞80%	60%~80%	＜50%或＜100L/min或作用时间＜2小时	
PaO_2(吸空气)	正常	60~80mmHg	＜60mmHg	
$PaCO_2$	＜40mmHg	≤45mmHg	＞45mmHg	
SaO_2(吸空气)	＞95%	91%~95%	≤90%	
pH	−	−	降低	

（二）鉴别诊断

1. 心源性哮喘　多由急性左心衰竭引起,以夜间阵发性为多见。表现为胸闷,气急喘促,有咳嗽及哮鸣音,严重者有发绀,端坐呼吸,冷汗,与哮喘急性发作相似。但患者常咯大量白色或粉红色泡沫痰,并有典型的肺底湿啰音,心脏向左扩大,可有心脏杂音,心音可不规律甚至有奔马律。胸部X线检查有肺水肿征象,血管影模糊。

2. 慢性喘息性支气管炎　多见于中老年人,有慢性咳、痰、喘病史,无过敏史,有肺气肿体征,两肺或可闻及湿啰音。有时慢性阻塞性肺疾病急性发作时与哮喘区分十分困难,用支气管舒张剂、口服或吸入糖皮质激素做治疗性诊断可能有所帮助,有时两者可同时存在。

3. 支气管肺癌　由于癌肿压迫或侵犯气管、主支气管,使上呼吸道管腔狭窄或不完全阻塞,导致咳嗽、喘息,甚至伴哮鸣音。但患者症状通常呈渐进性,无发作性,可痰中带血,多呈吸气性呼吸困难,或哮鸣音为局限性,平喘药物治疗无效。胸部X线、CT、痰细胞学及纤维支气管镜检查均有阳性发现。

（三）中西医结合治疗要点

1. 治疗原则　哮喘是一种气道慢性炎症,并具有气道高反应性的特征,单用扩张剂治疗是不够全面的,尤其是中、重度哮喘必须联合应用抗炎剂。如果能坚持合理的系统防治,则大多数哮喘患者可以有效地控制病情,并能正常生活、学习和工作。而防治不当会引起哮喘反复发作,最终导致难以逆转的肺功能损害。

2. 西医治疗

（1）治疗目标：①有效控制急性发作症状并维持最轻的症状,甚至无任何症状；②预防哮喘发作或病情加剧；③尽可能使肺功能接近个体最佳值；④保持正常活动（包括运动）的能力；⑤提高自我认识和处理急性加重的能力，减少急诊或住院的概率；⑥避免药物的不良反应；⑦防止不可逆性气道阻塞；⑧预防哮喘引起死亡。

（2）哮喘控制的标准：①最少（最好没有）慢性症状，包括夜间症状；②哮喘发作次数减至最少；③无需因哮喘而急诊；④最少（或最好不需要）按需使用 β_2 受体激动剂；⑤没有活动（包括运动）限制；⑥PEF 昼夜变异率 < 20%；⑦PEF 正常或接近正常；⑧最少或没有药物不良反应。

（3）哮喘患者长期治疗方案的确定（表 2-8）

表 2-8　哮喘患者长期治疗方案的选择

严重度	每天控制治疗药	其他治疗选择
间歇状态（第一级）	不必	
轻度持续（第二级）	吸入糖皮质激素 [≤ 500μg 二丙酸倍氯米松（beclomethasone dipropionate，BDP）] 或相当剂量其他吸入激素	缓释茶碱，或色甘酸钠，或白三烯调节剂
中度持续（第三级）	吸入糖皮质激素（200~1 000μg BDP），或相当剂量其他吸入激素，联合吸入长效 β_2 受体激动剂	吸入糖皮质激素（500~1 000μg BDP）或相当剂量其他吸入激素，合用缓释茶碱，或合用白三烯调节剂，或合用口服长效 β_2 受体激动剂
重度持续（第四级）	吸入糖皮质激素（> 1 000μg BDP）或相当剂量其他吸入激素，联合吸入长效 β_2 受体激动剂，需要时可再增加 1 种或 1 种以上的下列药物：缓释茶碱、白三烯调节剂、口服长效 β_2 受体激动剂、口服糖皮质激素	

（4）药物治疗：哮喘的药物治疗不但要个体化，而且应随时调整，按病情程度阶梯式治疗，做到系统合理用药，最终不用或最小剂量地按需应用 β_2 受体激动剂。给药途径方面，吸入疗法优于全身给药，优点是气道内药物浓度高、用量少、全身不良反应轻。在吸入疗法中现有定量型气雾剂、干粉剂和雾化溶液等给药方法。哮喘治疗药物根据作用机制可分为具有抗炎作用和症状缓解作用两大类，某些药物兼有以上 2 种作用。

1）糖皮质激素：是最有效的抗变态反应炎症药物。给药途径包括吸入、口服和静脉应用等。吸入型糖皮质激素是长期治疗持续性哮喘的首选药物，主要种类有倍氯米松、布地奈德和丙酸氟替卡松等；口服给药适用于急性发病、病情较重或重度持续哮喘吸入大剂量糖皮质激素治疗无效的患者，如泼尼松、泼尼松龙或甲泼尼龙等；静脉用药适用于急性严重发作，可予大剂量琥珀酸氢化可的松（400~1 000mg/d）或甲泼尼龙（80~160mg/d）。地塞米松由于半衰期较长应尽量避免使用或短时间使用。

2）β_2 受体激动剂：通过兴奋气道平滑肌和肥大细胞膜表面的 β_2 受体，舒张支气管平滑肌、减少炎症介质释放、增强纤毛的清除活动、降低血管通透性等。可分为短效（作用持续 4~6 小时）、长效（持续 12 小时）2 种，长效又根据起效时间分为速效（数分钟起效）和缓慢起效（30 分钟起效）2 种（表 2-9）。

表 2-9 β₂ 受体激动剂的分类

起效时间	作用持续时间	
	短效	长效
速效	沙丁胺醇	福莫特罗
	特布他林	
	丙卡特罗	
	非诺特罗	
慢效		沙美特罗

3）茶碱类：舒张支气管平滑肌，同时具有强心、利尿、扩张冠状动脉、兴奋呼吸中枢和呼吸肌等作用。并且有研究显示，低浓度的茶碱具有抗炎和免疫调节作用。包括氨茶碱和控/缓释茶碱，可口服，亦可静脉用药。但本品与 β₂ 受体激动剂合用时易出现心率增快和心律失常，应慎用并适当减少剂量。

4）抗胆碱能药物：吸入型抗胆碱能药物可阻断节后迷走神经传出支，降低迷走神经张力，进而舒张支气管，其舒张作用较 β₂ 受体激动剂弱，起效慢，但不宜产生耐药性。常用药物有溴化异丙托品、溴化氧托品、溴化泰乌托品等，剂型有气雾剂和雾化溶液 2 种。

（5）重度和危重度哮喘发作的处理

1）补液：视失水和心脏情况，酌情静脉给予等渗液体 2 000~3 000ml/d，以纠正失水、稀释痰液。

2）糖皮质激素：甲泼尼龙 40~120mg 静脉注射，4~8 小时重复 1 次，症状缓解后可改口服给药。

3）β₂ 受体激动剂：首选雾化吸入，如患者呼吸浅快，吸入疗法效果差应注射给药。

4）溴化异丙托品溶液雾化吸入：可与 β₂ 受体激动剂联合吸入治疗，尤其适用于夜间哮喘的患者。

5）氨茶碱静脉滴注或注射：测定或估计患者血浆茶碱浓度，若 < 5mg/L，则给予负荷剂量氨茶碱（5mg/kg），如血浆茶碱浓度 > 10mg/L，则予 0.7mg/（kg·h）的维持量氨茶碱静脉滴注。

6）氧疗：一般吸入氧浓度 25%~40%，注意湿化，除非患者低氧明显，否则不宜持续高浓度吸氧，有抑制呼吸的风险。

7）辅助机械通气治疗：经上述措施治疗后症状不缓解，呼吸衰竭无法纠正的应及时给予辅助机械通气治疗，可先予无创通气，若无效可气管插管、机械通气。

8）对症治疗：如有发热、脓痰提示有继发细菌感染时需应用抗生素；注意监测动脉血气变化，及时纠正酸碱平衡及电解质紊乱；重症患者可因缺氧、电解质紊乱而出现各种心律失常，故应进行心电监护，及早发现，及时处理。

（6）哮喘规范化管理：随着 GINA 方案的逐渐推广及近年来哮喘防治药物和控制理念的不断更新，使人们对哮喘这一疾病越来越重视，但其患病率及死亡率却未见明显下降，且其控制率远远达不到 GINA 目标。我国哮喘患者的控制达标率较低，究其原因往往与哮喘未得到规范化的管理有关。为达到和维持哮喘的长期控制需要有一套健全的规范管理系统，哮喘规范化管理包括以下五部分内容：①建立患者—家庭—医师间的伙伴关系；②识别和减少危险因素的暴露；③评估、治疗和监测哮喘；④正确处理哮喘急性发作；⑤特殊问题的处理。

四、中西医结合治疗研究

（一）思路与方法

1. 重视哮喘缓解期的治疗 中医药治疗哮喘的优势在于辨证施治，强调治病求本，注重整体观念。中医"未病先防、既病防变""不治已病治未病"的指导原则使中医药在哮喘缓解期的治疗中具有一定优势。以防为主，防治结合，尽量减少甚至避免长期、反复大量使用支气管扩张剂和糖皮质激素，发挥中医药传统治疗特色，发时治标、平时治本，同时结合外治疗法，达到完全控制哮喘症状、减少复发的目的。

2. 中药与西药配伍应用取得最佳疗效 中西医结合治疗哮喘，在西药快速控制或缓解临床症状的基础上，加以中医药"扶正祛邪"，增强机体免疫力，达到完全控制哮喘、减少复发率的目的。如用小青龙汤联合西药治疗哮喘急性发作期获得显著疗效，患者肺功能改善及嗜酸性粒细胞降低幅度均优于单纯西药治疗。用射干麻黄汤联合西药治疗支气管哮喘急性发作期（寒哮证），有效改善临床症状，无副作用。补肺汤辅助治疗支气管哮喘慢性持续期，可明显改善支气管哮喘慢性持续期患者的肺功能，促进疾病的康复。在西医常规治疗基础上予口服中药"六子平喘汤"并配合针灸治疗哮喘患者，不仅能明显改善患者的症状，而且可以明显缩短病程，显著提高治疗效果，减少病情的复发。

（二）临证经验

1. 内治法 中医学认为哮喘的病理因素以痰为主，病位在肺系，与脾肾有密切关联，涉及肝与大肠，同时与瘀血相关，痰气搏结，壅阻气道，肺失宣降，发为哮病。历代治疗哮喘的方剂为数众多，临床常用的有：麻黄汤，主治寒哮（风寒外束）；小青龙汤，主治寒哮（外寒内饮）；射干麻黄汤，主治咳而上气，喉中水鸡声者；厚朴麻黄汤，主治咳而逆上气，胸满喉中不利，如水鸡声，其脉浮者；桂枝加厚朴杏子汤，主治素患哮喘，外受风寒；泽漆汤，主治寒哮（痰水阻滞，兼有郁热）；己椒苈黄丸，主治水饮内聚，壅滞不通；葶苈大枣泻肺汤，主治痰哮（痰浊壅肺）；苏子降气汤，主治哮喘（上实下虚）；定喘汤，主治热哮（痰热壅肺）；三子养亲汤，主治高年哮喘，咳嗽，气逆痰痞，胸闷，食呆难消；柴朴汤，主治哮喘（肝郁痰阻）；四磨汤，主治哮喘（七情所伤，肝气郁结）；血府逐瘀汤，主治哮喘（瘀血阻滞）；九仙散，主治哮喘（久喘肺虚，气阴耗伤）；五味子汤，主治哮喘（肺之气阴两虚）；麦门冬汤，主治哮喘（肺阴不足）。

2. 外治法 中医学在治疗哮喘方面进行了长久的探索，开发了针灸、埋线、穴位注射、分时敷贴等多种外治方法，取得了显著疗效。

（1）体针：缓解期治疗主要通过刺激皮肤腧穴、经络传导、疏通气血，达到恢复脏腑功能，防止哮喘发作的目的。取穴：肺俞、膏肓、膻中、太渊、足三里等。

（2）灸法：适用于哮喘缓解期，温通经络，益气活血，激发人体正气，增强抗病能力，以达到预防哮喘的目的。取穴：肺俞、膏肓、足三里、肾俞。

（3）耳针："耳为宗脉之所聚"，刺激耳穴能疏通经络，调理脏腑，提高人体免疫力。取穴：肺、脾、肾、内分泌、神门等。

（4）穴位埋线：扶正固本，化痰平喘。取穴：肺俞、膏肓、膻中、肾俞、足三里等。

（5）穴位注射：将少量药液如喘可治注入穴位，发挥针刺与药物对穴位渗透刺激的综合效果。取穴：足三里、夹脊穴、八华穴等。

（6）穴位敷贴：是哮喘"冬病夏治"的常用方法，三伏天，气温高，人体腠理开泄，利用散寒利气祛痰之药贴敷于腧穴，则药力易于吸收进入经络穴道达到脏腑，起到灌精气、营阴阳以防哮喘复发之目的。取穴：肺俞、膏肓、膻中、大椎、肾俞、足三里。

五、中西医结合诊疗前沿与研究展望

（一）气道重塑

近年来的研究表明，气道重塑在哮喘的发生发展中起到了重要作用，成为研究哮喘发病机制、临床治疗的新方向。气道重塑主要涉及构成气道壁的细胞结构、成分及功能的改变，进而导致气道结构的不可逆性改变，为哮喘的临床治疗带来困难。主要病理生理学表现为气道上皮增厚、管腔缩窄，上皮下胶原蛋白、蛋白聚糖和糖蛋白沉积，上皮细胞脱落、间质化转变，杯状细胞增生、化生，气道平滑肌增生、增厚和血管生成等。

气道重塑的机制主要包括气道炎症性反应和气道机械性损伤。反复发生的炎症性反应能够引起肺组织细胞形态结构、分泌功能的改变。炎症细胞释放的炎症因子和其他细胞成分也参与了气道的重塑机制，如IL-1、IL-13、IL-5、TNF-α、内皮素等能够诱导上皮细胞表达和释放纤维连接蛋白，刺激成纤维细胞、平滑肌细胞分化与增殖，促进胶原蛋白的合成；呼吸道异常的机械性压力会导致构成气道细胞的异常激活和细胞外基质蛋白的成分发生改变，进而引起气道结构改变或气道重塑。

（二）诊疗新进展

1. 白三烯调节剂 是一类新的治疗药物，目前国内使用的主要是半胱氨酸白三烯受体拮抗剂，其通过白三烯受体的拮抗，抑制肥大细胞和嗜酸性粒细胞释放出半胱氨酸白三烯的致喘和致炎作用，产生轻度支气管扩张，减轻变应原、运动和SO_2诱发的支气管痉挛作用。但其作用不如吸入型糖皮质激素，也不能取代糖皮质激素。常用的有扎鲁司特，孟鲁司特等。

2. 色甘酸钠和奈多罗米纳 是一种非皮质激素类抗炎药物，可抑制IgE介导的肥大细胞等炎症细胞的炎症介质释放。适用于轻度持续哮喘的长期治疗。

3. 抗组胺药物 在哮喘治疗中作用比较弱，主要用于伴有变应性鼻炎的哮喘患者。药物有酮替酚、氯雷他定、阿司咪唑等。

4. 免疫治疗 包括特异性免疫治疗和非特异性免疫治疗。特异性免疫治疗适用于有明显诱因，通常伴有变应性鼻炎、特异性IgE抗体升高而常规治疗虽有效，但由于无法避免接触变应原而反复发作的；非特异性免疫治疗仅为辅助方法，如注射细菌菌苗、卡介苗及转移因子等。

六、经典著作赏析

（一）学术源流

《黄帝内经》虽无哮病之名，但在许多篇章里，都有有关哮病症状、病因病机的记载。如《素问·阴阳别论》所说之"阴争于内，阳扰于外，魄汗未藏，四逆而起，起则熏肺，使人喘鸣"即包括哮病症状在内。

汉代《金匮要略》将本病称为"上气",不仅具体描述了本病发作时的典型症状,提出了治疗方药,而且从病理上将其归属于痰饮病中的"伏饮",堪称后世顽痰伏肺为哮病夙根的渊源。

隋代《诸病源候论》称本病为"呷嗽",明确指出本病病理为"痰气相击,随嗽动息,呼呷有声",治疗"应加消痰破饮之药"。《诸病源候论·气病诸候》说:"肺病令人上气,兼胸膈喘满,气行壅滞,喘息不调,致咽喉有声,如水鸡之鸣也。"

元代朱震亨首创哮喘病名,在《丹溪心法》一书中作为专篇论述,并认为"哮喘必用薄滋味,专主于痰",提出"未发以扶正气为主,既发以攻邪气为急"的治疗原则。

明代虞抟《医学正传》则进一步对哮与喘做了明确的区别,指出"哮以声响言,喘以气息言"。

(二)治法方药

《医宗必读·喘》曰:"喘者,促促气急,喝喝痰声,张口抬肩,摇身撷肚。短气者,呼吸虽急,而不能接续,似喘而无痰声,亦不能抬肩,但肺壅不能下。哮者与喘相类,但不似喘开口出气之多,而有呀呷之音……三证极当详辨。"

《景岳全书·喘促》曰:"喘有夙根,遇寒即发,或遇劳即发者,亦名哮喘。未发时以扶正气为主,既发时以攻邪气为主,扶正气须辨阴阳,阴虚者补其阴,阳虚者补其阳。攻邪气者,或于温补中宜量加消散。此等证候,当眷眷以元气为念,必使元气渐充,庶可望其渐愈,若攻之太过,未有不致日甚而危者。"

《医学统旨》曰:"大抵哮喘,未发以扶正为主,已发以攻邪气为主。亦有痰气壅盛壮实者,可用吐法。大便秘结,服定喘药不效,而用利导之药而安者。必须使薄滋味,不可纯用凉药,亦不可多服砒毒劫药,倘若受伤,追悔何及。"

《时方妙用·哮证》曰:"哮喘之病,寒邪伏于肺俞,痰窠结于肺膜,内外相应,一遇风寒暑湿燥火六气之伤即发,伤酒伤食亦发,动怒动气亦发,劳役房劳亦发。"

主要参考文献

[1] 陈灏珠. 实用内科学[M]. 12 版. 北京:人民卫生出版社,2005.

[2] 张伯礼,薛博瑜. 中医内科学[M]. 2 版. 北京:人民卫生出版社,2012.

[3] 张伯臾. 中医内科学[M]. 上海:上海科学技术出版社,1985.

[4] ASTHMA G I F. Global strategy for asthma management and prevention [M]// PEACEMAN D W. Fundamentals of numerical reservoir simulation. New York:Elsevier Scientific Pub. Co. ;distributors for the U. S. and Canada, Elsevier North-Holland, 2012.

[5] Global Initiative for Asthma. Global strategy for asthma management and prevention[EB/OL](2014-05-06) [2018-03-25]. https://ginasthma. org/new-global-asthma-strategy-launched/

[6] SCHULIGA M, JAVEED A, HARRIS T, et al. Transforming growth factor-β-induced differentiation of airway smooth muscle cells is inhibited by fibroblast growth factor-2[J]. Am J R espir Cell Mol Biol, 2013, 48(3): 346-353.

[7] MANUYAKORN W, HOWARTH P H, HOGATE S T. Airway remodeling in asthma and novel therapy[J]. Asian Pac J Allergy Immonol, 2013, 31(1): 3-10.

[8] 中华医学会呼吸病学分会哮喘学组，中华医学会全科医学分会. 中国支气管哮喘防治指南（基层版）[J]. 中华结核和呼吸杂志，2013，36（5）：331-336.

（陈　伟）

第五节　慢性肺源性心脏病

肺源性心脏病可分为急性和慢性两类，临床上以后者多见。慢性肺源性心脏病（chronic pulmonary heart disease，简称慢性肺心病）是与肺相关组织、血管或者胸廓的损伤以及慢性病变所致肺组织发生病理性改变，肺的血管阻力增加、肺动脉压增高使右心扩张、心肌肥大，常伴有右心衰竭的心脏病，并排除先天性心脏病和左心病变引起者。在我国绝大多数肺心病患者是在慢性支气管炎或肺气肿基础上发生的。

慢性肺心病在中医学理论中分属于"心悸""喘证""肺胀""水肿"等范畴，目前认为本病是多种慢性肺系疾患反复发作、迁延不愈，肺脾肾三脏虚损，进而导致肺气壅滞，气道不畅，胸膺胀满不能敛降。病变首先在肺，继则影响脾、肾，累及于心。主要病机是痰浊蕴肺、肺气闭郁，常兼有脾气亏虚或阳虚水泛之证。

一、中医概述

古人虽无"慢性肺心病"之说，但对本病从病因病机乃至立法选用方药均有较详细的论述。如《灵枢·本脏》记载："肺高则气上肩息"；《素问·脏气法时论》指出："肺病者，喘咳逆气，肩背痛，汗出……虚则少气不能报息……肾病者，腹大胫肿，喘咳身重。"汉代张机的《金匮要略·痰饮咳嗽病脉证并治》云："咳逆倚息，短气不得卧，其形如肿。"并创立了温阳利水、活血化瘀等治疗大法，拟用真武汤诸方以治，对后世颇具影响。明清以来诸医家均认识到本病"在肺为实，在肾为虚""喘因痰作"，主张"实喘治肺，虚喘治肾""虚实兼杂，肺脾肾同治之""欲降肺气，莫如治痰""脉不通亦为喘，活血行血则喘平矣"，具有临床指导意义。

本病急性发作期多属标实本虚，肺部感染阶段病位多在肺，分为寒饮停肺、痰热壅肺、痰湿阻肺、阳虚水泛、痰蒙神窍等证候，治以宣肺散寒、清肺化痰、清热解毒、涤痰平喘、健脾益肺、活血化瘀、温阳利水等，以祛邪为主，佐以扶正。缓解期主要表现以肺肾气虚、气虚血瘀为主或易于感冒，可予扶正固本治疗。实证类：寒饮停肺证，治则为疏风散寒、温肺化饮，方用小青龙汤加减；痰热壅肺证，治则为清热化痰、宣降肺气，方用清气化痰丸加减；痰湿阻肺证，治则为燥湿化痰、宣降肺气，方用半夏厚朴汤和三子养亲汤加减；阳虚水泛证，治则为温补心肾、化饮利水，方用真武汤合五苓散加减；痰蒙神窍证，治则为豁痰开窍醒神，方用涤痰汤加减。虚证类：心肺气虚证，治则为补益心肺，方用养心汤加减；肺肾气虚证，治则为补肾益肺、纳气平喘，方用人参补肺饮加减；肺肾气阴两虚证，治则为补肺滋肾、纳气平喘，方用人参补肺饮合生脉散加减。兼证类：血瘀证，治则为活血化瘀，方用血府逐瘀汤加减。

二、西医概述

慢性肺心病的病因为以下 4 个方面：①慢性支气管、肺部疾病：COPD、支气管哮喘、重症肺结核、支气管扩张等肺部组织病变均可导致慢性肺心病，其中 COPD 是引发我国慢性肺心病最主要的病因；②严重的胸廓畸形累及肺组织病变；③肺血管病变所致肺动脉高压；④其他神经肌肉疾病累及呼吸神经。

发病机制有以下几个方面：①肺动脉高压（pulmonary artery hypertension，PAH）是中心环节：肺细小动脉痉挛、血容量增多和血液黏稠度增加、肺血管病变等是引起 PAH 的主要因素。各种病因导致肺损伤、肺功能障碍，引起缺氧、高碳酸血症以及呼吸性酸中毒，颈动脉窦和主动脉体化学感受器受到缺氧和高碳酸血症的刺激，交感神经兴奋后分泌儿茶酚胺等缩血管物质，使肺细小动脉痉挛、肺动脉压升高；反复发作的慢性支气管炎及其周围组织炎症可累及邻近肺细小动脉，导致肺循环阻力增大，引发 PAH；慢性缺氧刺激机体大量产生红细胞，血液黏稠度和血流阻力增加，使肺动脉压力增高。另一方面，缺氧和高碳酸血症兴奋交感神经，从而加重 PAH 和心脏负荷。②血管内皮素和一氧化氮分泌失调：血管内皮素具有促进肺血管、气管和支气管平滑肌收缩、痉挛的作用，而一氧化氮则是重要的舒张血管因子，两者分泌失调可促使 PAH 的发生。③免疫因素：老年肺心病患者的细胞免疫和体液免疫功能低下及紊乱也是肺心病发病的重要因素之一。上述因素引发肺动脉压力升高，右心代偿后发生右心室肥大，如右心无法继续代偿则导致右心衰竭；晚期可累及左心，导致全心肥厚、衰竭。

本病病程进展缓慢，可分为代偿与失代偿 2 个阶段。①功能代偿期。患者都有慢性咳嗽、咳痰或哮喘史，逐步出现乏力、呼吸困难；体检有明显肺气肿表现，如桶状胸、肺部叩诊呈过清音、肝浊音界下移、心浊音界缩小甚至消失；听诊两肺呼吸音低，可有干、湿啰音；心音遥远，肺动脉区第二心音亢进，剑突下有明显心脏搏动是病变累及心脏的主要表现；颈静脉可有轻度怒张。②功能失代偿期。肺组织损害严重引起缺氧、二氧化碳潴留，可导致呼吸和/或心力衰竭。呼吸衰竭早期主要表现为发绀、心悸和胸闷等，病变进一步发展可产生严重低氧血症及二氧化碳潴留，可出现各种神经精神症状，称为肺性脑病；心力衰竭以右心衰竭为主，可出现各种心律失常。

本病其他常见的并发症有：水电解质和酸碱平衡紊乱、肝肾功能损害、弥散性血管内凝血（disseminate intravascular coagulation，DIC）、上消化道出血及休克等。

三、诊治要点

（一）诊断要点

1. 病史　患者有慢性支气管炎、肺气肿、其他肺或胸廓疾病或肺血管病变等病史。

2. 临床表现　引起 PAH、右心室增大或右心功能不全表现，如颈静脉怒张、肝大及压痛、肝颈静脉反流征阳性、下肢水肿及静脉压增高等临床表现。

3. 辅助检查

（1）心电图：电轴右偏、顺钟向转位、肺型 P 波，V_1 导联 QRS 波群呈 qR，V_5 导联 R/S < 1，$Rv_1+Sv_5 \geq 1.05mV$。

（2）X 线胸片：①中央肺动脉增宽，右肺下动脉增宽（≥ 15mm，直径与主气管横径比≥

1.07 或经动态观察较原右肺下动脉干增宽 2mm 以上）；②肺动脉段中度凸出或其高度 ≥ 3mm；③中心肺动脉扩张和外周分支纤细形成鲜明对比；④圆锥部显著凸出（右前斜位 45°）或"锥高" ≥ 7mm；⑤右心室增大（结合不同体位判断），肺动脉段明显凸出（高度 ≥ 3mm）。

（3）血气分析：如显示低氧血症（$PaO_2 < 60mmHg$）和 / 或高碳酸血症（$PaCO_2 > 50mmHg$）时即为呼吸衰竭。

4. 中医证型　有实证类（寒饮停肺证、痰热壅肺证、痰湿阻肺证、阳虚水泛证、痰蒙神窍证）、虚证类（心肺气虚证、肺肾气虚证、肺肾气阴两虚证）及兼证类（血瘀证）等三类九证候。

（二）诊断思路

PAH 诊断流程见图 2-3；慢性肺心病诊断流程见图 2-4。

（三）鉴别诊断

1. 冠状动脉粥样硬化性心脏病（简称冠心病）　慢性肺心病与冠心病均多见于老年人，可合并存在。冠心病多有心绞痛或心肌梗死及心力衰竭（简称心衰）史，多与高血压、高脂血症、糖尿病并存，体检及 X 线胸片检查、心电图、超声心动图呈左心室肥厚为主的征象，冠状动脉计算机体层血管成像（computed tomography angiography，CTA）或造影可确诊。

2. 风湿性心瓣膜病　肺心病心脏扩大时，可有三尖瓣相对关闭不全而出现明显的收缩期杂音，易与风湿性心瓣膜病混淆。风湿性心瓣膜病发病年龄较轻，常有风湿性关节炎和心肌炎的病史，二尖瓣区有明显的杂音，X 线检查除心室扩大外，有明显的左心房扩大；心电图有"二尖瓣型 P 波"；超声心动图有二尖瓣狭窄的"城垛样"改变的图形等征象，不难鉴别。

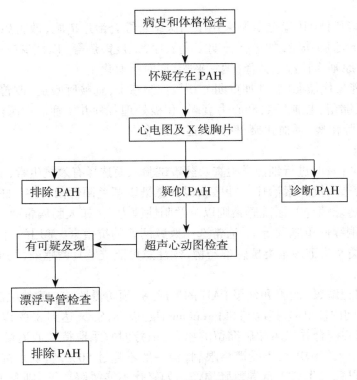

图 2-3　PAH 诊断流程图

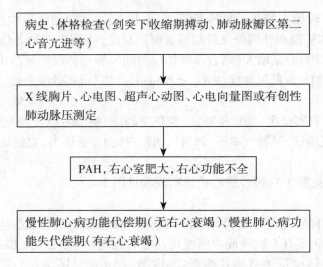

图 2-4   慢性肺心病诊断流程

3. 其他心脏病   如原发性心肌病（多有全心扩大，而无慢性呼吸道疾病史，无肺动脉高压的 X 线表现）、缩窄性心包炎（颈静脉怒张、肝大、水肿、腹腔积液及心电图低电压）及紫绀型先天性心脏病伴胸廓畸形时，一般通过病史、X 线胸片、心电图及心脏彩超检查等可鉴别。

（四）中西医结合治疗要点

1. 治疗原则

（1）心肺功能代偿期（稳定期）：采用中西医结合综合治疗措施，改善患者免疫功能，去除诱发因素，改善心肺功能，如进行长期家庭氧疗、适度锻炼等，以减少或避免急性加重期发生。中医治疗原则为补益心肺肾、纳气平喘，同时活血化瘀。

（2）心肺功能失代偿期（急性加重期）：积极控制感染；通畅呼吸道，改善呼吸功能；纠正缺氧和二氧化碳潴留，控制呼吸和心力衰竭；积极处理各种并发症。中医治疗原则为根据不同证候采取清肺化痰、活血化瘀、回阳救逆等措施。

2. 治疗措施

（1）控制感染：及时进行细菌学检查及药敏试验从而选择有效抗生素；在还没有培养结果前可根据经验选用抗生素治疗。社区获得性感染以革兰阳性菌为主（如葡萄球菌、肺炎链球菌、草绿色链球菌等），医院感染则以革兰阴性菌为主（如大肠埃希菌、肺炎克雷伯菌、流感嗜血杆菌、铜绿假单胞菌等）。通常选用兼顾两者的抗生素，常用的有青霉素类、氨基糖苷类、喹诺酮类及头孢菌素类抗感染药物，须注意可能继发真菌感染，可同时使用支气管舒张药和祛痰药。

（2）氧疗：纠正缺氧、改善和延缓 PAH 的形成，是预防慢性肺心病的关键措施。临床给氧时要求在短时间内使 PaO_2 提高到 8kPa（60mmHg）以上，SaO_2 达到 85% 以上，可缓解肺血管痉挛。慢性肺心病合并二氧化碳潴留的患者，氧疗时宜采取持续低流量给氧，对于无二氧化碳潴留者，吸入氧浓度可不受严格限制，但一般不超过 50%，特别是持续吸氧在 24 小时以上的患者，以免发生氧中毒导致肺损伤。如氧疗不能缓解缺氧，则需进行无创或有创机械通气,具体方法详见本书相关章节。

（3）控制心力衰竭:慢性肺心病伴右心功能衰竭的患者,一般经过氧疗、控制感染、改善呼吸功能、纠正低氧和二氧化碳潴留后,心力衰竭症状可减轻或消失,但病情较重者或上述治疗无效者可酌情选用利尿剂和强心剂。

1)利尿药:可消除水肿,减轻右心前负荷,但过度利尿可能造成痰液黏稠不易咳出、电解质紊乱、血黏度升高等不良反应。因此,宜小剂量使用短效利尿药(如氢氯噻嗪或呋塞米),疗程宜短,间歇用药,使用过程中注意补充钾盐和其他电解质。

2)正性肌力药:慢性肺心病患者由于慢性缺氧及感染,心脏对洋地黄的敏感性增高,易致中毒、心律失常甚至猝死,因此不宜常规使用。但如存在下列情况仍可考虑使用:①感染已控制,呼吸功能已改善,经利尿剂治疗后右心功能仍未能改善;②合并室上性快速心律失常,如室上性心动过速、快速心房颤动等;③以右心功能衰竭为主要表现而无明显急性感染;④合并急性左心功能衰竭。宜选用作用快、排泄快的强心剂,小剂量(常规剂量的1/3~1/2)给药。用药前应注意纠正缺氧,防治低钾血症,且不宜以心率作为衡量洋地黄类药物的应用和疗效参考指征。

3)血管扩张药:可扩张肺动脉、降低 PAH,减轻心脏前、后负荷,增加心肌收缩力,但也能引起体循环动脉血压下降,导致冠状动脉血流减少,影响肺内通气/血流比例等不良效应。常用扩张血管药物有硝酸甘油、α 受体阻滞剂(如酚妥拉明)、钙通道阻滞剂(calcium channel blocker, CCB)(如硝苯地平)、ACEI(如卡托普利、依那普利)等。近年研究表明,吸入一氧化氮有一定降低 PAH 的作用,可减轻低氧性肺血管重构和右心肥大,且不引起体循环动脉血压降低和 PaO_2 下降。

（4）抗凝和抗血小板治疗:慢性肺心病患者因慢性缺氧产生继发性红细胞增多,血液黏稠度增加,给予抗血小板药(如口服阿司匹林)或抗凝剂(如低分子肝素)可防止肺微小动脉原位血栓形成,改善血流动力和心肌供血,从而改善心功能。

（5）镁制剂的应用:肺心病合并心力衰竭患者,由于胃肠道淤血,可致钾、镁摄入减少;洋地黄类药物及利尿剂等可引起继发醛固酮分泌增多,引起低钾、低镁血症,诱发心律失常或洋地黄中毒。镁剂治疗可激活钠钾 ATP 酶及心肌腺苷环化酶,改善心肌代谢,还具有扩血管及利尿作用,减轻心脏的前后负荷,防治心律失常,同时也可改善通气功能。

（6）治疗并发症:①防治肺性脑病。该病是由于呼吸衰竭所致缺氧、二氧化碳潴留而引起神经精神症状的一种综合征,但须除外脑动脉硬化、严重电解质紊乱、单纯性碱中毒、感染中毒性脑病等引起。该病是慢性肺心病死亡的首要原因,应积极防治,一旦出现须进行机械通气。②控制心律失常。常见为房性期前收缩、阵发性室上性心动过速、心房扑动及心房颤动,以紊乱性房性心动过速最具特征性,少数患者可出现心室颤动甚至心搏骤停。一般经过控制呼吸道感染,纠正缺氧和二氧化碳潴留、酸碱失衡及电解质紊乱后可自行消失,如持续存在可根据心律失常的类型选用相应药物,应注意与洋地黄中毒等引起的心律失常相鉴别。③纠正酸碱失衡及电解质紊乱。感染、缺氧和二氧化碳潴留可引起各种不同类型的酸碱失衡及电解质紊乱,加重病情,应密切监测(特别是机械通气时),采取相应措施及时纠正。④其他。如消化道出血、休克、DIC 等,可根据具体情况对症治疗。

四、中西医结合治疗研究

(一)思路与方法

建立慢性肺心病的客观、动态且能被国内外所接受和采纳的辨证标准,确立统一、规范、量化、客观的辨证模型是当前中西医结合的研究热点之一。在西医学诊断学和统计学的基础上,通过广泛的流行病学调查,对慢性肺心病的证候分布、证名表述、辨证标准的症候群和检测指标群进行分析归纳,寻找中医辨证与中医四诊、体征及西医学检测指标之间的联系。另外,以中医理论为指导,从分子生物学角度出发,采用膜片钳、纳米等现代科技手段研制具有开放钾通道及改善血管内皮重构作用的中药制剂,可以多靶点治疗 PAH。

(二)临证经验

1. 活血化瘀法　活血化瘀方药可改善微循环、扩张血管、改善细胞的抗缺氧能力、促进受损细胞修复和再生、增强吞噬细胞的作用等,达到减轻肺水肿、降低循环压力,改善心功能的目的。

2. 泻下通腑法　根据"泄可去闭"的原则而立,研究表明,泻下方药具有抗菌抗炎的作用,减少肠源性内毒素生成和吸收,改善肠道缺血,抑制炎症早期的水肿及后期肉芽组织增生;调整自主神经功能紊乱,并通过利尿作用改善和纠正心力衰竭。代表性药物为大黄。

3. 清热解毒法　清热解毒方药具有抗菌、抗病毒和抗炎作用,促进白细胞和单核巨噬细胞的吞噬功能,提高细胞和体液免疫的作用,并清除体内自由基和内毒素,达到菌毒并治、祛邪而不伤正的效果。

4. 温阳益气法　现代药理研究证明,常用的温阳益气中药如人参、黄芪、附子、桂枝等具有强心、抗心律失常、扩张冠状动脉(简称冠脉)、抗心肌缺血等作用。

五、中西医结合诊疗前沿与研究展望

(一)诊疗前沿

1. PAH　PAH 是慢性肺心病发病的核心环节,也是影响患者存活的重要因素之一。肺动脉平滑肌细胞(smooth muscle cells, SMCs)钾通道活性与 PAH 的联系是当前研究热点之一。研究表明,低氧所致的 PAH 是由肺动脉 SMCs 钾通道活性降低和钾通道基因表达减少所介导。慢性缺氧使肺动脉 SMCs 延迟整流性钾通道振幅降低、通道数目下降、活性被抑制,促进肺动脉 SMCs 的增殖和内皮细胞的迁移,使肺血管重建,在慢性缺氧性肺动脉高压的发病机制中起重要作用。

2. 肺血管重构　肺动脉在长期缺氧、炎症及多种细胞因子的相互作用下,出现以内膜血管内皮细胞、中膜平滑肌细胞、成纤维细胞增殖和抗细胞凋亡为特征的血管重构,而血管内皮细胞损伤是血管重构的始动环节,内皮细胞功能失调引起血管舒缩物质 [如一氧化氮(NO)、前列腺素 E(prostaglandin E, PGE)、血栓素 A2(thromboxane A2, TXA2)等)] 失衡等多种因素导致肺小血管管壁增厚,弹性下降,肺动脉硬化。在血管重构的过程中,细胞外基质(extracellular matrix, ECM)代谢紊乱导致的肺动脉血管壁 ECM 沉积老化是肺血管重构的主要形态学特征之一,基质金属蛋白酶家族(matrix metal proteinases, MMPs)系统的平衡失调是造成 ECM 水解与沉积的平衡紊乱、导致血管重构的重要因素。另一个影响肺血管重构的重要因素是晚期糖基化终末产物（advanced glycation end products，AGEs），COPD 患者体内 AGEs 水平升高可促进肺心病的发展。肾素 - 血管紧张素的水平及活性对肺心病的发展也有促进作用。

（二）诊疗新进展

1. 钾通道开放剂　钾通道开放剂可解除慢性缺氧所致的肺血管收缩反应，舒张肺血管。目前研究最多、应用最广的是钾通道开放剂是 K_{ATP} 开放剂。另外，CCB 和汉防己甲素也有开放钾通道和抑制钙跨膜内流的作用。

2. 改善血管重构药物　基质金属蛋白酶抑制剂可抑制 MMPs 活性，减轻 ECM 在血管壁的过度沉积。抗氧化剂（如曲美他嗪）可减轻氧化应激反应；ACEI 可改善 COPD 患者心室舒张和收缩功能。

3. 冬病夏治　冬病夏治疗法能显著改善慢性肺心病患者的临床症状、日常生活和社会活动能力，缓解抑郁心理，提高生活质量。

六、经典著作赏析

（一）学术源流

肺胀病名首见于《黄帝内经》。《灵枢·胀论》说："肺胀者，虚满而喘咳。"张机《金匮要略·肺痿肺痈咳嗽上气病脉证治》记载了"上气，喘而躁者，属肺胀，欲作风水"，"肺胀，咳而上气，烦躁而喘，脉浮者，心下有水"。隋代巢元方《诸病源候论》认为："肺主于气，邪乘于肺则肺胀，胀则肺管不利，不利则气道涩，故气上喘逆，鸣息不通，诊其肺脉甚滑，为息奔上气"，"肺虚为微寒所伤则咳嗽，咳嗽还于肺间则肺胀。肺胀则气逆，而肺本虚，气为不足，复为邪所乘，壅痞不能宣畅，故咳逆短气也"。论述肺胀的主要病因是久病肺虚，证属虚实夹杂，其虚以肺脾两脏为主，其实以痰浊互结为根。元代朱震亨《丹溪心法·咳嗽》："有咳而肺胀不得眠者，难治"，"肺胀者，动则喘满，气急息重"，"肺胀而嗽，或左或右，不得眠，此痰夹瘀血碍气而病"，阐明致病因素主要是痰、瘀阻碍肺气所致。明代王纶《明医杂著》言："肺受邪而上喘，则失下降之令，故小便渐短，以致水溢皮肤而生胀满焉，此则喘为本而胀为标"，阐述了肺胀和水肿的联系。

（二）治法方药

古代医家并没有对于慢性肺心病治疗的记载，相关治则经验在对"肺胀病"的论述中可借以参考。张机《金匮要略》中针对肺胀"欲作风水"预后判断，提出"发汗则愈"即汗法的治疗原则。巢元方《诸病源候论》提出肺气有余宜泻之，肺气不足宜补之的治疗方法。朱震亨《丹溪心法》中首创活血化瘀法，提出"养血以流动乎气，降火疏肝以清痰"治疗痰夹瘀血碍气而病的治则。明代孙一奎在《赤水玄珠》中总结仲景及丹溪之法，提倡以"散邪为重"及用"收敛消瘀之剂"为主。《明医杂著》中提出"实脾行水""清金降火""培元气、补肾水""补脾肺、生肾水"等治疗原则。清代沈金鳌在《杂病源流犀烛》中认为肺胀"本为肺经气分病"，治疗宜调气收敛为主，"即挟痰挟血者，亦不离乎气，不得专议血，专议痰也"。日本丹波元坚《杂病广要》提出"急以温暖镇坠固气药投之"及"温中下气等药治之"的治疗方法。清代李用粹《证治汇补》提出"养血以流动乎气，降火以清利其痰""发汗以祛邪，利肺以顺气""气散而胀，宜补肺；气逆而胀者，宜降气，当参虚实而施治"的治疗原则。

主要参考文献

[1] 陆再英,钟南山.内科学[M].7版.北京:人民卫生出版社,2008.

[2] 中华医学会呼吸病学分会慢性阻塞性肺疾病学组.慢性阻塞性肺疾病诊治指南(2007年修订版)[J].中华结核和呼吸杂志,2007,30(1):8-17.

[3] 戴瑞鸿.内科疾病诊断标准[M].上海:上海科技教育出版社,1991:197-198.

[4] 熊旭东.肺心病肺动脉高压的中西医研究热点[J].中国中医急症,2000,9(4):174-175.

[5] KIM S, YOSHIYAMA M, IZUMI Y, et al. Effects of combination of ACE inhibitor and angiotensin receptor blocker on cardiac remodeling, cardiac function, and survival in rat heart failure[J]. Circulation, 2012, 103(1): 148-154.

[6] 中华中医药学会肺系病专业委员会.慢性肺原性心脏病中医诊疗指南(2014版)[J].中医杂志,2014,55(6):526-531.

[7] MINIATI M, MONTI S, BASTA G, et al. Soluble receptor for advanced glycation end products in COPD: relationship with emphysema and chronic cor pulmonale: a case-control study[J]. Respiratory Research, 2011, 12(1): 37.

(钱义明)

第六节　特发性肺纤维化

特发性肺纤维化(idiopathic pulmonary fibrosis, IPF)是一种原因不明的、进行性的、局限于肺部的、以纤维化伴蜂窝状改变为特征的疾病,病理上呈现普通型间质性肺炎(usual interstitial pneumonia, UIP)的组织学征象,肺功能表现为限制性通气功能障碍和/或换气障碍。近20余年,其发病率增加,治疗乏策,生存期中位数2.9年,5年生存率<50%。根据本病的临床表现,相当于中医学中"咳嗽""喘证""肺胀""肺痿""肺痹"等范畴,目前多数学者将其归为"肺痿""肺痹"。

一、中医概述

肺痿首见于《金匮要略·肺痿肺痈咳嗽上气病脉证治》:"寸口脉数,其人咳,口中反有浊唾涎沫者……为肺痿之病。"肺痹首见于《黄帝内经》。《素问·痹论》曰:"风寒湿三气杂至,合而为痹……五脏皆有所合,病久而不去者,内舍于其合也……皮痹不已,复感于邪,内舍于肺。所谓痹者,各以其时重感于风寒湿之气也。"又云:"凡痹之客五脏者,肺痹者,烦满喘而呕……淫气喘息,痹聚在肺……其入脏者死。"本病的病因病机复杂,病位在肺,与脾、肾等脏关系密切;病机总属本虚标实,虚实夹杂,肺络痹阻。标实主要为痰浊、瘀血、水饮、外邪、热毒及络阻。多数医家认为在本病的发生、发展及演变过程中,"虚""瘀"贯穿始终。虚热证采用滋阴清热,润肺生津法,治以麦门冬汤合清燥救肺汤加减;虚寒证采用温肺益气法,治以甘草干姜汤或生姜甘草汤加减;肺络痹阻证采用理气活血,通络散瘀法,治以身痛逐瘀汤加减或其他活血通络药;燥热伤肺证采用清肺润燥,宣肺止咳法,治以桑杏汤加减;

痰热壅肺证采用清肺化痰,止咳平喘法,治以清肺化痰方加减;肺肾不足、气阴两虚证采用调补肺肾,养阴益气法,治以无比山药丸合补肺汤加减。

二、西医概述

IPF 的病因不清,危险因素包括吸烟和环境暴露(如金属粉尘、木尘等);IPF 与病毒感染 [如 EB 病毒(Epstein-Barr virus, EBV)]、胃食管反流及家族性遗传易感性可能有一定关系,但均无确切依据。本病多于 50 岁以后发病,呈隐匿起病,主要表现为活动性呼吸困难,渐进性加重,常伴干咳。约半数患者可见杵状指(趾),约 90% 的患者可在双肺基底部闻及吸气末细小的 Velcro 啰音。

三、诊治要点

(一)诊断要点

1. 诊断标准　①排除其他已知原因的间质性肺疾病(interstitial lung disease, ILD);②高分辨率 CT(high resolution CT, HRCT)表现为 UIP 型(此类患者不建议行外科肺活检);③已进行外科肺活检的患者,根据 HRCT 和外科肺活检特定的组合进行诊断。

2. HRCT 的特征性表现可作为诊断 IPF 的独立手段。HRCT 的影像学诊断,包括典型UIP、可能 UIP 表现和不符合 UIP 表现(表 2-10、表 2-11)。

表 2-10　UIP 的 HRCT 诊断分级标准

UIP 型(符合以下 4 项)	可能 UIP 型(符合以下 3 项)	非 UIP 型(具备以下 7 项中任何 1 项)
(1)病灶以胸膜下、基底部为主	(1)病灶以胸膜下、基底部为主	(1)病灶以肺上叶或中叶为主
(2)网状阴影	(2)网状阴影	(2)病灶以支气管周围为主
(3)蜂窝伴或不伴牵拉性支气管扩张	(3)无非 UIP 型的特点	(3)广泛的磨玻璃阴影(程度超过网状阴影)
(4)无非 UIP 型的特点		(4)多发小结节(双侧分布,上肺占优势)
		(5)囊状病变(双侧多发,远离蜂窝肺区域)
		(6)弥漫性马赛克征 / 气体陷闭(双侧分布,三叶以上或更多肺叶受累)
		(7)支气管肺段 / 叶实变

表 2-11　UIP 的病理诊断标准

UIP 型(符合以下 4 项)	很可能 UIP 型(符合 3 项)	可能 UIP 型(符合 3 项)	非 UIP 型(符合任意 1 项)
(1)胸膜下分布为主的明显纤维化和结构破坏,伴或不伴蜂窝样改变	(1)明显纤维化和结构破坏,伴或不伴蜂窝样改变	(1)斑片或弥漫性肺实质纤维化,伴或不伴肺间质炎症	(1)透明膜形成
(2)肺实质呈现斑片状纤维化	(2)无斑片受累或成纤维细胞灶,但不能两者均无	(2)无 UIP 型的其他特点	(2)机化性肺炎
(3)成纤维细胞灶	(3)无非 UIP 型的特点	(3)无非 UIP 型的特点	(3)肉芽肿
(4)无非 UIP 型的特点	(4)或仅有蜂窝肺改变		(4)远离蜂窝区有明显的炎症细胞浸润
			(5)显著的气道中心性病变
			(6)支持其他诊断的特征

3. HRCT 联合病理学表现诊断 IPF 的原则（表 2-12）

表 2-12　HRCT 联合外科活检诊断 IPF 时的诊断标准

HRCT 诊断	外科肺活检诊断	IPF
UIP	UIP	是
	很可能 UIP	
	可能 UIP	
	未分类肺纤维化	
	非 UIP	否
可能 UIP	UIP	是
	很可能 UIP	
	可能 UIP	很可能是
	未分类肺纤维化	
	非 UIP	否
非 UIP	UIP	可能是
	很可能 UIP	否
	可能 UIP	
	未分类肺纤维化	
	非 UIP	

经支气管肺活检（transbronchial lung biopsy，TBLB）和支气管肺泡灌洗（bronchoalveolar lavage，BAL）细胞分析对诊断帮助不大，不推荐作为 IPF 患者的常规检查。对少数不典型患者，可以通过 TBLB 和 BAL 细胞分析以排除其他诊断。

4. 急性加重　每年有 5%~10% 的 IPF 患者出现症状的急性加重，其诱因可能是继发了肺炎、肺栓塞、气胸或心力衰竭。当找不到急性加重的诱因时，应考虑出现了 IPF 急性加重，其诊断指标：①过去或现在诊断 IPF；②1 个月内发生无法解释的呼吸困难加重；③低氧血症加重或气体交换功能严重受损；④新出现的肺泡浸润影；⑤无法用肺感染、肺栓塞、气胸或心力衰竭等解释。

（二）诊治思路（流程图）（图 2-5、图 2-6）

（三）鉴别诊断

鉴别诊断流程：IPF 的临床诊断过程采用排除法，对疑似患者均需要详细采集现病史、既往史、治疗经过、职业和环境暴露史、吸烟史、个人史、家族史，并进行体格检查。此外，以下辅助检查，如自身抗体、肿瘤标志物、支气管肺泡灌洗液（bronchoalveolar lavage fluid，BALF）细胞计数和分类，TBLB、经皮穿刺肺活检、经支气管淋巴结穿刺活检，以及外科肺活检和纵隔镜淋巴结活检等，均有助于与其他 ILD 相鉴别。

1. 过敏性肺炎　多有环境抗原暴露史（如饲养鸽子、鹦鹉等），BAL 细胞分析显示淋巴细胞比例增加。

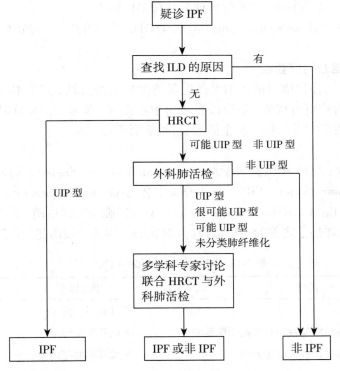

图 2-5 IPF 的诊断流程

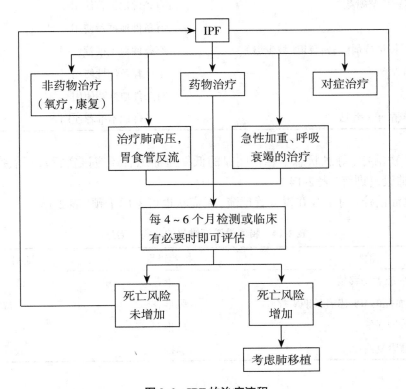

图 2-6 IPF 的治疗流程

2. 职业尘肺 多有石棉、二氧化硅或其他粉尘接触史。

3. 结缔组织疾病（connective tissue diseases，CTD） 多有皮疹、关节炎、全身多系统累及和自身抗体阳性。

（四）中西医结合治疗要点

1. 治疗原则 肺移植目前是 IPF 西医最有效的治疗方法，基于本病目前治疗方法有限，中西医结合治疗更有优势，采用以患者为中心模式，缓解其主要症状（气急、咳嗽、抑郁、焦虑、失眠、疲劳），并能提高其生活质量，使患者受益。

2. 西医治疗

（1）药物治疗：2015 美国胸科学会（American Thoracic Society，ATS）/ 欧洲呼吸学会（European Respiratory Society，ERS）/ 日本呼吸学会（Japanese Respiratory Society，JRS）/ 拉丁美洲胸科学会（Latin American Thoracic Society，ALAT）临床实践指南：关于特发性肺纤维化的治疗，指南重新评估了之前的治疗选择，并对新的药物选择做出建议（表 2-13）。

表 2-13 特发性肺纤维化的药物治疗

药物	推荐级别	证据等级
抗凝（华法林）	强推荐不要使用	低
联合疗法（泼尼松 + 硫唑嘌呤 +N- 乙酰半胱氨酸）	强推荐不要使用	低
选择性内皮素受体拮抗剂（安倍生坦）	强推荐不要使用	低
伊马替尼，单靶位酪氨酸激酶抑制剂	强推荐不要使用	中
尼达尼布，多靶位酪氨酸	有条件地推荐使用	中
吡非尼酮	有条件地推荐使用	中
双重内皮素受体拮抗剂（马西替坦、波生坦）	有条件地不推荐使用	低
磷酸酯酶 5 抑制剂	不推荐条件性使用	中
抗酸治疗	有条件地推荐使用	低
N- 乙酰半胱氨酸单一疗法	有条件地不推荐使用	低

（2）非药物治疗：静息状态下存在明显的低氧血症患者还应该实行长程氧疗，IPF 患者尽可能进行肺康复训练（表 2-14）。

（3）并发症治疗：对于合并胃食管反流，无症状也可考虑干预（表 2-15）。

表 2-14 特发性肺纤维化的非药物治疗

治疗	推荐级别	证据等级
合适的 IPF 患者肺移植	强推荐	低
静息低氧血症的 IPF 患者长期氧疗	强推荐	非常低
IPF 患者机械通气	弱推荐	低
IPF 患者肺康复治疗	弱推荐	低

表 2-15　特发性肺纤维化的并发症治疗

治疗	推荐级别	证据等级
IPF 患者继续加重的糖皮质激素治疗	弱推荐	很低
IPF 患者肺动脉高压的治疗	有条件地不推荐使用	非常低
IPF 患者无症状胃食管反流的治疗	有条件地推荐使用	非常低

（4）对症治疗，减轻患者因咳嗽、呼吸困难、焦虑带来的痛苦。

（5）加强患者教育与自我管理，建议吸烟者戒烟，预防流感和肺炎。

四、中西医结合治疗研究

（一）思路与方法

1. 重视提高机体免疫力，预防疾病急性加重　本病合并感染，通常是致命的，因此提高免疫，预防感染是防止急性加重死亡的重要方法。本病病机关键为"虚""瘀"，适逢机体正气亏虚之时，"风寒客于人……弗治，病入舍于肺……发咳上气"而使本病复发、恶化甚至死亡。故平素要固护机体阳气，增强机体免疫力，减少感染机会，避免本病急性加重。《素问·四气调神大论》曰："春夏养阳，秋冬养阴"，在夏天均需适当进行阳气的补充。适量运动，使阳气蒸腾，驱邪外出，避免外邪入侵。

2. 辨病与辨证相结合，中西药取长补短　改善临床症状，提高生活质量已成为治疗 IPF 的趋势。中医药在此方面具有较大优势和潜力。中医药能着眼于调节机体免疫功能，预防、延缓纤维化形成，恢复气血阴阳平衡，最终达到改善疾病预后的目的。

3. 顾护脾胃，加强营养　过食寒凉冷饮，或者炙煿厚味，或者食积内生，或者五味太过，各有所伤均导致疾病加重。《素问·脏气法时论》说："肺苦气上逆，急食苦以泻之"，"肺欲收，急食酸以收之，用酸补之，辛泻之"。肺病者，禁寒饮食、寒衣，防止脾阳更虚，中焦运化无力，阳无以化，阴无以长。西医营养支持的要求应达到理想体重，防治呼吸营养不良。

4. 调整情绪，理气定喘　大怒伤肝气逆，久思伤脾气结、喜则伤心气缓、悲则伤肺气消、恐则伤肾气下，均可导致患者咳喘加重，加强沟通、安慰、理解有助于病情的控制，缓解恐惧焦虑。

（二）临证经验

1. 分期治疗　慢性稳定期早期以"痹"为主要病机特点，治疗上以温肺化饮通痹为治法，常用小青龙汤加用桃仁、红花、乳香、没药等化瘀通络药；迁延期，病程日久，以"痹"与"痿"并存，痹中有痿，痿中有痹为主要病机特点，治疗上以补虚泻实，通补兼施，寓通于补为治法。择方以阳和汤加减、保肺汤加减、百合固金汤等为主；发展至晚期，以"痿"为主要病机特点，在治疗上以益气养阴、益肾补肺等扶正固本为治法。

急性加重期患者病情迅速进展，根据邪实的特点分别论治，如燥热、痰热、热毒，一旦成毒，选方清瘟败毒重剂轻用，尽早逆转防止脓毒血症发生；虚人感寒易直中三阴，可予麻黄附子细辛汤合肾气丸，扶正祛邪。本病急性加重时病情变化快，需细审病因，及时散外邪，扶正气，截断其病势。

2. 辨证施治　辨证时既要思风寒湿燥火邪之盛衰，又要辨肺、脾、心、肝、肾五脏之生克,同时要兼顾患者使用西药之药毒。"肺虽主气,而补气之药,不能直入于肺也,必须补脾胃之气以生肺气。然而生肺气者,止有脾胃之土。而克肺者有心焉;仇肺者有肝焉;耗肺者有肾焉。一脏腑之生,不敌众脏腑之克,此气之所以易衰,而邪之所以易入也。且脾胃之土,又能暗伤肺金。盖饮食入胃,必由脾胃之气以转入于肺,今脾胃既受风寒湿之邪,则邪亦随脾胃之气,而输之于肺,而肺乃受伤矣。况多怒而肝之气逆于肺,多欲而肾之气逆于肺,肺气受伤,而风寒湿之邪遂填塞肺窍而成痹矣"。目前尚无统一辨证,简列如下。

（1）燥热伤肺

症状:胸闷气短,动则加重,干咳无痰,或少痰而粘连成丝,不易咯出,偶见痰中带血,咳嗽剧烈,阵咳,咳甚胸痛,口鼻咽干,可伴有发热、恶寒。舌尖红,苔少或薄黄,脉细略数。

治法:清肺润燥,宣肺止咳。

（2）外寒里饮

症状:咳喘气急,动则尤甚,痰白清稀,心胸憋闷。面色青灰,口唇紫绀,手足欠温,畏寒肢冷,大便溏薄清稀。舌质紫黯,舌下脉络迂曲,脉浮弦或沉弦细。

治法:温肺化饮,除痹通络。

（3）痰热壅肺

症状:胸闷气短,动则加重,呼吸急促,咳嗽痰多,白黏痰不易咯出,或咯吐黄痰,心烦口苦,身热汗出,大便秘结。舌红,苔白或黄腻,脉弦滑或滑数。

治法:清热化痰,止咳平喘。

（4）气虚血瘀

症状:胸闷气短,动则加重,干咳无痰,心慌乏力,口唇爪甲紫黯,肌肤甲错,杵状指。舌质黯或有瘀点、瘀斑,脉沉细或涩。

治法:益气活血,通络散瘀。

（5）肺肾亏虚,寒瘀痹阻

症状:咳嗽,咯少量泡沫痰,喘促,气短,语声无力,气不得续,动则汗出,乏力,或畏寒肢冷,四肢肿胀,或骨节疼痛。舌质淡,苔白滑,舌有瘀斑或舌下脉络紫黯,脉沉无力。

治法:通经助阳,除湿通痹。

（6）肺肾不足,气阴两虚

症状:胸闷气短,动则加重,干咳无痰或少痰,气怯声低,神疲乏力,汗出恶风,腰膝酸软,形瘦便溏,五心烦热。舌红少苔,脉沉细无力。

治法:调补肺肾,养阴益气。

五、中西医结合诊疗前沿与研究展望

（一）治疗新进展与研究展望

吡非尼酮(pirfenidone)是一种新型的抗炎抗纤维化复合制剂,目前已经通过大规模临床试验证实对 IPF 患者有效,已经在欧洲、日本、中国等获批上市。尼达尼布(过去认为是BIBF1120)是一种胞内的多种酪氨酸激酶抑制剂,以多种生长因子为靶点。吡非尼酮和尼达尼布在治疗轻中度 IPF 上有一定的疗效,现有的证据都只显示在肺功能轻至中度受损的IPF 患者中有效,而对于肺功能受损更严重或者有其他合并症的患者,疗效是否会有差异还未可知。

多黏菌 B 直接血流灌注疗法（direct hemoperfusion with polymyxin B-immobilized fiber，PMX-DHP）对急性加重的患者来说是一种非常有前景的治疗方法，同样需要前瞻性病例对照研究来佐证。

（二）中西医结合治疗 IPF 及肺康复研究展望

国内很多学者针对 IPF 做了一些研究，其结果均提示采用中西医结合治疗的方法对于改善 IPF 患者的预后，提高其生活质量具有明显的优势。进行了较多的实验研究包括单味中药的研究，如姜黄、银杏叶、红景天等；复方的研究如补肺汤、活血化瘀方剂、肺萎冲剂、肺纤方、抗肺纤胶囊、旋覆花汤加味、温肺通痹颗粒、补阳还五汤等，均从动物实验证实了具有一定的抗炎、抗胶原纤维增生、抑制成纤维细胞等作用，但实验研究的动物模型不能体现中医分型。部分临床研究的内容混淆了肺间质纤维化和 IPF，影响了疗效评估，缺少统一的中医诊断、辨证分型、用药及疗效评价的标准，缺少临床长期随访资料，缺乏循证医学依据，中西医结合优势待进一步挖掘。

ATS&ERS2013 年肺康复指南指出：肺康复是一个基于对患者进行全面评估后量身定制的综合性的干预方案，包括但不限于：运动训练、教育和行为改变，旨在改善慢性呼吸病患者的身体和心理状况，并长期致力于提高健康的行为。循证医学已经证明肺康复的开展有助于减轻症状、提高运动耐量、改善生活质量。IPF 患者一旦确诊就应早期开展康复治疗，我国肺康复开展晚，发展较慢，尚未形成适合我国的西医康复方案，中医在康复方面具有独特优势。

六、经典著作赏析

（一）肺痹

肺痹病名源于《黄帝内经》。《中国医学大辞典》解释肺痹为："此证因肺为浊邪阻闭，失其清肃降令，故痹塞不通"。后世文献对"肺痹"病名的论述大都遵从于《黄帝内经》，《黄帝内经》中共有 3 篇论及本病。《素问·四时刺逆从论》曰："少阴有余，病皮痹隐轸，不足病肺痹。"《素问·五脏生成》曰："喘而虚，名曰肺痹，寒热，得之醉而使内也。""白脉之至也，喘而浮，上虚下实……喘而虚，名曰肺痹。"《素问·痹论》曰："皮痹不已，复感于邪，内舍于肺"，是为肺痹，又云："凡痹之客五脏者，肺痹者，烦满喘而呕……淫气喘息，痹聚在肺……其入脏者死。"其对病名、病机、症状及预后均有论述，与 IPF 相符。《辨证录》指出："肺痹之成于气虚尽人而不知也，夫肺为相傅之官，治节出焉，统辖一身之气，无经不达，无脏不转，是气乃肺之充，而肺乃气之主也，肺病则气病，而气病则肺亦病，然则肺痹即气痹也。"《圣济总录·肺痹》云："皮痹不已，复感于邪，内舍于肺，是为肺痹。其候胸背痛甚，上气，烦满，喘而呕是也。"《中藏经》曰："风寒暑湿之邪入于肺，则名气痹。气痹者，愁忧思喜怒过多，则气结于上，久而不消则伤肺，肺伤则生气渐衰，则邪气日胜。"《杂病源流犀烛》说："痹既入肺，则脏气闭而不通。"在治疗上，《圣济总录》说："治肺痹上下痞塞，不能息。橘皮丸方治肺痹胸心满塞，上气不下，紫苏子汤方。"《幼科要略》曰："治肺痹以清开上……清邪在上，必用清轻气药，如苦寒治中下，上结更闭。""……苦寒直降，攻其肠胃，与温邪上郁无涉……病在上焦，消食、发散、苦降，但表里之治，上气仍阻。"

（二）肺痿

汉代张机在归纳总结《黄帝内经》相关论述时，创造性地将"痿"字引诸"肺"，奠定了"肺瘘"病名，对肺痿的病机、治疗原则也做了初步探讨。《金匮要略·肺痿肺痈咳嗽上气病脉证治》中论述："寸口脉数，其人咳，口中反有浊唾涎沫者何？师曰：为肺痿之病"，清代尤在泾在《金匮要略心典·肺痿肺痈咳嗽上气病脉证治》注云："痿者萎也，如草木之枯萎而不荣，为津烁而肺焦也。"又云："肺痿，吐涎沫而不咳者，其人不渴，必遗尿，小便数。所以然者，以上虚不能制下故也。此为肺中冷。"历代学者认为肺痿的主要病因有肺中燥热，灼伤津液以及肺气虚冷，后世还认识到六淫、饮食、劳逸、情志等因素对肺痿产生的影响，补充了张机对肺痿的认知。另外，《孔氏谈苑》中有云："贾谷山采石人，石末伤肺，肺焦多死。"《诸病源候论》说："肺主气，为五脏之华盖，气主皮毛，故易伤于风邪，风邪伤于脏腑，而气血虚弱，又因劳役，大汗出后，或经大下，而亡津液，津液竭绝，肺气壅塞，不能宣通诸脏之气，因成肺痿也。"丹波元简说："若此将成，多不救矣。"《类证治裁》中"难治之证"与本病预后不良相符。

主要参考文献

[1] 周仲瑛. 中医内科学[M]. 北京：中国中医药出版社，2007.

[2] 陈灏珠，林果为. 实用内科学[M]. 13版. 北京：人民卫生出版社，2009.

[3] 国家中医药管理局医政司. 24个专业105个病种中医诊疗方案（试行本）[M]. 北京：国家中医药管理局医政司，2011.

[4] 葛均波，徐永健. 内科学[M]. 8版. 北京：人民卫生出版社，2013.

[5] RAGHU G, ROCHWERG B, ZHANG Y, et al. An official ATS/ERS/JRS/ALAT clinical practice guideline: treatment of idiopathic pulmonary fibrosis[J]. American Journal of Respiratory and Critical Care Medicine, 2015, 192(2): 3-19.

[6] 中华医学会呼吸病学分会间质性肺疾病学组. 特发性肺纤维化诊断和治疗中国专家共识[J]. 中华结核和呼吸杂志，2016, 39(6): 427-432.

（仕　丽）

第七节　原发性支气管肺癌

原发性支气管肺癌，简称肺癌，是最常见的肺部原发性恶性肿瘤。其发病率与死亡率均居癌症首位。

一、中医概述

在中医学文献中，并没有肺癌这一病名，而在古代中医文献中记载的"息积""肺积""痞癖""息贲""胸痛""咳嗽""咳血""喘证"等证与肺癌的症状、证候相似。肺癌的病因病机概括来说是由于正气虚损，阴阳失调，邪毒乘虚入肺，邪滞于肺，导致肺脏功能失调，肺气郁阻，宣降失司，气机不利，血行瘀滞，津液失于输布，津聚为痰，痰凝气滞，瘀阻络脉，于是瘀毒胶结，日久形成肺部积块。因此，肺癌是因虚而得病，因虚而致实，是一种全身属虚，局部属实的疾病。肺癌的虚以阳虚、气阴两虚为多见，实则不外乎气滞、血瘀、痰凝、癌毒之病理变化。其病位在肺，但因肝主疏泄，脾主运化水湿，肾主水之蒸化，故与肝、脾、肾关系密切。

二、西医概述

肺癌的病因及发病机制至今尚未明确，多数学者认为可能与机体内在因素和外界环境因素有关。已知所有的致癌因素大多可致肺癌。肺癌根据其发生部位，大体分为两类：中央型肺癌和周围型肺癌。根据其病理组织学类型主要分为：小细胞未分化癌、鳞状细胞癌、腺癌、大细胞未分化癌四类。根据生物学特性临床上又将其分为小细胞肺癌（small cell lung carcinoma，SCLC）和非小细胞肺癌（non-small cell lung cancer，NSCLC）。由于早期诊断不足，肺癌确诊时多为晚期，致使预后差。目前随着诊断方法的进步、新化疗药物以及靶向药物的出现，及根据肺癌生物学特性进行多学科综合治疗的进步，其生存率有所提高。

三、诊治要点

（一）诊断要点

肺癌的诊断多依据临床表现、体征、影像学检查、细胞学检查、病理检查以及血清学检查进行综合判断，其中细胞学和病理学检查结果是最终诊断肺癌的金标准。

1. 临床诊断 根据临床症状、体征，且符合下列之一者可作为临床诊断（可疑诊断）。

（1）胸部 X 线检查发现肺部孤立性结节或肿物，有分叶或毛刺。

（2）肺癌高危人群，有咳嗽或痰血，胸部 X 线检查发现局限性病变，经积极抗炎或抗结核治疗（2~4 周）无效或病变增大者。

（3）节段性肺炎在 2~3 个月内发展成为肺叶不张，或肺叶不张短期内发展成为全肺不张。

（4）短期内出现无其他原因的一侧增长性血性胸腔积液，或一侧多量血性胸腔积液同时伴肺不张者或胸膜结节状改变者。

（5）明显咳嗽、气促，胸片 CT 检查显示双肺粟粒样或弥漫性病变，可排除粟粒型肺结核、肺转移瘤、肺霉菌病者。

（6）胸片发现肺部肿物，伴有肺门或纵隔淋巴结肿大，并出现上腔静脉阻塞、喉返神经麻痹等症状，或伴有远处转移表现者。

单纯临床诊断肺癌病例不宜行放化疗，也不提倡进行试验性放化疗。

2. 确诊 经细胞学或组织病理学检查可确诊为肺癌。

（1）肺部病变可疑为肺癌，经过痰细胞学检查，纤维支气管镜检查，淋巴结活检术、胸腔积液细胞学检查，胸腔镜、纵隔镜活检或开胸活检明确诊断者。痰细胞学检查阳性者建议除外鼻腔、口腔、鼻咽、喉、食管等处的恶性肿瘤。

（2）肺部病变可疑为肺癌，肺外病变经活检或细胞学检查明确诊断者。

（二）诊断思路（图 2-7）

（三）鉴别诊断

1. 肺结核 是肺部疾病中最常见也是最容易与肺癌相混淆的病变，除了通过临床表现、结核菌素试验、影像学检查进行鉴别外，还需反复做痰液检查（包括查抗酸杆菌和癌细胞）、纤维支气管镜检查、肺穿刺检查直至开胸检查。

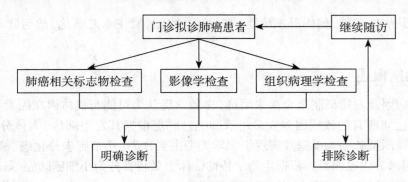

图 2-7 肺癌诊断思路

2. 肺炎 大约有 1/4 的肺癌早期以肺炎的形式出现。发生在肺段或肺叶支气管腔内的肿瘤,常引起肺段或肺叶的支气管的狭窄,导致阻塞性的肺炎发生。对起病缓慢,症状轻微,抗炎治疗效果不佳或反复发生在同一部位的肺炎应高度警惕,特别是对那些有长期吸烟史的高危人群,更应加倍警惕。在抗炎治疗的同时,要反复进行痰液细胞学检查,同时可以检测肿瘤标志物及纤维支气管镜检查进行鉴别。

3. 肺脓肿 原发性肺脓肿一般起病急,中毒症状明显,常有突发的寒战、高热,反复咳嗽,咳大量有明显恶臭味的脓性痰液。留置的痰液呈明显的 3 层分布。在普通胸片上表现为薄壁空洞,内常见液平,肿块周围有炎性病变。而癌性空洞一般为不规则的厚壁空洞,肿块呈分叶状,边界清楚。

4. 恶性淋巴瘤 主要病变在纵隔的恶性淋巴瘤,易与中心型肺癌或小细胞未分化癌肺门纵隔淋巴结转移相混淆,有时鉴别较困难。恶性淋巴瘤常为双侧性,可有发热等症状,支气管刺激症状不明显,反复查痰均为阴性。

5. 肺部良性肿瘤和瘤样病变 常见的有肺错构瘤、支气管肺囊肿、巨大淋巴结增生、炎性假瘤等。这些病变在 X 线检查上,均有其各自的特点,若与恶性肿瘤不易区别时,应及早手术切除。

（四）中西医结合治疗要点

1. 治疗原则 应当采取多学科综合治疗与个体化治疗相结合的原则,即根据患者的机体状况、肿瘤的病理组织学类型和分子分型、分期和发展趋向,采取多学科综合治疗的模式,有计划、合理地应用手术、化疗、放疗和分子靶向治疗、中医药等手段。中西医互为补充、相互交融的模式已成为肺癌治疗发展的方向与趋势。

2. 西医治疗

（1）外科手术治疗:（略）。

（2）放射治疗:（略）。

（3）药物治疗:肺癌的药物治疗包括化疗和分子靶向治疗。NSCLC 患者的药物治疗:①一线药物治疗。含铂两药方案是标准的一线化疗方案,在化疗基础上可联合血管内皮抑素;表皮生长因子受体（epidermal growth factor receptor, EGFR）基因敏感突变或 ALK 融合基因阳性患者,可以有针对性地选择靶向药物治疗。对一线治疗达到疾病控制（完全缓解、部分缓解和稳定）的患者,可选择维持治疗。目前同药维持治疗有循证医学证据支持的药物有培美曲塞(非鳞癌)和吉西他滨;有循证医学证据支持的换药维持治疗的药物有培美曲塞(非鳞癌),对于 EGFR 基因敏感突变患者可以选择表皮生长因子受体酪氨酸激酶抑制剂 (epidermal growth factor receptor tyrosine kinase inhibitor, EGFR-TKI)进行维持治疗。②二线 药物治疗。二线治疗可选择的药物包括多西紫杉醇、培美曲塞和 EGFR-TKI。EGFR 基因敏 感突变的患者,如果一线和维持治疗时没有应用 EGFR-TKI,二线治疗时应优先应用 EGFR- TKI;对于 EGFR 基因敏感突变阴性的患者,应优先考虑化疗。③三线药物治疗。可选择 EGFR-TKI 或参加临床试验。

四、中西医结合治疗研究

(一)思路与方法

1. 重视肺癌的三级预防 一级预防又称病因预防,如控制吸烟、保护环境。第一级预 防与中医"未病先防""上工治未病"的理论相吻合。二级预防又称"三早预防",包括早发 现、早诊断和早治疗。第二级预防与中医"既病防变""先安未受邪之地"的思想相吻合。三 级预防是在疾病的临床期为了减少疾病的危害而采取的措施。三级预防与中医"带病延年" 的思路相吻合。

2. 中医药参与肺癌治疗的思路 肺癌早期,中医药配合可以促进术后身体康复、减轻 放疗、化疗毒性,提高治疗效果。此阶段中医治疗原则以益气扶正为主。肺癌缓解期或稳 定期,治疗上应攻补兼施,综合运用扶正解毒活血方法治疗,以稳定瘤体,控制复发、转移。 肺癌进展期,应加强攻邪力度,以解毒活血散结为主,兼以扶正,最大限度地抑制肿瘤发展, 同时注意祛邪而不伤正。对于晚期肺癌患者,应当以扶正固本为主,辅以解毒活血,特别需 要关注患者最突出的症状和痛苦,努力改善生活质量,延长生存时间,这些正是中医治疗肺 癌的特色和优势所在。

3. 中医对肺癌化疗的认识 在化疗中随着化疗药物在体内累积量的增加而出现副反 应,其病机主要为痰浊困脾,胃气上逆,治疗以和胃降逆、化痰化湿为主,多选用藿曲平胃 散、藿曲二陈汤、二妙散、四妙散,加白豆蔻、枳实、槟榔等。化疗间歇期,患者因不同体质、 年龄及并发症不同,治疗亦各不相同,但总为虚实错杂,而纯属实属虚的较少,因肺癌合并 感染常常贯穿在整个病变的始末,时轻时重,故清肺化痰药一直是必备的药品。此期间治 疗原则为化痰散结,调补脾胃,攻补兼施,方选六君子汤、二陈汤、苇茎汤,酌情选用攻药。

4. 中医对肺癌放疗的认识 放疗时患者常表现出"热邪、热毒、火邪"致病的特点。在 放疗的过程中,由邪热内侵,灼伤阴液,邪干脾胃,和降失司,多见热毒伤阴或脾胃两虚证; 热毒蕴郁、络脉不通,则可见痰瘀阻肺证。而放疗后患者又有伤阴表现,治疗宜化痰化瘀散 结,兼益气养阴,可选参芪二陈汤、参麦二陈汤、清金化痰汤、参芪温胆汤(参用太子参)及 抗肿瘤中药。以干咳、胸痛、咯血为主者选参芪玉竹饮、沙参麦冬汤加凉血止血之品。放疗 期间患者多少均有伤阴表现,治疗时注意照顾阴伤有燥的情况。

(二)临证经验

1. 中医药配合手术 有学者以自拟方葜桃汤治疗肺癌术后患者,与西药对症治疗对照 组做对比观察,结果治疗组 5 年生存期明显高于对照组,且生活质量和临床症状改善均较对 照组优。

2. 中医药配合化疗 有学者采用 Meta 分析康艾注射液联合顺铂和长春瑞滨(NP)方案 治疗 NSCLC,结果显示,与单纯 NP 方案相比,康艾注射液联合 NP 化疗方案可以提高有效率,提高生活质量,减轻临床症状,在降低血液学毒性方面,尤其对改善白细胞减少的作用明显,同时亦可降低恶心呕吐的发生率。

3. 中医药配合放疗　有学者进行全脑放疗联合榄香烯注射液治疗 43 例肺癌脑转移患者,单纯放疗组与综合治疗组有效率的差异有统计学意义(44%vs.63%,$P < 0.05$),1、2 年生存率的差异无统计学意义;两组患者血液学毒性的发生率接近,脑水肿严重程度相似。

4. 单纯中医药治疗　有学者报道了对 64 例老年晚期 NSCLC 患者分别采用中药治疗和毒副作用相对较弱的单药化疗并进行比较,结果显示,中药组肿瘤稳定率高于单药化疗组,生活质量明显提高,而不良反应明显低于单药化疗组。

五、中西医结合诊疗前沿与研究展望

(一)以中医药为主导的诊疗前沿

目前中医药治疗肺癌的研究方向主要体现在循证医学在中医药研究中的应用、中医药治疗疗效评价标准及中医药治疗肺癌的新靶点上。

1. 循证医学在中医药研究中的应用　循证医学对临床研究可信度的测量提供有力的工具,具有积极意义。林洪生等对中医药防治 NSCLC 进行了循证医学研究,结果表明,对 Ⅰ~Ⅱ期 NSCLC 切除术后单纯应用中药的患者给予扶正培本为主的中药(参一胶囊、益肺清化膏)辅助治疗,可以明显改善临床症状,提高卡氏功能状态评分(Karnofsky performance score, KPS),并有增加患者体重的趋势,改善术后患者身体状况、功能状况及社会家庭状况等领域的生存质量状况,调节患者 NK 细胞及 T 细胞亚群,延长 1、2 年生存率,并有减少复发与转移的趋势。

2. 相关中医药治疗肺癌评价标准的建立　张培彤等通过多中心随机分组对比,比较中医及西医两种疗效评价方法在中晚期 NSCLC 应用中的差异和特点。共纳入中晚期 NSCLC 患者 200 例,分为中药组和化疗组,以包含临床症状、瘤体、KPS 评分、体重、免疫功能评价的"中医治疗中晚期肺癌患者临床受益(疗效)评定标准"和 WHO 实体瘤疗效评价标准同步进行疗效观察。结果按照 WHO 实体瘤疗效评价标准评价,化疗组疗效优于中药组($P < 0.01$);但按照中医治疗中晚期肺癌患者临床受益(疗效)评定标准评价,中药组优于化疗组,两组比较差异接近有统计学意义(P=0.05)。

3. 寻找中医药治疗肿瘤的新靶点　当前随着分子生物学和免疫学等学科的长足发展,中医药在肿瘤的治疗方面也找到了新的靶点,如有人将 Lewis 肺癌荷瘤小鼠随机分为生理盐水组、参一胶囊组和华蟾素组,观察荷瘤小鼠肿瘤抑制率和瘤内微血管密度。结果显示,华蟾素的抑瘤率为 $12\%\sim31\%$,并且能减少瘤内血管密度、降低瘤内血管内皮生长因子(vascular endothelial growth factor, VEGF)的表达和血管内皮细胞膜上 VEGF 受体 -2 蛋白的表达,说明华蟾素能够抑制肿瘤血管生成,其作用机制与调控 VEGF/VEGF 受体 -2 信号传导有关。

(二)以西医为主导的研究展望

基因组检测技术已从有限的研究所走向医院。二代测序具有快速准确、相对便宜、可以定量和能发现异质性的优点,将会逐渐广泛应用于临床。肿瘤的分类也将从根据组织起源和解剖部位,转变为按基因突变状态进行分类,对肿瘤基因组检测将成为主流。

由于免疫治疗、靶向治疗以及化疗的作用机制存在很大的差异,免疫治疗与靶向治疗或化疗联合、抗 CTLA-4 抑制剂和抗 PD-L1 抗体联合的相关研究正在进行中，两两联合可能使患者进一步延长生存时间，关键在于如何通过基因组学的方法寻找免疫治疗的获益人群。

六、经典著作赏析

在古代中医文献中记载的"肺积""息积""痞癖""息贲""胸痛""咳嗽""咳血""喘证"等证与肺癌的症状、证候相似。因此，对于本病的描述散在于上述各证之中。

"息积"之名，首见于《黄帝内经》，如《素问·奇病论》曰："病胁下满气逆……病名曰息积，此不妨于食。"《灵枢·邪气脏腑病形》曰："肺脉……滑甚，为息贲上气"，首次提到息贲脉象。《素问·咳论》载："肺咳之状，咳而喘息有音，甚则唾血"，类似于肺癌所表现出的咳嗽、咯血及上腔静脉综合征。《难经·五十六难》记载："肺之积，名曰息贲，在右胁下，覆大如杯，久不愈，令人洒淅寒热，喘咳，发肺壅，以春甲乙日得之"，类似于肺癌转移引起的腋下淋巴结肿大。

晋代皇甫谧《针灸甲乙经》提出"息贲时唾血，巨阙主之"，为后世运用针灸治疗肺癌咳血提供了理论依据。宋代严用和《济生方》提到"息贲之状，在右胁下，覆大如杯，喘息奔溢，是为肺积。诊其脉浮而毛，其色白，其病气逆，背痛少气，喜忘，目瞑，肤寒，皮中时痛，或如虱缘，或如针刺"。详细论述了肺癌的症状、体征以及诊断要点。金元时期李杲治疗肺积的息贲丸，所治之证均类似肺癌症状。

明代张介宾《景岳全书·虚损》说："劳嗽，声哑，声不能出或喘息气促者，此肺脏败也，必死。"这同晚期肺癌纵隔淋巴结转移压迫喉返神经以致声哑表现相同，并明确指出预后不良。清代沈金鳌《杂病源流犀烛》曰："邪积胸中，阻塞气道，气不宣通，为痰……为血，皆得与正相搏，邪既胜，正不得而制之，遂结成形而有块"，则说明了肺中积块的产生与正虚邪侵，气机不通，痰血搏结有关，对于后世研究肺癌的发病和治疗，均具有重要的启迪意义。

七、病案分析

患者，男，45 岁，工人。于 2013 年 5 月 8 行"左下肺癌根治术"，术后病理示：左下肺低分化鳞癌，LN：1/12。2013 年 6 月 13 日首诊，患者乏力体倦，余无明显不适。舌淡红、苔白，脉细。患者手术分期为ⅡA 期（$T_1N_1M_0$），采用 NP（长春瑞滨 + 顺铂）方案行术后辅助化疗，同时联合中药益气扶正抗癌治疗。中医辨证：余毒未清，脾气虚弱。处方：生黄芪 40g，炒白术 10g，茯苓 10g，炙鸡内金 20g，鸡血藤 15g，天花粉 15g，鳖甲 10g，太子参 12g，白花蛇舌草 15g，山慈菇 15g，炒白芍 10g，甘草 5g。7 剂，水煎服，每日 1 剂。该方具有益气养阴扶正、和胃健脾、解毒散结的作用。方中以大剂量生黄芪益气扶正，炒白术、茯苓、炙鸡内金、鸡血藤健脾胃而使正气充，达到养正积自消的目的，天花粉、太子参、炒白芍、鳖甲加强养阴之功，以白花蛇舌草、山慈菇清热解毒散结，甘草调和诸药。

2013 年 7 月 5 日二诊。患者已完成第 1 周期的化疗，出现食欲差，纳食不香，时有呃逆现象，无咳嗽咳痰，无胸闷不适。舌淡，苔白腻，脉弦。辅助检查正常，继续行第 2 周期术后辅助化疗，中医辨证为脾胃气虚，治法宜健脾益气，和胃降逆，考虑化疗药物的毒副作用，辅以减毒之品，拟方为：生黄芪 40g，炒枳壳 10g，生甘草 5g，鸡内金 20g，柴胡 10g，黄芩 10g，全蝎 6g，炒厚朴 10g，神曲 10g，炒麦芽 15g，茯苓 10g，生白术 10，g 麦冬 10g，太子参 10g，莪术 10g，百合 10g。7 剂，水煎服，每日 1 剂。患者服用 2 剂停止呃逆，并且纳食明显改善。

2013 年 7 月 13 日三诊。患者第 2 周期化疗结束后 7 天。复查血常规示：白细胞总数 $2.60 \times 10^9/L$，中性粒细胞绝对值 $1.25 \times 10^9/L$，红细胞总数 $4.07 \times 10^{12}/L$，血红蛋白浓度 128g/L，血小板总数 $123 \times 10^9/L$。患者出现化疗后 Ⅱ 度骨髓抑制。拟升白方益精填髓生血治疗，具体用药：黄芪 40g，白术 10g，枸杞 10g，北沙参 10g，鸡血藤 20g，山萸肉 10g，党参 10g，生地榆 10g，生甘草 5g，枳壳 10g，柴胡 10g，太子参 10g。7 付，水煎服，每日 1 剂。2013 年 7 月 21 日再次复查血常规示：白细胞总数 $4.20 \times 10^9/L$，中性粒细胞绝对值 $2.0 \times 10^9/L$，红细胞总数 $3.83 \times 10^{12}/L$，血红蛋白浓度 119g/L，血小板总数 $143 \times 10^9/L$。

2013 年 9 月 27 日四诊。患者已经完成 4 周期术后辅助化疗，进入随访观察期。患者偶有气短、乏力，无咳嗽咯痰，舌淡，苔白，脉弦细。予以益气养阴解毒方以益气养阴，解毒通络。处方：黄芪 40g，炒白术 10g，茯苓 10g，炙鸡内金 20g，天花粉 15g，太子参 12g，白花蛇舌草 15g，山慈菇 15g，炒白芍 10g，甘草 5g。加减：兼血瘀者加赤芍 15g，路路通 20g，蜈蚣 1 条；兼痰热者加浙贝母 10g，黄芩 10g，鱼腥草 15g。以上方为主连续服用 3 个月，水煎服，每日 1 剂。3 个月后复查示病情稳定，继续在门诊服用中药维持治疗。

按语：患者系中年男性，手术顺利，考虑手术动血耗气，术后往往气血亏虚，阴液暗耗，辨证为气阴不足，结合瘤毒特性，虽然行手术治疗，但瘤毒不易去除。以益气养阴解毒方为基础进行加减，达到益气养阴为主，兼以祛毒的功效。其次，结合患者处于化疗阶段，由于化疗药物的毒副作用，气机阻滞，甚则上逆，中焦气机不利，脾胃升降失职，纳运不振，用药食入难化，脘部痞闷，大便不畅，舌苔白滑，脉象虚弦，予以健脾益气，和胃降逆，辅以减轻化疗药物之毒的药物，由于化疗往往具有骨髓抑制的副作用，予以升白方达到益精填髓生血的作用。患者完成 4 周期术后辅助化疗，考虑瘤毒不易去除，需行中药维持治疗以达到延缓或降低复发转移的风险，延长无病生存期，提高总生存期。

主要参考文献

[1] 葛均波, 徐永健. 内科学 [M]. 8 版. 北京: 人民卫生出版社, 2013.

[2] 支修益, 石远凯, 于金明. 中国原发性肺癌诊疗规范 (2015 年版) [J]. 中华肿瘤杂志, 2015, 37 (1): 67-78.

[3] 周仲瑛. 中医内科学 [M]. 2 版. 北京: 中国中医药出版社, 2007.

[4] 郑红刚, 朴炳奎, 林洪生, 等. 中药肺瘤平膏合并化疗对非小细胞肺癌患者树突状细胞亚型的影响 [J]. 中国肿瘤, 2008, 17 (2): 113-115.

[5] 林洪生, 张英. 非小细胞肺癌的中医循证医学研究 [J]. 世界科学技术 - 中医药现代化, 2008, 10 (4): 121-125.

[6] 张培彤, 于明薇, 杨宗艳, 等. 中晚期非小细胞肺癌中西医疗效评价方法比较研究 [J]. 中国中西医结合杂志, 2010, 30 (7): 702-705.

[7] 涂海燕, 杨学宁, 杨衿记, 等. 2014 年改变肺癌临床实践的研究进展 [J]. 循证医学, 2015, 15 (1): 3-7.

（周晋华）

第三章　循环系统疾病

第一节　慢性心力衰竭

心力衰竭(heart failure, HF)是各种心脏结构或功能性疾病导致心室充盈及/或射血能力受损而引起的一组综合征。由于心室收缩功能下降,射血功能受损,心排血量不能满足机体代谢的需要,器官、组织血液灌注不足,同时出现肺循环和/或体循环淤血,临床表现主要是呼吸困难和无力而致体力活动受限和水肿。

一、中医概述

中医很早就有关于"心衰"病名的记载,首见于西晋王叔和的《脉经·脾胃部》:"心衰则伏",后世多被沿用。这些文献中"心衰"多以病机来命名,体现心衰病的基本病机,心气虚衰,无力推动血液运行,以致气血不能濡养全身,较为通俗易懂。根据心衰病的临床表现、症状、体征,亦将心衰病归属于传统中医所述的"心水""心悸""心痹""心咳""肾水""支饮""喘证"等疾病范畴。此种命名更多见于古代文献。张伯礼院士等主编的人民卫生出版社出版的《中医内科学》首次提出了"心衰病"这一病名,此书在心系疾病部分中首次出现"心衰病"单独一章节。作为中医高等院校的通用教材,此书也首次在教学中统一"心衰病"命名。

心衰主要是由于外邪入侵、饮食偏嗜、情志所伤、先天不足、年老体衰等因素导致,上述因素久之及心,致心气衰弱,气不行血,血不利则为水,瘀水互结,损及心阳、心阴,气血衰败,发展为心衰之病,每因外感、劳累等加重。

心衰的基本中医证候特征为本虚标实,本虚为气虚、阳虚、阴虚,标实为血瘀、痰饮、水停,临床多虚实夹杂。心衰病位在心,涉及肺、脾、肾等脏腑。本虚是心衰的基本要素,决定了心衰的发展趋势;标实是心衰的变动因素,影响着心衰的病情变化,本虚和标实的消长决定了心衰发展演变。心衰中医基本病机可用气虚血瘀统驭,在此基础上可有阳虚、阴虚的转化,常兼见痰、饮。心衰中医常见证型可概括为气虚血瘀、气阴两虚血瘀、阳气亏虚血瘀3种基本证型,均可兼见痰饮证。气虚血瘀证,治用保元汤合血府逐瘀汤加减;气阴两虚血瘀证,治用生脉散合血府逐瘀汤加减;阳气亏虚血瘀证,治用真武汤合血府逐瘀汤加减。

二、西医概述

几乎所有类型的心脏、大血管疾病均可引起心力衰竭。从病因的角度来看，心肌舒缩功能障碍大致上可分为由原发性心肌损害及由于心脏长期容量及/或压力负荷过重。原发性心肌损害包括缺血性心肌损害、心肌炎和心肌病及心肌代谢障碍性疾病；心脏负荷过重包括压力负荷（后负荷）过重及容量负荷（前负荷）过重。有基础心脏病的患者，其 HF 症状往往由一些增加心脏负荷的因素所诱发。常见的心力衰竭诱因有感染，心律失常，血容量增加，过度体力劳累或情绪激动，治疗不当，原有心脏病变加重或并发其他疾病等。

HF 发病机制的主要环节有：① Frank-Starling 机制；②心肌肥厚；③神经体液的代偿机制。

HF 的一般常见症状因心衰不同类型有所差别，左心衰竭以肺淤血及心排血量降低表现为主：常见症状包括程度不同的呼吸困难。右心衰竭以体静脉淤血的表现为主：常见症状包括胃肠道及肝脏淤血引起腹胀、食欲缺乏、恶心、呕吐等消化道症状。临床体征包括身体最低垂的部位，常为对称性可压陷性水肿，颈静脉征，肝脏肿大，因右心室显著扩大而出现三尖瓣关闭不全的反流性杂音。全心衰竭可见肺淤血、心排血量减少和体静脉淤血的相关症状和体征。

三、诊治要点

（一）诊断要点

HF 的诊断是综合病因、病史、症状、体征及客观检查而做出的。首先应有明确的器质性心脏病的诊断。HF 的症状体征是诊断心衰的重要依据。除此之外，重要的实验室检查，包括心电图、胸片、脑钠肽（brain natriuretic peptide，BNP）、超声心动图也是诊断 HF 的重要依据。

HF 的分期与分级

1. AHA/ACC 心衰分期

A 期：存在 HF 高危因素，尚无器质性心脏（心肌）病或 HF 症状。

B 期：已有器质性心脏病变，但无 HF 症状。

C 期：器质性心脏病，既往或目前有 HF 症状。

D 期：需要特殊干预治疗的难治性 HF。

HF 的分期对每一个患者而言只能是停留在某一期或向前进展而不可能逆转。只有在 A 期对各种高危因素进行有效的治疗，在 B 期进行有效干预，才能有效减少或延缓进入有症状的临床 HF。

2. 纽约心脏病学会（NYHA）心功能分级

Ⅰ级：日常活动无心力衰竭症状。

Ⅱ级：日常活动出现心力衰竭症状（呼吸困难、乏力）。

Ⅲ级：低于日常活动出现心力衰竭症状。

Ⅳ级：在休息时出现心力衰竭症状。

心力衰竭患者的左心室射血分数与心功能分级症状并非完全一致。

3. 6 分钟步行试验（six-minute walking test，6MWT）

步行距离＜ 150m 为重度心功能不全。

步行距离 150~425m 为中度心功能不全。

步行距离 426~550m 为轻度心功能不全。

本试验除用以评价心脏的储备功能外, 常用以评价心衰治疗的疗效。

(二)诊断思路(图 3-1)

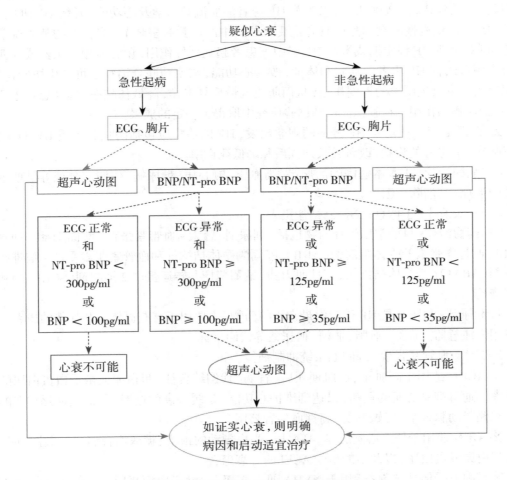

图 3-1　对于疑似心衰患者的诊断流程图

注: 可选择"超声心动图优先"(浅黑)或"利钠肽优先"(深黑)的方法。

心衰或左室功能不全的诊断流程见图 3-1。对急诊入院疑似 HF 和症状急性发作的患者, 推荐早做超声心动图检查。若利钠肽水平正常可基本排除 HF。

(三)鉴别诊断

1. 支气管哮喘　多见于青少年有过敏史; 发作时双肺可闻及典型哮鸣音, 咳出白色黏痰后呼吸困难常可缓解。测定血浆 BNP 水平对鉴别心源性和支气管性哮喘有较重要的参考价值。

2. 心包积液、缩窄性心包炎　根据病史、心脏及周围血管体征进行鉴别, 超声心动图检查可得以确诊。

3. 肝硬化腹水伴下肢水肿　非心源性肝硬化不会出现颈静脉怒张等上腔静脉回流受阻的体征。

(四)中西医结合治疗要点

1. 治疗原则　神经内分泌抑制剂、利尿剂、强心剂等药物已作为 HF 常规治疗方案,靶点明确,起效较快,疗效确切,可以改善 HF 患者的血流动力学及心功能、延缓 HF 进展,在急性 HF 及严重慢性心衰治疗中具有重要地位。中医药具有多环节、多靶点的整体调节的优势,可对慢性 HF 稳定期或慢性 HF 轻中度患者起到良好作用,单独应用中医药或与西药联合应用可改善 HF 患者的症状和体征,改善心功能,与西药联合治疗还可产生协同作用,长期应用较少产生明显的毒副作用,从而防止病情反复发作,降低住院率,提高患者生活质量,减少药物副作用。在临床应用和试验研究中取得了一定的成果。

2. 西医治疗　从建立 HF 分期的观念出发,HF 的治疗应包括防止和延缓 HF 的发生,缓解临床 HF 患者的症状,改善其长期预后和降低死亡率。

(1)病因治疗:①基本病因的治疗:对高血压、冠心病、糖尿病、代谢综合征等早期进行有效的治疗;②消除诱因。

(2)一般治疗:①休息;②控制钠盐摄入。

(3)药物治疗:目前常用治疗药物包括:利尿剂、肾素 - 血管紧张素 - 醛固酮系统抑制剂 [ACEI、血管紧张素Ⅱ受体阻滞剂(ARB)、醛固酮受体拮抗剂和血管紧张素受体 - 脑啡肽酶抑制剂(ARNI)]、β 受体拮抗剂、正性肌力药、钠葡萄糖共转运蛋白 2 抑制剂(SGLT-2i)和血管扩张药。

1)利尿剂:利尿剂是 HF 治疗中最常用的药物,主要用于有充血体征和症状的患者。长期应用需注意监测血钾、血脂、血糖、血尿酸等代谢指标。

2)肾素 - 血管紧张素 - 醛固酮系统抑制剂

① ACEI:适用于高血压、心肌梗死后、肾病、代谢综合征、蛋白尿或微量白蛋白尿的心衰患者。通过抑制心肌的重塑,以达到维护心功能、延缓心衰的进展、降低远期死亡率的目的。双侧肾动脉狭窄、妊娠妇女、高钾血症者禁用。

② ARB:适用于伴左心室肥厚、高血压、心房颤动的预防、糖尿病肾病、代谢综合征、微量白蛋白尿或蛋白尿,以及不能耐受 ACEI 的心衰患者。

③醛固酮受体拮抗剂:适用于 NYHA Ⅲ～Ⅳ级,急性心肌梗死后左室射血分数＜40% 的心衰患者。应监测血钾、肾功能以防高血钾和肾功能恶化。

④ ARNI:指南推荐 HYHA Ⅱ 或Ⅲ级及 HFrEF 心衰患者优先推荐 ARNI。需注意症状性低血压、高钾血症、肾功能恶化、血管神经性水肿等不良反应。

3)β 受体拮抗剂:心功能不全且病情稳定的患者均应使用 β 受体拮抗剂,长期应用可达到延缓病变进展、减少复发和降低猝死率的目的。急性心力衰竭、支气管哮喘、病态窦房结综合征、房室传导阻滞和外周血管病患者禁用。

4)正性肌力药

①洋地黄类药物:用于慢性心衰加重,持续有心衰症状,伴快速房颤的心衰患者。可改善症状,提高运动耐量,增加心排血量,但不能提高生存率。

②非洋地黄类正性肌力药:肾上腺素能受体兴奋剂:多巴胺、多巴酚丁胺可增强心肌收

缩力；磷酸二酯酶抑制剂：米力农可使心肌收缩力增强，仅限于重症心衰症状不能控制时短期应用。

5）SGLT-2i：可增加肾小管中葡萄糖代谢，且具有利尿、降压的作用，是治疗心衰的新型药物。可有效降低心衰死亡率。使用时应监测血压、血糖及肾功能。

6）血管扩张药：伴有心绞痛或高血压的患者可考虑联合治疗，对存在心脏流出道或瓣膜狭窄的患者禁用。

（4）非药物治疗

1）心脏再同步化治疗：已接受最佳药物治疗仍持续存在心力衰竭症状，LVEF ≤ 35%，心功能 NYHA 分级Ⅲ～Ⅳ级，QRS 间期＞120 毫秒。

2）左室辅助装置：适用于严重心脏事件后或准备行心脏移植术患者的短期过度治疗和急性心衰的辅助性治疗。

3）心脏移植。

（5）舒张性 HF 的治疗：舒张性心功能不全由于心室舒张不良使左室舒张末压（left ventricular end diastolic pressure，LVEDP）升高，而致肺淤血，多见于高血压和冠心病。如果客观检查 LVEDP 增高，而左心室不大，LVEF 值正常则表明以舒张功能不全为主。最典型的舒张功能不全见于肥厚型心肌病变。治疗的原则与收缩功能不全有所差别，主要措施有：① β 受体拮抗剂；② CCB；③ ACEI；④维持窦性心律；⑤肺淤血症状较明显者，可适量应用静脉扩张剂或利尿剂降低前负荷。

四、中西医结合治疗研究

（一）思路与方法

心衰中医证型可概括为气虚血瘀、气阴两虚血瘀、阳气亏虚血瘀 3 种基本证型，均可兼见痰饮证。现代研究明确了 HF 是一种进展性的病症，因各阶段病理机制的特点有所差别，治疗上有所侧重。HF 失代偿的急性加重期多表现为本虚不支，标实邪盛，甚至阴竭阳脱，常需住院治疗，既要积极固护阴阳以治本，更需加强活血、利水、化痰等以治标，必要时需急救回阳固脱；代偿阶段的慢性 HF 稳定期多表现为本虚明显，标实不甚，应以益气、养阴或温阳固本调养，酌情兼以活血化瘀、化痰利水治标。

1. 气虚血瘀证

主症：气短 / 喘息、乏力、心悸。

次症：①倦怠懒言，活动易劳累；②自汗；③语声低微；④面色 / 口唇紫黯。

舌脉：舌质紫黯（或有瘀斑、瘀点或舌下脉络迂曲青紫），舌体不胖不瘦，苔白，脉沉、细或虚无力。

中医治法：益气活血，或兼以化痰利水。

代表方剂：保元汤合血府逐瘀汤加减。

气虚甚者，黄芪加量或加党参、白术等；血瘀甚者加丹参、三七、地龙等；兼痰浊者，加瓜蒌、薤白、半夏、陈皮、杏仁等；兼水饮者，加葶苈子、茯苓皮、泽泻、车前子 / 草、大腹皮、五加皮等。

2. 气阴两虚血瘀证

主症：气短 / 喘息、乏力、心悸。

次症：①口渴/咽干；②自汗/盗汗；③手足心热；④面色/口唇紫黯。

舌脉：舌质黯红或紫黯（或有瘀斑、瘀点或舌下脉络迂曲青紫），舌体瘦，少苔，或无苔，或剥苔，或有裂纹，脉细数无力或结代。

中医治法：益气养阴活血，或兼以化痰利水。

代表方剂：生脉散合血府逐瘀汤加减。

偏阴虚者，可将人参换用太子参、西洋参，或加玉竹、黄精、山萸肉等。

3. 阳气亏虚血瘀证

主症：气短/喘息、乏力、心悸。

次症：①怕冷和/或喜温；②胃脘/腹/腰/肢体冷感；③冷汗；④面色/口唇紫黯。

舌脉：舌质紫黯（或有瘀斑、瘀点或舌下脉络迂曲青紫），舌体胖大，或有齿痕，脉细、沉、迟无力。

中医治法：益气温阳活血，或兼以化痰利水。

代表方剂：真武汤合血府逐瘀汤加减。

阳虚明显，可加桂枝、淫羊藿等。余加减用药同前。

4. 兼证

痰饮证：咳嗽/咯痰、胸满/腹胀、面浮/肢肿、小便不利。

舌脉：舌苔润滑，或腻，或有滑脉

具有兼证1项，结合舌脉，即可诊断。

中医治法：化痰利水。

代表方剂：葶苈大枣泻肺汤加减。

若寒痰较重，加干姜、细辛温化痰饮；若咳嗽喘促重者，加莱菔子、苏子下气祛痰等；若痰饮内蕴化热者，可改用清金化痰汤合千金苇茎汤加减。

（二）临证经验

1. 病因病机

（1）基于中医气血理论，心气虚是慢性心衰的病理基础，是心力衰竭最基本的病机。心气虚在 HF 出现之前或其早期即可出现，并贯穿于 HF 的始终；心气虚可以导致阳虚、血瘀、水停等其他病理因素的出现。

（2）血脉瘀阻是心气虚所致最常见病理变化。血液在脉管内环流不休、不瘀不溢地正常运行，有赖于心气的推动、肺气的敷布与脾气的统摄。慢性心衰发生后则心气虚弱，帅血运行无力，可致血脉瘀阻，进一步发展为气虚血瘀。

（3）水邪为患是心气虚证进一步恶化的征象。血之运行有赖于气之推动，水之运行也依靠气之温化。心气虚弱时既可因帅血无力而致血脉瘀阻，又可因温化失司而致水邪为患。加之血瘀日久、瘀化为水，更加剧水邪。故水邪为患多见于病变的后期，是心气虚证病情恶化的征象。

慢性心衰的基本病机为心气虚弱为本，血脉瘀阻、水邪为患为标，其病变的演变是由气虚帅血无力而致血瘀，血瘀日久不消，瘀化为水，加之心气温化失司、水运不健，而致水邪为患。简言之，实由气、血、水的功能异常所致。

2. 辨证要点　气虚血瘀是贯穿于 HF 病程中最基本的病理机制，为本虚标实的最常见证候，其他证候多可由此演变而来。因此在辨证治疗过程中，应以气虚血瘀为基本证型，再把握以下辨证要点。

（1）辨阴阳：常见阴虚证表现为喘息气短，乏力，心悸，口干，盗汗，手足心热、舌质黯红或紫黯，少苔，或无苔，或剥苔，或有裂纹，脉细数无力或结代，尤以乏力口干、盗汗、少苔为常见；常见阳虚证表现为畏寒，肢冷，便溏，舌质淡胖或淡紫，脉沉细无力或结代，尤以畏寒（有的仅表现为后背凉）及大便溏为常见。

（2）辨有无水饮：常见水邪为患有 3 种主要表现形式：一是水邪泛溢肌肤而成浮肿；二是水邪犯肺而致咳嗽、咳痰、气短或喘促不得卧；三是水气凌心而致心动不安，惕惕怔忡，脉象细微或结、代、促。

3. 治则治法

（1）扶正祛邪，强调扶正固本：慢性心衰为本虚标实之证，本虚为心气虚、心阳虚，血脉瘀滞为其中心环节，瘀血、痰浊、水饮乃其标实之候。治疗应以标本兼治、扶正祛邪为原则，但应强调扶正固本，绝不可本末倒置，一味攻逐，以伤正气。

（2）益气活血利水为治法：以益气活血利水为法，方药组成：生黄芪、丹参各 30g，党参、猪苓、茯苓、泽兰、泽泻、葶苈子各 15g，桑白皮、桃仁、红花、当归各 10g。以上方加减治疗冠心病心肌梗死、风湿性心脏病、扩张型心肌病及先天性心脏病等继发心力衰竭，均取得良好疗效。

（3）随证加减，调整补气药剂量：方中党参、黄芪为君药，根据病情变化不断调整用量，选择党参、黄芪，一则为气血理论指导下益气以治本，二则为前期研究的结果。气虚明显者选党参 15~30g；生黄芪多以 30g 为基础逐渐增加用量，最大可用到 60g 或更多；如有热象者宜选用太子参 15~30g；咳嗽喘息不得卧者加紫苏子、白果等；水肿明显伴咳吐稀白沫痰者加白术、车前子、白芥子等健脾利水、祛痰之品，亦可加益母草以活血利水；阳虚明显、畏寒肢冷者加桂枝、补骨脂及附子等温补肾阳；有阴虚表现者加麦冬、五味子等固护阴液；恶心、纳呆、胃脘胀满者加白术、砂仁等健脾益气、调和胃肠功能。

五、中西医结合诊疗前沿与研究展望

（一）中成药临床研究

治疗心衰目前证据较多的中成药概述如下。

（1）芪苈强心胶囊：多中心、随机、双盲、安慰剂对照试验结果显示，在标准抗 HF 治疗基础上加用芪苈强心胶囊（每次 4 粒，每日 3 次，共 12 周）可显著降低慢性 HF（NYHA Ⅱ ~ Ⅳ级）患者的 NT-pro BNP 水平，还显著改善心功能和生活质量，提高 LVEF 和 6MWD；适用于慢性 HF（NYHA Ⅱ ~ Ⅳ级）患者。

（2）芪参益气滴丸：干预慢性 HF 患者随机对照试验的系统评价（纳入 17 个随机对照试验，共 1 840 例患者）结果显示，与单纯西药常规治疗比较，西药常规治疗联合芪参益气滴丸可以降低 HF 患者的再住院率和病死率，且能改善患者心功能，增加 LVEF 和 6MWD，试验期间未见明显不良反应；适用于慢性 HF（NYHA Ⅱ ~ Ⅳ级）患者。

（3）心脉隆注射液：多中心、随机、双盲、安慰剂对照试验结果显示，在标准抗 HF 治疗基础上加用心脉隆注射液（100mg/2ml），以 5mg/kg 剂量静脉滴注，每日 2 次，连续用药 5 天，可明显改善慢性 HF 患者（NYHA Ⅱ ~ Ⅳ级）的心功能分级，改善中医症状，提高 LVEF 和 6MWD，未见明显不良反应；另一项 Meta 分析纳入 8 个随机对照试验共 866 例 HF（NYHA

Ⅱ～Ⅳ级）患者，结果表明在常规治疗基础上加用心脉隆注射液，能进一步降低 BNP 水平，增加 LVEF 和 6MWD。适用于慢性 HF（NYHA Ⅱ～Ⅳ级）患者。

（4）生脉注射液或生脉饮口服液：生脉干预 HF 患者随机对照试验的系统评价（纳入 14 个随机对照试验，共 858 例患者）结果显示，在西医常规治疗基础上加生脉注射液或生脉饮口服液，对改善 HF 患者的 NYHA 心功能分级具有潜在的益处，还可能提高患者的 LVEF 和心输出量；适用于慢性 HF（NYHA Ⅱ～Ⅳ级）患者。

（5）参附注射液：干预 HF 患者随机对照试验的系统评价（纳入 97 个随机对照试验，共 7 854 例患者）结果显示，在西医常规治疗基础上加用参附注射液，可能有益于改善 HF 患者的心功能，提高临床总有效率（以 NYHA 心功能分级和 Killip's 分级评价），还可能改善患者的心率、NT-pro BNP 水平和 6MWD，并可能减少患者的病死率；适用于慢性 HF（NYHA Ⅱ～Ⅳ级或 Killip's Ⅱ～Ⅳ级）患者。

（6）参麦注射液：干预 HF 患者随机对照试验的系统评价（纳入 15 个随机对照试验，共 1 174 例患者）结果显示，在西医常规治疗基础上加用参麦注射液，可能有助于改善 HF 患者的临床症状，提高临床综合疗效，增加 LVEF，及改善左心室功能；适用于慢性 HF（NYHA Ⅱ～Ⅳ级）患者。

（二）心衰常用中药研究

1. 根据现有研究证据和专家建议，常用治疗慢性 HF 的单味中药见表 3-1。具体使用剂量可参照《中华人民共和国药典（2020 年版）》。

表 3-1   慢性心衰常用单味中药

类别药物	药物
益气药	人参、红参、西洋参、党参、黄芪、白术、太子参
活血药	丹参、红花、桃仁、川芎、赤芍、当归、三七、益母草、泽兰、延胡索、郁金、马鞭草、水红花子、水蛭、三棱、莪术、牛膝
温阳药	附子、桂枝、干姜、肉桂、鹿茸、淫羊藿
养阴药	麦冬、白芍、玉竹、北沙参、南沙参
利水药	泽泻、茯苓、猪苓、车前子、薏苡仁、香加皮
化痰平喘药	半夏、瓜蒌、紫苏子、葶苈子、桑白皮
其他	生姜、麻黄、细辛、大腹皮、厚朴、防己、赤小豆、玄参、苦参、五味子

2. 结合现代药理研究结果，慢性 HF 常用单味中药药理作用见表 3-2。

表 3-2   以药理作用分类的慢性心衰常用单味中药

药理作用	类别	药物
强心	益气药	人参、西洋参、黄芪、党参
	温阳药	附子、桂枝、鹿茸
	活血药	益母草
	化痰平喘药	葶苈子

续表

药理作用	类别	药物
	其他	香加皮、麻黄、细辛、山楂
利尿	利水药	茯苓、猪苓、泽泻、车前子、香加皮
	温阳药	桂枝
	活血药	益母草
	化痰平喘药	葶苈子、桑白皮
	其他	麻黄、防己、赤小豆
扩血管	活血药	丹参、红花、桃仁、川芎、当归、三七、益母草、延胡索
	益气药	黄芪、党参
	温阳药	肉桂、鹿茸、淫羊藿
	其他	细辛、防己、玄参、桑寄生、山楂
抑制心室重构	益气药	黄芪、西洋参
	活血药	丹参、三七
	温阳药	淫羊藿
	其他	玄参、苦参

3. 中西药相互作用　目前慢性 HF 常用中西药可能的相互作用见表3-3。

表 3-3　慢性心衰常用中西药可能的相互作用

类别/西药	中药	潜在影响
抗血小板抗凝药		
阿司匹林、华法林、肝素	丹参、当归、生姜、大蒜	增加出血风险
阿司匹林、华法林	银杏叶	增加出血风险
华法林	姜黄、木瓜	增加出血风险
华法林	人参、贯叶连翘	减弱华法林的作用
强心剂		
地高辛	丹参、人参	影响地高辛的血药浓度
地高辛	贯叶连翘	减少地高辛的血药浓度
地高辛	麻黄	增加地高辛的血药浓度
地高辛	当归	对抗地高辛所致心律失常
利尿剂		
螺内酯	甘草	增加螺内酯的作用
β受体拮抗剂	麻黄	减弱β受体拮抗剂的作用
CCB	山楂	增加血管舒张作用
硝酸酯类	山楂	增加血管舒张作用

（三）中药治疗 HF 机制研究

中药治疗具有多层次、多环节、多靶点等特点，目前研究认为中药治疗 HF 作用机制可能主要有：①强心、利尿、扩血管的药理作用；②抗心律失常作用；③阻断神经内分泌系统，阻断心室重塑；④阻断心肌细胞能量重构，改善心肌能量代谢。

六、经典著作赏析

（一）学术源流

传统中医无心力衰竭的病名出现，但古代中医对于 HF 的相关探索有着数千年的历史。在浩如烟海的中医文献中，"心痹""心咳""心水""心胀""心脏衰弱""心衰"等病名与心力衰竭有关。中医对心衰的最早描述见于《黄帝内经》。《素问·痹论》说："脉痹不已，复感于邪，内舍于心……心痹者，脉不通，烦则心下鼓，暴上气而喘，嗌干善噫，厥气上则恐。"《素问·逆调论》有"夫不得卧，卧则喘者，是水气之客也"的记载。张机在《金匮要略·痰饮咳嗽病脉证并治》中有"水在心，心下坚筑，短气，恶水不欲饮""咳逆倚息，短气不得卧，其形如肿，谓之支饮"的论述。在该书《水气病脉证并治》篇又指出："心水者，其身重而少气，不得卧，烦而躁，其人阴肿。"

《黄帝内经》中引起心力衰竭的病因病机比较复杂，时令异常可以致病，饮食不节，七情内伤，他经、他脏传变亦可致病。《伤寒论》认为心衰关乎少阴，心气血虚、心肾阳虚、气化不利、水液不化、凌心射肺及气虚血瘀、血不利则为水是心衰的主要病机。《诸病源候论》是我国第一部论述各种疾病病因、病机和证候之专著，对于心力衰竭水肿病机，已明确提到关乎肺、脾、肾，继承和发展了《黄帝内经》的思想，为后世医家对心衰水肿病机的认识、治疗提供了新的思路。孙思邈的《千金方》深化了对心衰传变的认识，认识到了心病及肺及脾的病机，并在水肿治疗中明令"勿与盐"。宋代《圣济总录》明确心气不足、水停心下为心力衰竭之因，将这两者紧密联系起来，使心虚水停的病机进一步明确化；并认为心衰病根于心，这是中医心力衰竭认识上的一次症状病机的总结。明代《普济方》对于心衰病因病机的认识，仍旧继承前人心水、心胀的观点，《普济方·水病门·总论》说："心水者，其人身重而少气不得卧，烦而躁，其人阴大肿……以短气不得卧为心水。"张介宾对心衰的认识包括心力衰竭怔忡之病机为阴虚劳损之人宗气无根，气不归元而至外泄，咳喘分虚喘和水病之喘，虚喘为气虚所致，"水病为喘者，以肾邪干肺也"，水肿病本皆归于肾等。清末医家张锡纯《医学衷中参西录》中将心病分为心肌亢进与心脏麻痹两大类，心脏麻痹当与心肌收缩力下降即心肌衰竭相接近，此种认识已触及心力衰竭的实质。

（二）治法方药

《黄帝内经》中确立了心力衰竭治疗原则。《灵枢·五味》曰："心病者宜食……薤。"这为后世创立辛温散寒法奠定了基础。《素问·至真要大论》说："疏其血气，令其调达，而致和平"，指出用行气活血之法疏导气血的运行。

后世医家在心力衰竭的相关症状治疗中主要以心气虚衰、血瘀和水饮为主要病机进行治疗，气为血之帅，气行可以推动血液和水液运行，同时补气可以生血，因而多数治疗可以归纳为补气和化瘀 2 个方面。孙思邈《备急千金要方》说："心虚不足，心下虚悸……内外伤损，益气，安定心神。"《史载之方》《圣济总录》等也均提出"补心气"之法。同时在《备急千金要方》中记录了许多补益心气的方，如人参丸、大远志丸、乐令黄芪汤等。偏于补血者，当养血补心。方隅《医林绳墨·惊悸》中说："心家之病，当从心治可也……血虚者，当养血以补心。"常用方剂如归脾汤，本方原载宋代严用和《济生方》，但方中无当归、远志，至明薛己补此二味，加强了养血宁神之效。《伤寒论》四逆汤为温中祛寒回阳救逆名方，主治阳虚不能温煦四末之厥逆，为治疗心衰危候重要方剂。

《素问》就提出了治疗水气的三大治疗原则"去宛陈莝""开鬼门，洁净府"。水肿形成主要与肺脾肾三脏有关，所谓其标在肺，其本在肾，其制在脾。《素问·阴阳应象大论》说："其在皮者，汗而发之。"《仁斋直指方》对"水气者，漉漉有声怔忡浮肿"者，提出"与之逐水利小便"之法。《医贯》指出"治肿者，先以脾土为主"，还说"补肾以治肿"，强调"必须补药中，加行气利水之品方妙"。张机在《金匮要略·水气病脉证并治》中确立治水的一般原则："诸有水者，腰以下肿，当利小便；腰以上肿，当发汗乃愈。"又在《金匮要略·痰饮咳嗽病脉证并治》里说道："病痰饮者，当以温药和之。"水饮的形成主要在于阳气不足，无以气化水湿，故温阳化饮为治疗水气的重要治法，如著名的五苓散、苓桂术甘汤等。中医有"通阳不在温，而在利小便"之论，因此温阳、利小便是为治水的大法。

七、病案分析

李某，女，30岁。2010年3月4日主诉"胸闷2个月"初诊。患者2010年2月12~26日于阜外心血管病医院ICU住院治疗，诊为"围产期心肌病，心脏扩大，心律失常（窦性心动过速），心功能Ⅲ级"。2月23日检查：胸片示两肺淤血，肺动脉段凸出，左室明显增大；心脏超声示：左心功能明显减低，左心房直径LA39mm，左心室直径59mm，左心室射血分数30%。

初诊：胸闷，疲乏，无法正常生活工作；时有心前区刺痛，无喘憋，纳眠、二便可；BP：104/80mmHg，HR：76次/min。舌质黯红，苔薄白，脉细。诊为心衰病，辨证为气虚血瘀。治法：益气活血。处方：太子参30g，生黄芪30g，当归10g，丹参15g，赤芍15g，川芎15g，益母草15g，猪茯苓各15g，泽兰泻各15g，郁金10g，磁石（先下）30g，远志10g，生山楂30g；7剂，水煎服，日2次。

初诊后1周：诸证减轻。治法不变，处方：党参15g，生黄芪50g，当归10g，川芎15g，丹参15g，益母草15g，薤白10g，姜黄10g，磁石（先下）30g，远志10g，郁金10g；7剂，水煎服，日2次。

初诊后3周：活动后仍有胸闷、左肩部酸痛，疲乏减轻，畏寒。纳眠、二便可；舌质淡红，苔薄白，脉细。3月29日复查心脏超声：左室正常高限伴收缩功能减低，LA18mm，LV52mm，EF36.5%。处方：党参15g，生黄芪60g，当归10g，川芎15g，丹参15g，益母草15g，薤白10g，姜黄10g，桂枝10g，赤白芍各15g，葛根15g，磁石（先下）30g，远志10g，郁金10g，补骨脂10g，山萸肉10g；10剂，水煎服，日2次。

初诊后4个月：诸症悉除；BP：95/70mmHg，HR：84次/min；舌尖红，苔薄白，脉细。7月9日阜外医院复查超声心动：EF61%。处方：党参15g，生黄芪60g，当归10g，川芎15g，丹参15g，姜黄10g，桂枝6g，赤白芍各15g，炙甘草10g，葛根30g，磁石（先下）30g，远志10g；14剂，水煎服。余以上方加减巩固治疗，患者生活、工作如常人。

按语：围产期心肌病于妊娠最后3个月或产后6个月内发生，以心功能衰竭为主要表现，西医强心、扩管等治疗可以改善患者症状，但不能改善其预后。分娩后6个月心脏仍大提示预后不良，死亡率高。本患者经专科医院西医治疗后疗效不佳。该患者年过四七之数,素体虚弱,心气不足,加之胎儿消耗,气虚更甚;气虚推动不利,肢体失于濡养,故见疲乏,帅血不利,停而为瘀,痹阻胸中阳气,胸阳不振,发为胸痹之病。舌为心之苗,心血瘀滞,故见舌质黯红;心气推动无力,故脉细。这与西医认为妊娠期间循环血量增加,前负荷增加,心功能下降,心脏增大的原因基本一致。治疗方面,重用黄芪、太子参、党参等益气药物为君药补益心气,以当归、丹参、赤芍、川芎等养血活血药物为臣药,佐以茯苓、白术等健脾行气药物使补而不滞,根据患者症状加用磁石、远志等药物安神养心,共奏益气活血之功。

本案围产期心肌病是心力衰竭中一个特殊的类型,临床更常见到的高血压、心律失常、冠心病引起的各种心脏扩大及特发扩张型心肌病,或伴有心功能不全症状的患者,通过益气活血治疗均能起到明显缓解症状、改善心功能、提高生活质量的效果。

主要参考文献

[1] 张伯礼,薛博瑜. 中医内科学[M]. 2版. 北京:人民卫生出版社,2012:88-94.

[2] 冠心病中医临床研究联盟,中国中西医结合学会心血管疾病专业委员会,中华中医药学会心病分会,等. 慢性心力衰竭中医诊疗专家共识[J]. 中医杂志,2014,55(14):1258-1260.

[3] 中国中西医结合学会心血管疾病专业委员会,中国医师协会中西医结合医师分会心血管病学专家委员会. 慢性心力衰竭中西医结合诊疗专家共识[J]. 中国中西医结合杂志,2016,36(2):133-141.

[4] 林毅,宁险峰,于文,等. 黄芪皂苷Ⅳ对急性心肌梗死天鼠心肌胶原含量的影响[J]. 中国药学杂志,2008,43(11):833-837.

[5] 智光,黄大显,杨兴生. 黄连素治疗心功能衰竭的实验和临床观察[J]. 中华内科杂志,1991,30(9):581-582.

[6] 冯培芳,秦南屏,乔樵,等. 三七总皂苷改善高血压病左室舒张功能的临床与实验研究[J]. 中国中西医结合杂志,1997,17(2):714-717.

[7] 苗德根. 黄芪注射液对肥大心肌细胞的能量代谢影响的研究[D]. 北京:北京中医药大学,2005.

[8] 苏敬泽,农一兵,林谦. 黄芪组分对乳鼠肥大心肌细胞ATP合成酶F1亚单位β肽表达的影响[J]. 北京中医药,2011,30(2):143-146.

[9] MENG D, CHEN X J, BIAN Y Y, et a1. Effect of astragalosides on intracellular calcium overload in cultured cardiac myocytes of neonatal rats[J]. American Journal of Chinese Medicine,2005,33(1):11-20.

(林　谦)

第二节　心房颤动

心房颤动(atrial fibrillation),简称"房颤",常见于有其他心血管疾病患者,如冠心病、心力衰竭、高血压等,是临床常见的心律失常,一般人群发病率为0.4%~1%,患病率男性高于女性。房颤长期存在会成为脑卒中和急性心血管事件的潜在危险因素,严重影响患者的身体健康及生存质量。

一、中医概述

中医并无房颤病名的记载,根据其临床症状,可归属于中医学"心悸""心动悸""惊悸"等范畴。

(一)病名历史沿革

《黄帝内经》无心悸的病名,但有相关的论述。如《素问·平人气象论》曰:"……左乳下……其动应衣,宗气泄也。"心悸、惊悸病名,首见于汉代张机的《伤寒论》和《金匮要略》,其称之为"心动悸""心下悸""惊悸"等。例如,《伤寒论·辨太阳病脉证并治》说:"伤寒,脉结代,心动悸,炙甘草汤主之。"《金匮要略·惊悸吐衄下血胸满瘀血病脉证治》云:"寸口脉动而弱,动则为惊,弱则为悸。"1997年中华中医药学会中医诊断专业委员会将本病定名为"心动悸"。

(二)中医病因病机

中医各家对房颤的病因病机见解不尽相同。《素问·阴阳应象大论》云:"年四十,而阴气自半也。"《景岳全书》曰:"阳统乎阴,心本乎肾,所以上不宁者,未有不由乎下,心气虚者,未有不因乎精。"明确指出本病与肾的密切关系,临床多表现为肾阴虚。明代王肯堂在《证治准绳·杂病》论颤振时曰:"颤,摇也;振,动也。筋脉约束不住而莫能任持,风之象也。"近代医家认为房颤的病因病机是本虚为主,病位主要在心,兼及肝脾肾。本虚是心之气、血、阴、阳亏虚,由本虚而致标实,如血瘀、痰阻、水饮等。同时颤属风象,应重视心阴虚而致的风内动。

(三)辨证分型及治法用药

综合历代医家的辨证分型,目前多为气虚血瘀、气阴两虚、心脾两虚、血脉瘀阻、心虚胆怯、阴虚火旺、心阳不振、水饮凌心、痰火扰心等证。治疗上补虚药为主,兼以祛邪,同时安神及活血化瘀药物在组方中具有重要地位,中成药及自拟方剂多数在炙甘草汤和生脉散的基础上进行加减。

二、西医概述

房颤是心肌丧失了正常有规律的舒缩活动,而代之以快速而不协调的紊乱微弱的蠕动,致使心房失去了正常的有效收缩。心慌、气短胸闷、运动耐量下降是临床最常见的症状。心室律失常、心功能受损和心房附壁血栓形成是房颤的主要病理生理特点。

(一)房颤的病因

房颤可能与某些一过性的因素或急性疾病有关,如饮酒、心胸外科手术、甲状腺功能亢进等。同时与心脏器质性病变有关,如心力衰竭、心肌病、心脏瓣膜病等。其他内科疾病如呼吸系统疾病等易诱发房颤。

(二)房颤的发病机制

房颤的发生机制十分复杂,涉及心房的特殊结构(如肺静脉前庭和近心房段)、心房自主神经节的功能,以及心房电重构和结构重构等。对房颤发生机制的研究中,较为经典的多种假设或学说有:多发子波折返假说、主导折返环伴颤动样传导理论、自旋波假说等。

三、诊治要点

(一)诊断要点

房颤的诊断应从症状、体征、查体、心电图及其他相关的辅助检查等方面考虑。

1. **临床症状、体征** 以心悸为主症，多因劳累或者情绪激动而诱发，伴有气短、胸闷、失眠、头晕、黑蒙，严重者有晕厥等症。心悸每次发作持续时间不等，短者仅持续数秒，可频频发作，长者可持续数日至数周。

2. **查体** 听诊心音强弱不等，心率快慢不一，节律绝对不规整，伴脉搏短绌。有心衰的患者，可伴有腹胀、下肢的水肿。

3. **辅助检查** 心电图显示 P 波消失，代之以频率 350~600 次 /min 的 f 波，QRS 波节律绝对不规则(RR 间距不等)，V_1 导联较清楚。超声心动图提示有房室的增大、瓣膜的反流及左室射血分数的减低等。

4. **中医的辨病辨证要点** 辨证应首辨虚实，其次辨别病位，本病病位在心，兼及他脏。同时应注意患者的脉象，呈结代脉、解索脉象或雀啄脉象，脉搏乍疏乍数，散乱无序，即脉律不整，脉率(至数)时快时慢，脉力强弱不等。

(二)诊断思路

房颤中西医结合诊疗过程中应以辨证论治为主、兼顾疾病的特点。

1. **房颤的中医诊断思路** 首先要辨别患者是否有"心跳""心慌"的症状，注意疾病的发病原因；其次注意辨别病位，注意辨别疾病的病性虚实。

2. **房颤的西医诊断思路** 首先考虑房颤发生的原因，同时区分房颤的类型，结合患者的情况对患者进行危险的分层及用药安全的评估，进而决定治疗用药。

(三)鉴别诊断(图 3-2、图 3-3、图 3-4、图 3-5)

1. **西医方面** 房颤应与其他不规则的心律失常鉴别。如心房扑动、频发早搏、室上性心动过速或心房扑动伴有不规则房室传导阻滞等，心电图检查可以做出诊断。

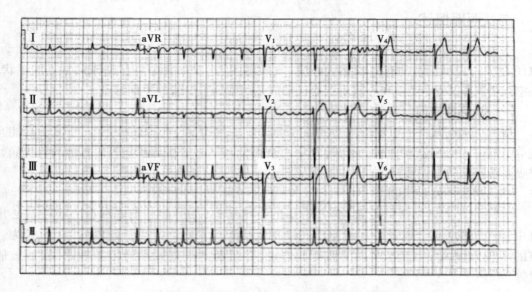

图 3-2 心房颤动 P 波消失，出现不规则的 f 波，心室律不规则

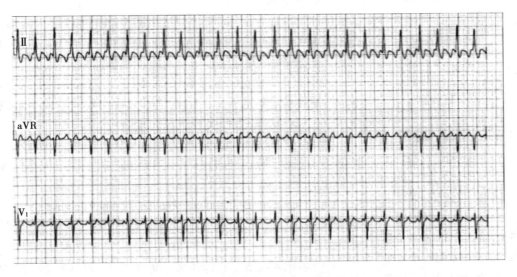

图 3-3 心房扑动伴 2：1 房室传导阻滞

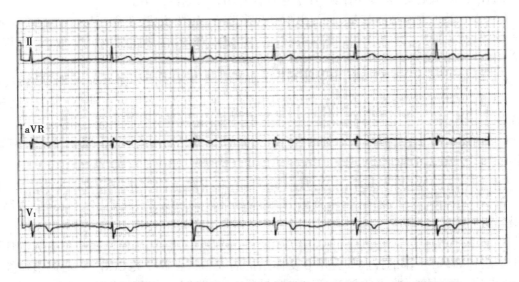

图 3-4 心房颤动伴完全性房室传导阻滞，细小心房颤动波，心室律慢而规则

2. 中医方面 心动悸应与奔豚相鉴别。心动悸为心中剧烈跳动，发自于心；奔豚发作之时，亦觉心胸躁动不安，但奔豚乃上下冲逆，发自少腹。两者病位不同，治法也应有所区别。

（四）中西医结合治疗要点

1. 房颤治疗的目的是消除或减轻患者的临床症状，提高运动耐量和生活质量，预防血栓发生，最终降低房颤的致残率和死亡率。

西医治疗原则包括：病因的治疗、控制心室律、复律治疗、抗凝治疗及手术治疗等。

中医总的治疗原则是补虚泻实。如病程较久、虚实夹杂者则宜标本兼顾，攻补兼施。

2. 中医辨证论治 根据文献及现代医家的研究，综合心动悸的辨证、分型和治疗如下。

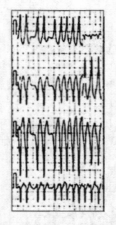

图 3-5　预激综合征合并心房颤动，心房颤动发作，心室律167~300次/min，显著不规则

（1）气虚血瘀证：心悸乏力，气短懒言，面色淡白或晦滞，伴有胸闷痛等症状，舌淡黯或有紫斑，脉沉涩结代。治以益气活血，养心安神，方用四君子合血府逐瘀汤加减。

（2）气阴两虚证：心悸不舒，神疲乏力，口干咽燥，手足心热，小便淡黄，大便干燥，舌红，苔少，脉细数或结代。治以益气养阴，宁心安神，方用炙甘草汤合生脉散加减。

（3）心虚胆怯证：心悸，坐卧不安，善惊易恐，少寐多梦，舌苔薄白或如常，脉动数或虚弦。治以镇惊定志，养心安神，方用安神定志丸加减。

（4）心血不足证：可见心悸头晕，面色不华，倦怠无力，舌质淡红，脉象细弱或结代。治以补血养心，益气安神，方用归脾汤加减。

（5）心阳不振证：心悸不安，动则尤甚，形寒肢冷，伴胸闷气短，畏寒喜温，或伴心痛，舌质淡，苔白，脉虚弱或沉细无力。治以温补心阳，安神定悸，方用桂枝甘草龙骨牡蛎汤合参附汤加减。

（6）水饮凌心证：心悸眩晕，面浮肢肿，下肢为甚，甚者咳喘，不能平卧。伴胸脘痞满，渴不欲饮，恶心呕吐，形寒肢冷，小便不利，舌质淡胖，苔白滑，脉弦滑或沉细而滑。治以振奋心阳，化气行水，宁心安神，方用苓桂术甘汤加减。

（7）阴虚火旺证：心悸失眠，眩晕耳鸣，伴咽干口燥，形体消瘦，五心烦热，潮热盗汗，两目干涩等，舌质红少津，苔少或无。治以滋阴清火，养心安神，方用天王补心丹合朱砂安神丸加减。

（8）瘀阻心脉证：心悸不安，胸闷不舒，心痛时作，或见唇甲青紫，舌质紫黯或有瘀斑，脉涩或结代。治以活血化瘀，理气通络，方用桃仁红花煎合桂枝甘草龙骨牡蛎汤。

（9）痰火扰心证：可见心悸气短，胸闷胀满。伴食少腹胀，恶心呕吐，或伴烦躁失眠，口干口苦，小便黄赤，大便秘结，舌苔黄腻，脉弦滑或结代。治以清热化痰，宁心安神，方用黄连温胆汤加减。

3. 西医治疗　包括药物治疗和非药物治疗。药物治疗包括血栓栓塞的预防和治疗如应用华法林等；心室率的控制如应用 β 受体拮抗剂或非二氢吡啶类 CCB 等；心脏节律控制如胺碘酮维持窦性心律，及上游治疗比如控制血压、血脂等。非药物治疗包括直流电复律、房颤导管消融术和外科迷宫手术等。

四、中西医结合治疗研究

近年来，房颤的中西医结合治疗研究结果显示，中西医结合治疗在改善患者临床症状方面疗效明显。

（一）思路与方法

1. 加强对房颤的病因病机认识　对房颤病因病机的认识可以指导临床辨证用药。故中西医结合治疗研究时首先应明确该研究人群的病因病机，房颤的发生机制。

2. 关于中西医结合防治房颤的临床研究，有以下几种方法。

（1）古方化裁：如炙甘草汤、小定心汤、养心汤、归脾汤、天王定心汤等单独应用，或者联合西药胺碘酮或奎尼丁治疗房颤。

（2）自拟方药：多采用名老中医专家的经验自拟方药，联合相应的西药，进行临床观察，显示有一定的疗效。

（3）中成药与西药联合：中成药多用生脉饮、稳心颗粒、参松养心胶囊、补心口服液、参麦注射液等。

（4）针灸治疗房颤：运用针刺结合内服中药治疗，选穴上取与手厥阴经关系密切的穴位，不但能迅速纠正（针刺法）和控制（针药结合）房颤的发作，而且可以提高患者的生存质量。

（二）中西医结合治疗研究

1. 古方化裁的治疗研究　杨关林等运用古方小定心汤及养心汤化裁治疗房颤 120 例，对照组 60 例服用胺碘酮，疗程 30 天。结果总有效率两组间无显著性差异，治疗组纤维蛋白原水平较治疗前明显改善。

王礼彬等将 110 例 70 岁以上住院房颤患者随机分为治疗组（美托洛尔缓释片 + 炙甘草汤）及对照组（美托洛尔缓释片）。结果显示老年人房颤加用中药能进一步降低 NT-proBNP 水平，改善活动状态下最快心率及静息时最慢心率。

2. 自拟方药研究　赵文学等对 76 例阵发房颤患者予自拟养血复脉饮（生黄芪、当归、党参、麦冬、五味子、炙甘草、红花、桃仁等）合普罗帕酮（心律平）治疗，对照组 62 例予普罗帕酮（心律平），4 周为 1 个疗程。结果显示，治疗组临床疗效、心电图的改善明显优于对照组，不良反应比较，治疗组低于对照组（$P < 0.05$）。

方芳等将 120 例房颤患者随机分为两组，对照组予西药治疗，治疗组西药加用中药（党参、黄芪、灵磁石、炒酸枣仁、远志、珍珠粉、丹参等）益气活血，重镇安神，疗程 30 天。结果显示治疗组能够更好地改善患者的生活质量，优于对照组。

3. 中成药与西药联合　焦志平等观察稳心颗粒对 18 例阵发性房颤患者复律后维持窦性心律的长期疗效及安全性。结果显示治疗安全有效，随访期间无不良事件发生。且即使停药后房颤复发，心室率亦慢。

蔺虹将 110 例房颤患者随机分为参松养心胶囊治疗组和胺碘酮对照组，疗程 4 周。结果显示两组总有效率均在 87% 左右。治疗组出现其中腹胀 2 例，食欲差 1 例。对照组出现肝功能损害 2 例，恶心、呕吐各 2 例，一度房室传导阻滞 1 例，二度文氏型房室传导阻滞 1 例，窦性心动过缓 1 例。两组不良反应比较差异有显著意义（$P < 0.05$）。

4. 对房颤中医证候特征的分析　陈子晶等分析广安门医院 200 例冠心病房颤患者的临床资料，发现中医证素分布规律为：血瘀＞气虚＞痰浊＞阴虚＞热蕴＞肾虚＞水停＞阳虚；中医证候分布规律为：气阴两虚＞痰瘀互结＞气虚血瘀＞痰火扰心＞肝肾阴虚。多证相兼的分布规律为：三证相兼＞四证相兼＞两证相兼＞五证相兼＞单证。提示冠心病房颤患者中医证素以血瘀为多数，中医证候以气阴两虚为多数。

尹克春等分析广东省中医院 259 例冠心病房颤患者的临床资料，发现证型分布为：气滞血瘀型＞痰浊阻滞型＞心脾两虚型＞肝肾阴虚型＞水饮凌心型＞心阳不振型。提示冠心病房颤病因以血瘀为主，血瘀、痰浊、气滞是冠心病房颤的主要病机。

5. 针灸治疗房颤　黎滔总结针灸内关对房颤复律的研究，显示针刺疗法在转复阵发性房颤、心房扑动时复律成功率、转复时间等方面明显优于西药。

黄云声等将 66 例首次脑梗死并房颤患者分为炙甘草汤加减配合针刺治疗组 35 例与单纯针刺对照组 31 例。连续治疗 15 天为 1 个疗程，共 3 个疗程，每个疗程间隔 15 天，随访 1 年。结果显示治疗组疗效明显优于对照组（$P < 0.05$），随访 1 年后，治疗组脑梗死复发率低于对照组（$P < 0.05$）。

五、中西医结合诊疗前沿与研究展望

（一）中西医结合的诊疗前沿

中西医结合诊疗房颤，目前除集中在疗效方面外，尚有对中药有效成分治疗房颤的研究，包括中药汤剂及单味的中药。

1. 中医药方面的临床研究　目前的研究结果显示中医药可以改善患者的临床症状及减轻西药毒副作用。临床研究显示，无论是单用中药还是中西结合治疗房颤，在改善中医证候方面都较西药抗心律失常药物具有明显优势，中西结合对提高临床疗效、改善心电图比单纯中药效果更好。对单味药的临床研究显示炙甘草、麦冬、三七、甘松、苦参等均有较好的抗心律失常作用。

2. 西医学方面的研究　目前房颤的基因学研究有离子通道的遗传改变包括钾、钠离子通道的基因改变及其他基因失调引发的氨基酸位点的变化等研究。

（二）中西医结合的研究展望

中医学中"治未病""整体观念""辨证论治"的思想在房颤的防治中取得了一定的疗效，中西医结合治疗将成为临床治疗房颤的新生力量。

从整体观念出发，中医对房颤的治疗方法，或单一治法应用，或数法合用，其中益气、养阴、活血化瘀、化饮等治疗方法临床应用广泛，疗效确切。但同时临床上缺乏大样本的疗效观察，有的临床研究采用的辨证分型、疗效判定标准不是业界公认的标准，许多治法的作用机制尚需明确，缺乏远期的疗效观察和经验总结。

目前房颤的中西医结合研究需要解决的问题有：①规范房颤的中医辨证分型。目前房颤的辨证分型不够规范，难以进行统计学处理，且某些专方专药具体适用于哪一类证型的房颤尚不十分明确。②规范临床试验设计。目前所见报道资料多数属回顾性分析，真正经过科学设计，系统规范的对照或双盲、多中心大样本研究的临床资料较少，应将循证医学的方法引进房颤的相关研究中。③加强对中药作用于房颤机制的实验研究。目前对中药药理机制及作用的靶点环节研究资料不多。关于如何缩短病程、减少房颤的复发，探讨治疗机制，仍是当前治疗和药效研究方面的重要课题。

综上所述，在房颤的治疗中，中医药正在发挥着非常积极的作用。今后的研究中，应进一步研究中医药对于房颤的病因及发病机制的影响，组织大样本、多中心、研究周期较长的临床试验，以求取得具有说服力的中医药治疗房颤的循证医学证据，从而促进中西医结合治疗房颤的发展。

六、经典著作赏析

（一）病因病机的相关描述

《类经·二十八卷运气类·升降不前气变民病之异》：久而成郁，冷来客热，冰雹卒至；民病厥逆而哕，热生于内，气痹于外，足胫瘃疼，反生心悸懊热，暴烦而复厥。

《伤寒论翼·厥阴病解第六》：脉结代心动悸者，似乎阳虚，实为阴弱，只可大剂滋阴，不可温补。所以然者，肝之相火，本少阳之生气，而少阳实出于坎宫之真阴。

（二）舌象、脉象的描述

《辨舌指南卷五·红舌类诊断鉴别法》：此因汗多亡阳，心阳不振，故漏风心悸而舌战也。

《脉经》：结脉往来缓，时一止，复来。主阴盛气结，气壅痰滞，积聚癥瘕。

《医灯续焰·卷四·代脉主病》：代则气衰，或泄脓血，伤寒心悸，女胎三月。伤寒心悸，有中气虚者、有停饮者、有汗下后者。

《四诊抉微·怪脉》：雀啄脉，如雀啄食，连三五至忽止，良久复来。解索脉，指下散乱无次第。

（三）治法用药的描述

《伤寒论·辨太阳病脉证并治》：伤寒脉结代，心动悸，炙甘草汤主之。

《金匮方歌括·卷四·痰饮咳嗽方·苓桂术甘汤》：溢于支络，故曰胸胁支满也，动则水气荡漾，其变态无常。或头旋转，目冒眩，心动悸诸症，皆随其所作也。主以苓桂术甘汤者。

《伤寒捷诀·心动悸》：悸者，心中筑筑动，怔忡不安也。凡伤寒动悸，有因太阳水停心下，厥而悸者，火畏水，故悸也。经曰先治其水，后治其厥，宜茯苓甘草汤主之。有因太阳发汗过汗，冒旋而悸者，宜桂枝甘草汤主之。有因发汗过多，动而悸者，宜真武汤主之。有因阳明壮热往来而悸者，宜小柴胡汤主之。有因少阳发汗，谵语而动悸者，亦宜小柴胡汤主之。有因伤寒三四日心悸而烦者，此阳气虚也，宜小建中汤主之。有因伤寒脉结代而心动悸者，宜炙甘草汤主之。

《叶天士医案精华·郁》：情志连遭郁勃，脏阴中热内蒸，舌绛赤糜干燥，心动悸，若饥，食不加餐。内伤情怀起病，务以宽怀解释，热在至阴，咸补苦泻，是为医药。

《伤寒证六经提纲·少阳经坏病提纲》：按少阳坏病入阳明，去路里虚而心悸烦，以小建中汤主之。里虚而心动悸，以炙甘草汤主之。

主要参考文献

[1] 国家技术监督局. 中华人民共和国国家标准：中医临床诊疗术语——疾病部分：GB/T16751. 1—1997[S]. 北京：中国标准出版社，1997.

[2] 毛静远，王恒和. 心房颤动中医药治疗研究述要[J]. 中医药学刊，2003，21（8）：1367-1368.

[3] 张伯臾. 中医内科学[M]. 上海：上海科学技术出版社，1985：105-109.

[4] 梁峰，胡大一，沈珠军，等. 2014年美国心房颤动治疗管理指南概要[J]. 中国医药科学，2014，4（19）：9-16.

[5] 陈灏珠，林果为，王吉耀. 实用内科学[M]. 14版. 北京：人民卫生出版社，2013.

[6] 魏执真，易京红，周燕青. 中国现代百名中医临床家——魏执真[M]. 北京：中国中医药出版社，2011.

[7] 邓铁涛. 中医诊断学[M]. 上海：上海科学技术出版社，2013.

[8] 沈金龙. 房颤的中医药研究进展[J]. 云南中医中药杂志，2013，34（5）：77-78.

[9] 杨关林，陈民，赵宏阳. 应用转律汤辨证治疗房颤120例——附西药对照组60例[J]. 辽宁中医杂志，2001，28（3）：177-178.

[10] 王礼彬，郑发飞，陈本华，等. 炙甘草汤治疗老年人房颤NT-proBNP水平临床观察[J]. 中国老年保健医

学杂志, 2013, 11（2）: 9-10.

[11] 赵文学, 岳春芝, 贾波. 养血复脉汤合用心律平汤治疗房颤 76 例临床观察 [J]. 北京中医药, 2009, 28（2）: 117-118.

[12] 方芳, 吴旸, 郭自强, 等. 中西医结合治疗对房颤患者生活质量的影响 [J]. 中华中医药杂志, 2010, 25（1）: 131-133.

[13] 陈子晶, 胡元会, 王师菡, 等. 200 例冠心病房颤患者中医证候特征分析 [J]. 中华中医药杂志, 2010, 25（8）: 1314-1317.

[14] 尹克春, 李星河, 陈力, 等. 冠心病房颤中医证候分布规律临床观察 [J]. 中西医结合心脑血管病杂志, 2007, 5（12）: 1163-1165.

[15] 焦志平, 张志广, 李晓莉. 步长稳心颗粒对维持阵发性心房纤颤复律后窦性心律的疗效观察 [J]. 实用心脑肺血管病杂志, 2008, 16（9）: 27-28.

[16] 蔺虹. 参松养心胶囊治疗心房纤颤 57 例临床观察 [J]. 云南中医中药杂志, 2009, 30（6）: 20-21.

[17] 黎滔, 胡志华. 针灸内关对心房颤动复律的研究 [J]. 中国医药科学, 2012, 2（9）: 71-72.

[18] 黄云声, 聂斌, 池响峰. 炙甘草汤加减配合针刺治疗脑梗死并房颤的观察 [J]. 贵阳中医学院学报, 2013, 35（5）: 85-87.

[19] 李野. "加味复脉汤" 治疗持续性房颤 21 例临床观察 [J]. 江苏中医药, 2012, 44（3）: 34-35.

（尚菊菊）

第三节 缓慢性心律失常

缓慢性心律失常（brady arrhythmia）是指有效心搏每分钟低于 60 次的各种心律失常。常见有窦性心动过缓（简称窦缓）、窦性停搏、窦房传导阻滞、病态窦房结综合征、房室传导阻滞等。其发生多与迷走神经张力过高、心肌病变、药物影响、高血钾等有关。其病因多是心脏排血及冠状动脉血供不足，平时患者可有心悸、乏力、头晕等症，严重发作时可见阿 - 斯综合征，甚至危及生命。中医学将本病归属于"心悸""怔忡""眩晕"等范畴，而其脉证均见迟缓，属于"迟脉""代脉""结脉"等范畴。

一、中医概述

（一）病名历史沿革

心悸是指患者自觉心中悸动，惊惕不安，甚至不能自主的一种病证。早在汉代张机《金匮要略·惊悸吐血下血胸满瘀血病脉证治》就有"寸口脉动而弱，动即为惊，弱则为悸"的记载，《诊家枢要》说："迟为阴胜阳亏之候，为寒，为不足。"《丹溪心法》认为心悸当"责之虚与痰"。《医林改错》重视瘀血内阻导致心悸怔忡。

（二）中医病因病机

缓慢性心律失常的中医病因主要包括饮食失宜，七情内伤，劳倦内伤，久病失养，药物影响等。这些因素使心的气、血、阴、阳受损，主血脉、主神志功能失常，或者在这些因素的作用下，影响肝、脾、肾等相关脏腑，间接导致心的气、血、阴、阳失调，导致本病的发生。缓慢性心律失常病位在心,发生发展与肝、脾、肾、肺密切相关。

本病的病理性质主要有虚实两方面。虚者为气、血、阴、阳亏损,使心失濡养,而致心动过缓;实者多由痰浊瘀阻或心血瘀阻,气血运行不畅所致。《血证论·怔忡》指出:"凡思虑过度及失血家去血过多,乃有此虚证,否则多挟痰瘀,宜细辨之。"本病的病机特点可归纳为虚、痰、瘀3个字。虚为心肾阳虚,肾阳衰惫,心阳不振,气虚痰瘀互阻,运行迟滞则心悸、胸痹;闭塞神窍,可见黑蒙、昏厥等临床表现。

(三)辨证分型

据证候特点较认同的分型为心阳不足证、心肾阳虚证、气阴两虚证、痰浊阻滞证、心脉痹阻证。

(四)治法方药

治疗原则应分虚实论治,虚证分别予以补气、滋阴、温阳;实证则应祛痰、行瘀。由于缓慢性心律失常均有心神不宁的病情特点,故应适当配合养心安神之品。正如李中梓《医宗必读》所言:"若夫虚实之分,气血之辨,痰与饮,寒与热,外伤天邪,内伤情志,是在临证者详之。"心阳不足证治以温补心阳、通脉定悸,方用人参四逆汤合桂枝甘草龙骨牡蛎汤加减。心肾阳虚证治以温补心肾、温阳利水,方用参附汤合真武汤加减;阳虚为主,无水肿者,亦可合用右归丸温补肾阳。气阴两虚证治以益气养阴、养心通脉,方用炙甘草汤加减;阴虚明显加天冬、黄精养阴生津;兼有痰湿加瓜蒌、半夏、竹茹、胆南星化痰除湿。痰浊阻滞证治以理气化痰、宁心通脉;方用涤痰汤加减;兼瘀血加丹参、红花、水蛭活血化瘀;痰浊化热者,改用黄连温胆汤清热化痰。心脉痹阻证治以活血化瘀、理气通络,方用血府逐瘀汤加减。畏寒肢冷可加人参、附子、桂枝、甘草益气通阳;气滞明显加郁金、降香、枳实理气宽胸;胸痛明显加延胡索、蒲黄、三七活血化瘀。

二、西医概述

(一)病因

1. **缓慢性窦性心律失常** ①生理状况:迷走神经张力增高(健康人、老年人、睡眠状态);②病理状况:器质性心脏病、甲状腺功能减退(简称甲减)、血钾过高,应用洋地黄、β受体拮抗剂等药物。

2. **窦性停搏** 可由迷走神经张力增高或洋地黄、胺碘酮、乙酰胆碱等药物、高血钾、冠心病、原发性心肌病、心肌炎等引起。

3. **窦房传导阻滞(简称窦房阻滞)** 见于冠心病、原发性心肌病、迷走神经张力增高或原因不明的病态窦房结综合征。

4. **病态窦房结综合征(简称病窦综合征)** 见于冠心病、原发性心肌病、心肌炎、非特异性退行性病变,功能性病变。

5. **房室传导阻滞** 见于心肌炎、急性下壁及前壁心肌梗死、原因不明的希氏-浦肯野系统纤维化、冠心病、高血钾、应用洋地黄以及缺氧等。

(二)临床特征

患者症状的有无和轻重取决于血流动力学的改变。

1. **窦性心动过缓** 生理性窦性心动过缓常无症状,病理性或药物性窦缓患者可出现心悸、头晕、乏力症状,严重者可有黑蒙、晕厥等症状。

2. 窦性停搏   临床表现轻重不一,轻者无明显症状,严重者心脏活动依靠下级起搏点维持。如同时有下位起搏点功能低下,则长时间心脏停顿,出现头晕、短暂黑蒙、近乎晕厥或阿 - 斯综合征发作。

3. 窦房阻滞   症状取决于 P 波连续脱漏的次数和长 P-P 间期的时限,轻者仅头晕、乏力,重者可发生晕厥。

4. 病窦综合征   起病隐匿,早期可无症状或间歇出现症状,当窦性心动过缓比较严重,或有窦性停搏时,则患者可有眩晕、乏力等症状,严重者发生晕厥、猝死。心脏听诊及心电图检查,发现心律的变化很大,出现窦性心动过缓、窦房传导阻滞、阵发性室上性心动过速、心房扑动、心房纤颤,上述心律可交替出现,形成心动过缓 - 心动过速综合征。

5. 房室传导阻滞   一度房室传导阻滞患者多无自觉症状;二度Ⅰ型和二度Ⅱ型房室传导阻滞可出现心悸、乏力等不适;高度房室阻滞、三度房室传导阻滞的症状取决于发病原因和心室率快慢,常有头晕、心悸、胸闷、气短、晕厥及心功能下降或晕厥,甚至猝死。三度房室传导阻滞间或可闻及大炮音。

(三)治疗方法

西医学对本病尚无较理想的治疗方法,除病因治疗外,目前临床常用药物为 β 受体兴奋剂、M 受体拮抗剂和非特异性兴奋传导促进剂,因患者不能耐受、依从性差等不能长期服用。心脏起搏器的安置是治疗本病的根本治疗方法,明显改善患者临床症状。但存在电池寿命有限,需反复更换;对机体神经体液调节缺乏应答;并且受置入起搏器技术、经济要求、患者接受度等限制,起搏器治疗尚未能广泛推广。

三、诊治要点

(一)诊断要点

各种缓慢性心律失常主要依据临床表现结合心电图诊断。

1. 窦性心动过缓   ①窦性 P 波;②心率在 40~60 次 /min;③常伴有窦性心律不齐(图 3-6)。

2. 窦性停搏   ①在较正常 PP 间期显著长的间期内无 P 波发生,或 P 波与 QRS 波均不出现;②长的 PP 间期与基本的窦性 PP 波间期无倍数关系,但常超过基本窦性周期的 1.5 倍。据此可与二度窦房阻滞及窦性心律不齐相鉴别(图 3-7)。

3. 窦房阻滞   ①体表心电图一般无法确立一度窦房传导阻滞。三度窦房阻滞与窦性停搏鉴别困难。②二度窦房传导阻滞分两型:一是文氏阻滞:表现为 PP 间期进行性缩短,直至出现 1 次长 PP 间期,该 PP 间期短于基本 PP 间期的 2 倍;二是莫氏Ⅱ型:长 PP 间期为基本 PP 间期的整倍数。

4. 病态窦房结综合征   ①持续而显著的窦性心动过缓(< 50 次 /min)并非由药物引起;②窦房阻滞或窦性停搏;③心动过缓与心动过速交替出现,心动过速可以是阵发性室上速、阵发性房颤与心房扑动;④窦房传导阻滞与房室传导阻滞同时并存。

5. 房室传导阻滞

(1)一度房室传导阻滞:①窦性 P 波,每个 P 波后都有相应的 QRS 波群;②P-R 间期延长至 0.20 秒以上(图 3-8)。

(2)二度房室传导阻滞:①二度Ⅰ型:P-R 期逐渐延长;R-R 间隔相应地逐渐缩短,直到 P 波后无 QRS 波群出现,如此周而复始(图 3-9)。②二度Ⅱ型:P-R 间期固定(正常或延长);

P波突然不能下传而QRS波脱漏。发生心室脱漏时的长R-R间期等于短R-R间期的2倍或整数倍(图3-10)。

（3）高度房室传导阻滞：常规心电图中，P波与QRS波群的传导比例≥3：1者。

（4）三度房室传导阻滞：① PP与RR间隔各有其固定的规律，两者之间毫无关系；②心房率＞心室率；③心室率慢而规则，心室起搏点如在房室束分叉以上，心室率40~60次/min，QRS波群正常；如在房室束分叉以下(室内传导系统的远端)，心室率常在40次/min以下，QRS波群增宽(图3-11)。

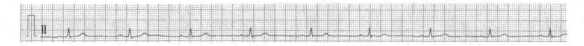

图3-6 窦性心动过缓心电图

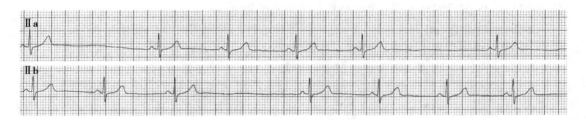

图3-7 窦性停搏心电图

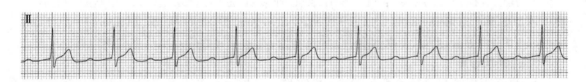

图3-8 一度房室传导阻滞心电图

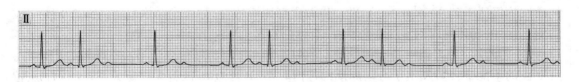

图3-9 二度Ⅰ型房室传导阻滞心电图

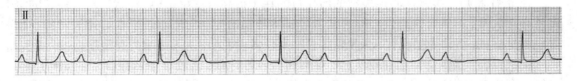

图3-10 二度Ⅱ型房室传导阻滞心电图

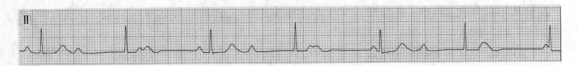

图 3-11　三度房室传导阻滞心电图

（二）诊疗思路

1. 病史和体征　相当一部分心律失常患者可根据病史和体征做出初步诊断。详细追问发作时心率、节律（规则与否、漏搏感等），发作起止与持续时间。发作时有无低血压、昏厥或近乎昏厥、抽搐、心绞痛或心力衰竭等表现，以及既往发作的诱因、频率和治疗经过，有助于判断心律失常的性质。发作间歇期体检应着重于有无高血压、冠心病、瓣膜病、心肌病、心肌炎等器质性心脏病的证据。

2. 心电图检查　可系统分析包括心房与心室节律、频率、P-R 间期、P 波与 QRS 波群形态、P 波与 QRS 波群的相互关系等，判断心律失常的性质。

3. 24 小时动态心电图（Holter）　进一步了解心悸与晕厥等症状的发生是否与心律失常有关，明确心律失常或心肌缺血发作与日常活动的关系，以及昼夜分布特征，协助评价抗心律失常药物疗效，起搏器或埋藏式心脏复律除颤器的疗效以及是否出现功能障碍。

4. 运动平板心电图　患者在运动时出现心悸症状，可做运动试验协助诊断。

5. 临床心电生理检查　通过记录心腔内的不同部位局部电活动，能判断快速性和缓慢性心律失常的性质，确立心律失常及其类型的诊断。为起搏、导管消融术或手术治疗提供依据。

6. 其他　检查目的主要是病因鉴别，如心脏彩超、冠脉造影、电解质、甲状腺功能 [（三碘甲腺原氨酸（triiodothyronine，T_3）、甲状腺素（thyroxine，T_4）、促甲状腺素（thyroid stimulating hormone，TSH）等]，以及 QT 离散度、心室晚电位、心率变异性等心电信息检测以评估病情。

（三）鉴别诊断

1. 病态窦房结综合征鉴别　①生理性窦性心动过缓心率达 40 次 /min 以上，而病态窦房结综合征可表现为严重心动过缓，窦性心动过缓心率常 < 40 次 /min；②运动试验如心率达到 90 次 /min 以上者，表示窦房结功能正常；如达不到 90 次 /min，可做阿托品试验，如阿托品试验仍达不到 90 次 /min，则进一步做食管调搏试验，如窦房结恢复时间 > 2.0 秒提示功能不良，窦房传导时间 > 300 毫秒者，有诊断意义。

2. 三度房室传导阻滞与干扰性房室脱节鉴别　三度房室传导阻滞心室率较心房率慢，且 P 波的不能下传可发生于心动周期的任何时期，P 与 QRS 波群无固定关系；干扰性房室脱节心室率较心房率略快，同时 P 波出现在紧靠 QRS 波群前后，房室脱节可出现心室夺获。

（四）中西医结合治疗要点

1. 治疗原则　缓慢性心律失常的治疗目的在于提高心室率，缓解症状。对有症状的缓慢性心律失常，不伴有快速性心律失常者可试用药物治疗。对严重缓慢性心律失常伴心脑供血不足症状，活动受限或曾有阿 - 斯综合征发作者，可应用永久性起搏器治疗。

中医以益气温阳、活血化瘀为法，对本病有较好疗效，能改善患者症状，且副作用少，对轻中度患者可作为首选；对病情较重的也能改善症状，延缓起搏器安装的时间，减少安装

"起搏器"的并发症、提高生活质量；在辨证论治基础上应用有加快心率作用的人参、附子、麻黄、桂枝、细辛、川椒、吴茱萸、丁香等可以提高此类心悸的疗效。

2. 病因治疗　如各种急性心肌炎、心脏直视手术损伤，可试用糖皮质激素治疗。其他如解除迷走神经过高张力，停用有关药物，纠正酸中毒、电解质紊乱等。

3. 药物治疗

（1）窦性心动过缓如心率不低于 50 次 /min，一般不需治疗。如心率低于每分钟 40 次，引起心绞痛、心功能不全或中枢神经系统功能障碍时，用阿托品 0.3mg，每日 2~4 次口服，必要时 0.5mg 肌内注射或静脉滴注。

（2）病态窦房结综合征：提高心率的药物常缺乏长期有效的作用，短时间应用可适当提高心率，为起搏器安装争取时间，可选 β 受体兴奋剂或 M 受体拮抗剂。禁用可能减慢心率的药物，心房颤动或心房扑动发作时，不宜进行电复律。

（3）房室传导阻滞：一度房室传导阻滞与二度 Ⅰ 型房室传导阻滞心室率不太慢者，无需接受治疗。二度 Ⅱ 型与三度房室阻滞如心室率显著缓慢或心室停搏，病情紧急时可用心脏临时起搏。无条件者可用阿托品 0.5~2mg 静脉注射、异丙肾上腺素 1~4μg/min 静脉滴注以提高心率，以利尽早给予永久性心脏起搏治疗。

4. 人工心脏起搏器的适应证　严重缓慢性心律失常，永久心脏起搏是唯一有效而可靠的治疗方法。适应证：①伴有临床症状的任何水平的完全或高度房室传导阻滞；②不论何种原因引起的间歇性心室率＜ 40 次 /min，或 RR 间期＞ 3 秒以上；③病窦综合征导致有症状的心动过缓如头晕、黑蒙、心力衰竭、晕厥等；④有窦房结功能障碍及 / 或房室传导阻滞的患者，因其他情况必须采用具有减慢心率的药物治疗时，如心动过缓 - 心动过速综合征而必须用药物控制心动过速时，为维持适当心率水平需安置起搏器。

临时起搏放置时间一般不超过 2 周，起搏器置于体外，用于诊断、治疗、预防的目的后撤除。适应证：①疾病急性期须起搏治疗，以后心律失常有可能治愈。如急性心肌炎、急性下壁心肌梗死伴房室传导阻滞、电解质紊乱及药物中毒出现的缓慢性心律失常。②病情危重，需要安置永久性心脏起搏器前进行临时起搏过渡者。③某些手术过程中可能出现缓慢性心律失常或心脏停搏，需要心脏起搏支持保护，如心脏外科手术、心导管手术、经皮冠状动脉腔内成形术（percutaneous transluminal coronary angioplasty，PTCA）等。

四、中西医结合治疗研究

（一）思路与方法

1. 轻重缓急、取长补短　中医治疗重点放在慢性病合并心律失常患者及功能性心律失常患者，发挥中医药在改善症状、生活质量方面的优势。临证如出现急性心律失常、恶性心律失常，临床治疗以西医为主，以尽快缓解症状、挽救生命，可根据辨证配合参附、生脉、参麦、黄芪及活血化瘀中药针剂治疗，以提高疗效。

2. 辨证与辨病相结合　辨证施治是心悸治疗的基本法则，但临床上强调辨证结合辨病治疗，应先确立疾病，然后针对疾病的特点辨证分型治疗，或者按常规辨证施治，结合原发病特点加减用药。缓慢性心律失常，因冠心病引起者常表现为"心脉瘀阻"及"心血不足"证；因肺心病引起者则多为"痰扰心脉"证，《证治汇补》谓"痰迷于心，为心痛、惊悸、怔忡、恍惚"。故痰浊阻遏胸阳，心脉失煦之证，临床除见心悸怔忡，心痛闷胀外，还伴有纳呆，泛恶欲吐,苔厚腻等痰湿中阻之象,治宜行气化痰畅脉,则心脉自宁;因心功能不全引起者常以"心血不足"证辨治,甚至考虑"心阳虚脱"证;因自主神经功能失调引起者则更多以"心神不宁"证论治。这也充分体现了"同病异治"的原则。

3. 中西医结合、优势互补　用西药治疗原发病因,用中药治疗心悸。如高血压、冠心病等所致的心悸,按"急则治其标"的原则,用西药控制血压、改善心肌供血,用中药治疗心悸。用中药治疗原发病因,如病毒性心肌炎、心肌病等所致的心悸,加用淫羊藿、虎杖、射干等来清除病毒;冠心病所致心悸,选用党参、三七等活血化瘀,改善血供。上述两类疾病均可选用中药消除病因,用西医药抗心律失常。

4. 在西医常规治疗基础上辨证加用专方,如用参附汤、生脉饮、麻黄附子细辛汤等治疗明显提高心率,改善症状。在西医常规治疗基础上辨证加用中成药治疗研究显示安全有效,如参仙升脉口服液、益心复脉颗粒等。

(二)临证经验

标本兼治,不拘泥于温补一法。

冠心病缓慢性心律失常患者一般年龄偏高,病态窦房结综合征、房室传导阻滞、窦缓患者病程一般又较长,多以肝肾亏虚为本,常因心阳不足而导致心脉瘀阻;因肾阳虚衰,损及肾阴而成阴阳两虚;心肾阳虚,损及脾阳,脾失健运,湿聚痰阻,气血瘀滞;脾为后天之本,气血生化乏源,脾虚阳衰,则心肾气阳愈虚。因此,缓慢性心律失常的发病本质多为心肾阳虚,但在临床又常见本虚标实,虚实兼夹之证。本虚为气血阴阳亏虚,心脉不荣,血脉不得充盈,鼓动无力,脉气失于连续;标实多为血瘀、气滞、寒湿、痰浊,脉道痹阻不畅,心脉涩滞,搏动循行失常。故治疗时须谨察阴阳气血之所在,寒湿痰瘀之兼证,标本同治。治本以温阳为主,辅以益气;治标则以活血行气,化痰宣痹。然而两者常相互影响,有因虚致实,亦有因实致虚,常常虚实夹杂。临床证候,变化多端,甚至可见湿热、痰热、阴虚、肝阳上亢等兼证,故治法还须辨证精细,谨守病机,因人因时制宜。临证治疗时要知常达变,切不可拘泥于温补一法,须做到理法方药与病证丝丝入扣。传统方剂中以麻黄附子细辛汤、生脉散、阳和汤、参附汤等使用较多。其中最常用的首推麻黄附子细辛汤,此方集中体现了温阳益气的治疗大法。然而益气温阳亦轻重有别,心气不足,症见胸憋气短,心悸怔忡,活动加剧,头晕乏力,自汗,神疲体倦,脉迟缓无力,甚则迟细无力,治宜补益心气为主,温阳法次之;心阳亏虚,症见心悸怔忡,头昏眩晕,甚则晕厥,胸憋心痛气短,神倦乏力,四肢逆冷,舌质黯淡,脉迟微间有结代,治宜温补心阳为主。

五、中西医结合诊疗前沿与研究展望

中医药治疗缓慢性心律失常行之有效,其作用机制的研究已经深入细胞、分子学层面。中药制剂改善缓慢性心律失常患者中医证候及血清高敏 C 反应蛋白(hypersensitive C-reactive protein, hs-CRP)的研究报道作用可能通过抑制炎症反应、调节细胞因子而增加心肌收缩力,改善心肌血供,提高心功能,改善窦房结功能及房室传导功能。中药制剂扶正助脉方,降低缓慢性心律失常大鼠血清一氧化氮含量,增高 Na^+-K^+-ATP 酶活性与治疗剂量相关。参仙升脉口服液治疗本病可能与提高 cAMP/cGMP、Na^+-K^+-ATP 酶活性以及增加心肌组织缝隙连接蛋白 Cx45 表达有关。陈明等从交感神经与迷走神经的 β 受体和 M 受体方面观察麻黄细辛附子汤(MXF)的抗心动过缓的作用机制,麻黄细辛附子汤可明显地提高 2 种动物模型大鼠血清中超氧化物歧化酶（superoxide dismutase，SOD）的活性和降低血清中丙二醛（malondialdehyde，MDA）的含量，减弱氧自由基对心肌的损伤，对心肌有很好的保护作用。

中西医结合治疗心律失常，经过多年的临床和实验研究已经取得了一定的成果，发现某些方药具有良好作用，显示出中医药治疗本病的潜力和优势，值得深入挖掘，但尚缺乏符合循证医学的系统研究，缺乏前瞻性、大样本、随机对照的临床试验资料；此外，还存在着实验研究与临床研究脱轨，缺乏心律失常病证结合的动物模型等问题。对缓慢性心律失常缺乏统一的辨证分型标准，对疗效判定，均缺乏严谨性、科学性；对药物的具体作用部位也不十分明确，有待于将中医临床症状与西医学的电生理检查等方法有机结合来制订统一的疗效指标。因此，亟须开展符合循证医学原则的、中医药防治心律失常的多中心、大样本、随机对照临床研究；同时，探索和建立与临床心律失常发生机制更相符的动物模型，对有临床基础的经典古方进行重点研究，从拆方、剂型、最佳量效等方面入手，阐明其作用机制，并进行剂型改良，把研究成果转化为临床应用，尽快开发出一批安全有效的抗心律失常中药应是当务之急。

六、经典著作赏析

缓慢性心律失常临床表现多样，中医经典著作中多根据症状特点来命名，如"心悸""惊悸""怔忡""胸闷""眩晕""厥证"等。早在《黄帝内经》中，对于上述症状已有了类似记载，《素问·至真要大论》提及"民病厥心痛……心澹澹大动"，而《灵枢·本神》则更细致地描述为"心怵惕"，《灵枢·经脉》也有"闻木声则惕然而惊，心动""心如悬若饥状，气不足则善恐，心惕惕如人将捕之"等形象的描述。

汉代张机在《金匮要略》中首次明确了"惊"与"悸"的病名，《金匮要略·惊悸吐衄下血胸满瘀血病脉证治》有"寸口脉动而弱，动则为惊，弱则为悸"的论述。而在他的另一部著作《伤寒论》中，张机提出"脉结代，心动悸"，将缓慢性心律失常的症状和脉象联系在一起。从脉象上看，缓慢性心律失常多以迟脉为主，《难经》中称为损脉。《难经·十四难》对损脉做出描述："何谓损？一呼一至曰离经，再呼一至曰夺精，三呼一至曰死，四呼一至曰命绝，此损之脉也。至脉从下上，损脉从上下也。"而缓慢性心律失常患者，除了心动过缓外，还常伴有节律不齐，称为结代脉。《灵枢·根结》中对代脉做出描述："五十动而不一代者，五脏皆受气；四十动一代者，一脏无气；三十动一代者，二脏无气；二十动一代者，三脏无气；十动一代者，四脏无气；不满十动一代者，五脏无气。"而关于结脉的描述，最早则出现在《难经》中，《难经·十八难》提出："结者，脉来去时一止，无常数，名曰结也。"

在缓慢性心律失常的治疗方面，张机在《伤寒论·辨太阳病脉证并治》中论述："伤寒脉结代，心动悸，炙甘草汤主之。"首次将"结代脉"放在一起，并结合"心动悸"的症，给出相应的方剂。

此外，历代医家对缓慢性心律失常的病机进行着不断深入的探讨。明代王肯堂在《证治准绳·悸》中阐述："自悸之由，不越两种，一者虚也，二者饮也。气虚者阳气内虚，心下空虚，正气内动而为悸也。其停饮者，由水停心下，心为火而恶水，水既内停，心自不安，故为悸也。"而清代著名脉学家周学海，更是参以西说，提出："西医谓脉之动也，心动也，心气不畅则脉息不调。"首次从心脏泵血功能阐述结脉的机制，具有开创性作用，从而更好地指导临证治疗。

主要参考文献

[1] 白丽梅,刘国勋,周进国. 益气助脉方治疗缓慢性心律失常的临床研究[J]. 辽宁中医杂志,2015,41(2): 285-286.

[2] 周智恩. 中西医结合治疗缓慢性心律失常的临床研究[J]. 光明中医,2013,28(7): 1414-1416.

[3] 赵玉,韦秀娟,牛俊娟,等. 参松养心胶囊治疗缓慢性心律失常临床观察[J]. 药物与临床,2011,8(3): 71-73.

[4] 赵伟平,张晚龙,杨雪莲,等. 参附注射液治疗急性下壁心肌梗死并发缓慢性心律失常46例[J]. 中西医结合心脑血管病杂志,2010,8(9): 1138.

[5] 李雅彬,任万强,梁君昭,等. 扶正助脉方对缓慢性心律失常大鼠一氧化氮、Na^+-K^+-ATP酶的影响[J]. 中国中医急症,2012,21(7): 1092-1094.

[6] 侯平,刘宁,马贤德. 参仙升脉口服液对缓慢性心律失常大鼠缝隙连接蛋白Cx45的影响[J]. 中国心血管病研究杂志,2012,10(11): 865-866,880.

（刘　彤、杨关林）

第四节　原发性高血压

原发性高血压(primary hypertension)是指以血压升高为主要临床表现,伴或不伴有多种心血管危险因素的综合征,通常简称为高血压。高血压是多种心、脑血管疾病的危险因素,影响各个重要脏器如心、脑、肾的结构和功能,并最终导致这些脏器的功能衰竭,迄今仍是心血管疾病患者死亡的主要原因之一。高血压的临床分类如下表所示(表3-4)。

表3-4　血压的定义和分类

类别	收缩压(mmHg)		舒张压(mmHg)
正常血压	< 120	和	< 80
正常高值	120~139	和/或	80~89
高血压	≥ 140	和/或	≥ 90
1级(轻度)	140~159	和/或	90~99
2级(中度)	160~179	和/或	100~109
3级(重度)	≥ 180	和/或	≥ 110
单纯收缩压期高血压	≥ 140	和	< 90

一、中医概述

原发性高血压属于中医学"头痛""眩晕"等范畴。眩晕最早见于《黄帝内经》,书中称之为"眩冒"。本病的病因有饮食不节、情志不遂、体虚年高、跌仆损伤,瘀血内阻等。但其基本病理变化不外虚实两端,虚者为髓海不足,或气血亏虚,清窍失养;实者为风、火、痰、瘀扰乱清窍,以虚者居多。本病的病位主要在清窍,其病变脏腑与肝、脾、肾三脏相关。

关于本病病机,可从肝阳、风火、痰浊、瘀血而论。本病的实证多由痰浊阻遏,升降失常;或痰火气逆,上犯清窍;或瘀血停着,痹阻清窍而成。风、火、痰、瘀是本病的常见病理因素。本病的发病过程中,各种病因病机可以相互转化,相互影响,形成虚实夹杂之证候;或阴损及阳,阴阳两虚。如肝风、痰火上扰清窍,进一步发展可上蒙清窍,阻滞经络,而形成中风。或突发气机逆乱,清窍暂闭或失养,而引起晕厥。

二、西医概述

(一)发病原因

原发性高血压的病因为多因素,主要为遗传和环境因素相互作用的结果。

1. 遗传因素　流行病学研究提示高血压发病有明显的家族聚集性。高血压的遗传可能存在主要基因显性遗传和多基因关联遗传2种方式。

2. 环境因素　精神应激、体重超标、高盐饮食和中度以上饮酒是与高血压发病密切相关的危险因素。

(二)发病机制

本病的发病机制尚不明确,目前主要集中在以下几个环节。

1. 交感神经活性亢进　原发性高血压患者中约有40%体内儿茶酚胺水平升高。长期的精神紧张、焦虑、压抑等所致的反复的应激状态以及对应激的反应增强,使大脑皮质下神经中枢功能紊乱,导致儿茶酚胺类物质及肾素释放增加,最终促使血压升高。

2. 肾素-血管紧张素-醛固酮系统(renin angiotensin aldosterone system,RAAS)　肾素由肾小球旁细胞分泌,可激活肝脏产生的血管紧张素原而生成血管紧张素Ⅰ,在肺血管内皮细胞中血管紧张素Ⅰ被血管紧张素转换酶(angiotensin converting enzyme,ACE)转变为血管紧张素Ⅱ,血管紧张素Ⅱ(angiotensin Ⅱ,AT-Ⅱ)在氨基肽酶作用下转变为活性较弱的血管紧张素Ⅲ,并进而被水解为无活性的片段。血管紧张素Ⅱ是循环RAAS的最重要成分,通过强有力地直接收缩小动脉或通过刺激肾上腺皮质球状带分泌醛固酮而扩大血容量,或通过促进肾上腺髓质和交感神经末梢释放儿茶酚胺,均可显著升高血压。此外,体内其他激素如糖皮质激素、生长激素、雌激素等升高血压的途径亦与RAAS有关。

3. 肾脏潴留过多钠盐　肾脏是机体调节钠盐的最主要器官,从与肾脏有关的发病机制角度看,高血压亦可区分为肾素依赖型和水钠依赖型两大类。前者的典型例子为急进型恶性高血压和肾血管性高血压,血压较高,血浆肾素活性水平高,全身血管处于广泛收缩状态;后者在高血压中更为常见,不仅在各型肾实质性疾病所致的高血压中甚多见,在原发性高血压者中也占相当比例。

4. 血管内皮功能损害　内皮细胞具有调节血管舒缩功能、血流稳定和血管重建的重要作用。血压升高时,去甲肾上腺素(norepinephrine,NE)和血管紧张素Ⅱ等血管活性物质增多,损害血管内皮细胞及其功能,使血管通透性增加,多种细胞生长因子可进入血管壁;舒张血管物质如一氧化氮与前列环素释放减少,而具有强力缩血管作用的内皮素和血栓烷释放增加,导致血管舒张减弱和收缩增强。此外,内皮的抗血栓形成能力亦明显减弱等,又促进动脉粥样硬化的形成和发展,加重高血压靶器官损害及其并发症。

5. 胰岛素抵抗　高血压患者中约半数存在胰岛素抵抗现象。胰岛素抵抗指的是机体组织的靶细胞对胰岛素作用的敏感性和/或反应性降低的一种病理生理反应。胰岛素抵抗使肾小球对钠的重吸收增加,增强交感神经活动,使细胞内钠、钙浓度增加,刺激血管壁增生肥厚,加强缩血管作用,从而导致血压升高。

(三)临床表现及并发症

1. 一般表现

(1)症状:通常起病隐匿,病情发展缓慢,早期常无症状,约半数患者于体检时才发现血压升高,少数患者甚至在出现心、脑、肾等并发症时才发现高血压。一般常见症状有头晕、头痛、颈项板紧、疲劳等,呈轻度持续性,多数症状可自行缓解,在紧张或劳累后加重。也可能出现视力模糊,鼻出血等较重症状。随着病情进展,血压呈持续性升高。

(2)体征:可仅有脉搏或心尖搏动强有力,部分患者主动脉瓣区第二心音亢进呈金属音调,主动脉瓣区收缩期吹风样杂音或收缩早期喀喇音。长期持续高血压可有左心室肥大体征,并可闻及第四心音。同时应重视周围血管搏动、血管杂音等部位的重点检查。后期可出现心、脑、肾等器官的器质性损害和功能障碍的临床表现。

2. 并发症

高血压早期无明显病理改变。心脏和血管是高血压作用的主要靶器官。长期高血压引起的心脏改变主要是左心室肥厚和扩大。长期高血压引起的全身小动脉病变,主要是壁腔比值增加和管腔内径缩小,导致重要靶器官如心、脑、肾组织的缺血。长期高血压及伴随的危险因素可促进动脉粥样硬化的形成和发展,主要累及体循环大、中动脉。高血压时还出现微循环毛细血管稀疏、扭曲变形,静脉顺应性减低。

(1)心脏:左心室肥大或心律失常,晚期常发生心力衰竭。并发冠心病可出现心绞痛、心肌梗死和猝死等。

(2)脑:脑血管并发症是我国高血压最常见的并发症。早期可有短暂性脑缺血发作(transient ischemic attack,TIA),可发生脑血栓形成(包括腔隙性脑梗死)、脑栓塞、高血压脑病及脑出血等。

(3)肾脏:肾脏受累时可有尿蛋白,严重者可出现肾损害。

(4)血管:眼底血管被累及可出现视力进行性减退,也可产生主动脉夹层。

3. 特殊类型

(1)高血压危象:因紧张、疲劳、寒冷、突然停服降压药等诱因,小动脉发生强烈痉挛,血压急剧上升,影响重要脏器血供而产生危急症状。在高血压早期和晚期均可发生。危象发生时,出现头痛、烦躁、眩晕、恶心、呕吐、心悸、气急及视力模糊等严重症状,以及伴有动脉痉挛(椎基底动脉、颈内动脉、视网膜动脉、冠状动脉等)累及相应的靶器官缺血症状。

(2)高血压脑病:发生在重症高血压患者,由于过高的血压超过了脑血流自动调节范围,脑组织血流灌注过多引起脑水肿。临床表现为弥漫性严重头痛、呕吐、意识障碍、精神错乱,甚至昏迷、局灶性或全身抽搐。

三、诊治要点

(一)诊断要点

实验室检查

(1)基本项目:血液生化(钾、空腹血糖、总胆固醇、甘油三酯、高密度脂蛋白胆固醇、低密度脂蛋白胆固醇和尿酸、肌酐);尿分析(蛋白、糖和尿沉渣镜检);心电图。

(2)推荐项目:24小时动态血压监测(ambulatory blood pressure monitor,ABPM)、超声

心动图、颈动脉超声、餐后 2 小时血糖、血同型半胱氨酸、尿白蛋白定量、眼底、胸部 X 线检查、脉搏波传导速度以及踝臂血压指数等。ABPM 有助于判断血压升高严重程度,了解血压昼夜节律,指导降压治疗以及评价降压药物疗效。目前认为动态血压的正常参考值范围为:24 小时平均血压< 130/80mmHg,白天血压均值< 135/85mmHg,夜间血压均值< 120/70mmHg。

(二)诊断思路(图 3-12)

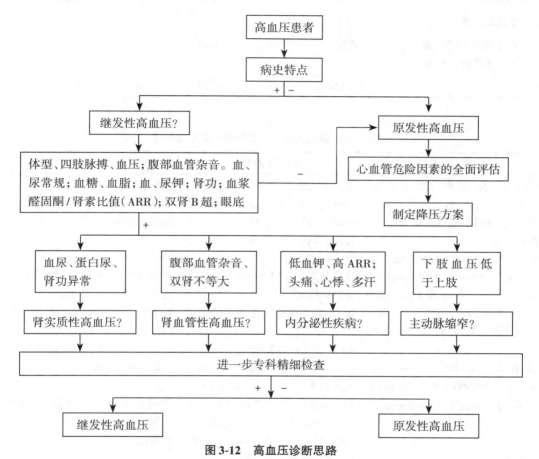

图 3-12　高血压诊断思路

(三)诊断标准分类及危险分类

根据中国高血压防治指南(2014 年修订版)的规定,18 岁以上成年人高血压定义为:在未服用抗高血压药物的情况下,收缩压≥ 140mmHg 和 / 或舒张压≥ 90mmHg。患者既往有高血压病史,目前正服用抗高血压药物,即使血压已< 140/90mmHg,仍诊断为高血压。高血压应根据血压水平分类(表 3-4)。高血压的预后不仅与血压升高水平有关,而且与其他心脑血管危险因素存在及靶器官损害程度有关。因此,从指导治疗和判断预后的角度,主张对高血压患者做心血管危险分层,将高血压患者分为低危、中危、高危和极高危。具体分层标准根据血压升高水平(1、2、3 级)、其他心血管危险、糖尿病、靶器官损害以及并发症情况(表 3-5)。用于分层的其他心血管危险因素、靶器官损害和并发症见表 3-6。

表 3-5　高血压患者心血管危险分层标准

其他危险因素和病史	血压（mmHg）		
	1 级（收缩压 140~159mmHg 或舒张压 90~99mmHg）	2 级（收缩压 160~179mmHg 或舒张压 100~109mmHg）	3 级（收缩压 ≥180mmHg 或舒张压 ≥110mmHg）
无其他危险因素	低危	中危	高危
1~2 个危险因素	中危	中危	极高危
3 个以上危险因素，或糖尿病，或靶器官损害	高危	高危	极高危
有并发症	极高危	极高危	极高危

表 3-6　影响高血压患者心血管预后的重要因素

心血管危险因素	靶器官损害	伴随临床疾患
年龄，男性 > 55 岁，女性 > 65 岁 吸烟 糖耐量受损和 / 或空腹血糖受损 血脂异常 TC ≥ 5.7mmol/L（220mg/dl）或 LDL-C > 3.6mmol/L（140mg/dl） 或 HDL-C < 1.0mmol/L（40mg/dl） 早发心血管病家族史（一级亲属，发病年龄男性 < 55 岁，女性 < 65 岁 腹型肥胖（WC：男性≥85cm，女性 ≥ 80cm）或肥胖（BMI ≥ 28kg/m²） 血同型半胱氨酸升高（≥ 10μmol/L）	左心室肥厚 心电图：（SV_1+RV_3）> 38mm 或（$RaVL+SV_3$）> 2 440mm · ms； 超声心动 LVMI 男性 ≥ 125g/m²，女性 ≥ 120g/m² 颈动脉超声 IMT > 0.9mm 或动脉粥样硬化斑块 颈 - 股动脉脉搏波速度 ≥ 12m/s ABI < 0.9 · 肾脏疾病 eGFR < 60ml/（min · 1.73m²）或血肌酐轻度升高，男性 115~133μmol/L（1.3~1.5mg/dl），女性 107~124μmol/L（1.2~1.4mg/dl） 尿微量白蛋白 30~300mg/24h 或白蛋白 / 肌酐 ≥ 30mg/g 周围血管病	脑血管 脑出血，缺血性脑卒中，短暂性脑缺血发作 心脏疾病 心肌梗死，心绞痛，冠状动脉血运重建，慢性心力衰竭 糖尿病肾病，肾功能受损，肌酐：男性 ≥ 133μmol/L（1.5mg/dl），女性 ≥ 124mol/L（1.4mg/dl），尿蛋白 ≥ 300mg/24h 视网膜病变：出血或渗出，视盘水肿 糖尿病

注：①TC：总胆固醇（total cholesterol，）；LDL-C：低密度脂蛋白胆固醇（low density lipoprotein cholesterol）；HDL-C：高密度脂蛋白胆固醇（high density lipoprotein cholesterol）；LVMI：左心室质量指数（left ventricular mass index）；IMT：颈动脉内膜中层厚度（intima-media thickness）；BMI：体重指数（body mass index）；WC：腰围（waist circumference）。②为中国肥胖工作组标准。③在影响预后的因素中，除危险因素外，是否存在靶器官损害至关重要。④靶器官损害发生后不仅独立于始动的危险因素，加速心、脑血管病发生，而且成为预测心、脑血管病的危险标记（risk marker）。

（四）鉴别诊断

1. **慢性肾脏疾病**　这些疾病早期均有明显的肾脏病变的临床表现，在病程的中后期出现高血压，至终末期肾病阶段高血压几乎都和肾功能不全相伴发，因此，根据病史、尿常规和尿沉渣细胞计数不难与原发性高血压的肾脏损害相鉴别。

2. 嗜铬细胞瘤　90% 的嗜铬细胞瘤位于肾上腺髓质,右侧多于左侧。肿瘤释放出大量儿茶酚胺,引起血压升高和代谢紊乱。发作时除血压骤然升高外,还有头痛、心悸、恶心、多汗、四肢冰冷和麻木感、视力减退、上腹或胸骨后疼痛等。

典型的发作可由于情绪改变如兴奋、恐惧、发怒而诱发。年轻人难以控制的高血压,应注意与本病相鉴别。本病如表现为持续性高血压则较难与原发性高血压相区别。血和尿儿茶酚胺及其代谢产物的测定、酚妥拉明试验、胰高糖素激发试验、可乐定抑制试验、甲氧氯普胺兴奋试验等药物试验有助于做出诊断。

3. 原发性醛固酮增多症　由于肾上腺皮质醛固酮瘤或增生所致的醛固酮分泌过多,典型的症状和体征有:①轻至中度高血压;②多尿尤其夜尿增多、口渴、尿比重下降、碱性尿和蛋白尿;③发作性肌无力或瘫痪、肌痛、搐搦或手足麻木感等。凡高血压者合并上述 3 项临床表现,并有低钾血症、高血钠性碱中毒而无其他原因可解释者,应考虑该病之可能。实验室检查可见血和尿醛固酮升高,肾素活性降低。

（五）中西医结合治疗要点

目的与治疗原则

（1）治疗高血压的主要目的是最大限度地降低心脑血管并发症发生和死亡的总体危险。因此应在治疗高血压的同时,干预所有其他的可逆性心血管危险因素(如吸烟、血脂异常或肥胖等),并适当处理同时存在的各种临床情况。

（2）高血压治疗的基本原则:①高血压是一种以动脉血压持续升高为特征的进行性"心血管综合征",常伴有其他危险因素、靶器官损害或临床疾患,需要进行综合干预。②抗高血压治疗包括非药物和药物 2 种方法,大多数患者需要长期甚至终身坚持治疗。③定期测量血压;规范治疗,改善治疗依从性,尽可能实现降压达标;坚持长期平稳有效地控制血压。

（3）药物治疗的原则

1）降压药治疗对象:①高血压 2 级以上患者(≥ 160/100mmHg);②高血压合并糖尿病,或已经有心、脑、肾靶器官损害和并发症患者;③凡血压持续升高,改善生活行为后血压仍未获得有效控制患者。从心血管危险分层的角度,高危和极高危患者必须使用降压药物强化治疗。

2）血压控制目标值:原则上应将血压降到患者能最大耐受的水平,目前一般主张血压控制目标值至少< 140/90mmHg。2014 年高血压指南指出:≥ 60 岁的一般人群血压控制目标值< 150/90mmHg,< 60 岁的一般人群血压控制目标值< 140/90mmHg,糖尿病或慢性肾脏病合并高血压患者,血压控制目标值< 140/90mmHg。

3）多重心血管危险因素协同控制:降压治疗方案除了必须有效控制血压和依从治疗外,还应该顾及糖代谢、脂代谢、尿酸代谢等。

四、中西医结合治疗研究

（一）思路与方法

辨证施治是中医的特点,辨病治疗是西医的原则,而中西医结合则应辨病与辨证相结合,两者缺一不可。对于高血压的中西医结合治疗,首先辨病(诊断和鉴别诊断),分期(根据有无心、脑、肾等靶器官损害分三期);再在此基础上,进行中医辨证分型、辨证施治;然后是在不断的临床实践和实验研究中,发现病证之间,分期和分型之间的内在联系;最后,从中医的角度来认识高血压总的发病机制，它可使建立在总的发病机制上的辨病治疗具有主动性、预见性和预防作用，达到"见肝之病，知肝传脾，当先实脾"的效果。

1. 西医治疗

（1）生活方式调整：新指南提出，生活方式的调整降压效果与单药治疗相当，但其最大的限制在于难以坚持。表 3-7 总结了生活方式调整的内容。

表 3-7　生活方式调整干预高血压（S-ABCDE）

生活方式	推荐	收缩压降低的预期收益
S（限盐）	2.0~4.0g/d	减少 1g 钠，2.5mmHg
A（限酒）	男：乙醇＜30g/d	2~4mmHg
	女：乙醇＜20g/d	
B（减轻体重）	体重指数：22.5~25.0kg/m^2	1mmHg/kg 体重减轻
C（戒烟）	完全戒除	无独立效应
D（饮食）	DASH 饮食：富含水果蔬菜（8~10 份 /d）；低脂肪食物（2~3 份 /d）；减少饱和脂肪和胆固醇	10~12mmHg

（2）药物治疗：目前常用降压药物可归纳为五大类，即利尿剂、β 受体拮抗剂、CCB、ACEI 和 ARB。

1）利尿剂：早期能促进钠、水排泄，降低血容量；长期应用后可使血管壁平滑肌细胞内钠减少，从而使血管平滑肌对缩血管活性物质反应性减弱，小动脉舒张，血压下降。主要分三类：①噻嗪类：如氢氯噻嗪、吲达帕胺；②襻利尿剂：如呋塞米、布美他尼；③保钾利尿剂：如螺内酯。不良反应：电解质紊乱，尤其是低钾血症；神经内分泌激活；噻嗪类利尿剂长期应用可影响尿酸、血糖及血脂代谢。

2）β 受体拮抗剂：主要通过阻断中枢 β 受体，降低交感张力；阻断交感神经突触前膜 β 受体，抑制 NE 释放；阻断心脏 β$_1$ 受体，使心率减慢、心肌收缩力减弱、心排血量减少；阻断肾脏 β$_2$ 受体，可使肾素分泌减少，使血管紧张素 Ⅱ 和醛固酮生成减少。主要分为三类：非选择性 β 受体拮抗剂：普萘洛尔；选择性 β$_1$ 受体拮抗剂：阿替洛尔、美托洛尔、比索洛尔；兼具 α 阻断作用的 β 受体拮抗剂：卡维地洛。不良反应主要有心动过缓、乏力、四肢发冷。β 受体拮抗剂对心肌收缩力、房室传导及窦性心律均有抑制作用，并增加气道阻力。故有症状的闭塞性外周血管病、病态窦房结综合征、二度或二度以上房室传导阻滞者禁用。重度心力衰竭，有哮喘史或伴有慢性阻塞性肺疾病患者慎用。

3）CCB：钙通道阻滞剂简称钙拮抗剂，主要通过抑制钙内流，降低心肌收缩力，减少心排血量；舒张小动脉，降低外周循环阻力，使血压下降。钙拮抗剂还有抑制血小板聚集，抗动脉硬化；抑制加压素、醛固酮和促肾上腺皮质激素的分泌；抑制交感神经末梢释放 NE 等方面的作用。主要分两大类：二氢吡啶类：硝苯地平、氨氯地平、非洛地平等主要用于高血压的治疗；非二氢吡啶类：维拉帕米、地尔硫䓬，主要用于心律失常和心绞痛的治疗。不良反应是开始阶段有反射性交感神经激活，如心率增加、头痛、颜面潮红、胫前及足踝部水肿等，尤其使用短效抑制剂时。非二氢吡啶类抑制心肌收缩及自律性和传导性，不宜在心力衰竭、窦房结功能低下或心脏传导阻滞患者中应用。

4）ACEI：作用机制：①作用于 RASS 系统：抑制循环和组织中的 ACE，从而减少血管紧张素 II 生成，使血管扩张、醛固酮分泌减少、血压下降。②抑制缓激肽降解，增加缓激肽和前列腺素合成，从而扩张血管，抑制血小板聚集和黏附。ACEI 常见药物：卡托普利、依那普利、培哚普利、贝那普利、福辛普利等。ACEI 具有改善胰岛素抵抗和减少蛋白尿作用，在肥胖、糖尿病和心脏、肾脏靶器官受损的高血压患者具有相对较好的疗效，特别适用于伴有心力衰竭、心肌梗死后，糖耐量减退或糖尿病肾病患者。不良反应主要是刺激性干咳和血管性水肿。高钾血症、妊娠妇女和双侧肾动脉狭窄患者禁用。血肌酐超过 265μmol/L 患者需慎用。

5）ARB：通过对血管紧张素 II 的受体的拮抗作用，阻断血管紧张素 II 的大多数病理作用，使血管扩张、醛固酮分泌减少、血压下降。具有 ACEI 相似的血流动力学效应。能够更充分阻断血管紧张素 II 的水钠潴留、血管收缩与重构作用。降压作用起效缓慢，但持久而平稳，一般在 6~8 周时才达最大作用，作用持续时间能达到 24 小时以上。低盐饮食或与利尿剂联合使用能明显增强疗效。常见药物：氯沙坦、缬沙坦、厄贝沙坦、替米沙坦等。不良反应与 ACEI 相似，如肾功能恶化、钾潴留，但咳嗽发生率少。

（3）降压治疗方案：大多数无并发症或合并症患者可以单独或联合使用噻嗪利尿剂、β 受体拮抗剂、CCB、ACEI 和 ARB，治疗应从小剂量开始，逐步递增剂量。临床实际使用时，患者心血管危险因素状况、靶器官损害、并发症、合并症、降压疗效、不良反应以及药物费用等，都可能影响降压药的具体选择。现在认为 2 级高血压（≥ 160/100mmHg）患者在开始时就可以采用 2 种降压药物联合治疗，处方联合或固定剂量联合，联合治疗有利于血压在相对较短时期内达到目标值，有利于减少不良反应。

联合治疗应采用不同降压机制的药物，我国临床主要推荐应用优化联合治疗方案：ACEI/AEB+ 二氢吡啶类 CCB；ARB/ACEI+ 噻嗪类利尿剂；二氢吡啶类 CCB+ 噻嗪类利尿剂；二氢吡啶类 CCB+β 受体拮抗剂。次要推荐使用联合用药方案：利尿剂 +β 受体拮抗剂；α 受体拮抗剂 +β 受体拮抗剂；二氢吡啶类 CCB+ 保钾利尿剂；噻嗪类利尿剂 + 保钾利尿剂。采用合理的治疗方案和良好的治疗依从，一般可使患者在 3~6 个月内达到血压控制目标值。对于有并发症的患者，降压药和治疗方案选择应该个体化。

（4）常见特殊类型高血压的处理

1）老年高血压：老年人容易合并多种临床疾病，并发症较多，其高血压特点是收缩压增高、舒张压下降，脉压增大；血压波动性大，容易出现直立性低血压及餐后低血压；血压昼夜节律异常、白大衣高血压和假性高血压相对常见。老年高血压患者的血压应降至 150/90mmHg 以下，如能耐受可降至 140/90mmHg 以下，对于 80 岁以上高龄老年人降压的目标值为 < 150/90mmHg。老年高血压降压治疗应强调收缩压达标，同时应避免过度降低血压；在能耐受降压治疗前提下，逐步降压达标，应避免过快降压。CCB、ACEI、ARB 利尿剂和 β 受体拮抗剂都可以考虑使用。

2）顽固性高血压：顽固性高血压或难治性高血压是指尽管使用了 3 种以上合适剂量降压药联合治疗，血压仍未能达到目标水平。使用 4 种或 4 种以上降压药物血压达标也应考虑为顽固性高血压。在处理方面，首先找出难治性高血压的可能原因（如血压测量错误、治疗依从性差、仍在应用升压药物、改善生活方式失效、容量负荷过重、胰岛素抵抗、继发性高血压等）并进行处理，如果依然不能处理，可停用现有降压药，严密监测血压，重新开始新的治疗方案,有助于打断这种恶性循环。

（5）高血压危象治疗

1）迅速降压：降压目标是1小时使平均动脉血压迅速下降,但不超过25%,在随后的2~6小时内将血压降至较安全水平,一般为160/100mmHg左右,血压过度降低可引起肾、脑或冠脉缺血。一般以静脉给药最为适宜。

①硝普钠(sodium nitroprusside)：同时直接扩张动脉和静脉,降低前、后负荷。开始以10μg/min静脉滴注,逐渐增加剂量以达到降压作用,一般临床常用最大剂量200μg/min。使用硝普钠必须密切监测血压,根据血压水平仔细调节滴注速率。停止滴注后,作用仅维持3~5分钟。硝普钠可用于各种高血压急症。在通常剂量下不良反应轻微,有恶心、呕吐、肌束震颤。硝普钠在体内红细胞中代谢产生氰化物,长期或大剂量使用应注意可能发生硫氰酸中毒,尤其肾损害者更容易发生。

②硝酸甘油(nitroglycerin)：扩张静脉和选择性扩张冠状动脉或大动脉,降低动脉压作用不及硝普钠。开始时以5~10μg/min速率静脉滴注。降压起效迅速,停药后数分钟作用消失,可用至100~200μg/min。硝酸甘油主要用于高血压急症伴有急性心力衰竭或急性冠脉综合征(acute coronary syndrome, ACS)。不良反应有心动过速、面部潮红、头痛和呕吐等。

③尼卡地平(nicardipine)：二氢吡啶类CCB,作用迅速,持续时间较短,降压同时改善脑血流量。开始时从0.5μg/(kg·min)静脉滴注,可逐步增加剂量到10μg/(kg·min)。主要用于高血压急症合并急性脑血管病或其他高血压急症。不良反应有心动过速、面部潮红等。

④其他

a. 乌拉地尔：用于高血压危象剂量为10~50mg静脉注射(通常用25mg),如血压无明显降低,可重复注射,然后给予50~100mg于100ml液体内静脉滴注维持,速度为0.4~2mg/min,根据血压调节滴速。

b. 卡托普利：25mg舌下含服。

c. 拉贝洛尔：50mg加入5%葡萄糖注射液40ml中以5mg/min速度静脉注射,注射完后15分钟无效者,可重复注射,3天无效则停用。

2）降低颅内压

①呋塞米20~80mg静脉注射。

②20%甘露醇250ml,30分钟内静脉滴入,每4~6小时1次。

3）制止抽搐：可选用以下1项治疗方法。

①地西泮10~20mg缓慢静脉注射。

②苯巴比妥0.1~0.2g肌内注射。

③10%水合氯醛10~15ml保留灌肠。

2. 中医治疗   针对本病各证候的不同,治疗可根据标本缓急分别采取平肝、息风、潜阳、清火、化痰、化瘀等法以治其标,补益气血、滋补肝肾等法以治其本。本病的中医辨证分型为：肝阳上亢证,治用天麻钩藤饮加减以平肝潜阳,清火息风;气血亏虚证,治用归脾汤加减以补益气血,调养心脾;肾精不足证,治用左归丸加减以滋养肝肾,益精填髓;痰湿中阻证,治用半夏白术天麻汤加减以化痰祛湿,健脾和胃;瘀血阻窍证,治用通窍活血汤加减以祛瘀生新,活血通窍。

(二)临证经验

临床多认为高血压总的病机为：阴阳失调，痰瘀互结。一般早期以阴阳失调为主；中期以痰瘀互结为重；发展至第三期，出现中风、冠心病、心衰和肾病、肾衰竭，则痰瘀胶结、凝滞尤甚。从宏观方面说明"痰""瘀"是高血压进一步发展的重要病机。在治疗高血压时，于辨证的基础上，配合使用活血、化痰的药物，在标急(症状明显或严重)时以治标为主，而症状相对缓和或无证可辨时则以治本为主，以防止高血压向中风、胸痹等病进一步发展。

五、中西医结合诊疗前沿与研究展望

(一)诊疗前沿

中国高血压人群的特点与西方国家不同：①中国人群多为高盐饮食者；②中国是脑卒中高发区，高血压患者发生脑卒中与心肌梗死(myocardial infarction，MI)人数的比例为5：1，即脑卒中发生高于MI数倍，而西方MI发生人数等于或多于脑卒中。指南明确指出，中国治疗高血压的主要目标是预防脑卒中，而降低血压水平是脑卒中预防的关键。

2013年12月18日发布的美国新指南(JNC 8)(*2014 Evidence-Based Guideline for the Management of High Blood Pressure in Adults*)，新指南对以下3个问题的回答总体概括如下：①何时开始降压治疗：指南推荐60岁以上老年人，血压达到150/90mmHg即应开始降压治疗，治疗目标值如上述。但是，专家组强调，新指南规定的这一血压界值并不是重新定义高血压，此前由Joint National Committee 7定义的高血压水平(≥140/90mmHg)仍然有效。血压处于这一范围的人群，均应通过生活方式进行干预。②血压治疗的目标值：60岁以上老年高血压患者的高血压治疗目标值应为150/90mmHg；30~59岁高血压患者舒张压应低于90mmHg。但是这一年龄段高血压患者收缩压的推荐治疗目标值目前没有充足的证据支持，30岁以下高血压患者舒张压的治疗目标值也没有证据支持。因此专家组推荐，这类人群的高血压治疗目标应低于140/90mmHg。此外，对于60岁以下罹患高血压合并糖尿病，或高血压合并非糖尿病性慢性肾脏疾病患者，指南推荐的治疗目标值和60岁以下普通高血压人群一致。③高血压起始用药：对于黑人高血压群体(包括合并糖尿病的高血压患者)，推荐起始用药为CCB或噻嗪类利尿剂。此外，指南推荐对于合并慢性肾脏疾病的高血压患者，治疗起始或继续抗高血压治疗时，应该使用ACEI类药物或者ARB类药物，以改善肾脏功能。

JNC8通过9个推荐来回答不同人群成人高血压患者血压管理中最关注的3个问题：①特定启动降压药物治疗的血压阈值是否可以改善预后；②通过降压药物治疗将血压降低到特定的目标值是否能改善预后；③不同的降压药物或某类降压药物是否对特殊临床事件更好或有害。具体见表3-8。

表3-8　2014年美国高血压指南(JNC8)推荐意见表

推荐	内容	推荐等级
推荐一	在≥60岁的一般人群中，在收缩压(systolic blood pressure，SBP)≥150mmHg或舒张压(diastolic blood pressure，DBP)≥90mmHg时起始药物治疗，将血压降至SBP<150mmHg和DBP<90mmHg的目标值	强烈推荐——A级

续表

推荐	内容	推荐等级
推荐二	在 < 60 岁的一般人群中,在 DBP ≥ 90mmHg 时起始药物治疗,将血压降至 DBP < 90mmHg 的目标值	30~59 岁,强烈推荐——A 级;18~29 岁,专家意见——E 级
推荐三	在 < 60 岁的一般人群中,在 SBP ≥ 140mmHg 时起始药物治疗,将血压降至 SBP < 140mmHg 的目标值	专家意见——E 级
推荐四	在 ≥ 18 岁的慢性肾脏病患者中,在 SBP ≥ 140mmHg 或 DBP ≥ 90mmHg 时起始药物治疗,将血压降至 SBP < 140mmHg 和 DBP < 90mmHg 的目标值	专家意见——E 级
推荐五	在 ≥ 18 岁糖尿病患者中,在 SBP ≥ 140mmHg 或 DBP ≥ 90mmHg 时起始药物治疗,将血压降至 SBP < 140mmHg 和 DBP < 90mmHg 的目标值	专家意见——E 级
推荐六	对除黑人外的一般人群(包括糖尿病患者),初始降压治疗应包括噻嗪类利尿剂、CCB、ACEI 或 ARB	中等推荐——B 级
推荐七	对一般黑人(包括糖尿病患者),初始降压治疗包括噻嗪类利尿剂或 CCB	一般黑人:中等推荐——B 级;黑人糖尿病患者:轻度推荐——C 级
推荐八	在 ≥ 18 岁的慢性肾脏病患者中,初始或增加降压治疗应包括 ACEI 或 ARB,以改善肾脏预后。该推荐适用于所有伴高血压的慢性肾脏病患者,无论其人种以及是否伴糖尿病	中等推荐——B 级
推荐九	降压治疗主要目标是达到并维持目标血压。如治疗 1 个月仍未达目标血压,应增大初始药物剂量,或加用推荐意见 6 中另一种药物。医生应继续评估血压并调整治疗策略,直至血压达标。如应用 2 种药物血压仍未达标,自推荐药物列表中选择加用第 3 种药物并调整剂量。患者不能同时应用 ACEI 和 ARB。如患者由于有禁忌证仅用推荐意见 6 中的药物不能使血压达标,或者是须应用超过 3 种药物使血压达标,可选择其他类降压药。对经上述策略治疗血压仍不能达标的患者,或者是需要临床会诊的病情复杂者,可转诊至高血压专科医生	专家意见——E 级

　　因为我国国情及人类体质不同,我国降压治疗方案仍以我国方案为主,国外降压方案为预防。并应实行个体化,根据情况采取非药物及药物相结合控制治疗,才能更好地维持血压稳定。

　　目前,临床上对高血压的治疗已从西医治疗转向中西医结合治疗发展,中西医结合治疗已逐渐成为临床上常用方法。除了临床常用的临证经验方,下面论述中西医结合近年常见的几种其他治疗方法:①穴位敷贴与降压西药结合治疗:中药降压贴(珍珠、全蝎、决明子、天麻等)贴在脐部,用于 1 级及 2 级高血压的治疗,每次 1 贴,每 2 天换 1 次,15 贴为 1 个疗程;或使用吴茱萸,将其研末后再用醋调糊,然后用纱布包好,敷在涌泉穴两侧,每天换 1 次，16 次为 1 个疗程。②浴足、针灸、耳穴等非药物和降压西药结合治疗：足浴（足浴方组成：豨莶草 20g、吴茱萸 25g、野菊花 28g、夏枯草 24g、钩藤 30g）。针灸风池穴、合谷穴、神门穴、三阴交穴，针刺得气后用平泻平补手法，30min/ 次，3 次 / 周，10 次为 1 个疗程。耳穴贴压：取穴降压沟、内分泌穴，把王不留行粘在穴位，早、中、晚按摩按压，60 次 /min，每次持续 5 分钟，直到有轻压痛。

（二）中西医结合研究展望

目前高血压已经成为威胁人类健康主要疾病之一，在整个心脑血管疾病中占有很高的发病率。但目前原发性高血压的发病原因及具体机制在学界尚未达成共识，在治疗方面缺乏实验及临床研究，故在中医方面要加强中医药在治疗原发性高血压的治疗研究，明确中医药在机体的作用靶点。在未来的治疗中，应当联合药物与非药物综合降压、社会心理调节等相结合，按照平稳、安全、个体化降压原则，维持正常血压水平，从而预防脑血管事件，改善整体预后效果。

六、经典著作赏析

1.《灵枢·海论》："脑为髓之海，其输上在于其盖，下在风府……髓海有余，则轻劲多力，自过其度；髓海不足，则脑转耳鸣，胫酸眩冒，目无所见，懈怠安卧。"

2.《素问·至真要大论》："诸风掉眩，皆属于肝。"

3.《素问·六元正纪大论》："木郁之发，太虚埃昏，云物以扰，大风乃至，屋发折木，木有变。故民病胃脘当心而痛，上支两胁，膈咽不通，食饮不下，甚则耳鸣眩转，目不识人，善暴僵仆。"

4.《伤寒论》第 67 条："伤寒，若吐、若下后，心下逆满，气上冲胸，起则头眩……"第 82 条："太阳病发汗，汗出不解，其人仍发热，心下悸，头眩……"

5.《金匮要略·痰饮咳嗽病脉证并治》第 16 条："心下有痰饮，胸胁支满，目眩，苓桂术甘汤主之"，第 25 条："心下有支饮，其人苦冒眩，泽泻汤主之。"第 31 条："假令瘦人脐下有悸，吐涎沫而癫眩，此水也，五苓散主之。"《金匮要略·妇人妊娠病脉证并治》第 8 条："妊娠有水气，身重，小便不利，洒淅恶寒，起则头眩……"等。

6.《丹溪心法·头眩》："头眩，痰夹气虚并火，治痰为主，夹补气药及降火药。无痰则不作眩，痰因火动……"

7.《景岳全书·眩运》："丹溪则曰无痰不能作眩，当以治痰为主，而兼用他药。余则曰：无虚不能作眩，当以补虚为主，而酌其兼标。"

8.《证治汇补·上窍门·眩晕》："以肝上连目系而应于风，故眩为肝风，然亦有因风、因痰、因虚、因暑、因湿者。"

9.《临证指南医案·眩晕》："经云诸风掉眩，皆属于肝，头为六阳之首，耳目口鼻皆系清空之窍，所患眩晕者，非外来之邪，乃肝胆之风阳上冒耳，甚至有昏厥跌仆之虞。其症有夹痰、夹火、中虚、下虚，治胆、治胃、治肝之分。"

七、病案分析

患者刘某，男，42 岁，以"阵发性头晕 4 年，加重 3 周"为主诉，由门诊以"高血压 2 级高危"收入院。4 年前患者因头晕就诊于"北医三院"，测血压：150/90mmHg，诊断为"高血压"，予富马酸比索洛尔 2.5mg qd 降压治疗。患者自诉血压控制欠佳，3 周前再次出现头晕症状，自行调整降压方案为富马酸比索洛尔 5mg qd+ 苯磺酸氨氯地平片 5mg qd。1 周前患者头晕加重，遂于急诊就诊，测血压：170/123mmHg，将苯磺酸氨氯地平片改为氯沙坦钾片 100mg qd。患者为求进一步治疗，收入院。刻下症见：头晕，昏沉，胸闷，精力不足，健忘，腰酸，怕冷，纳少，易困，二便调。舌质淡，苔白腻，脉沉细。患者既往有痛风病史 8 年。查体：入院测血压 140/90mmHg。实验室检查：血常规、生化、高血压激素四项、尿常规、便常规大致正常。双肾 B 超、肾上腺 CT 及肾血管 B 超都未见明显异常。入院前查头颅 CT 示未见明确病变，双侧筛窦、上颌窦炎症。24 小时动态血压：白天最高血压 144/90mmHg，白天最低血压 106/76mmHg，白天平均血压：124/86mmHg，夜间最高血压：125/75mmHg，夜间最低血压：90/54mmHg，夜间平均血压：113/77mmHg，总的平均血压：122/84mmHg。

诊断依据

中医辨病辨证依据：患者以"阵发性头晕 4 年，加重 3 周"为主诉，辨病属中医"眩晕"范畴，患者中年男性，饮食不节，伤及脾胃，脾虚生痰湿，湿痰壅遏，引动肝风，风痰上扰清窍所致。风痰上扰，蒙蔽清阳，故眩晕；痰阻气滞，升降失司，故胸膈痞闷；痰浊困遏肾阳，肾阳不足，则不能温煦四肢肌肉，故见怕冷、精力不足等，结合舌脉，辨证为"风痰上扰、肾阳亏虚证"。

西医诊断依据

1. 中年男性，慢性病程。

2. 阵发性头晕 4 年，加重 3 周。

3. 既往有高血压病史。

4. 辅助检查：同上。

鉴别诊断

中医鉴别诊断：眩晕应与头痛相鉴别，两者常伴随出现，后者以头痛为主，表现为全头痛、偏头痛、巅顶痛等，前者以头晕为主要症状，可伴随视物旋转，如坐舟船、眼前发黑，重者可出现恶心呕吐，不能睁眼等，两者病机亦较相似，根据患者目前症状，诊断为眩晕。

西医鉴别诊断：应鉴别原发性高血压与继发性高血压（如肾性高血压、醛固酮增多症、嗜铬细胞瘤、妊娠高血压）。肾性高血压可有肾病史、泌尿系感染史、血尿史、肾脏病家族史（多囊肾），肾性高血压可见肾实质损害，肾血管性高血压可见肾血管一侧或双侧狭窄；原发性醛固酮增多症所致高血压以高血压伴顽固性低钾血症为特征；嗜铬细胞瘤表现为阵发性或持续性血压升高，可伴头痛、汗出、心动过速，血尿儿茶酚胺可升高，肾上腺占位。根据患者症状及相关实验室检查，可诊断为原发性高血压。

诊断

中医诊断：眩晕　风痰上扰、肾阳亏虚证

西医诊断：高血压 2 级　高危组

治疗

治疗原则：低盐饮食，适度运动，畅情志，每日测血压 2 次。

西医药物治疗：考虑患者既往痛风病史，给予硝苯地平控释片 30mg qd，氯沙坦钾片 100mg qd 降压治疗。

中医治以化痰息风、温补脾肾为法，方以半夏白术天麻汤加减，具体方药如下。

法半夏 9g	炒白术 15g	天麻 20g	石菖蒲 15g
瓜蒌 15g	薤白 15g	丹参 30g	川芎 15g
肉苁蓉 30g	山萸肉 10g	陈皮 15g	夏枯草 15g
决明子 10g	黄芩 10g	栀子 10g	怀牛膝 15g
茯苓 15g	益母草 15g	龟甲 15g	生山楂 15g

水煎服，日 1 剂，共 7 剂。

近 7 天血压变化表：表 3-9。

表 3-9　7 天内患者血压变化

日期	第 1 天	第 2 天	第 3 天	第 4 天	第 5 天	第 6 天	第 7 天
血压（mmHg）	140/90	136/82	127/79	124/83	111/73	118/76	113/74

1 周后患者诉头晕，昏沉减轻，仍觉乏力，健忘，易困，腰酸，怕冷。舌质淡，苔薄白，脉沉细。当辨为肾阳不足，以肾气丸加减，疏以下方。

太子参 30g	生熟地各 15g	山萸肉 10g	茯苓 15g
泽泻 10g	丹皮 10g	肉桂 3g	肉苁蓉 30g
菟丝子 15g	巴戟天 15g	淫羊藿 10g	山药 15g
丹参 30g	生甘草 10g		

水煎服，日 1 剂，共 7 剂。

经中西医结合治疗后，患者症状明显好转，血压控制在正常范围，出院。

主要参考文献

[1] 周仲瑛. 中医内科学 [M]. 2 版. 北京：中国中医药出版社，2003.

[2] 邓旭光. 高血压病中西医结合临床诊治的思路与方法 [J]. 中医杂志，2000，41（2）：113-115.

[3] 中国高血压防治指南修订委员会. 中国高血压防治指南 2010[J]. 中华高血压杂志，2011，19（8）：701-743.

[4] 霍勇. 国际高血压防治指南及解读 [M]. 3 版. 北京：人民卫生出版社，2014.

[5] 王鸿懿，孙宁玲. 2015 中国台湾地区高血压管理指南介绍 [J]. 中国医学前沿杂志（电子版），2015，7（1）：26-39.

[6] 葛均波，徐永健. 内科学 [M]. 8 版. 北京：人民卫生出版社，2013.

[7] 肖志成. 中西医结合治疗高血压的研究进展 [J]. 中外医疗，2013，10（C）：111-113.

[8] 丁吉昌. 针灸、足浴、耳穴贴压、降压药枕联合西药治疗老年原发性高血压随机平行对照研究 [J]. 实用中医内科杂志，2014，28（10）：116-118.

（王承龙）

第五节   稳定型心绞痛

稳定型心绞痛（stable angina pectoris，UAP）指的是在相当长的一段时间内病情比较稳定，心绞痛发生的频率、持续时间、诱因及缓解方式均相当固定的一类冠心病。其特点为前胸阵发性的压榨性疼痛，主要位于胸骨体上段或中段后，并可放射至心前区和左上肢尺侧面，也可放射至右臂和两臂的外侧面或颈与下颌部，持续数分钟，经休息或舌下含服硝酸甘油后可缓解。其稳定性包括 2 个方面的含义：其一是指病情稳定；其二是指冠状动脉粥样硬化斑块稳定，无溃疡、破裂、夹层及血栓形成等不稳定因素。

心绞痛属于中医学的"胸痹""心痛""厥心痛"等范畴。

一、中医概述

中医学认为本病的发生与脏腑虚弱、饮食不节、情志失调、外邪侵袭、劳逸失度等因素有关，多种因素交互为患。其病位在心，涉及肝、肺、脾、肾诸脏，病性多属本虚标实，初期多为实，为寒凝、气滞、痰浊、血瘀等病变致心脉痹阻，遂产生不通则痛、不荣则痛的表现；晚期多为虚，为心气、心阳、心阴不足或脏腑功能失调致心脉失养。心脉瘀阻证采用活血化瘀、通脉止痛法，治以血府逐瘀汤加减；气滞心胸证采用疏肝理气、活血通络法，治以柴胡疏肝散加减；痰浊痹阻采用通阳泄浊、化痰开胸法，治以瓜蒌薤白半夏汤加减；寒凝心脉证采用温通心阳、散寒止痛法，治以瓜蒌薤白白酒汤合当归四逆汤加减；气虚痰瘀证采用调脾护心、益气化痰法，治以温胆汤加减；气阴两虚证采用益气养阴，通脉止痛，治以生脉散合炙甘草汤加减；心肾阴虚证采用滋阴补肾、养心安神法，采用左归饮合天王补心丹加减；心肾阳虚证采用补气助阳、温通心脉法，治以参附汤合右归饮加味。

二、西医概述

（一）发病机制

稳定型心绞痛的病理基础是冠状动脉粥样硬化斑块所致的固定性狭窄。

在心肌缺血、缺氧时心肌内聚积了大量致痛物质，作用于心脏内交感神经而产生疼痛，其中因为个体体内内源性吗啡样的物质水平及心理精神因素的影响会产生不同的痛阈值。

（二）临床表现

心绞痛的主要临床表现因人而异，普遍为发作性胸痛，同时可伴有胸闷不适等；不典型的有极度疲乏、呼吸困难及胸闷等，这些症状被称为心绞痛的同等症状。

心绞痛的典型症状包括 6 个方面的内容：疼痛的部位、疼痛的性质、疼痛的诱发因素、疼痛的持续时间、缓解方式及伴随症状。

1. 疼痛的部位   典型部位是在胸骨体上段或中段之后，界线不很清楚，很少超过乳头线之外。不典型的以上腹疼痛或不适相对多见，其次为上肢、颈部、咽部、颌骨和牙齿等部位。近一半患者发作时可出现放射痛，以向左肩、左臂和手指内侧放射最常见。

2. 疼痛的性质   典型的胸痛常表现为紧缩或压迫样感觉或绞榨样，常伴有焦虑或濒死的恐惧感。不典型症状是烧灼样或钝痛，很少为针刺样、刀扎样或抓痛等尖锐性疼痛。疼痛呈现出来势较慢、去势快的特点。

3. 疼痛的诱发因素　最常见的诱发因素是体力活动、运动、脑力劳动和情绪激动；其他的诱发因素还有饱食、用力排便、寒冷、大量吸烟、心动过速的休克等。

4. 疼痛的持续时间　一般不超过 3~5 分钟，很少超过 15 分钟，疼痛持续时间短至数秒钟。

5. 缓解方式　中断活动或舌下含服硝酸甘油能在数分钟之内缓解。

6. 伴随症状　可伴有胸闷、气短、疲倦及衰弱之症状，有时甚至心绞痛的症状被这些非特异症状所掩盖。

三、诊治要点

(一)诊断要点

诊断　根据年龄、性别、病史特点、非创伤性检查和创伤性的检查方法，可确立诊断。慢性稳定型心绞痛是指心绞痛发作的程度、频度、性质及诱发因素在数周内无显著变化的患者。

(1)病史与症状：据疼痛的部位、性质、持续时间、诱发因素及缓解方式等，可综合诊断。

(2)体征：稳定型心绞痛体检常无明显异常，心绞痛发作时可有心率增快、血压升高、焦虑、出汗，有时可闻及第四心音、第三心音或奔马律，或出现心尖部收缩期杂音，第二心音逆分裂，偶闻双肺底啰音。

根据典型的发作特点和体征，结合年龄和危险因素，除外其他类型的心绞痛，一般即可确立慢性稳定型心绞痛的诊断，并确定心绞痛的分级诊断(表 3-10)。

表 3-10　加拿大心脏协会稳定型心绞痛严重度分级

等级	症状
Ⅰ级	一般体力活动不引起心绞痛，例如行走和上楼，但紧张、快速或持续用力可引起心绞痛的发作
Ⅱ级	日常体力活动稍受限制。快步行走或上楼、登高、饭后行走或上楼、寒冷或风中行走、情绪激动可发作心绞痛或仅在睡醒后数小时内发作。在正常情况以一般速度平地步行 200m 以上或登 1 层以上的楼梯受限
Ⅲ级	日常体力活动明显受限，在日常情况下以一般速度平地步行 100~200m 或登 1 层楼梯时可发作心绞痛
Ⅳ级	微活动或休息时即可以出现心绞痛症状

(3)实验室检查：①了解冠心病危险因素：血糖、血脂；②贫血(可能诱发心绞痛)：血红蛋白；③甲状腺：甲状腺功能；④尿常规、肝肾功能、电解质、肝炎相关抗原、人类免疫缺陷病毒(human immunodeficiency virus, HIV)检查及梅毒血清试验，需在冠状动脉造影前进行；⑤胸痛较明显患者，需查血心肌肌钙蛋白(cTnT 或 cTnI)、肌酸激酶(creatine kinase, CK)及同工酶(CK-MB)，以与急性冠状动脉综合征相鉴别。

(4)非创伤性检查：冠状动脉急、慢性缺血时，心电图通常可出现 ST 段和 T 波的改变；普通心电图未见明显异常者，可做运动负荷心电图和动态心电图检查；冠状动脉造影能够显示冠状动脉血管各个分支，了解其解剖的详细情况及侧支循环状况，确定冠状动脉病变部位和程度,被称为诊断冠心病的金标准;超声心动图及冠脉 CT、磁共振成像(magnetic resonance imaging,MRI)等检查也可为诊断提供帮助。

(二)诊断思路(图 3-13)

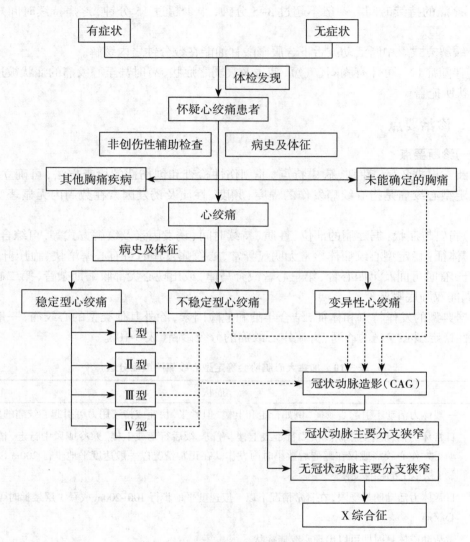

图 3-13 心绞痛诊断思路流程图

(三)鉴别诊断

1. **急性心肌梗死** 该病疼痛部位与心绞痛相仿,但更剧烈,持续时间可达半小时至数小时,可伴有休克、心律失常及心力衰竭,含用硝酸甘油多不能使之缓解。心电图中面向梗死部位的导联 ST 段抬高,并有异常 Q 波(非 ST 段抬高性心肌梗死则多表现为 ST 段下移或 T 波改变)。实验室检查示心肌坏死标志物(肌钙蛋白、肌红蛋白、肌酸激酶等)增高,并可伴有白细胞计数增高及红细胞沉降率增快等。

2. **肋间神经痛** 该病常累及 1~2 个肋间,不局限在前胸,为刺痛或灼痛,多为持续性,肋间运动可使疼痛加剧,沿神经行径处有压痛,手臂上举活动时局部有牵拉疼痛。

3. 肋软骨炎 主要症状为局部疼痛,较为固定,胸廓过度活动时会加剧疼痛。好发部位为左侧第 2 肋软骨,右侧第 2 肋软骨以及第 3、4 肋软骨。受累的软骨膨隆、肿大、有明显的自发性疼痛和压痛,表面皮肤无炎症改变。

4. 食管病变 一般表现为胸骨后疼痛,进食后、平卧时为甚,呈烧灼感、针刺感,部分患者可伴食管异物感,甚至出现吞咽困难。

5. 心脏神经官能症 患者诉胸痛,短暂(几秒钟)的刺痛或持久(几小时)的隐痛,做叹息性呼吸。部位多在心尖部附近,易变动。疲劳诱发,轻体力活动反觉舒适,可因耐受而无明显不适。含用硝酸甘油无效或延后起效,常伴有心悸、疲乏及其他神经衰弱的症状。

6. 其他疾病引起的心绞痛 严重的主动脉瓣狭窄或关闭不全、风湿性冠状动脉炎、梅毒性主动脉炎、心肌桥引起冠状动脉狭窄或闭塞、肥厚型心肌病等均可引起心绞痛,根据其临床表现及相关检查可以鉴别。

(四)中西医结合治疗要点

1. 治疗原则 稳定动脉粥样硬化斑块、预防血栓形成,改善心绞痛临床症状及生活质量;预防心梗和猝死,降低并发症及病死率。

中医方面,治疗应本着"急则治标""缓则治本"的原则,在发作期以止痛为要,可选择芳香温通、活血化瘀的速效中成药以缓解心痛,必要时行侵入性治疗;在缓解期则当治其本,以补虚为要,兼以祛邪,辨证选用益气、活血、化痰等药物,以期延缓动脉粥样硬化进展、改善临床症状。

2. 西医治疗

(1)稳定型心绞痛发作时的治疗

1)休息,部分患者停止活动后症状可以缓解。

2)使用硝酸酯类药物,如舌下含服硝酸甘油 0.3~0.6mg,1~2 分钟即开始起作用,约半小时后作用消失。长期应用可产生耐药性,停用 10 小时或以上,可恢复效果。硝酸酯类无效时,可考虑使用钙拮抗剂。

(2)稳定型心绞痛缓解期治疗:避免诱发因素,冬天因血管收缩,容易引起冠脉狭窄,故要注意保暖。饮食方面注意调节,进食适量,少食油腻饮食,禁烟禁酒。合理安排日常生活及工作,放松心态,减轻精神压力,保持适当的体力活动,以不引起胸痛等症状为度,积极防治高血压、高脂血症、糖尿病、贫血、甲状腺功能亢进等相关疾病。

(3)稳定型心绞痛的预后改善:服用抗血小板聚集药物如阿司匹林、氯吡格雷降低血栓风险。氯吡格雷主要用于支架植入以后及阿司匹林有禁忌证的患者。

服用 β 受体拮抗剂:推荐使用无内在拟交感活性的 β 受体拮抗剂。β 受体拮抗剂的使用剂量应个体化,从较小剂量开始,逐级增加剂量,以能缓解症状、静息情况下心率不低于 50 次 /min 为宜。

调脂治疗:一般使用他汀类药物,抑制胆固醇的合成,加速低密度脂蛋白(low density lipoprotein, LDL)的清除,促进高密度脂蛋白(high density lipoprotein, HDL)和载脂蛋白(apolipoprotein, Apo)A1 增高,同时具有稳定斑块、延缓斑块进展的作用,降低心血管事件。

ACEI 及 ARB:ACEI 类及 ARB 类药物能降低心血管死亡、心肌梗死、卒中的风险,所有冠心病患者均能从治疗中获益,是改善心绞痛患者远期预后的主要药物。使用时需注意患者的血压、肾功能及血钾情况。

经皮冠脉介入术（percutaneous coronary intervention，PCI）及外科治疗：如主动脉 - 冠状动脉旁路移植手术（coronary artery bypass grafting，CABG）或内乳动脉远端 - 冠状动脉吻合术，是现在普遍可行的治疗方法。

四、中西医结合治疗研究

（一）思路与方法

1. 中西医结合，优势互补，发挥最佳疗效 稳定型心绞痛的治疗主要目标是稳定斑块，预防心肌梗死和猝死；改善心肌耗氧与供氧的失衡，改善临床症状、提高生活质量。中西医结合治疗发挥最佳疗效的关键在于寻找治疗切入点。

（1）部分患者虽进行了冠脉血运重建术后，但冠脉微循环未能得到改善，术后仍有反复心绞痛发作、进行性心功能恶化等症状。中医一些活血通络药物对改善微循环、促进心肌血管新生具有一定的优势。

（2）部分患者术后生活质量下降的主要原因是与手术同时而来的抑郁、焦虑等神经疾病的影响。此部分患者可通过中医气功、针灸、按摩等疗法调摄精神，平和心境。

（3）对于一些病情较重不能承受手术创伤的患者，可通过发挥中医药益气扶正等治疗，调理机体功能，为患者争取手术机会。

2. 善于中药及西药的合理配伍应用 稳定型心绞痛的患者在规范西医治疗时可能会出现一些不适症状，其中以消化道症状最为多见。中医益气健脾、调肠护胃治疗对缓解长期服用西药所带来的伴随症状有较大优势。

3. 外治法 中医外治法是在长期的医疗实践中逐渐总结、丰富和发展起来，并运用特定的手段对人体相应的体表位置及特定部位产生不同程度的刺激，来调整机体功能，恢复生理状态，祛除疾病的方法。具有直达病所、奏效迅捷、多途径给药、使用安全、毒副作用小等优点。中医外治疗法在冠心病心绞痛的治疗中取得了良好的疗效，尤其对于某些患者因身体条件所限、不宜内服药物及应用介入等其他疗法时，更加显示其外治法的独特功效。治疗心绞痛常用的外治法有以下几种。

（1）针灸治疗：可以激发机体经气，加强气血的运行，从而使壅滞的经络得以疏通，达到治疗疾病的目的。针灸治疗冠心病心绞痛的疗效已从临床和实验研究方面得以证实，常选穴位有内关、心俞、膻中、通里、足三里、间使等。现代研究表明其改善心肌缺血的作用机制可能与抗血小板聚集、改善微循环、抗氧自由基等作用相关。

（2）贴敷疗法：是一种通过皮肤吸收，并可通过控释机制按患者需要剂量，恒速持久进入血液的贴剂药物疗法，它能降低药物的毒副作用，明显改善微循环，改善临床症状。已有报道邓氏冠心止痛膏、心绞痛宁膏、麝香心绞痛膏等均具有较好的临床疗效。

（3）气功疗法：通过调身、调息、调心，调动体内正气，激发和强化人体潜能，培补元气，疏通经络，平衡阴阳，从而起到既可自我保健，又可施治于人的作用。实践证明，气功结合内服中药或针刺治疗疾病的疗效优于单纯用气功或单纯用中药、针刺的疗法，而且经济简便，疗效快且巩固，特别是对于一些术后合并焦虑、抑郁的患者，效果更佳。

（二）临证经验

冠心病的病机为本虚标实，气虚、痰浊、瘀阻为冠心病的主要证素，现代多个研究也证明了这一点。在"本虚"方面：冠心病的病位不仅局限于心，也与肝、脾、肺、肾四大脏腑系统存在错综关联，且在发生发展的不同阶段有其主要受病脏腑，其中稳定型心绞痛处于心脾相关阶段，主要受病脏腑为心脾。在"标实"方面：肝病犯脾，脾气虚损，津液输布排泄障碍，形成痰湿等病理产物；气虚则无力推动血脉运行，痰浊等阻于脉络而致血瘀，痰瘀同病。因此，在冠心病稳定型心绞痛的治疗中形成脾→心、痰→瘀的疾病发展过程。从脾胃治疗冠心病，着重健运脾胃，适用健脾益气法，以消生痰之源，痰化气行则血亦行；痰瘀相关，以痰为先，以化痰法配以活血可谓"拨云见日"，心阳得以普照。临床治疗以温胆汤为基本方加减，兼心悸者加龙骨、牡蛎以镇心安神；痰浊重者加石菖蒲以引药入心、豁痰开窍，加苍术燥湿健脾；兼痰热者加黄连、胆南星以清心化痰；若血瘀之象明显者加三七、水蛭活血通络。

稳定型心绞痛并发精神疾病即"双心疾病"的治疗应紧抓病因病机：一则从情志障碍入手，七情过极，刺激过于持久，超过机体的调节能力，导致情志失调，尤以恼怒最易致病，影响肝的疏泄功能。肝气的疏泄功能失常，可引起情志活动的异常。故治疗情志病时应着重调理肝气，其代表方药为逍遥散。二则从血脉入手，归根于心脏本脏血脉；或因气血虚乏于濡养，或因痰瘀阻于脉络碍于濡养。脾为生痰之源，气虚生痰、气虚血瘀，因痰致瘀；病机的根本责于气虚，痰瘀阻于心脉；治疗宜益气健脾，方药为温胆汤加减。双心疾病不同于单一的情志疾病，"心主血脉失常——心脉受损"才是双心疾病的根本病机。心神失于明一则为其表现，二则反作用前者，为恶性循环的推动者。治疗应两者合方为用，根据心理及躯体症状的偏颇、有无精神诱因等症状表现，把握不同患者不同时期的主要受病功能，调整方药用力方向，定两方之主次；根据具体症状及舌脉等调整解郁、补气血、化痰、活血等分量的轻重，即"观其脉证，随证治之"。

五、中西医结合诊疗前沿与研究进展

近几年中西医结合在防治冠心病心绞痛领域取得了诸多成果，对冠心病的病因病机、证候都有了更深入的认识，临床试验也更加规范。

冠心病的中医病因病机总属本虚标实，本虚为气血阴阳亏虚，标实则以血瘀、痰浊、气滞、寒凝、热毒为主，尤其"血瘀"贯穿于冠心病发展的始终。以陈可冀院士为首的课题组，提出冠心病稳定期"瘀毒致变"病因病机假说，并按照临床流行病学病因学研究的经典设计方法，开展了一项纳入 1 503 例冠心病稳定期患者的前瞻性队列研究，分析了随访心血管事件的相关因素和临床表征，验证了"瘀毒致变"病因病机假说，构建了冠心病稳定期因毒致病的辨证标准。该标准的建立对早期识别冠心病高危人群，促进中医在冠心病防治领域发挥既病防变相关干预措施的优势，具有重要意义。吴以岭院士则强调脉络学说，认为冠心病病机由于"营卫不通，血凝不流"到"血脉相传，壅塞不通"，并将脉络学说的营卫理论"承制调平"的治疗思想应用于血管病变防治研究中，提出"营卫承制调平"的理论，反映了人体作为复杂巨系统、血管病变作为复杂性疾病在生理、病理、治疗、转归不同阶段的内在规律。

中医证候的研究主要有证候分布、证候演变、证候诊断标准、证候客观化及病证结合等方面。血瘀证诊断标准及量化标准的建立是中西医结合发展的里程碑，由陈可冀院士和史大卓教授牵头的冠心病介入术后中医证候诊断标准试行方案已出炉，并对 1 050 例介入术后冠心病患者进行证候（血瘀、气虚、痰浊）诊断试验的评价，显示该标准具有较高的真实性及可靠性。有学者采用多因子降维和复杂网络的数据挖掘方法,探讨冠心病稳定期患者证候变化及发生血栓性心血管终点事件的证候演变规律。结果表明,随着随访时间延长,冠心病稳定期患者中医证候不断发生演变,因毒致瘀、毒瘀互结,提示毒邪耗气、气虚血瘀可能是冠心病患者发生心血管事件的关键病机和证候演变规律,值得深入研究。中医证候分布需要大样本的流行病学调查得以实现,目前相关研究样本量偏小,入选患者多具有地域局限性。期待更大规模、大范围的冠心病证候流行病学调查,为临床辨治提供依据。

中医证候客观化对中医证候诊断标准的建立有重要意义,是认识中医证候本质的重要途径。近年来,在整体观和系统生物学思想指导下,蛋白质组学、代谢组学等方法的应用,使得中医证候客观化取得显著进展。朱明丹等研究冠心病不同证型的代谢差异,发现冠心病组磷脂、脂肪酸、氨基酸代谢紊乱及导致的血小板聚集明显;葡萄糖、花生四烯酸、亚油酸在气滞血瘀证组中显著增高;气阴两虚证组苯丙氨酸、甘氨酸、高丝氨酸、葡萄糖、磷酸肌酸含量较低;痰阻心脉证组的葡萄糖含量较气滞血瘀证组明显增加。

病证结合是传统医学模式的继承,又是与西医学模式结合的创新。王阶教授以"病证结合"为切入点,多年来依托国家重点基础研究发展计划(973计划)这一大平台开展"冠心病病证结合证治体系的建立及应用"的研究。从文献到临床,该团队围绕着"证候演变规律及其与疾病状态、预后相关性",通过多中心10 000余例冠心病病例资料展开系列研究,阐释冠心病心绞痛病证结合方证对应模式的科学内涵,构建了"证候要素诊断—证候要素演变—基于证据的诊疗指南"的冠心病证治新体系。

六、经典著作赏析

胸痹心痛的发病有其特定的临床特征,古代医籍中对此多有描述。

《素问·脏气法时论》中言:"心病者,胸中痛,胁支满,胁下痛,膺背肩甲间痛,两臂内痛。"《灵枢·厥病》曰:"厥心痛,与背相控,善瘛,如从后触其心,伛偻者,肾心痛也……厥心痛,腹胀胸满,心尤痛甚,胃心痛也……厥心痛,痛如以锥针刺其心,心痛甚者,脾心痛也……厥心痛,色苍苍如死状,终日不得太息,肝心痛也……厥心痛,卧若徒居,心痛间,动则痛益甚,色不变,肺心痛也……真心痛,手足青至节,心痛甚,旦发夕死,夕发旦死。"

东汉张机在《金匮要略》指出其症状有"胸痹之病,喘息咳唾,胸背痛,短气","胸痹不得卧,心痛彻背者","胸痹心中痞,留气结在胸,胸满,胁下逆抢心"。

《类证治裁》指出:"胸痹,胸中阳微不运,久则阴乘阳位而为痹结也。其症胸满喘息,短气不利,痛引心背,由胸中阳气不舒,浊阴得以上逆,而阻其升降,胸痛彻背。"

清代王清任在张机《伤寒杂病论》的基础上,进一步把活血化瘀与补气、行气、清热、温经、养阴、化痰、攻下等法配合在一起,使得活血化瘀法更趋完善。对于胸痹的治疗,根据"胸痛、胸不任物、心跳心忙"等判定为血瘀在胸中血府,治用血府逐瘀汤,以活血化瘀药配伍行气解郁之药,宽胸行气,直达胸中血府。其对血瘀证的辨证及所创制的活血化瘀诸方,对后世活血化瘀理论的发展具有极为重要的指导意义。

陈可冀院士对冠心病的病机病理改变进行病证结合的分析研究,发现冠心病心绞痛急性期多属气滞、寒凝、血瘀,闭阻心脉、不通而痛;缓解期则为正虚邪实并存。在治疗冠心病方面,倡导"两补"("补肾"和"补气血")"三通"("芳香温通""宣痹通阳"和"活血化瘀")

和"心胃同治"的学术思想。

邓铁涛教授认为冠心病的辨证论治应以心为本,五脏相关。治一脏可以调四脏,调四脏可以治一脏,此即张介宾五脏之气互为相使之意,其中"调脾治心"是其重要的学术观点,心与胆通,治心宜先温胆,胆通则心自安,处方以健脾益气四君子汤合除痰之温胆汤,成为邓铁涛治疗冠心病痰湿证的基本方;并以"以心为本,五脏相关"为指导开发出暖心胶囊、养心胶囊。

七、病案分析

吴焕林教授医案

调脾护心法治疗冠心病

主诉:胸闷气短反复发作5年余。

现病史:2012年2月,患者因胸闷气短住院诊为"冠状动脉粥样硬化性心脏病",行PCI术(于左回旋支植入支架1枚)治疗后好转,近期仍时有胸闷气短,要求中医治疗。

刻下症:胸闷气短时有发作,疲劳,纳一般,胃肠道不适,大便难,眠可。

查体:血压128/65mmHg,脉搏86次/min。舌质黯红,苔白腻,脉滑。

检查:2012年2月冠脉造影:左前降支第一对角开口处狭窄约40%,中段80%狭窄,第一对角支开口60%狭窄,回旋支近中段完全闭塞。于左回旋支植入支架1枚。2014年2月冠脉CT:冠心病,二支病变,左旋支支架植入术后,主动脉瓣环钙化。

处方组成:橘红5g,党参15g,云苓15g,白术15g,法半夏15g,黄芪30g,炙甘草5g,姜竹茹10g,当归10g,川芎10g,厚朴15g,三七10g,水蛭5g。共7剂。日1剂,水煎服。

分析:根据患者病史已经出现冠状动脉二支病变,虽经冠脉介入治疗仍有胸痹不适,结合舌脉象考虑患者有明显的痰瘀之象,此为"标实";患者胸闷气短、自觉疲劳、胃肠不适,考虑患者为脾胃亏虚,此为"本虚";故治疗采用健脾化痰法,方选党参、黄芪、白术等补脾益气,橘红、法半夏、姜竹茹理气化痰,当归、川芎、三七、水蛭活血祛瘀,厚朴祛湿,茯苓渗湿,甘草调和诸药,以改善患者临床症状。

二诊

患者诉胸闷气短明显改善,仍自觉疲倦,胃纳欠佳,大便较前好转,小便尚可,眠可。血压132/65mmHg,脉搏86次/min。舌质黯红,苔白腻,脉滑。

处方组成:橘红5g,党参15g,云苓15g,白术15g,法半夏15g,黄芪30g,炙甘草5g,姜竹茹10g,当归10g,川芎10g,厚朴15g,三七10g,水蛭5g,藿香15g,薏苡仁30g。共7剂。日1剂,水煎服。

分析:经治疗患者胸闷症状有所改善,仍存在疲倦、纳差、苔腻等脾虚痰湿的表现。故继以上方巩固疗效,另加藿香、薏苡仁以加强化痰祛湿之功。

按语:此例患者为冠脉介入术后仍反复胸闷不适的患者。根据患者的舌脉及症状辨证为气虚痰瘀证,广东地处岭南潮湿之地,病患中以脾气虚弱,兼加痰湿者多见,痰浊与瘀血互结致心脉运行失调,发为本病。故治疗需从补益脾气、理气化痰、活血祛瘀三方面论治。该患者以此治疗临床效果明显。采用调脾护心为法治疗冠心病PCI术后患者的随机对照研究也提示,以调脾护心为治则的参术冠心方可显著改善患者临床症状及生活质量。

主要参考文献

[1] 党晓晶，吴焕林，罗文杰，等. 运用五脏相关学说分期论治冠心病思路探讨 [J]. 中医杂志，2014，55（12）：1015-1017.

[2] 吴建萍，党晓晶，孙海娇，等. 双心疾病的中医药论治思路 [J]. 中医杂志，2016，57（2）：115-117.

[3] 王侠，胡丽娜，李晓庆，等. 调脾护心法治疗冠心病心绞痛的前瞻性队列研究 [J]. 广州中医药大学学报，2013，（3）：296-298

[4] 陈可冀，史大卓，徐浩，等. 冠心病稳定期因毒致病的辨证诊断量化标准 [J]. 中国中西医结合杂志，2011，31（3）：313-314.

[5] 吴以岭，魏聪，贾振华，等. 脉络学说的核心理论——营卫承制调平 [J]. 中医杂志，2013，54（1）：3-7.

[6] 王阶，熊兴江，张兰凤. 病证结合模式及临床运用探索 [J]. 中国中西医结合杂志，2012，32（3）：297-299.

[7] Xu D P, Wu H L, Lan T H, et al. Effect of Shenzhu Guanxin Recipe（参术冠心方）on Patients with Angina PectorisafterPercutaneous Coronary Intervention: A Prospective, Randomized Controlled Trial[J]. Chin J Integr Med, 2015, 21（6）：408-416.

（吴焕林）

第六节　急性心肌梗死

急性心肌梗死（acute myocardial infarction, AMI）是在冠状动脉病变的基础上，发生冠状动脉血供急剧减少或中断，使相应的心肌发生严重而持久的急性缺血所致的部分心肌急性坏死。临床可表现为胸痛、急性循环功能障碍或猝死，以及反映心肌急性缺血、损伤和坏死的一系列特征性心电图演变、血清心肌损伤标记物的变化等，是心血管疾病的主要死亡原因之一，在发达国家被称为"头号杀手"。

AMI 在中医学中属于"真心痛"范畴。

一、中医概述

真心痛最早见于《灵枢·厥病》："真心痛，手足青至节，心痛甚，旦发夕死，夕发旦死"。《金匮要略·胸痹心痛短气病脉证治》曰："胸痹不得卧，心痛彻背者，栝蒌薤白半夏汤主之。"又云："心痛彻背，背痛彻心，乌头赤石脂丸主之。"本病的病因病机为年老体衰、过食肥甘、烟毒过量、寒邪侵袭、七情内伤等导致血瘀痰浊、闭塞心脉、心脉不通，属本虚标实之证。

二、西医概述

急性心肌梗死基本病因为冠状动脉粥样硬化斑块破裂、出血引起血栓形成（也有冠状动脉的其他疾病如炎症、痉挛、畸形等）造成冠状动脉持续完全或不完全闭塞引起心肌供血严重不足，而侧支循环未充分建立。冠状动脉粥样硬化相关的重要危险因素为血脂异常、高血压、糖尿病、吸烟、肥胖、血同型半胱氨酸含量增高、体力活动减少、高龄和男性等。

按临床过程和心电图的表现,本病可分为急性、亚急性和慢性三期,但临床症状主要出现在急性期。胸痛是最先出现的临床症状,常发生于安静或睡眠时,疼痛程度较重,范围较广,持续时间可长达数小时或更长,休息或含服硝酸甘油片不能缓解,患者常烦躁不安、出汗、恐惧,有濒死感。在我国,1/6~1/3 的患者表现为上腹痛、下颌或颈部疼痛,以及部分患者无疼痛,一开始即表现为休克或急性心力衰竭。

急诊 PCI 或静脉溶栓治疗以尽快恢复心肌再灌注是治疗急性心肌梗死的最重要方法,尤其前者在有条件的医院应作为首选。

三、诊治要点

(一)诊断要点

根据欧洲心脏病学会(European Society of Cardiology, ESC)在 2012 年公布的最新全球心肌梗死的统一定义,检测心肌标志物是心梗诊断必要条件之一。心肌损伤标志物(最好是肌钙蛋白)增高或增高后降低,至少有 1 次数值超过参考值上限(URL)的第 99 百分位值(即正常上限),同时至少伴有以下 1 项心肌缺血的证据:①心肌缺血临床证据;②心电图出现新的心肌缺血变化:新出现或推测的明显 ST 段改变或新出现的左束支传导阻滞,分为急性ST 段抬高心肌梗死(ST segment elevation myocardial infarction, STEMI)和非 ST 段抬高心肌梗死(non-ST segment elevation myocardial infarction, NSTEMI);③心电图出现病理性 Q 波;④影像学显示新出现的存活心肌丢失或局部室壁运动异常证据;⑤血管造影或解剖发现冠状动脉内血栓。

1. 心电图表现 应在初次接触患者 10 分钟内完成心电图检查,如早期心电图不能确诊,需 5~10 分钟重复检查。对于符合或疑似 STEMI 症状的患者,由急救人员现场 10 分钟内完成首份心电图,必要时行 18 导联心电图检查。

(1)STEMI:面向梗死区导联新的 ST 段弓背向上型抬高或新出现的左束支传导阻滞。T 波高尖可出现在 STEMI 超急性期。

(2)NSTEMI:ST-T 动态变化是 NSTEMI 最可靠的心电图表现,需要与不稳定型心绞痛(UAP)鉴别。NSTEMI 的心电图 ST 段压低和 T 波倒置比 UAP 更明显和持久,并有一系列演变过程,如 T 波倒置逐渐加深,再逐渐变浅,部分还会出现异常 Q 波。

2. 心肌损伤标志物变化 敏感的心肌损伤标志物测定可发现无心电图改变的小灶性梗死。建议于入院即刻、2~4 小时、6~9 小时、12~24 小时测定血清心肌损伤标志物。肌钙蛋白是诊断心肌坏死最特异和敏感的首选标志物,肌钙蛋白超过正常上限结合心肌缺血证据即可诊断 AMI(表 3-11)。

表 3-11 心肌损伤标记物

检测时间	肌红蛋白	肌钙蛋白		CK-MB
		cTnT	cTnI	
开始升高时间(小时)	1~2	3~4	3~4	4
峰值时间(小时)	4~8	24~48	11~24	16~24
持续时间(天)	1~2	10~14	7~10	3~

注:cTnT,心脏肌钙蛋白 T;cTnI,心脏肌钙蛋白 I。

(二)诊断思路(图 3-14)

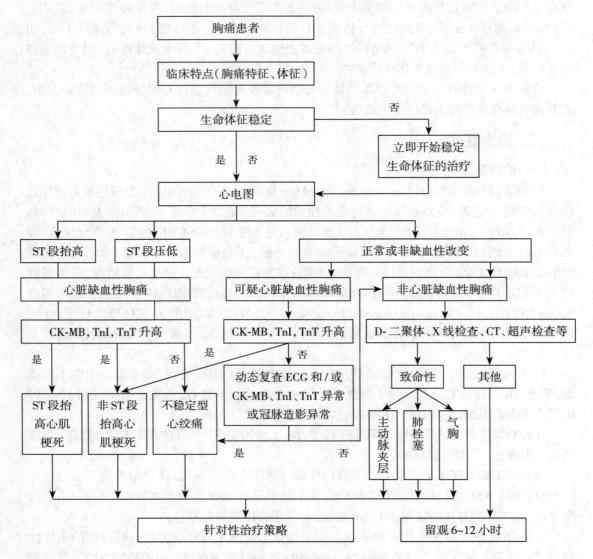

图 3-14   急性心肌梗死诊疗流程图

心电图仍是目前诊断急性心肌梗死的主要手段之一。同时应尽快采血行心肌损伤标志物及其他血液检查,随后立即启动心内科会诊和再灌注治疗。不应因等待心肌损伤标志物检测结果,而延迟 STEMI 治疗。

(三)鉴别诊断

急性心肌梗死与主动脉夹层、急性肺栓塞并称为胸痛三联症。

主动脉夹层疼痛更为严重且持续不缓解,常放射到背、腰、腹或小腿,X 线和超声心动图可发现主动脉明显增宽,CT 或 MRI 主动脉造影探测到主动脉壁夹层内的血液、内膜撕裂,可确立诊断。

急性肺栓塞可出现呼吸困难、胸痛、晕厥等症状，血气分析呈低氧血症，血浆 D- 二聚体升高，患者常有静脉血栓高危因素，并出现右心室负荷急剧增加的表现，如颈静脉充盈、肺动脉瓣区第二心音亢进、肝大等，心电图呈电轴右偏、窦性心动过速、$S_1 Q_{\mathrm{III}} T_{\mathrm{III}}$ 等非特异性表现，CT 肺动脉造影、放射性核素肺灌注扫描有助于确诊。

此外，STEMI 还应与不稳定型心绞痛、NSTEMI、急性心包炎、急腹症、下颌痛等急症鉴别。

（四）中西医结合治疗要点

1. 治疗原则　对于 STEMI 患者，缩短总缺血时间和急诊就诊至首次球囊扩张时间（door-to-balloon time, DTB），尽早实施急诊 PCI 或溶栓及溶栓后 PCI 的再灌注治疗，开通梗死相关血管及根据病情对其他病变血管施行 PCI 是不二法则，再灌注治疗越早获益越大。NSTEMI 则应在抗凝、抗血小板、稳定斑块及对症处理的同时，运用 GRACE、TIMI 等评分工具进行危险分层以决定是否进行介入治疗及其时机。急性期中医药应用有助于缓解胸痛，改善无复流或慢血流状态，保护心肌和血管内皮，减少并发症，改善预后。

2. 西医治疗

（1）监护和一般治疗：所有 AMI 患者到院后应在冠心病监护病房立即给予心电、血压和血氧饱和度监测，及时发现和处理心律失常、血流动力学异常和低氧血症，除颤仪床旁备用。对血流动力学稳定且无并发症的患者可根据病情卧床休息 1~3 天，病情不稳定及高危患者卧床时间适当延长。

（2）再灌注治疗：①对于 STEMI 患者，应尽早给予再灌注治疗。当患者就诊于具有 PCI 条件的医院时，优先推荐直接 PCI，DTB 时间应小于 90 分钟；若患者就诊于无 PCI 条件的医院时，若转运 PCI 能在 120 分钟内完成，则选择转运 PCI，若无法在 120 分钟内完成，则在当地行溶栓治疗，溶栓应在 30 分钟内开始，并尽早转运至有条件的医院，溶栓失败立即行补救性 PCI，溶栓成功则在 3~24 小时内行冠脉造影。② NSTEMI 患者应使用 TIMI、GRACE 等评分系统对患者进行危险分层，以决定再灌注治疗策略，对于高危和极高危的 NSTEMI 患者应早期行冠状动脉介入治疗（表 3-12）。

表 3-12　NSTEMI 患者 TIMI 评分表

项目	分值
1. 年龄（≥ 65 岁）	1 分
2. ≥ 3 个冠心病危险因子（家族史、高血压、高胆固醇、糖尿病、吸烟等）	1 分
3. 已知冠心病（狭窄 ≥ 50%）	1 分
4. 1 周内使用阿司匹林	1 分
5. 24 小时内发作 ≥ 2 次	1 分
6. 心肌损伤指标升高	1 分
7. ST 段偏移 ≥ 0.05mm	1 分

| 0~2 低危 | 3~4 中危 | 5~7 高危 |

（3）基本药物治疗：包括双联抗血小板药物、他汀类药物等，应尽早运用。应该强调的是，ACS 一旦发生，无论 STEMI 还是 UAP/NSTEMI，无论采取保守、溶栓还是介入治疗方案，抗血小板 [阿司匹林、血小板 ADP 受体拮抗剂，必要时联用血小板糖蛋白Ⅱb/Ⅲa（GPⅡb/Ⅲa）受体拮抗剂] 基础上加用注射型抗凝药物都是治疗基石，肝素、低分子肝素都得到各类指南的推荐。此外，在无禁忌证且能耐受情况下，应尽早使用 β 受体拮抗剂、ACEI或 ARB，以上药物均能改善患者预后、降低死亡率。

（4）CABG：少数 AMI 合并心源性休克不适宜 PCI 者，急诊 CABG 可降低病死率。

3. 中医药治疗　急性期中医药应用有助于缓解胸痛，改善无复流或慢血流状态，保护心肌和血管内皮，减少并发症，改善预后。

（1）急性胸痛的治疗：复方丹参滴丸、速效救心丸舌下含服，适用于瘀血偏重之心痛者；麝香保心丸舌下含服适用于寒凝血瘀之心痛者；苏合香丸舌下含服适用于寒凝气滞偏重之心痛者。

（2）辨证论治

1）气虚血瘀证：治以益气活血、祛瘀止痛，方用补元汤合血府逐瘀汤加减。合并气阴虚者，可合用生脉散或人参养荣汤。

2）痰瘀互结证：治以祛痰化瘀、宽胸散结，方用瓜蒌薤白半夏汤合桃红四物汤加减。痰浊郁而化热者，可以黄连温胆汤加减；伴有热毒者，可合黄连解毒汤。

3）寒凝心脉证：治以散寒宣痹、芳香温通，方用当归四逆汤加减。胸阳痹阻者，可合枳实薤白桂枝汤；胸痛明显者，可以乌头赤石脂丸加减；偏阳虚者，可合四逆汤。

4）正虚阳脱证：治以回阳救逆、益气固脱，方用参附龙牡汤加减。伴有咳唾喘逆，水气凌心射肺者，可予真武汤合葶苈大枣泻肺汤；伴有口干，舌质嫩红，阴竭阳脱者，可合生脉散。

四、中西医结合治疗研究

（一）思路与方法

1. 完善院前院内急救流程　目前许多发达国家已经有了较为完善的 AMI 院前急救流程，目的是在患者知情同意下，快速、准确地将患者转送至医院，首选转运至可以开展急诊冠状动脉介入治疗的医院，及早开通梗死相关血管，挽救生命。

2. 重视二级预防和康复治疗　AMI 患者出院后，应继续进行科学合理的二级预防，以降低心肌梗死复发、心力衰竭以及心脏性死亡等主要不良心血管事件发生的危险性，并改善患者的生活质量。AMI 患者的二级预防措施包括非药物干预（即治疗性生活方式改善）、药物治疗以及心血管危险因素的综合防控，这些措施相结合有助于最大程度改善患者预后。此外，病情稳定的 AMI 患者尽早接受康复治疗可以改善生活质量与心血管系统储备功能，并可能对其预后产生有益影响。

3. 中医药在冠心病二级预防中的临床研究　中医干预的优势在于改善患者心功能和生活质量，通过"双心"调节改善患者情绪障碍。目前许多中药制剂已经证明了在冠心病二级预防中的作用，如血脂康胶囊、复方丹参滴丸、速效救心丸、芪参益气滴丸、通心络、丹蒌片、芎芍胶囊等。"中国冠心病二级预防研究"证实长期服用血脂康能够降低冠心病心肌梗死后患者非致死性心肌梗死及冠心病死亡的发生率，能显著减少对 PCI 和 CABG 的需求，能显著减少各种原因的总死亡,对于老年患者、合并高血压或糖尿病患者,血脂康在降低临床终点事件方面的作用更加明显。"芪参益气滴丸对心肌梗死二级预防的临床试验"显示,芪参益气滴丸在心肌梗死二级预防中的效果与阿司匹林相当,且安全性方面优于阿司匹林。

(二)临证经验

真心痛属重危病证范畴,病位主要在心,证属心脉痹阻,所谓"不通则痛"。主要病机为气虚痰瘀。多以舌象为证:舌淡苔薄白常见于本病早期或恢复期,主气虚,一般病情轻,预后好;厚腻苔多见于急性期,为痰浊明显,病情重;紫黯舌、瘀斑舌为血瘀明显;舌淡黯或兼胖大有齿印,多为(阳)气虚血瘀;初起苔薄白或薄黄,转为厚腻者,病情常加重;苔厚腻始终不退者,多病情危险;舌质光红为阴津欲脱,预后不良。治疗通补并用,"通"有芳香开窍、宣痹通阳、活血化瘀等,"补"有补气、温阳、养阴等,"通"为基础,攻瘀为重点,兼以治标。痰瘀同治主治化痰逐瘀,通阳宣痹,适用于痰瘀患者。中药滴丸舌下含服适用于急性胸痛发作期的处理,复方丹参滴丸、速效救心丸、宽胸气雾剂等适用于心痛有瘀者;麝香保心丸适用于寒凝血瘀心痛者。麻黄附子细辛汤适用于出现心率缓慢型心力衰竭者;真武汤合葶苈大枣泻肺汤适用于急性心力衰竭者;独参汤、参附汤、四逆汤适用于合并心源性休克者。

五、中西医结合诊疗前沿与研究展望

(一)新型抗血小板药物在ACS治疗中的地位

目前阿司匹林和氯吡格雷为代表的双联抗血小板治疗已成为AMI标准治疗方案的重要部分。近年来,随着以替格瑞洛和普拉格雷为代表的新型口服抗血小板药物的兴起,氯吡格雷的传统地位受到了很大的挑战。普拉格雷和替格瑞洛与氯吡格雷一样,都属于P2Y12受体拮抗剂,通过阻断ADP途径发挥抗血小板作用。PLATO研究通过12个月的治疗证实,与氯吡格雷相比,在ACS患者中应用替格瑞洛可以进一步使心血管死亡、心肌梗死、卒中复合终点的发生率降低16%,并且不受氯吡格雷代谢基因多态性的影响。替格瑞洛起效快、药效强、服药方便,在欧洲应用较早,欧洲指南中对ACS均优先推荐替格瑞洛。目前我国指南仍优先推荐氯吡格雷,主要原因为新型抗血小板药物在我国人群中应用的证据还较少,安全性尚待进一步研究。总体看来,与传统药物相比,新型抗血小板药物有逐渐占优的趋势,但在我国的推广尚需时日。

(二)中医药预防心肌梗死后心室重构的作用

AMI后引起心室重构是影响患者预后的重要因素,是心肌梗死后出现心力衰竭、心律失常、心绞痛复发甚至猝死的重要危险因素。中医药在抑制心肌梗死后的心室重构、改善心功能方面有一定作用。黄芪能降低左心室重构后的左心室质量和全心质量,降低室间隔厚度,增加梗死区厚度,使心肌血管紧张素Ⅱ(Ang Ⅱ)含量明显下降,证明黄芪能逆转急性心肌梗死后左心室重塑。人参能通过抑制肾素-血管紧张素系统活性,增强心肌的抗氧化能力及减少缩血管物质含量、延缓心室重构发展。益气活血方能通过抑制心肌基质金属蛋白酶(MMP)-2蛋白表达,增加心肌TIMP-2蛋白表达,降低MMP-2/TIMP-2,调节细胞外基质代谢,抑制左室重构,防治心梗后心衰。芪苈强心胶囊治疗AMI早期大鼠,可以通过抑制心梗后大鼠局部MMP-2和MMP-9的活性,降低心梗后细胞外基质降解和进行性心室扩张,改善心功能。

虽然目前国内外进行了大量中药干预心梗后心室重构的研究,但仍然有诸多不足:

①以实验研究为主，对于中药干预的具体机制研究缺乏一定的创新性；②高质量临床研究较少，多数研究缺乏严格的循证医学理念和设计，样本量有限、随访期较短，缺乏严格的质控和监查；③ACS急性期的中医药干预研究，更是缺乏多中心、大样本、随机对照的高质量临床研究；④心血管诊疗大数据平台建设有待加强，缺乏优秀的临床随访和监查平台。

2014年6月，*The Lancet* 杂志先期在线发表China PEACE研究（冠心病医疗结果评价和临床转化研究）结果，该项急性心肌梗死回顾性研究结果全面揭示了2001—2011年10年间我国STEMI院内病死率和主要并发症无显著改善，诊疗过程中的不规范环节持续、普遍存在。以上种种，既有待更多大量的高质量循证医学研究，并构建开放式的心血管诊疗大数据平台，以期提供更多高质量中西医结合治疗AMI的证据，更为中西医结合防治AMI的临床实践和研究提供了前所未有的机遇。

六、经典著作赏析

（一）学术源流

《素问·标本病传论》有"心病，先心痛"之谓，最早认识到心痛与心相关。真心痛最早见于《灵枢·厥病》，该篇指出"真心痛，手足青至节，心痛甚，旦发夕死，夕发旦死"，是对冠心病急性心肌梗死并发休克及病情转归与预后的描述，第一次指出真心痛之疼痛程度较剧烈，造成的危害更严重，而心前区疼痛即是真心痛之先兆，而痛"甚"即是对痛势程度的描述。在病因病机方面，《素问·痹论》曰："痛者，寒气多也，有寒故痛也。"《金匮要略·胸痹心痛短气病脉证并治》谓"阳微阴弦，即胸痹而痛"，提出"阳微阴弦"为胸痹的基本病机。《症因脉治·胸痛论》说："内伤胸痛之因，七情六欲，动其心火，刑及肺金；或怫郁气逆，伤及肺道，则痰凝气结；或过因辛热，伤及上焦，则血积于内，而闷……胸痛矣"，认为情志、过食辛辣可导致痰凝气结或伤及上焦发生真心痛，拓展了真心痛病因病机学说。

（二）治法方药

《金匮要略·胸痹心痛短气病脉证并治》指出："胸痹心中痞，留气结在胸，胸满，胁下逆抢心，枳实薤白桂枝汤主之"；"胸痹之病，喘息咳唾，胸背痛，短气，寸口脉沉而迟，关上小紧数，栝楼薤白白酒汤主之"，至今仍是临床治疗真心痛的有效方剂。《医学正传》《辨证录》均指出真心痛"亦未尝不可生还"，在证治上，补充了血脉瘀阻型，提出了应用活血化瘀法治疗本病。《证治准绳·诸痛门》提出用大剂量红花、桃仁、降香、失笑散等治疗心痛，《时方歌括》用丹参饮治疗心腹诸痛，《医林改错》用血府逐瘀汤治疗胸痹心痛等，为治疗真心痛开辟了广阔的途径。

七、病案分析

患者史某，男性，41岁，已婚，个体。

初诊：因"阵发性心前区隐痛2年，加重10天"于2013年2月18日来诊。患者2年前间歇发作活动时心前区痛，未引起重视。10天前行走时心前区痛再发，持续30分钟不缓解，来院查心电图诊断为"前壁心肌梗死"，溶栓未成功，冠状动脉造影示：左主干病变累及前降支狭窄90%，行冠状动脉搭桥术。出院后一直服用辛伐他汀片40mg，每晚1次；阿司匹林 100mg，每日 1 次；氯吡格雷片 75mg，每日 1 次。现仍感心前区隐痛阵作，心烦急躁，伴腰酸、足跟痛，食纳二便尚可。有吸烟史多年。查体：血压 130/90mmHg，心率 76 次 /min。舌红，苔白，脉沉弦滑。

中医诊断：胸痹　心肾气虚夹血瘀。

西医诊断：冠心病　冠状动脉搭桥术后，不稳定型心绞痛。

治疗原则：益肾活血，标本兼治。

处方：血府逐瘀汤加减：柴胡 12g，赤芍 10g，枳壳 10g，桔梗 10g，川芎 10g，桃仁 10g，红花 10g，当归 10g，大生地 12g，川牛膝 10g，补骨脂 12g，延胡索 10g。7 剂。日 1 剂，水煎服。

二诊：服用 7 剂后于 2003 年 2 月 25 日复诊，自觉无明显心前区症状发作，足跟痛明显，查舌红、苔薄、脉滑。以血瘀标实征象明显改善，当侧重治本，于前方基础上大生地加至 30g，补骨脂加至 15g，并另加怀牛膝 15g、巴戟天 30g、炒杜仲 30g 以强腰固肾，巩固效果。1 个月后电话垂询已无明显不适主诉。

按语：本例初诊在常用活血化瘀方剂血府逐瘀汤中，加用辛苦温，归肾脾二经，具有补肾壮阳、温脾止泻、纳气平喘之补骨脂，其要点在于不仅补益先天之本肾阳，而且可以兼顾后天之本脾阳。二诊时为了加强补益肾阳之功，加用巴戟天、炒杜仲和怀牛膝。因怀牛膝较川牛膝滋补肝肾作用方面效用更强，故而加用。

主要参考文献

[1] 陈灏珠，林果为. 实用内科学 [M]. 13 版. 北京：人民卫生出版社，2009.

[2] 中国医师协会中西医结合医师分会. 急性心肌梗死中西医结合诊疗专家共识 [J]. 中国中西医结合杂志，2014，34（4）：389-395.

[3] 中华医学会心血管病学分会，中华心血管病杂志编辑委员会. 2015 急性 ST 段抬高型心肌梗死诊断和治疗指南 [J]. 中华心血管病杂志，2015，43（5）：380-393.

[4] AMSTERDAM E A, WENGER N K, BRINDIS R G, et al. 2014 AHA/ACC guideline for the management of patients with non-ST-elevation acute coronary syndromes: a report of the American College of Cardiology/ American Heart Association Task Force on Practice Guidelines[J]. J Am Coll Cardiol, 2014, 64（24）: e139-e228.

[5] 戴金，江丹娜，毛威，等. 痰瘀同治颗粒对冠心病痰瘀互结证中医证候和 PPARγ 表达的影响 [J]. 中华中医药杂志，2010，25（7）：1112-1114.

[6] LU Z, KOU W, DU B, et al. Effect of Xuezhikang, an extract from red yeast Chinese rice, on coronary events in a Chinese population with previous myocardial infarction[J]. Am J Cardiol, 2008, 101（2）: 1689-1693.

[7] LI X, ZHANG J, HUANG J, et al. Efficacy and safety of Qili Qiangxin Capsule for chronic heart failure study group. A multicenter, randomized, double-blind, parallel-group, placebo-controlled study of the effects of Qili Qiangxin Capsule in patients with chronic heart failure[J]. Am J Coll Cardiol, 2013, 63（12）: 1065-1072.

[8] SHANG H, ZHANG J, YAO C, et al. Qi-shen-yi-qi Dripping Pills for the secondary prevention of myocardial infarction: a randomize clinical trial [J]. Evid Based Complement Alternat Med, 2013, 2013: 738391.

（毛　威）

第七节 肥厚型心肌病

肥厚型心肌病（hypertrophic cardiomyopathy，HCM）是指排除全身性和其他原因的心脏病后，并非完全因为心脏负荷异常引起的以左心室和/或右心室及心室间隔非对称性肥厚为特征的原发性心肌疾病。本病多为常染色体显性遗传，是导致猝死的常见原因之一。发病率为0.04%~0.4%，其中80%具有明显的家族聚集倾向，称为家族性肥厚型心肌病。

一、中医概述

中医并无HCM的记载，据其主要临床表现属"心悸""胸痹心痛""眩晕""喘证""厥证"等范畴。

（一）病名历史沿革

心悸的相关论述最早见于《黄帝内经》。如《素问·平人气象论》曰："……左乳下……其动应衣，宗气泄也。"心动悸、惊悸病名，首见于汉代张机的《伤寒论》和《金匮要略》。《伤寒论·辨太阳病脉证并治》说："伤寒，脉结代，心动悸，炙甘草汤主之。"《金匮要略·惊悸吐血下血胸满瘀血病脉证治》云："寸口脉动而弱，动则为惊，弱则为悸。"宋代《济生方·惊悸怔忡健忘门》率先提出怔忡病名。1997年中国中医药学会中医诊断专业委员会将本病定名为"心动悸"。

"心痛"病名最早见于《五十二病方》。"胸痹"病名最早见于《素问·脏气法时论》："心病者，胸中痛，胁支满，胁下痛，膺背肩胛间痛，两臂内痛。"《灵枢·厥病》记载："真心痛，手足青至节，心痛甚，旦发夕死，夕发旦死。"

中医对晕厥或猝死，认为均属"厥"。《黄帝内经》论厥甚多，有以暴死为厥，有以气血逆乱病机为厥，有以四肢逆冷为厥，有以病情严重为厥。概括起来可分为两类：一种是指突然昏倒，不省人事；另一种是指肢体和手足逆冷。鉴于厥的含义较多，现代医家多认为"厥证"是内伤杂病中具有突然发生的一时性昏倒不知人事为主症，或伴有四肢逆冷表现的病证。

"喘证"在《黄帝内经》中论述较多。《素问·举痛论》说："劳则喘息汗出。"《金匮要略·肺痿肺痈咳嗽上气病脉证治》中"上气"即指喘息不能平卧的证候，其中包括"咳而上气"的肺胀等病，并列方治疗。

"眩晕"在《黄帝内经》中即有论述。《灵枢·卫气》认为"上虚则眩"，《灵枢·口问》说"上气不足，脑为之不满……目为之眩"，《灵枢·海论》认为"脑为髓海"，而"髓海不足，则脑转耳鸣"，认为眩晕一病以虚为主。宋代严用和《重订严氏济生方·眩晕门》中指出："所谓眩晕者，眼花屋转，起则眩倒是也，由此观之，六淫外感，七情内伤，皆能导致。"

（二）中医病因病机

本病的发生与先天禀赋不足、劳倦过度及情志不遂等因素有关。《景岳全书·怔忡惊恐》认为怔忡由阴虚劳损所致，且"虚微动亦微，虚甚动亦甚"，《丹溪心法·惊悸怔忡》中提出心悸当"责之虚与痰"的理论。清代《医林改错》论述了瘀血内阻导致心悸怔忡，记载了用血府逐瘀汤治疗心悸每多获效。汉代张机认为痰饮是眩晕发病的原因之一。

本病病位在心，与肺、脾、肾三脏关系密切。临床表现以正虚为本，即脏腑气血阴阳亏虚;以痰浊、水饮、血瘀、寒凝、气滞等为标,属本虚标实、虚实夹杂病证。其病情发展取决于正气盛衰和感邪轻重。

（三）辨证分型及治法方药

常见辨证分型有六型:心气虚弱型、心肾阳虚型、正虚阳脱型、气阴两虚型、痰浊痹阻型、心血瘀阻型。临床辨证本病以虚为主,中医治疗原则是扶正祛邪。扶正以补心为主,兼顾肺、脾、肾等脏,祛邪以活血化瘀、除痰利水为主。临床辨证施治过程中益气活血、化瘀通络的中成药有一定疗效。

二、西医概述

（一）病因与发病机制

本病常见的致病因素为遗传因素,HCM 有明显家族史,也可有散发性发病。发病机制目前考虑与儿茶酚胺和内分泌代谢紊乱、细胞内钙调节异常、常染色体显性遗传或其他的原因等有关。

（二）病理表现及分型

HCM 的主要病理改变在心肌,尤其是左心室形态学的改变。其特征为不均等的心室间隔增厚,亦有心肌均匀肥厚或心尖部肥厚的类型,本病的组织学特征为左心室间隔部改变明显,表现为心肌细胞肥大,细胞核畸形,形态特异,排列紊乱,肌束结构破坏呈螺旋状。

HCM 根据左心室流出道有无梗阻分为三型:①梗阻型;②隐匿型梗阻;③无梗阻型。根据病变部位不同分为 6 个亚型:①室间隔中上部肥厚型,最常见;②心尖肥厚型;③左室前、侧壁肥厚型;④左室后壁肥厚型;⑤均匀肥厚型;⑥右室肥厚型。以上类型可混合存在。

三、诊治要点

（一）诊断要点

1. 临床症状　患者可有心悸、胸痛、劳力性呼吸困难,重者可有全身水肿、喘憋、尿少等心力衰竭表现,或有晕厥发作甚至猝死。

2. 西医诊断标准　超声心动图、心脏 MRI 或 CT 显示左室心肌某节段或多个节段室壁厚度 ≥ 15mm。或者 HCM 患者的一级亲属,厚度 ≥ 13mm,即可确诊 HCM。

3. 西医辅助检查　静息和动态心电图检查,超声心动图检查,心血管 MRI 检查,核成像和 CT、心内膜心肌活检、遗传学检测和家族筛选。

4. 中医辨病辨证要点　本病的辨证应首辨虚实,虚者系指脏腑气血阴阳的亏虚,实者多指痰饮、瘀血为主。本病的病位在心,亦有其他脏腑功能失调或亏损。故临床应分清心脏与他脏的病变情况,根据病情的轻重缓急来治疗。

（二）诊疗思路

因 HCM 部分患者平素无明显临床症状,多以晕厥或猝死来诊,主要诊断依据辅助检查来明确,故诊疗过程中应以辨病为主,兼顾中医辨证论治,用"病证结合"来进行诊疗。

1. HCM 的中医诊疗思路　中医辨证首先要辨别本病的病位在心,而非脑、肺等。病性主要以虚为主,本虚标实。发病的诱因多与活动劳力有关。总的治疗原则是补虚祛邪,标本兼顾,攻补兼施。

2. HCM 的西医诊疗思路   首先结合患者的临床表现,进行鉴别诊断及相关的检查,明确疾病的诊断。其次对患者的预后进行评估,指导相应的药物治疗。

（三）鉴别诊断

1. 西医方面   本病应注意与主动脉瓣狭窄、高血压性心肌肥厚、冠心病及先天性心血管病相鉴别。典型的临床表现、超声心动图、动态心电图、心血管造影等检查均有助于鉴别。

2. 中医方面   患者临床症状较多,主症中以厥证和喘息应注意与相关的疾病进行鉴别。

（1）厥证与中风相鉴别:厥证以突然昏倒,不省人事,或伴有四肢逆冷为主要临床表现。病情轻者,在短时内苏醒,醒后无偏瘫等后遗症;病情重者,则昏厥时间较长,甚至一厥不复而导致死亡。中风以中、老年人为多见,素体常有肝阳亢盛。其中脏腑者,突然昏仆,伴有口眼㖞斜、偏瘫等症,神昏时间较长,苏醒后有偏瘫、口眼㖞斜及失语等后遗症。

（2）喘息与喘证相鉴别:该病的喘证以气短为主,呼吸微弱而浅促,或短气不足以息,似喘而无声,至病情后期可出现严重的喘促。喘病初期即以呼吸困难,张口抬肩,甚至不能平卧为特征。

（四）中西医结合治疗要点

1. HCM 的治疗原则   中西药物配合应用以改善患者的临床症状,同时预防心肌肥厚的发展。治疗上中药以扶正固本,补肾益气养心为主,兼以化痰祛瘀。西药主要是控制患者的临床症状,延缓心力衰竭的进展,减少猝死及晕厥的发生。

2. 中医辨证论治   根据文献及现代医家的研究,HCM 的辨证和分型治疗如下:

（1）心气虚弱:心悸气短、乏力自汗,胸闷不适,动则加重,伴神疲体倦,面色淡白,脉细无力或结代等。治以调补营卫,安心养神,方可用宅中汤加减。

（2）心肾阳虚:心悸怔忡,神疲乏力,形寒肢冷,肢体浮肿,小便不利,腰膝酸冷,唇甲青紫,舌淡紫,苔白滑,脉弱。治以温补阳气,振奋心阳,方用参附汤合右归饮加减。

（3）正虚阳脱:心胸绞痛,胸中憋闷,或有窒息感,喘促不宁,心慌,面色苍白,大汗淋漓,烦躁不安,或表情淡漠,重则神识昏迷,四肢厥冷,手撒遗尿,脉疾数无力,或脉微欲绝。治以回阳救逆,益气固脱,方用四逆加人参汤加减。

（4）气阴两虚:心胸隐痛,时作时休,伴心悸气短,乏力,动则益甚,口干少饮,舌质红或淡,脉细弱。治以益气养阴,活血通脉,方用生脉散合人参养荣汤加减。

（5）痰浊闭阻:胸闷重而心痛微,痰多气短喘息,伴倦怠乏力,纳呆便溏,舌胖大有齿痕,苔浊腻或白滑,脉滑。治以通阳泄浊,豁痰宣痹,方用瓜蒌薤白半夏汤加减。

（6）心血瘀阻:心胸憋闷疼痛,痛引肩背,口、唇、爪甲青紫,舌黯红,或有瘀点、瘀斑,脉涩或结、代。治以活血化瘀,理气通络,方用桃仁红花煎。

3. 西医治疗   包括药物治疗如 β 受体拮抗剂、维拉帕米、丙吡胺等药物,以及非药物治疗,如外科手术、双腔起搏、化学消融、埋藏式心律转复除颤器等。

四、中西医结合治疗研究

HCM 目前仍无根治方法,中西医结合治疗可以显著改善患者心功能,缓解症状,延缓疾病进展,防止并发症,多数患者可以有一个与正常人相同的寿命和生活质量。

(一)思路与方法

目前中医对心肌肥厚的研究,发现一些中药及其有效成分具有预防及逆转心肌肥厚的作用,初步阐明了部分作用机制。

在临床常用的中草药中,益气养阴类:党参、黄芪,药理研究证实可双向调节血压,强心,增强免疫功能;五味子、玉竹,药理研究证实有强心、抗氧化、提高心肌耐缺氧,抗心律失常作用。

温阳通阳类:薤白药理证实对动物心肌缺氧,缺血及再灌注心肌损伤有保护作用;桂枝可增加冠脉血流量,增加心肌营养,改善心功能,改善微循环作用。

泻肺利水类:葶苈子药理研究有强心,减慢心率,增加心排血量,降低静脉压及利尿作用。

化痰类:瓜蒌、半夏、款冬花等药理研究证实具有抑菌、扩冠、抗心律失常、解痉、抑制平滑肌的作用。

理气类药物:枳实、厚朴、沉香等药理研究证实可抑制平滑肌,增强心肌收缩力,增加心排血量,降低心肌氧耗,降压,拮抗心律不齐等作用。

(二)中西医结合治疗研究

临床上 HCM 中西医结合治疗多是在西医内科药物治疗基础上,辨证应用中药,取得一定的疗效。

冯秀英对 15 例 HCM 患者,常规应用西药的基础上辨证治疗:①心气虚弱型:用益气养心法,药用黄芪、党参、白术等;②心肾阳虚型:用温阳利水法,药用炮附子、茯苓、白术、桂枝等;③阳气虚脱型:用回阳固脱法,药用人参、炮附子等;④气阴两虚型:用益气固心,养阴复脉法,药用炙甘草、麦门冬、人参等;⑤痰浊痹阻型:用益气健脾,豁痰宽胸,药用瓜蒌、薤白、党参、白术等;⑥心血瘀阻型:用活血化瘀法,药用桃仁、红花、川芎等。随症再加减用药。结果显示显效 9 例,有效 5 例,无效 1 例,总有效率 93.4%。

盛斌等以血府逐瘀汤合方治疗 5 例 HCM 患者,病程 6 个月到 2 年。方用血府逐瘀汤为主,早期合瓜蒌薤白半夏汤,症状好转平稳后合二陈汤加减治疗。随访 5~11 个月。结果显示服药 1 周至 1 个月开始起效,5 例患者症状好转,2 例长期服药 8 个月以上,听诊心脏杂音消失,复查超声心动图,收缩期二尖瓣前向运动阳性转为阴性,左室流出道狭窄消失,但室壁厚度无明显变化。

杨新红等以参松养心胶囊治疗 30 例 HCM 患者,其中梗阻性(梗阻组)14 例,非梗阻性(非梗阻组)16 例。两组在常规治疗基础上,均予参松养心胶囊 4 粒,每日 3 次口服。结果显示参松养心胶囊能明显缩短两组的 QT 间期离散度(QT dispersion, QTd)(最大 QT 间期减去最小 QT),且梗阻组 QTd 的变化程度较非梗阻组更显著。

赵爱红用消瘰丸加减方治疗 22 例 HCM 患者。消瘰丸加减方:西洋参、麦冬、五味子、玄参、煅牡蛎、炙穿山甲、三棱、三七粉等。水煎服,每日 1 剂,分 2 次口服。胸痛甚者,加郁金、延胡索;痰盛者,加瓜蒌、枳实;阴虚者,加女贞子、墨旱莲;阳虚甚者,加附子。服药 15 剂为 1 个疗程。结果:治愈 8 例,显效 10 例,有效 2 例,无效 2 例,总有效率 90.9%。

苏晓燕等将 178 例 HCM 患者随机分为常规治疗对照组(60 例)和通心络胶囊治疗组(118 例)。疗程 5 周。结果两组治疗后等容舒张时间、二尖瓣前叶斜率、快充盈分数、慢充盈分数及快充盈期平均充盈速率均有明显改善,且治疗组与对照组比较差异有统计学意义;

两组治疗后心率(heart rate, HR)均显著减缓(P 均 < 0.05),但组间无差异。治疗组对心绞痛的总有效率(89%)明显高于对照组(60%)($P < 0.05$)。

韩振祥将 168 例 HCM 患者随机分为常规治疗对照组(56 例)和通心络胶囊治疗组(112 例),疗程 8 周。结果有效率治疗组为 69.6%,对照组为 21.7%,差异有统计学意义($P < 0.05$)。两组治疗后前后室间隔厚度、左室后壁厚度和左心房内径均有所改善,治疗组治疗前后比较差异有统计学意义。

五、中西医结合诊疗前沿与研究展望

(一)中西医结合的诊疗前沿

目前的研究显示,中医药在 HCM 的诊治中有一定的作用,中西医结合治疗取得了良好而确切的治疗效果。

1. 中医诊疗方面 目前关于 HCM 的中医辨证论治临床报道及病例数较少,临床诊断标准、疗效评定标准不统一,缺乏多中心、大样本研究以及长期、随访观察,且中医基础研究相对较少。

2. 西医诊疗方面 寻找新的致病基因仍是目前治疗 HCM 的前沿阵地。通过建立基因突变的动物模型,剖析突变基因如何导致心肌肥厚,以便找出阻止疾病发展的关键靶点。

(二)中西医结合的研究展望

HCM 的发生可能与人体的遗传及多方面病理因素相关,多数患者在当前西医治疗中不能取得很好的疗效。辨证论治是中医药学的特色和优势,中医治疗审证求因,在 HCM 的临床防治中取得了一定的疗效,中西医结合治疗将成为治疗 HCM 的新生力量。今后应该加强对 HCM 证型和治法的研究,扩大观察的样本量,增加中医理论及中草药药理等基础方面的研究。同时应该规范 HCM 的辨证分型,设计系统规范的对照或双盲研究的临床研究,来研究如何缩短 HCM 病程、减少复发,探讨治疗机制。

综上,积极探索中西医结合治疗的具体方法、基础与临床研究,以及如何在中医药临床应用的科学化、规范化,组方的合理化以及将中医中药与西医传统治疗方法有机结合等诸多方面,仍有大量工作需要开展。

六、经典著作赏析

(一)心悸的证治理论

"心悸"始见于《伤寒论》。"伤寒二、三日,心中悸而烦者,小建中汤主之。"

"发汗过多,其人叉手自冒心,心下悸,欲得按者,桂枝甘草汤主之。"

"伤寒,脉结代,心动悸者,炙甘草汤主之。"

"太阳病,小便利者,以饮水多,必心下悸;小便少者,必苦里急也。伤寒,厥而心下悸,宜先治水,当服茯苓甘草汤。"

《医学入门·杂病脉法》:"寸口动而弱,动为惊,弱为悸。寸口脉紧,趺阳脉浮,胃气虚,是以惊悸。"

(二)厥证的证治理论

《类经·厥逆》:"厥者,逆也,气逆则乱,故忽为眩仆脱绝,是名为厥。轻者渐苏,重则即死,最为急候。"

《景岳全书·厥逆》："厥逆之证……即气血败乱之谓也。"

《灵素节注类编·六经厥》："此以下详明厥证，不独手足寒热为厥，而凡外感、内伤，气血虚实，以致阴阳乖逆，经脉不得循序周流，皆名厥也。"

《医学入门·杂病脉法》："厥证数端，沉细为寒；沉伏而数，为热所干；脉喘为气，浮实痰顽；气弱微甚，大则血悭；寸大沉滑，身冷必难。"

(三)胸痹心痛的证治理论

《金匮要略·胸痹心痛短气病脉证治》："夫脉当取太过不及，阳微阴弦，即胸痹而痛。所以然者，责其极虚也。今阳虚知在上焦，所以胸痹心痛者，以其阴弦故也。"

"胸痹之病，喘息咳唾，胸背痛，短气，寸口脉沉而迟，关上小紧数，栝蒌薤白白酒汤主之。"

"胸痹不得卧，心痛彻背者，栝蒌薤白半夏汤主之。"

"胸痹心中痞，留气结在胸，胸满，胁下逆抢心，枳实薤白桂枝汤主之，人参汤亦主之。"

"胸痹，胸中气塞，短气，茯苓杏仁甘草汤主之，橘枳姜汤亦主之。"

"胸痹缓急者，薏苡附子散主之。"

(四)短气、喘的证治理论

《素问·痹论》："心痹者，脉不通，烦则心下鼓，暴上气而喘，嗌干，善噫，厥气上则恐。"

《伤寒证治准绳·短气》："短气者，气急而短促，似喘而非喘。喘则张口抬肩，短气只是气促不能相续，似喘而不抬肩，似呻吟而无痛也。有责为实者，有责为虚者，有在表者，有在里者。"

(五)眩晕的证治理论

《四圣悬枢·疫病解·太阳经证》："太阳膀胱，寒水之经，太阳经病，阳虚之人，多有水气停瘀之证……水气阻格，肺胃上逆，则眩晕而呕咳。"

《医灯续焰·悸、怔忡》："悸则心中微动，如恐如惊。怔忡则心胸振筑，莫知其来；忽尔宁寂，莫知其去。甚则头目眩晕，神气若浮，盖悸之重者也。大抵因痰积饮停，气冲火击所致。"

《医阶辨证·饮生诸病五证辨》："饮留于上，咳嗽短气不得卧，时呕清水，或酸或苦，头目眩晕，面目腑肿，胸中结满。"

主要参考文献

[1] Elliott P M, Anastasakis A, Borger M A, et al. 2014 ESC Guidelines on diagnosis and management of hypertrophic cardiomyopathy: the Task Force for the Diagnosis and Management of Hypertrophic Cardiomyopathy of the European Society of Cardiology(ESC)[J]. European Heart Journal, 2014, 35(39): 2733-2779.

[2] GARCIA-PAVIA P, COMÍN-COLET J, BARRIALES-VILLA R. Comments on the 2014 ESC guidelines on the diagnosis and management of hypertrophic cardiomyopathy. A critical view from the perspective of Spanish cardiology[J]. Rev Esp Cardiol(Engl Ed), 2015, 68(1): 4-9.

[3] 唐超, 蔡琳节. 2014 ESC 肥厚型心肌病指南解读[J]. 心血管病学进展, 2014, 35(5): 615-617.

[4] GERSH B J, MARON B J, BONOW R O, et al. 2011 ACCF/AHA guideline for the diagnosis and treatment of hypertrophic cardiomyopathy: a report of the American College of Cardiology Foundation/American Heart

Association Task Force on Practice Guidelines[J/OL]. Circulation, 2011, 124(24): e783-831[2019-01-25]. https : //doi. org/10. 1161/CIR. 0b013e318223e2bd.

[5] HO C , LÓPEZ B, OTAVIO R , et al. Myocardial fibrosis as an early manifestation of hypertrophic cardiomyopathy[J]. N Engl J Med, 2010, 363(6): 552-563.

[6] 谢烨卿, 陈瑞珍. 2014 欧洲心脏病学会肥厚型心肌病诊断及治疗指南更新要点 [J]. 上海医药, 2015, 36 (2): 7-9.

[7] 熊峰, 刘春霞, 唐炯. 肥厚型心肌病的诊断与治疗进展[J]. 心血管病学进展, 2013, 34(5): 686-689.

[8] 李家庆, 刘启功. 肥厚型心肌病的发病机制、诊断及治疗进展[J]. 内科急危重症杂志, 2012, 18(4): 246-248.

[9] 翟小亚, 季政, 郭航远. 肥厚型心肌病诊断和治疗研究进展[J]. 心脑血管病防治, 2012, 12(6): 485-487.

[10] 刘金凤, 徐利亚, 陈靖. 刘如秀教授治疗肥厚型心肌病经验总结[J]. 世界中西医结合杂志, 2014, 9(3): 229-231.

[11] 韩振祥, 苏晓燕, 阎雅芳, 等. 通心络胶囊对原发性肥厚型心肌病左室重构的疗效 [J]. 中国中西医结合急救杂志, 2005, 15(5): 309.

[12] 赵爱红. 消瘰丸加减治疗肥厚性心肌病 22 例 [J]. 山东中医杂志, 2008, 27(4): 243-244.

[13] 冯秀英. 中西医结合治疗肥厚性心肌病 15 例 [J]. 实用中医内科杂志, 2006, 20(2): 164.

[14] 魏春明, 马凤英, 陶宗玲. 肥厚型心肌病 50 例中医辨证分型初步探讨[J]. 天津中医, 1991, (6): 8-9.

[15] 盛斌, 史建俊, 贺永瑚, 等. 血府逐瘀汤合方治疗肥厚型梗阻性心肌病 5 例[J]. 山东中医杂志, 2005, 24 (1): 27.

[16] 杨新红, 徐红梅, 黎明江. 参松养心胶囊对肥厚型心肌病 QT 离散度的影响[J]. 河北中医, 2009, 31 (12): 1869-1870.

[17] 苏晓燕, 韩振祥, 梁燕歌, 等. 通心络胶囊对原发性肥厚型心肌病左室功能和心绞痛疗效影响的随机对照研究 [J]. 中国中西医结合急救杂志, 2008, 15(5): 286-288.

[18] 李晓军, 韩毅, 高建辉. 心悸与伤寒论[J]. 实用中医内科杂志, 2013, 27(9): 7-9.

[19] 吕黎明. 论《伤寒论》厥证之源流及发展 [J]. 光明中医, 2010, 25(6): 930-931.

[20] 徐红丰. 岳沛平教授治疗肥厚型心肌病经验[J]. 实用中医内科杂志, 2006, 20(6): 599.

[21] 袁晖戍, 邓立梅, 万冬梅, 等. 温补心肾法治疗肥厚型心肌病 1 例 [J]. 中西医结合心脑血管病杂志, 2011, 9(8): 1012-1013.

（尚菊菊）

第八节　病毒性心肌炎

病毒性心肌炎(viral myocarditis, VMC)是指嗜心性病毒感染引起的, 以心肌非特异性间质性炎症为主要病变的心肌炎。各种病毒都可引起心肌炎, 其中以引起肠道感染和上呼吸道感染的病毒最多见。本病临床表现轻重不一, 可轻如局灶性感染而无症状, 亦可重至暴发性心肌炎而引起致命性心力衰竭和心律失常。

本病的确切发病率国内外未见详细报道, 可流行或散发。国外文献报道, 急性病毒感染人群中病毒性心肌炎的发病率为 1%~5%，病毒性心肌炎暴发时发病率可达 50%。近年来，我国病毒性心肌炎的发病率显著增多，是当前我国最常见的心肌炎，如复旦大学 2 家附属医院的资料显示，1986 年本病发病率为 1979 年的 6 倍。我国湖北、云南等地曾发生小范围病毒性心肌炎暴发流行，流行期间当地急性病毒感染患者中病毒性心肌炎发病率达 26.8%~50%。

一、中医概述

传统中医学没有"病毒性心肌炎"之病名，根据本病发病特点应属于中医学"温病"范畴，根据其临床表现又可归于中医学"心悸""怔忡""心痹""胸痹""虚劳"等疾病范畴。1997 年，国家技术监督局批准的国家标准《中医临床诊疗术语》中将其定名为"心瘅"，系指外感温热病邪，或因手术等创伤，温毒之邪乘虚侵入，内舍于心，损伤心之肌肉、内膜，以发热、心悸、胸闷等为主要表现的内脏瘅病。温热毒邪可由肺卫内舍于心，亦可直犯于心，损伤心体；热邪伤津耗气致气阴两伤；心脉不畅，痰瘀内生，因虚致实，而瘀血痰浊又可耗伤正气，使气血阴阳俱损而疾病迁延难愈。本病病位在心，涉及肺、脾胃和肾等脏腑，病性为本虚标实，虚实夹杂，以正气不足为本，邪毒为标，且多兼瘀血、痰饮为患。

本病的中医治疗当以"标本兼顾、扶正祛邪"为治则，扶正以益气、养阴、温阳为主，祛邪以清热解毒、活血化瘀、祛湿化痰为主。临证常分为邪毒犯心、气阴两虚、心阳亏虚、阳虚欲脱等证型进行辨证治疗，分别治以清热解毒、益气养阴、温补心阳、回阳固脱等，其中邪毒犯心者方药常选银翘散、五味消毒饮、白虎汤、清营汤加减；气阴两虚者方药常选炙甘草汤、生脉散、归脾汤等加减；心阳亏虚者方药常选苓桂术甘汤、参附汤等加减；阳虚欲脱者方药常选四逆汤、参附汤、参附龙牡汤等加减。如合并严重心悸、喘促、厥脱等应当积极中西医结合救治。

二、西医概述

多种病毒可引起心肌炎，柯萨奇病毒（Coxsackie virus）A 组及柯萨奇病毒 B 组、埃可（ECHO）病毒、脊髓灰质炎病毒为致心肌炎的常见病毒，尤其是柯萨奇病毒 B 组为致心肌炎的最主要病毒。尽管众多的病毒与心肌炎的发病有关，但极难从心肌炎患者心肌中分离到病毒。研究表明，病毒的直接作用和机体的免疫反应是病毒性心肌炎的主要发病机制。

本病临床表现轻重不一，取决于病变的广泛程度与部位。重者可至猝死，轻者几无症状。多数患者在发病前有发热、全身酸痛、咽痛、腹泻等症状。患者常诉胸闷、心前区隐痛、心悸、乏力、恶心、头晕。体格检查可见心脏增大、心音改变或出现杂音、心率改变、心律失常、心力衰竭等体征。心电图常有 ST-T 变化，可出现各种心律失常（包括恶性心律失常）。实验室检查常有血清心肌坏死特异性标记物明显升高；病毒学检查包括从咽拭子、粪便或心肌组织中分离出病毒，用聚合酶链反应（polymerase chain reaction, PCR）法检测病毒核糖核酸（ribonucleic acid, RNA），或检测血清特异性抗病毒抗体滴定度。X 线、超声心动图、心脏核素扫描等影像学检查可见心脏扩大、室壁运动异常、左室功能障碍等表现。心内膜心肌活检结合组织学、免疫组化、PCR 等检测对本病的确诊具有重要意义，但由于创伤性及检测难度不被常规使用。

三、诊治要点

(一)诊断要点

1999 年全国心肌炎心肌病专题座谈会提出的成人急性病毒性心肌炎诊断参考标准可作为诊断本病的参考。

1. 病史与体征　在上呼吸道感染、腹泻等病毒感染后 3 周内出现心脏症状与体征。

2. 上述感染后 3 周内出现各种心律失常或心电图 ST 改变(ST 段水平型或下斜型下移≥0.1mV 或 ST 段抬高,或出现异常 Q 波)。

3. 心肌损害的证据　特异性心肌损伤标记物(cTnI 或 cTnT、CK-MB)明显增高;超声心动图示心腔扩大或室壁活动异常和/或核素心功能检查证实左室收缩或舒张功能减弱。

4. 病原学依据

(1)在急性期从心内膜、心肌、心包或心包穿刺液中检测出病毒、病毒基因片段或病毒蛋白抗原。

(2)血清病毒抗体阳性。

(3)病毒特异性 IgM 以≥1:320 者为阳性(按各实验室诊断标准,需在严格质控条件下)。

(二)鉴别诊断

本病主要与 β 受体功能亢进、甲状腺功能亢进、二尖瓣脱垂综合征及影响心肌的其他疾患,如冠心病急性心肌梗死、风湿性心肌炎、中毒性心肌炎、结缔组织病、代谢性疾病以及克山病(克山病流行区)等相鉴别。

(三)中西医结合治疗要点

本病治疗目标:降低急性期死亡率,减少心律失常、心力衰竭等严重并发症,降低扩张型心肌病的发生率。

西医目前对于本病尚无特效疗法,主要为对症治疗。近年来有主张通过心肌活检及组织学、免疫组化、分子生物学、血清自身抗体检测结果给予必要的特异治疗的趋势。本病常用治疗方法如下。

1. 一般治疗　心肌炎急性期患者应卧床休息,进食易消化、富含维生素和蛋白质的食物。

2. 抗病毒治疗　目前尚无认可的针对肠道病毒的抗病毒疗法,阿昔洛韦、更昔洛韦、伐昔洛韦可考虑应用于疱疹病毒感染的治疗。尽管抗病毒治疗的疗效尚未获得充分证据,但部分患者抗病毒治疗可能有效,抗病毒治疗主要应用于疾病的早期,目前推荐决定特定的抗病毒治疗时应有感染性疾病专科医生参与。

3. 免疫调节治疗

(1)干扰素:初步资料显示干扰素可清除左室功能障碍患者肠道病毒和腺病毒染色体,从而改善 NYHA 心功能分级。

(2)大剂量静脉用免疫球蛋白:大剂量静脉用免疫球蛋白可通过多种机制调节免疫及炎症反应,国内部分中心针对尤其暴发心肌炎的患者较常用,对急性、重症病例,可能防止病毒复制及心肌炎的发生发展而获得疗效,但缺乏多中心随机临床证据。

4. 免疫抑制治疗　关于免疫抑制剂是否应用一直存在争议,但实践证明肾上腺皮质激素可使严重心肌炎的心力衰竭好转,严重心律失常(如高度房室传导阻滞)减轻或消除。目前认为重症患者可适当使用肾上腺皮质激素或其他免疫抑制剂治疗,以度过危重时期,一般患者不推荐常规应用。近年来随着对心肌炎发生机制认识的深入,免疫抑制剂推荐应用于无明显病毒感染依据、明确存在自身免疫、无禁忌证的心肌炎患者。

5. 营养心肌等辅助治疗　大剂量维生素 C 有抗氧化、保护心肌作用,自由基清除剂维生素 E 对心肌炎有一定疗效。改善心肌代谢的药物,如辅酶 Q10、三磷酸腺苷、辅酶 A、肌苷、环腺苷酸、细胞色素 C 等在治疗中有辅助作用。

6. 并发症治疗　心力衰竭和心律失常为本病最常见的并发症,应积极防治。心力衰竭患者参照有关指南实施治疗,血流动力学不稳定的心衰者应在重症监护单元进行心肺支持治疗。严重心律失常需用电复律或心脏起搏治疗。

关于本病中西医结合治疗:本病急性期宜采取中西医结合治疗;恢复期和慢性期以中医治疗为主,治疗原则以扶正祛邪为总则,扶正以益气、养阴、温阳为主,祛邪以清热解毒、活血化瘀、祛湿化痰为主。恢复期治疗重在扶正,兼以祛邪;慢性期治疗以扶正为主。

四、中西医结合治疗研究

(一)思路与方法

1. 分期辨证论治　急性期常为发病 6 个月以内,此期为邪毒侵袭,内舍于心所致,当解毒祛邪,兼以扶正。若温热邪毒侵袭肺卫者,可用银翘散加减;若湿热邪毒侵袭胃肠,蕴结中焦,内陷营血损心者,治宜清热解毒,芳香化湿,凉营护心,方可选王氏连朴饮加减;若属气营两燔,或热入营血者,当治以清热解毒,凉血活血,方选白虎汤合清营汤或犀角地黄汤(《备急千金要方》)加减。

恢复期多为发病 6 个月以上,此期主要表现为气阴耗伤,邪毒未尽,治宜扶正为主,兼祛余邪。若属气阴两虚,痰瘀未尽者,治宜益气养阴,佐以活血化痰,方可选炙甘草汤加减;或属阴虚火旺者,治宜滋阴泻火,养心安神,用黄连阿胶汤加减。

慢性期多为发病 1 年以上者,此时邪毒伤正,气损及阳,或阴损及阳,可致阴阳两虚,此期治宜扶正为主,宜根据阴阳的虚损情况而治以益气养阴,或益气温阳,或阴阳并补,并在扶正的基础上可酌加活血养血之品。

总之,既要参考分期,分析病程病势,又要重视证候,辨证求机,审机论治。

2. 辨病与辨证相结合　本病临床表现复杂多样,且病情变化迅速,临证是应注意辨病与辨证相结合,方易奏效。如本病发病由上呼吸道感染而诱发者,属于中医之温热侵犯肺卫,早期多宜清热解毒,宣肺透邪解表;若由感受湿热之邪,肠胃湿热而诱发者,早期治宜清热解毒、芳香化湿。

对于合并心律失常者,若脉象迟缓或兼脉律不整者,辨证多为气损及阳、心阳不振,治宜温补心阳,常选麻黄附子细辛汤、桂甘龙牡汤加减,中成药可选用心宝丸等;若脉象数疾或兼脉律不整者,辨证多为气阴两伤、心脾两虚、阴阳两虚,治宜益气养阴、补益心脾、调补阴阳等,常选生脉散、归脾汤、复脉汤加减,中成药可选天王补心丹、宁心宝等。对于合并心力衰竭者,中医辨证多属本虚标实,本虚者为心气亏虚或心阳亏虚,标实者为瘀血内阻、水饮内停,治疗宜补益心气或温补心阳、活血利水,常选保元汤合苓桂术甘汤或真武汤加减。合并肺部感染者,中医辨证多为痰浊蕴肺或痰热壅肺,治当宣肺化痰或清热涤痰,方可选清金化痰汤、千金苇茎汤加减。若急性期合并心源性休克，症见喘促不得卧，烦躁不安，面色苍白，大汗淋漓，四肢厥冷，脉微欲绝，此属心气大伤，心阳欲脱之危候，当中西医结合抢救治疗，中医当治以益气固脱，回阳救逆，方可选独参汤、参附汤、四逆汤、参附龙牡汤等加减，中成药可选参附注射液等回阳固脱。

3. 中西医结合临床治疗研究

（1）西医联合中医辨证治疗：中医针对 VMC 常采用温病学卫气营血辨证及三焦辨证等辨证论治法，此外尚有六经辨证及八纲辨证。不管临床采用何种辨证论治方法，均须紧扣本病的中医基本病机。目前临床实践中各医家均在常规西医治疗基础上，结合中医辨证论治，其辨证分型及治疗各不相同。如有医家分四型（风热犯肺、热毒侵心型；湿热中阻，内伤心营型；余热不尽、伤及心阴型；心阳虚脱型）辨治，有医家分五型（痰火扰心、心脾阳虚、心脉瘀阻、气阴两虚、邪犯肺卫）辨治，亦有医家分六型（气阴两虚型、心脾两虚型、阴虚火旺型、阴阳两虚型、痰湿内阻型、阳虚气脱型）辨治者，各型均予以相应方药，均取得了较单纯西医治疗满意的治疗效果。张俊清等通过文献检索目前临床上证候要素概括有：气虚、阴虚、热（火）毒邪、瘀血、痰（湿）浊；而邪（风、热）毒侵心，夹瘀夹痰伴气阴亏虚和气阴两虚，夹瘀夹痰伴阳亏血虚是本病的两大基本证型，同时通过采用 Cochrane 的系统评价方法，证实辨证论治治疗病毒性心肌炎安全有效。

（2）西医联合中成药治疗：已有不少临床研究报道在常规西医治疗基础上结合中成药治疗，均取得了较单纯西医治疗更满意的疗效，涉及的中成药代表主要有黄芪注射液、生脉注射液、清开灵注射液、丹参注射液、黄芪生脉饮、蒲地兰消炎口服液等，显示中成药在中西医结合治疗中有一定的作用效果。

（3）西医联合中药专方治疗：一些医家创制了中药专方用于治疗本病，如周氏益气养心汤（太子参、黄芪、党参、麦冬、苦参、甘松等）、焦氏参芪养心汤（黄芪、太子参、当归、麦冬、五味子、生地黄、金银花、板蓝根等）、杨氏益心解毒汤（生黄芪、党参、麦冬、炙甘草、五味子、当归、丹参、金银花、板蓝根、黄芩等），有研究显示在西医常规治疗基础上，上述专方临床疗效明显优于单纯西医治疗。此外，益气复脉汤、抗毒益气汤、黄芪生脉散加味、养心活血汤加味等专方临床治疗本病均取得了较满意的效果。

4. 中药现代药理学研究　近年来，中医药治疗病毒性心肌炎在抗病毒、保护心肌细胞、提高免疫功能、改善心肌代谢等方面取得了可喜的成绩，为中医辨证辨病治疗本病提供了有力的依据。

（1）抗病毒、保护心肌细胞：近年来研究发现中药在抗病毒、保护心肌细胞、改善心功能方面有明显优势，其中以黄芪为主要代表。黄芪有效成分含多种微量元素、黄酮、皂类、有机酸等。研究显示黄芪对实验性病毒性心肌炎有抗病毒作用，能降低心肌病毒 RNA 及病毒滴度；改善心肌细胞的异常电活动，减轻心肌炎症细胞浸润和缩小心肌细胞坏死面积。另外黄芪有促进心肌细胞产生干扰素，增强细胞免疫，提高 NK 细胞活性等作用，能抑制病毒复制和减轻炎症的损伤。有学者发现苦瓜素在体外有明显抗亲心性柯萨奇病毒 B3（Coxsackievirus B3，CVB3）的作用，可使急性期心肌组织病毒滴度明显降低，提示苦瓜素可能成为一种有效的抗 CVB3 感染药物。另外，实验研究发现白芍总苷、三七总黄酮等能明显抑制心肌细胞中柯萨奇病毒 B 组繁殖，降低病毒滴度，通过降低心肌炎症反应程度而保护心肌细胞。此外，黄芩、金银花、野菊花、板蓝根、苦参、大青叶、连翘等也具有抗病毒、保护心肌细胞作用,对病毒性心肌炎有一定的疗效。

(2)调节免疫作用:病毒性心肌炎存在免疫异常,包括 T 淋巴细胞亚群失调、NK 细胞活性降低、红细胞免疫活性下降等。有研究报道,一些治疗病毒性心肌炎的中药复方及其有效成分具有调节免疫功能的作用。如黄芪被证实不仅具有抗病毒作用,还可提高机体免疫功能,较好地抑制病毒在心肌细胞中的增殖,减少心肌酶释放,降低动物心肌组织中病毒含量,诱生干扰素、IL-2,提高中和抗体水平。研究发现中成药稳心颗粒有调节机体免疫功能,促进抗原消除,减少和消除免疫复合物,抑制炎症反应的作用。此外,金银花、生地、人参等也有较好调节免疫功能、降低炎症损害的作用。

(3)抗氧化及改善心肌代谢:氧自由基升高参与了病毒性心肌炎的组织损伤过程,抗氧化剂治疗病毒性心肌炎具有肯定的疗效。已有不少研究报道显示一些中药复方或其制剂可显著提高病毒性心肌炎机体内 SOD 活性,降低 MDA 含量,从而减轻氧自由基对心肌脂质过氧化损伤的反应,稳定心肌细胞线粒体膜,同时可保护 ATP、减少其降解,因此对病毒性心肌炎有较好治疗效应。这些研究报道涉及的代表方药有益心汤、清心胶囊、丹参注射液、羚桂龙牡颗粒等。

(二)临证经验

1. 清热法的应用　本病多因感受温热毒邪所引起,温热毒邪由卫入营,热伤心肌所致。急性期治疗宜从温热毒邪着眼,结合卫气营血辨证,突出应用清热解毒法,具体运用时根据病位不同、邪正盛衰之别、兼杂症之差异而常采取不同的清热之法。如发病早期邪在肺卫,可用清热透表法;若邪滞气分,热毒壅盛者,宜治以清热解毒;病发于长夏之季,外感时邪,肠胃湿热,内伤心营者,治疗宜兼用清热化湿法;发病后期,余热未尽而营阴耗损者,当治以清热养阴;余热未尽而血行瘀滞者,治宜清热活血通络。

2. 抗病毒、调节免疫作用的中药及制剂应用　现代中药药理学研究发现,一些中草药具有较好的抗病毒作用和调节免疫作用。因此,在中医辨证论治的基础上,结合现代中药药理学研究结果,合理选取具有抗病毒作用和免疫调节作用的中草药及其制剂,可以增强本病的临床疗效。常用的抗病毒中药主要为清热解毒类,如黄连、金银花、连翘、板蓝根、大青叶、鱼腥草、野菊花等;常用的调节免疫中药主要有黄芪、人参、白术、黄精、冬虫夏草、仙灵脾等,可结合辨证加减使用。此类调节免疫中药多为补益类,可针对病毒性心肌炎后期正气虚损而长期使用,有益于疾病康复。

五、中西医结合诊疗前沿与研究展望

尽管西医学对 VMC 的发病机制已有一定的了解,但治疗仍停留在对症、支持治疗,尚无特效的治疗方法。抗病毒治疗和免疫调节治疗尚缺乏足够的循证医学证据。中医药在治疗病毒性心肌炎方面的应用已越来越广泛,中医药治疗病毒性心肌炎的优势在于整体观和辨证论治,"治心不止于心,调节他脏以治心",中医善于掌握疾病的动态演变规律,并与西医学治疗相互补充。此外中医药在抗病毒和调节免疫方面的优势已趋明显,尤其在"非典"、甲型流感等传染性病毒感染疾病疫情的全球蔓延以来,利用传统中医药结合西药治疗病毒感染性疾病受到广泛关注,传统医学的优势得以彰显,使病毒性心肌炎的治疗有可能成为中西医结合有所突破的病种之一。除抗病毒外,抗炎与调节免疫、抗自由基损伤、改善心肌能量代谢及提高心肌细胞抗损伤能力、抗心肌细胞凋亡等也是目前中西医结合治疗的研究热点。

虽然中西医结合治疗急性 VMC 优于传统的西医治疗,但亦存在不少问题:①诊疗标准不一致:中医作为经验医学,在辨证分型与疗效评估以及用药剂量上难以达成统一;②目前关于中医药治疗病毒性心肌炎的临床研究质量不高且良莠不齐,多为小样本短期临床观察,研究设计欠严谨,研究缺乏说服力;③给药途径较单一:近年来中药给药途径单一的状况有所改善,中药针剂静脉给药治疗急性 VMC 丰富了中医药对本病的治疗手段。

今后的工作方向可以从以下几个方面着手:①加强基础研究,明确中药及其制剂的作用靶点、作用环节和作用机制;②有待制订国内国际公认的辨证依据和疗效评定标准;③进一步加强中成药的研究开发力度,发掘名老中医的有效经验方法,系统研究,制成疗效肯定、使用方便的中成药制剂;④采用循证医学研究方法,集中力量开展多中心、大样本的前瞻性临床研究,为本病中医诊疗方案的标准化建设提供依据。

六、经典著作赏析

根据本病临床特征,历代医家在"心瘅""温病""心悸""怔忡""心痹"等相关疾病中有大量相关论述。

(一)病因病机

1. **邪热侵心** 心瘅又名心热病。王冰注:"瘅,谓热也。"隋代巢元方在《诸病源候论》中列有九瘅,包括"心瘅"之名。唐代王焘《外台秘要》卷四说:"心瘅,烦心,心中热。"明清时期,温病学得到了极大的发展与完善,如叶桂《温热论》提出"温邪上受,首先犯肺,逆传心包",其描述与西医学对于病毒性心肌炎病理过程的认识相当一致。

2. **心阳虚衰** 邪热内犯,耗气伤阴,气损及阳,或阴损及阳,以至心阳虚衰而出现阳虚水泛,水气凌心之征。正如《灵枢·经脉》云:"心主手厥阴心包络之脉……是动则病手心热,臂肘挛急,腋肿,甚则胸胁支满,心中憺憺大动。"又如《素问·逆调论》指出:"夫不得卧,卧则喘者,是水气之客也","水在心,心下坚筑短气,是以身重少气也"。

3. **气虚血少** 本病后期,正气耗伤,阴液不足,且气血生化乏源,故令气虚血少。如隋代巢元方《诸病源候论》指出:"心藏神而主血脉。虚劳损伤血脉,致令心气不足,因为邪气所乘,则使惊而悸动不定","心气不足,则胸腹大,胁下与腰背相引痛,惊悸,恍惚,少颜色,舌本强,善忧悲,是为心气之虚也"。金代李杲《脾胃论》说:"阴火伤其生发之气,营血大亏……血气亏少;且心包与心主血,血减则心无所养,致使心乱而烦。"

(二)治法方药

1. **清热解毒** 心瘅初起,总属外感温热病邪。清代吴瑭《温病条辨》曰:"太阴风温、温热、温疫、冬温……但热不恶寒而渴者,辛凉平剂银翘散主之。"而心瘅之为病,传变迅速,后果严重,不能以普通温热病邪视之,所谓"温毒者,诸温夹毒,秽浊太甚也"。若症状明显,心瘅之症初起当以温毒审证,《温病条辨》说:"温毒咽痛喉肿……普济消毒饮去柴胡、升麻主之。"

2. **益气温阳、利水** 邪热内犯,耗损心阴,阴损及阳,阳气不振,当益气温阳。如《伤寒论》有"脉结代,心动悸,炙甘草汤主之"之条文。阳虚水泛,可致水气凌心,《伤寒论》认为:"厥而心下悸,宜先治水,当服茯苓甘草汤";"小便不利,四肢沉重疼痛……此为有水气。其人或咳,或小便不利……真武汤主之"。

3. 补气养血　心瘅后期，气血两亏，心脾两虚，心脾两系症状皆见，治宜补气养血。如明代张介宾《景岳全书》说："心脾血气本虚……怔忡……宜七福饮，甚者大补元煎。"虞抟《医学正传·怔忡惊悸健忘证》云："归脾汤，治思虑过度，劳伤心脾，健忘怔忡。"后世归脾汤成为治疗心脾两虚证的经典方剂。

七、病案分析

国医大师邓铁涛医案

雷某，女，40岁。1997年7月1日入院。

主诉：心慌、心悸、胸前区翳闷半个月。

患者于5月1日受凉感冒，头痛鼻塞，自服"康泰克"等药，头痛鼻塞症状消失，仍有咽部不适。半个月前因过劳后出现心慌、心悸，胸前区翳闷不适，查心电图示：偶发室性早搏。服心血康、肌苷等，症状未见缓解。3天后某医院行动态心电图示：频发单纯性室性早搏。诊为"病毒性心肌炎"。予抗病毒口服液、抗生素及美西律等药治疗，疗效不明显，遂收住院。自述胸闷，心慌心悸，时作时止，疲倦乏力，睡眠差，纳一般，二便调。查体：神清，疲倦，双肺未闻及干湿性啰音，心界不大，心率66次/min，律欠齐，可闻早搏2~3次/min，未闻及病理性杂音。舌淡黯，边有齿印，苔少，脉结代。实验室检查：血常规、类风湿因子、血沉均正常。心脏彩超：各房室腔均不大，各瓣膜形态及活动尚可，左室心肌、心尖部内膜增厚，回声增强，有瘢痕形成，运动减弱。超声诊断：心肌炎改变。发射型计算机断层成像（emission computerized tomography, ECT）：静态心肌显像示心肌前壁病变。既往有风湿性关节炎史20年，经治疗病情稳定，有慢性咽炎史20多年，且常复发，有青霉素、链霉素、海鲜等过敏史。

中医诊断为心瘅，辨证为气阴两虚，痰瘀内阻。治以补益气阴，养心安神，佐以祛瘀通脉。处方以炙甘草汤加减：炙甘草、党参各30g，生地、火麻仁（打）各20g，麦冬15g，阿胶（烊）10g，桂枝12g，大枣6枚，生姜9g。5剂，每日1剂，水煎服。配合中成药宁心宝、生脉液、滋心阴口服液、灯盏花素片治疗。

二诊：7月5日。精神好转，偶有心慌、心悸、胸闷，胃纳、睡眠均可，无口干，二便调。查体：心率81次/min，律欠齐，可闻早搏1~2次/min。舌淡黯，边有齿印，苔薄白，脉涩。心电图示：大致正常。气阴已复，痰瘀渐显，治以益气养阴，豁痰祛瘀通脉。处方：炙甘草、党参、茯苓各30g，生地、丹参、火麻仁（打）各20g，麦冬15g，阿胶（烊）10g，桂枝、桃仁、法夏各12g，大枣6枚。4剂，每日1剂，水煎服。

三诊：7月9日。精神好，心慌、心悸、胸闷偶作，胃纳、睡眠尚可，二便调。心率78次/min，律欠齐，可闻及早搏1~2次/min。舌淡黯，苔稍腻，脉细涩。此为养阴太过，痰瘀明显，改益气健脾，涤痰祛瘀通脉为治。处方：枳壳、橘红各6g，白术、茯苓各15g，竹茹、炙甘草、法夏各10g，太子参、五爪龙各30g，三七末（冲）3g，火麻仁（打）24g，丹参20g。每日1剂，水煎服。

守方服20天，诸症消失，胃纳、睡眠尚可，二便调。心率80次/min，律齐。舌淡红，苔薄，脉细。24小时动态心电图示：窦性心律，偶发性室性早搏，仅原发室早4个，出院。

按语：邓铁涛认为，心肌炎、心律失常、室性早搏表现为心慌、心悸、胸闷，辨证属于心气虚为主的心悸、心慌，邓铁涛常用炙甘草汤治疗。炙甘草汤原用治气血不足，心阴阳虚之脉结代,心动悸证,与本例辨证相符。方中重用炙甘草甘温补脾益气,通经脉,利血气为主药;人参、大枣补益中气,化生气血;桂枝、生姜辛甘,通阳复脉;又以阿胶、生地、麦冬、火麻仁滋阴养血,诸药合用使阴阳得平,脉复而悸止。三诊时邓铁涛认为除气阴虚外,兼见痰瘀之实邪,若一味滋阴,恐有生痰助邪之嫌,故阴复后,则将治法易为益气涤痰祛瘀为主。以温胆汤加减,意在益气健脾,涤痰祛瘀,邪去则胸中清阳得以正位,心神得养而神自安,从而获得良好疗效。但仍留有炙甘草汤之太子参、火麻仁、炙甘草以助脉复,且防伤阴。

主要参考文献

[1] 中华中医药学会. 中医内科常见病诊疗指南(西医疾病部分)病毒性心肌炎 [J]. 中国中医药现代远程教育, 2011, 9(18): 148-150.

[2] 沈映君. 中药药理学 [M]. 2 版. 北京: 人民卫生出版社, 2011.

[3] 郭春风, 周亚滨, 陈会君. 病毒性心肌炎的中医辨证施治 [J]. 中医药信息, 2014, 31(6): 109-111.

[4] 谢飞, 王巍, 姚荣妹, 等. 中医药治疗柯萨奇病毒 B 心肌炎的研究进展 [J]. 山东中医杂志, 2012, 31(9): 691-693.

[5] 张俊清, 张军平. 辨证论治病毒性心肌炎疗效的系统评价 [J]. 辽宁中医杂志, 2011, 38(8): 1523-1525.

[6] 朱红俊, 陆佳. 黄芪治疗病毒性心肌炎药理研究进展 [J]. 中国中医急症, 2007, 16(1): 95-97.

（吴　辉、冼绍祥）

第四章 消化系统疾病

第一节 反流性食管炎

反流性食管炎（reflux esophagitis，RE）是由胃、十二指肠内容物反流入食管引起的以烧心、反酸为主要症状的食管黏膜炎性病变，内镜下表现为食管黏膜的破损，临床可伴有气管、咽喉等食管以外的组织损伤。反流性食管炎是食管胃运动动力障碍性疾病，属于胃食管反流病（gastroesophageal reflux disease，GERD）。反流性食管炎的发病率男性多于女性[（2~3）：1]，可发生于任何年龄的人群，是临床常见病和多发病。

反流性食管炎归属于中医学"吐酸""嘈杂""胸痛""噎膈""呕吐"等范畴。2009年中华中医药学会脾胃病分会《胃食管反流病中医诊疗共识意见》提出以"食管瘅"作为其中医病名。

一、中医概述

食管属于六腑中之胃，胃为水谷之海，与五脏之脾互为表里，一升一降，共司受纳、运化及输布功能。本病多由情志不畅、饮食失调、劳累过度等损伤脾胃，导致脾气亏损，土虚木乘，肝气犯胃，气、痰、热等邪气互结于胃脘，致胃失和降，胃气上逆，发为本病。因此，本病的病位在食管和胃，与肝、胆、脾关系密切，其基本病机概括为肝失疏泄、胃失和降。临床上本病有寒热之分、肝胃之别。因于寒与虚者，多因脾胃虚弱，胃气壅滞上逆而成；因于热与实者，多由气郁、痰湿、实热等壅滞于胃，胃中实热邪聚、和降失司而成。肝胃郁热型采用疏肝泄热、和胃降逆法，治以柴胡疏肝散合左金丸加减；胆热犯胃型采用清化胆热、降气和胃法，治以龙胆泻肝汤合温胆汤加减；中虚气逆型采用疏肝理气、健脾和胃法，治以四逆散合六君子汤加减；气郁痰阻型采用开郁化痰、降气和胃法，治以旋覆代赭汤合半夏厚朴汤加减；瘀血阻络型采用活血化瘀、行气止痛法，治以血府逐瘀汤加减。

二、西医概述

反流性食管炎是由于胃食管反流引起的食管黏膜损伤，其发病机制主要是抗反流机制的减弱和反流物对食管黏膜攻击作用的增强。

（一）抗反流机制减弱

包括食管下括约肌（lower esophageal sphincter，LES）功能障碍、食管廓清功能下降、食管黏膜屏障功能受损、胃排空延迟等。

1. LES 抗反流屏障功能障碍　正常胃食管交界的解剖结构有利于抗反流，其中最主要的是食管下括约肌的功能。正常人静息时的食管下端括约肌压力（lower esophageal sphincter pressure，LESP）为 15~30mmHg。食管下端括约肌的一过性松弛（transient lower esophageal sphincter relaxation，TLESR）、LESP 降低、膈脚抗反流作用减弱等是引起 RE 的主要因素，其中 TLESR 是引起反流的最重要的发病因素已取得共识。

2. 食管廓清功能下降　反流物主要包括胃酸和胃蛋白酶，还有胆汁、十二指肠液和胰酶，均可损伤食管黏膜上皮引发 RE。而食管则可通过多种途径将其廓清，避免黏膜损伤。在正常情况下，食管廓清主要依靠食管蠕动及唾液中和来完成，而当食管的蠕动幅度减弱、消失或出现病理性蠕动时，其清除反流物的能力下降，致反流物在食管内的停留时间延长，结果是反流物对黏膜造成损伤，夜间尤为明显。

3. 食管黏膜屏障功能受损　食管黏膜屏障由上皮前、上皮、上皮后 3 个部分组成。上皮前屏障包括表面黏液层、静水层和上皮细胞表面的碳酸氢盐，它们可防止氢离子与食管鳞状上皮细胞直接接触。上皮保护屏障由多层鳞状上皮细胞膜及其细胞间连接组成，可防止氢离子进入细胞内，并缓冲或清除透过的氢离子。黏膜下毛细血管作为上皮后屏障可带走上皮细胞的毒性代谢产物（如二氧化碳和氢离子），并给细胞间质提供碳酸氢盐以缓冲氢离子。黏膜屏障功能减弱时，可导致 RE 的发生。多数 RE 患者食管酸暴露时间异常延长，从而削弱了上述正常的食管防御功能。

4. 胃排空功能障碍　胃排空延缓使近端胃扩张，易诱发 TLESR，导致胃食管反流。有学者对 GERD 患者和健康人的胃电图进行比较，研究结果显示，50% 的 GERD 患者出现胃电节律异常，故胃电节律异常可能是出现胃排空延迟的原因。

（二）反流物的攻击作用

在抗反流机制减弱的基础上，反流物刺激食管黏膜，损伤食管和黏膜。受损的程度与反流物的质和量有关，也与黏膜接触时间、体位有关，其中损害食管黏膜最强的是胃酸和胃蛋白酶。pH < 3 时，黏膜上皮蛋白变性，同时胃蛋白酶呈活化状态消化上皮蛋白。有胃大部切除史、食管小肠吻合术后或有过多十二指肠胃反流存在时，胆盐、胰酶能增加食管黏膜的通透性，加重胃酸、胃蛋白酶对食管黏膜的损害作用。研究表明，当胃液的 pH 为酸性时，氢离子是主要的攻击因子，非结合胆盐不溶解，胰酶未被活化；而当胃内 pH 为碱性时，非结合胆盐和胰酶则成为主要的攻击因子。夜间的容量清除和化学清除显著下降，反流物接触食管黏膜的时间延长，易并发较重的食管炎。

（三）幽门螺杆菌（helicobacter pylori，Hp）与 RE 的关系

Hp 与慢性胃炎、消化性溃疡、胃癌及胃黏膜相关淋巴组织淋巴瘤的发病密切相关，而与反流性食管炎的关系尚不明确，研究结果存在较大分歧。目前 RE 的相关指南并未将根除 Hp 作为常规的治疗手段。

（四）神经因素、内脏敏感性异常

情绪异常会通过中枢神经系统（central nervous system，CNS）影响内分泌，从而影响胃肠道；反之亦然。LES 由交感神经和迷走神经共同支配，后者在 TLESRS 导致反流的机制中起重要作用。另有研究表明对胃内容物的刺激敏感性因人而异，且内脏敏感性越高，GERD 患者的症状就越明显，但尚不清楚其作用机制。

（五）心理因素

RE 患者常有焦虑或抑郁，精神因素改变了脑-肠反射压力，后者不仅会影响动力反应，也会影响胃肠道激素分泌，从而引起疼痛和烧心等症状。

（六）其他因素

吸烟、过饱、饮食辛辣刺激、嗜食肥甘厚腻的患者比普通人群更容易出现烧心、反酸等症状。某些药物可降低 LESP，导致 RE，降低食管清除功能，影响 RE 的发病及愈合。还需关注便秘、重体力劳动等容易引起 GERD 的其他相关因素。

三、诊治要点

（一）诊断要点

诊断标准

（1）典型症状：反酸、烧心、嗳气、胸骨后疼痛等。

（2）内镜检查：有 RE 表现。

根据内镜下所见食管黏膜的损害程度进行反流性食管炎分级，有利于病情判断及指导治疗。目前多采用洛杉矶分级法。

正常：食管黏膜没有破损。

A 级：1 个或 1 个以上食管黏膜破损，长径＜ 5mm。

B 级：1 个或 1 个以上食管黏膜破损，长径＞ 5mm，不融合。

C 级：黏膜破损出现融合，但融合范围小于食管周径的 3/4。

D 级：黏膜破损不仅融合，融合范围至少累及食管周径的 3/4。

内镜下无反流性食管炎，不能排除胃食管反流病。

（3）食管酸反流的客观依据：24 小时食管 pH 监测是目前确定有无酸反流的最可靠的定性和定量诊断方法，敏感性和特异性均很高，是诊断胃食管反流病的重要检查方法。

（1）+（2）或（1）+（3）可确诊；若仅满足（1），为临床诊断，可加测 24 小时食管 pH 监测，若要诊断成立，必须有食管过度酸反流存在。

（4）其他辅助检查：食管测压能反映食管下端括约肌的屏障功能。

（二）诊疗思路（图 4-1）

（三）鉴别诊断

1. 食管疾病　虽然胃食管反流病的症状有其特点，临床上仍应与其他病因的食管病变（如真菌性食管炎、药物性食管炎、食管癌和食管贲门失弛缓症等）相鉴别。

（1）真菌性食管炎主要症状为咽疼、吞咽疼和咽下困难。其症状的轻重与炎症发生的缓急和程度有关。可有厌食、呕血甚至出血。婴儿常伴发口腔鹅口疮，成年念珠菌性食管炎可以在没有念珠菌性口炎的情况下发生。

（2）药物性食管炎多有长期服药史。药物性食管炎的炎症、溃疡发生的部位常发生在药物淤积处，而反流性食管炎主要在食管下段。

（3）食管癌多发于中老年人，临床主要表现有进行性吞咽困难、消瘦、贫血等。通过纤维胃镜检查及病理活检可确诊。

（4）食管贲门失弛缓症临床表现为吞咽困难、胸骨后疼痛、食物反流以及反流继发的咳嗽等，食管测压是诊断贲门失弛缓症的金标准。上消化道钡餐可协助参考。

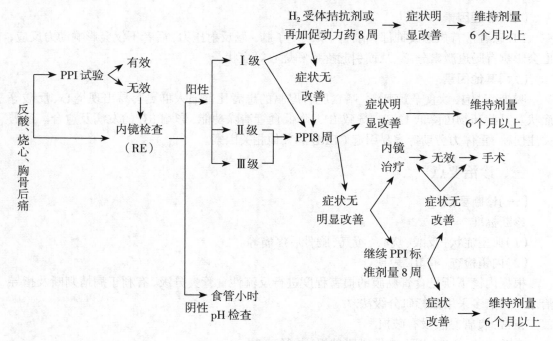

图 4-1　反流性食管炎诊疗流程图

2. **消化性溃疡**　两者的鉴别诊断主要依靠 X 线钡餐检查、胃镜和活检、内镜超声等。

3. **胆道疾病**　如慢性胆囊炎、胆石症,常伴有慢性右上腹疼痛、以胀满为主、并伴消化不良的症状,超声异常及胆囊造影可做鉴别。

4. **功能性消化不良**　特点是上腹部疼痛或饱胀不适,也可有反酸、嗳气等表现,体检可完全正常或仅有上腹部轻度压痛,胃镜和 X 线检查可以鉴别。

另外,胸痛为主要表现者,应与心源性胸痛及其他原因引起的非心源性胸痛进行鉴别。还应注意与功能性疾病如功能性烧心、功能性胸痛做鉴别。

（四）中西医结合治疗要点

1. **治疗原则**　控制症状,治愈食管炎,减少复发和防治并发症。

2. **西医治疗**

（1）一般治疗:抬高患者床头,改变生活方式与饮食习惯,如戒烟酒,低脂、低糖饮食,避免饱食。为了减少卧位及夜间反流可将床头抬高 15~20cm;避免睡前 2 小时内进食,白天进餐后不宜立即卧床;注意减少一切引起腹压增高的因素,如肥胖、便秘、紧束腰带等;应避免进食使 LESP 降低的食物,如高脂肪、巧克力、咖啡、浓茶等;应戒烟及禁酒。避免应用降低 LESP 的药物及引起胃排空延迟的药物。

（2）药物治疗:治疗本病的常用药物有以下几类。

1）促胃肠动力药:如多潘立酮、莫沙必利、伊托必利等,这类药物可能通过增加 LES 压力、改善食管蠕动功能、促进胃排空,从而达到减少胃内容物食管反流及减少其在食管的暴露时间。

2）抑酸药:抑酸治疗是目前治疗本病的主要措施,对初次接受治疗的患者或有食管炎的患者宜以 PPI 治疗,以求迅速控制症状、治愈食管炎。

① H_2 受体拮抗剂（H_2 receptor antagonist, H_2RA）：如西咪替丁、雷尼替丁、法莫替丁等；② PPI：包括奥美拉唑、兰索拉唑、泮托拉唑、雷贝拉唑和艾司奥美拉唑等；③抗酸药仅适用于症状较轻、间歇发作的患者，临时缓解症状。

注：①推荐递减法（step down）：开始用 PPI 标准剂量或双倍剂量，治疗 8 周，改成维持治疗，维持治疗可用小剂量 PPI 或小剂量 H_2 受体拮抗剂，每天服药，至少 6 个月。维持治疗也可以采用按需服药方法。② I 级患者可首选 H_2 受体拮抗剂或 H_2 受体拮抗剂联合促动力药。

（3）维持治疗：胃食管反流病具有慢性复发倾向，为减少复发，防止食管炎并发症的发生，可考虑给予维持治疗。

（4）内镜治疗：内镜下胃壁折叠术目前已在国内部分医院开展，取得了一定疗效。

（5）抗反流手术治疗：抗反流手术疗效与 PPI 相当，但术后有一定并发症。对确定由反流引起的严重呼吸道疾病的患者，PPI 疗效欠佳者，可考虑抗反流手术治疗。

（6）并发症的治疗

1）食管狭窄：除极少数严重瘢痕性狭窄需行手术切除外，绝大部分狭窄可行内镜下食管扩张术治疗。扩张术后予以长疗程 PPI 维持治疗以防止狭窄复发，对年轻患者亦可考虑抗反流手术。

2）Barrett 食管：必须使用 PPI 治疗及长程维持治疗。加强随访是早期发现 Barrett 食管癌变的唯一方法。

3. 中医辨证论治

（1）肝胃郁热证

主症：烧心，反酸。

次症：胸骨后灼痛，胃脘灼痛，脘腹胀满，嗳气反食，心烦易怒，嘈杂易饥，舌红苔黄，脉弦。

治法：疏肝泄热，和胃降逆。

方剂：柴胡疏肝散合左金丸加减。

药物：柴胡、枳壳、炒白芍、丹皮、焦山栀、香附、旋覆花、代赭石、川连、吴茱萸、甘草。

（2）胆热犯胃证

主症：口苦咽干，烧心。

次症：脘胁胀痛，胸痛背痛，反酸，嗳气反流，心烦失眠，嘈杂易饥，舌红苔黄腻，脉弦滑。

治法：清化胆热，降气和胃。

方剂：龙胆泻肝汤合温胆汤加减。

药物：龙胆草、柴胡、焦山栀、黄芩、当归、旋覆花、代赭石、半夏、竹茹、枳壳、陈皮、甘草。

（3）中虚气逆证

主症：反酸或泛吐清水，嗳气反流。

次症：胃脘隐痛，胃痞胀满，食欲不振，神疲乏力，大便溏薄，舌淡苔薄，脉细弱。

治法：疏肝理气，健脾和胃。

方剂：四逆散合六君子汤加减。

药物：柴胡、炒白芍、枳壳、党参、炒白术、茯苓、半夏、陈皮、生姜、大枣、甘草。

（4）气郁痰阻证

主症：咽喉不适，如有痰梗，胸膺不适。

次症：嗳气或反流，吞咽困难，声音嘶哑，半夜呛咳，舌苔白腻，脉弦滑。

治法：开郁化痰，降气和胃。

方剂：旋覆代赭汤合半夏厚朴汤加减。

药物：旋覆花、代赭石、半夏、厚朴、茯苓、苏叶、枳壳、香附、太子参、生姜、大枣、甘草。

（5）瘀血阻络证

主症：胸骨后灼痛或刺痛。

次症：后背痛，呕血或黑便，烧心反酸，嗳气反流，胃脘隐痛，舌质紫黯或有瘀斑，脉涩。

治法：活血化瘀，行气止痛。

方剂：血府逐瘀汤加减。

药物：桃仁、红花、当归、赤芍、川芎、生地、桔梗、延胡索、柴胡、枳壳、半夏、陈皮。

随症加减：胃气上逆者，加旋覆花、代赭石；反酸甚者，加煅瓦楞、海螵蛸；胸痛明显者，加丹参、降香、炙乳香、没药；大便秘结者，加虎杖、全瓜蒌；大便稀溏者，加怀山药、炒白术；嗳气频繁者，加白豆蔻、佛手；呕血黑便者，加三七粉、白及、仙鹤草；不寐者加合欢皮、夜交藤。

四、中西医结合治疗研究

（一）思路与方法

反流性食管炎发病率逐年上升，西医治疗以改变生活方式、给予抑酸、促动力药及手术等方法为主，短期疗效肯定，但停药或手术后易复发。中医药治疗反流性食管炎临床具有较好的疗效（图4-2）。

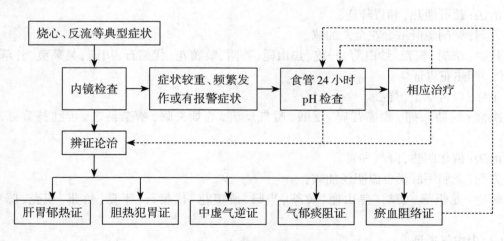

图4-2　中西医结合诊疗思路

（二）临证经验

1. 经验方治疗　田德禄教授认为本病的病机为肝气不舒，郁而化热，移热于胆，胆失清降，胆热挟持胃气上逆，治疗当以理气与泄浊并举，尤其要重视通降胃之有形实邪，变"通降"为"清降"。临证时以小柴胡汤为先,常用连翘、蒲公英清热而降胃气,虎杖导滞,加荷梗以升清。王玉娇等总结徐进康教授治疗反流性食管炎的临床经验,认为其抑酸和降方具有疏肝清热,和胃降逆的功效,能使胃的和降功能恢复正常,有助于反流性食管炎的改善。路博宇观察王耀光教授治疗本病胃热壅盛,逆上冲胸型,应用大黄甘草汤化裁,疗效确切。

2. 拟定基础方加减治疗

(1)和胃降逆为主的基础方治疗:此类方剂多以和胃降逆药为主,辅以调畅气机之品。林纬芬等自拟顺流汤(人参、制半夏、佩兰、柿蒂、白及、木蝴蝶、蒲黄、五灵脂)随症加减,治疗80例RE,4周为1个疗程,3个疗程为限。结果治愈34例,好转40例,治愈率42.5%,总有效率92.5%,平均治疗2.5个疗程。黄彬以半夏泻心汤(姜半夏、黄芩、干姜、党参、黄连、大枣、甘草)加减,治疗RE60例,疗程6周,结果治愈49例,好转8例,无效3例,总有效率95%。

(2)清热祛湿为主的基础方治疗:此类方剂以清热化湿药为主,兼有和胃降逆养阴之品。马银成用蒲公英、茵陈、白花蛇舌草、瓜蒌、茯苓、白术、白芍、黄连组方,随症加减,治疗RE30例,疗程1个月,结果总有效率为93.33%。喻秀兰等以经方黄连汤组方用药治疗70例RE,并随主诉的症状适当加味,疗程12周,结果痊愈41例,有效19例,总有效率85.7%。

(3)疏肝理气为主的基础方治疗:王炜用大柴胡汤加减(党参、黄芪、柴胡、黄芩、蒲公英、白芍、姜半夏、代赭石、枳实、木香、生大黄、威灵仙)治疗食管贲门术后RE38例,总有效率94.73%。

五、中西医结合诊疗前沿与研究展望

(一)中西医疗效相关性研究

中西医药治疗本病各有优势。西医治疗主要以改变生活方式、给予抑酸剂、促动力药、内镜下治疗及手术介入等方法为主。PPI作为治疗RE的一线药物,在改善症状和黏膜愈合上疗效确切,但仍有10%~40%患者出现部分或完全性症状不应答。近年来,中医药相关机制及临床研究日益增多。实验研究从炎性因子、相关胃肠道激素、神经递质含量测定等多方面探讨中医药治疗本病的机制;临床研究,相关文献显示中医辨证治疗本病具有缓解症状、减少复发率等优势,但缺乏大样本的完全随机双盲对照的循证结论支持。

(二)研究展望

1. 西医治疗新进展　近年来对反流性食管炎西医治疗的研究重点主要集中于抑酸药物的研发,不断出现新型、作用更迅速、持续作用更长的PPI。新上市的艾普拉唑(ilaprazole)抗酸活性比奥美拉唑高2~3倍,半衰期比奥美拉唑长2~3倍。目前正在临床研究的替那拉唑(tenatoprazole),其半衰期达7小时,抑酸持续时间更长,是比较有前途的治疗酸相关疾病的药物。辅助用药中的伊托必利是一种新型的消化道促动力药,具有多巴胺D_2受体阻断剂及乙酰胆碱酯酶抑制剂的双重作用,通过刺激内源性乙酰胆碱释放并抑制乙酰胆碱水解,可增加胃的内源性乙酰胆碱,引起胃肠平滑肌收缩,增强胃肠的正向动力,抑制反流,临床试验结果提示在GERD患者中该药耐受性好且能减少反流事件的次数及减轻相关的烧心症状,但有待进一步研究。

2. 中医研究展望　中医药能较好地改善胃食管反流病的临床症状,甚至在有些症状方面优于西药,并且对轻到中度的食管黏膜糜烂也有较好的疗效,但对重度食管糜烂,以及溃疡、出血、食管狭窄等胃食管反流病的并发症作用较差,结合西药抑酸剂及其他对症治疗可提高疗效。

中医其他疗法,如针灸或针药联合同样是治疗反流性食管炎的重要手段,一些临床报道针刺对消化道黏膜具有保护作用,可促进黏膜血流量,加快黏膜修复。同时现代针灸机制研究也表明,针灸可调节幽门括约肌的功能,防止十二指肠内容物的反流,但同样缺乏严格的随机对照试验(randomized control trial, RCT)证据。推拿按摩胃部、膀胱经、任脉、胃经各穴可增强胃蠕动,促进胃排空。

六、经典著作赏析

(一)学术源流

反流性食管炎归属于中医学"吐酸""嘈杂""胸痛""噎膈""呕吐"等范畴。后世提出"食管瘅"作为其中医病名。与其相关的最早记载出自《素问·至真要大论》,该篇指出"诸呕吐酸,暴注下迫,皆属于热",提出了呕吐、反酸都源于胃之实热所致。"寒凉派"代表刘完素强调热邪的致病作用,又将热邪分为肝热、饮食热、酒热、内伤冷物致肠胃阳气怫郁化热。他指出"如饮食热则易于酸矣",又如"酒之味苦而性热……其吐必酸""凡内伤冷物者……而致肠胃阳气怫郁而为热者……俗谓之醋心"是也。《证治汇补·胸膈门·吞酸》认为反酸的发生不仅关乎于热且关乎于寒,并总与胃相关:"大凡积滞中焦,久郁成热,则本从火化,因而作酸者,酸之热也;若客寒犯胃,顷刻成酸,本无郁热,因寒所化者,酸之寒也。"而《景岳全书·吞酸》从"寒"立论,"凡肌表暴受风寒,则多有为吞酸者……故凡寒气一入……而即刻见酸,此明显系寒邪犯胃也"。东汉张机《伤寒论》中云:"缓者胃气有余,噫而吞酸。"《寿世保元·吞酸》曰:"夫酸者,肝木之味也,由火盛制金,不能平木,则肝木自甚,故为酸也。"又说明其与肝气有关。《黄帝内经》云:"少阳之胜,热客于胃……呕酸善饥","邪在胆,逆在胃"。秦景明言:"恼怒忧郁,伤肝胆之气,木能生火,乘胃克脾,则饮食不能消化,停积于胃,遂成酸水浸淫之患矣。"概括本病病机为肝郁化热,胆热挟持胃气上逆。

(二)治法方药

李杲《脾胃论》云:"内伤脾胃,百病由生",认为脾胃为气机升降之枢纽。《临证指南医案》言:"脾宜升则健,胃宜降则和。"故脾胃病,应健脾和胃。又如《四明心法·吞酸》曰:"凡为吞酸尽属肝木,曲直作酸也。"《临证备要·吞酸》曰:"胃中泛酸,嘈杂有烧灼感,多因于肝气犯胃。"故治则为疏肝和胃。《素问·至真要大论》曰:"诸气膹郁,皆属于肺。"朱震亨亦云:"吞酸者,湿热布积于肝,而出于肺胃之间。"可见肺气肃降功能有利于胃气和降。又如《丹溪心法·嘈杂》曰:"是痰因火动,治痰为先。"故可调肺气之肃降,清火祛痰理气来调节脾胃之升降。

治法:①疏肝和胃:高斗魁曰:"凡为吞酸,尽属肝木曲直作酸也。"林珮琴云:"且相火附木,木郁则化火,为吞酸胁痛。"《临证备要·吞酸》中认为:"胃中泛酸,嘈杂有烧灼感,多因为肝气犯胃。"故一般用左金丸。②消食和胃:饮食不节,食积中脘,是吐酸病发生的主要病因之一。《医学心悟》中云:"消者,去其壅也。"《丹溪心法》云:"保和丸,治一切食积。"《张氏医通》中云:"若宿食滞于中脘,平胃散加白豆蔻、藿香、砂仁、神曲。"③补益脾胃:《明医杂著·吐酸吞酸》中云:"审其脾气虚而饮食不能输化,浊气不能下降者。须用六君子汤补养胃体为主,少佐越鞠丸以清中。"④辛开苦降法:《成方便读》中指出:"……故以芩、连之苦以降之，寒以清之……故必以干姜之大辛大热以开散之。一升一降，一苦一辛。而以半夏通阴阳行湿浊……"

主要参考文献

[1] 陆再英，钟南山. 内科学 [M]. 7 版. 北京：人民卫生出版社，2008：372-375.

[2] 中华中医药学会脾胃病分会. 胃食管反流病中医诊疗共识意见（2009，深圳）[J]. 中医杂志，2010，51（9）：844-847.

[3] 郑国静，齐达春. 反流性食管炎的发病机制与治疗 [J]. 中医药学刊，2004，22（2）：266-268.

[4] 魏良洲. 胃食管反流病 [M]. 北京. 人民军医出版社，2004：79-80.

[5] 王微，李玉涛，韩鹏. 胃食管反流病的研究进展 [J]. 中国实用医药，2015，10（18）：283-284.

[6] 莫剑忠，袁耀宗，邹多武. 消化系功能性和动力障碍性疾病 [M]. 上海：上海科学技术出版社，2005：204-216.

[7] 钟英强，许哲，郭佳念. 埃索美拉唑和氟哌噻吨美利曲辛治疗伴有抑郁或焦虑的非糜烂性胃食管反流病 [J]. 中华消化杂志，2006，26（7）：444-446.

[8] 林三仁，许国铭，胡品津，等. 中国胃食管反流病共识意见 [J]. 胃肠病学，2007，12（4）：233-239.

[9] 中华医学会消化内镜学分会. 反流性食管炎诊断及治疗指南（2003 年）[J]. 中华消化内镜杂志，2004，21（4）：221-222.

[10] 李晓林，田德禄. 田德禄教授治疗胃食管反流病经验 [J]. 北京中医药大学学报（中医临床版），2011，18（6）：30-31.

[11] 占新辉，石静，王微，等. 辛开苦降法在反流性食管炎中的应用 [J]. 长春中医药大学学报，2015，31（2）：294-296.

[12] 张春铭，徐俊林，谷玉红. 反流性食管炎的中医证型与食管下黏膜分级的相关性 [J]. 长春中医药大学学报，2015，31（2）：364-366.

[13] 戴梦玲，洪捷敏. 幽门螺杆菌定植部位与反流性食管炎的关系 [J]. 现代实用医学，2007，19（9）：730-731.

[14] 王善慧，张敏，张永涛. 反流性食管炎的细菌学研究 [J]. 中国现代医生，2009，47（7）：12-13，15.

[15] 王瀛峰，张继全，吴飞，等. 胃食管反流病的中西医发病机制及临床治疗的研究进展 [J]. 世界华人消化杂志，2013，21（34）：3821-3827.

[16] 萧树东，许国铭. 中华胃肠病学 [M]. 北京：人民卫生出版社，2008：284-288.

[17] 李军杰，郑勇. 胃食管反流病的分类和发病机制研究进展 [J]. 新医学，2007，38（6）：418-419.

[18] 司望利，宋瑛，楚有良. 幽门螺旋杆菌感染对反流性食管炎发病和治疗的影响 [J]. 热带医学杂志，2014，14（2）：181-183.

[19] 杜凯. 中医药治疗反流性食管炎拾萃 [J]. 国医论坛，2001，16（5）：55-56.

[20] 王玉娇，徐进康. 徐进康运用抑酸和降方治疗反流性食管炎经验 [J]. 四川中医，2014，32（4）：10-11.

[21] 路博宇. 王耀光治疗杂病 2 则 [J]. 河南中医，2013，33（5）：799.

[22] 李美，杨幼新. 中医药治疗反流性食管炎研究进展 [J]. 辽宁中医杂志，2016，43（1）：197-199.

[23] 魏玮，唐艳萍. 消化系统西医难治病种中西医结合诊疗方略 [M]. 北京：人民卫生出版社，2012.

（李志红）

第二节   胆汁反流性胃炎

胆汁反流性胃炎（bile reflux gastritis，BRG）又称为碱性反流性胃炎（alkaline reflux gastritis，ARG）、胆汁性胃炎（bile gastritis）、十二指肠胃反流病（duodenogastric reflux disease），是由于十二指肠内容物过多逆流至胃，破坏胃黏膜屏障，导致胃黏膜慢性炎症、糜烂甚至溃疡形成而引起的一组以上腹部胀满和胆汁性呕吐为特征的临床症候群。临床以口苦、胃脘疼痛、脘腹胀满、反酸烧心、恶心呕吐、呃逆、嗳气、食欲不振等为症状特点。

胆汁反流性胃炎包括原发性胆汁反流性胃炎（primary bile reflux gastritis，PBRG）和继发性胆汁反流性胃炎（secondary bile reflux gastritis，SBRG），发生于非手术胃的胆汁反流性胃炎称为原发性胆汁反流性胃炎，发生于胃幽门术后过多胆汁反流引起的胃炎称为继发性胆汁反流性胃炎。

胆汁反流性胃炎是消化系统疾病中的常见疾病，近几年来发病率有上升趋势。据国内外文献报道，胆汁反流性胃炎占同期胃镜检出率的 9.9%~24.2%，在胃炎疾病中约占 12.3%，成为消化系统常见病、多发疾病。

胆汁反流性胃炎属于中医学"胆瘅""呕胆""胃脘痛""痞满""嘈杂""吐酸"等范畴。

一、中医概述

中医虽无胆汁性反流性胃炎的病名，但根据本病胃脘疼痛、痞胀、烧心、口苦、呕吐酸苦、嗳气、嘈杂、纳呆等症状特点，其属于中医学"胆瘅""呕胆""胃脘痛""痞满""嘈杂""吐酸"等范畴。《素问·奇病论》中又有"口苦者……病名曰胆瘅"的记载。瘅谓热也，瘅者病也。"胆瘅"涵盖了本病的病因病机病位。《灵枢·四时气》云："善呕，呕有苦……邪在胆，逆在胃，胆液泄则口苦，胃气逆则呕苦，故曰呕胆。""呕胆""胆瘅"所描述的症状与胆汁反流性胃炎的临床症状更为相似。《素问·六元正纪大论》曰："木郁之发……民病胃脘当心而痛。"《伤寒论》说："但满而不痛者，此为痞。"《素问·异法方宜论》云："脏寒生满病。"本病又称为"痞满""痞证"。《景岳全书·嘈杂》中云："其为病也，则腹中空空，若无一物，似饥非饥，似辣非辣，似痛非痛……或食已而复嘈，或兼恶心，而渐见胃脘作痛。"《素问·至真要大论》首曰："诸呕吐酸，暴注下迫，皆属于热。"

本病的主要病因为情志失调、饮食不节、烟酒过度、脾胃虚弱及手术损伤脾胃。病位在肝、胆、脾、胃，以脾胃为本，肝胆为标。其病性多为本虚标实、虚实夹杂。本虚为脾失健运，升降失常，标实为肝胃不和，胆热犯胃，胃气上逆，湿热内蕴，胃络瘀阻。基本病机为胆热夹胃气上逆，基本治法为通降胆胃。

二、西医概述

（一）胆汁反流性胃炎的病因及其发病机制

胆汁反流性胃炎的病因包括幽门括约肌功能障碍、胃肠动力学异常、胃 - 幽门 - 十二指肠协调运动失调、胃肠神经肽和激素水平异常、胆系疾病、Hp 感染等。

本病的发生机制主要是十二指肠胃异常反流，其发生主要包括 2 个前提：①十二指肠内容物(主要由胆酸、溶血磷脂酰胆碱及胰腺分泌液组成)在逆行的十二指肠收缩推动下逆行运动;②幽门的开放。具体发病机制主要包括胃肠动力减低导致胃肠的压力梯度改变、幽门功能改变(幽门关闭不全,幽门口松弛等)或相关的胃肠激素调节功能障碍等。

(二)胆汁反流性胃炎的诊断

临床上对胆汁反流的诊断主要有内镜检查、放射性核素扫描、24小时胆红素水平监测、胃腔内容物胆汁酸浓度测定、胃内pH24小时连续监测等;胃炎的诊断主要依靠胃镜检查和活检组织病理检查。

(三)胆汁反流性胃炎的治疗要点

治疗目的是改善患者临床症状,提高生活质量。积极寻找病因,通过饮食及药物对症治疗改善症状。对于药物治疗失败的胆汁反流性胃炎严重病例,可考虑通过抗胆汁反流手术进行治疗。

三、诊治要点

(一)诊断要点

诊断标准

临床表现

1)症状

①消化道症状:上腹胀满疼痛、胃部饱胀感或不适、消化不良、口苦、呃逆、嗳气、反酸、烧心(进食后加剧,服用碱性药不能缓解),食欲缺乏,肠鸣,排便不畅等消化道症状。严重的还可有胃出血,表现为呕血或黑便(柏油样便)。

②全身症状:体重减轻,贫血以及失眠、心悸的神经衰弱症状等。

2)体征:可有上腹部或剑突下压痛或不适,一般压痛不剧烈。

3)辅助检查:胆汁反流的诊断主要依靠内镜检查、放射性核素扫描、便携式24小时胆红素水平监测、胃腔内容物胆汁酸浓度测定、胃内pH24小时连续监测等。胃炎的诊断主要依靠胃镜检查和活检组织病理检查。

胆汁反流的诊断

a. 胃镜检查:胃腔内多量浅黄至黄绿色胆汁,或胃壁上附着较多含胆汁的黏液,或镜下见到含有胆汁的十二指肠液呈泡沫状或水流状从幽门口反流入胃。

胆汁反流分三度。

Ⅰ度:少量黄色泡沫从幽门口涌出和/或黏液湖呈淡黄色。

Ⅱ度:黄色泡沫从幽门口涌出和/或黏液湖呈黄绿色。

Ⅲ度:黄色泡沫从幽门口频繁涌出和/或持续性喷射出或胃内布满黄绿色黏液物。

b. 放射性核素扫描:静脉注入的 ^{99m}Tc-EHIDA 经肝由胆汁排泄,通过核素闪烁图可判断胆汁是否反流入胃内,本法非侵入性测定反流,无机械刺激,在接近生理条件下进行,能精确地测定有无反流及反流量,当胃内放射性与静脉注入总量比率 > 1% 时即呈阳性。目前, ^{99m}Tc-EHIDA 放射性核素扫描技术是十二指肠胃反流定量诊断的"金标准",该方法敏感性高,但不同个体胃解剖位置的差异可能造成诊断误差。另外,因需应用放射性物质,孕妇及儿童禁用。

c. 24小时胆红素水平监测:该方法被认为是当前研究十二指肠胃反流的理想监测方

法。通常以波长 470nm 吸收值＞0.14 诊断为胆汁反流。

d. 胃腔内容物胆汁酸浓度测定：空腹状态下抽取胃液 10~20ml 检测胆汁酸浓度，浓度大于 1mmol/L 为异常，提示存在胆汁反流。

e. 胃内 pH24 小时连续监测：在手术胃，国外研究认为以 pH＞4.0 即可诊断为过多反流；在完整胃，国内研究认为，大部分胆汁反流的患者，其胃液 pH≥3.0 即有诊断意义，应用此标准时应排除因胃黏膜萎缩引起的低酸分泌。

（二）诊疗思路（流程图）（图 4-3）

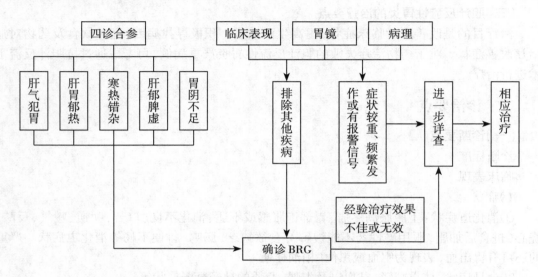

图 4-3 胆汁反流性胃炎诊疗思路

（三）鉴别诊断

1. 淋巴细胞性胃炎 以 T 淋巴细胞密集浸润于胃黏膜的表面上皮及小凹上皮为特点，并以胃体黏膜最为显著，淋巴细胞性胃炎可并发于痘疹样胃炎、Hp 感染胃炎、乳糜泻、胃黏膜皱襞巨肥症、淋巴细胞结肠炎、胶原性结肠炎等病，其中以痘疹样胃炎最常见，该病发病原因不清楚，可能是胃黏膜对并发疾病的一种免疫反应，该病也可独立发病。

2. 嗜酸性胃炎 是以胃壁任何一层或各层都有显著的嗜酸性粒细胞浸润为特点的慢性胃炎，该病好发于有过敏性状态或外周性嗜酸细胞增多症患者，也可能是嗜酸性胃肠炎的一部分，病变最易侵犯胃窦部黏膜，儿童患者胃窦部受累几乎达 100%，黏膜浸润可引起糜烂，黏膜活组织检查时可见嗜酸性粒细胞侵入上皮细胞层内，并可见上皮细胞坏死、再生、活化的嗜酸细胞脱颗粒，提示组织损伤系由嗜酸细胞释放毒性物质所致，嗜酸性胃炎也可侵入胃窦肌层，引起胃窦局部僵硬、狭窄及排空障碍。

（四）中西医结合治疗要点

1. 治疗原则 胆汁反流性胃炎治疗的重点是生活方式的改变，这有利于改善神经 - 体液调节。西医药物治疗主要是中和胆汁酸、促进胃排空、增强胃肠动力和保护胃黏膜。中医药通过辨证论治及病证结合，采用扶正祛邪的方法治疗，具有改善胃肠功能，减少胆汁反流，缓解症状，减少症状反复的作用。两者结合应用可以提高疗效，减少药物的不良反应，缩短病程，降低复发率。

2. 西医治疗

（1）一般治疗：保持良好的生活作息、饮食习惯，戒烟酒，清淡饮食，避免暴饮暴食，合理休息。

（2）内科药物治疗

1）促胃肠动力药：①甲氧氯普胺；②多潘立酮；③莫沙必利；④其他：红霉素等。

2）胃黏膜保护剂：①硫糖铝；②双八面体蒙脱石。

3）中和胆酸的药物：①考来烯胺（消胆胺）；②铝碳酸镁；③其他：微晶体纤维素等。

4）抑制胃酸药物：① H_2 受体拮抗剂；② PPI。

5）熊去氧胆酸（ursodeoxycholic acid，UDCA）。

（3）外科治疗：内科治疗无效者须进行手术治疗。手术方法有 Roux-en-Y 胆总管囊肿空肠吻合术、胆道分流术，对具有严重而顽固症状者有一定的效果。随着胆石症发病率的增高，胆囊切除术越来越多。胆囊切除术后的食管、胃、十二指肠黏膜的损伤，日益受到人们的重视。

3. 中医药治疗　中西医结合诊治胆汁反流性胃炎可提高确诊率，在缓解症状、控制胆汁反流方面有较好的疗效，可降低复发率。

（1）肝郁气滞证

表现：胃脘胀满，闷胀不舒，疼痛连胁，情志不遂易诱发或加重，嗳气反胃，烧心反酸，性情郁闷，善太息，大便不爽，舌淡红，苔薄白，脉弦。

治法：疏肝理气，和胃降逆。

方剂：柴胡疏肝散加减。

药物：柴胡、白芍、枳壳、陈皮、川楝子、香附、青皮等。

（2）肝胃郁热证

表现：胃脘部灼痛，脘腹胀满，胸胁闷胀不舒，口苦呕恶，纳呆食少，反酸烧心，烦躁易怒，大便不爽而滞，小便黄赤，舌黯红，苔黄腻，脉滑数。

治法：清肝泄热，和胃止痛。

方剂：化肝煎合左金丸加减。

药物：青皮、陈皮、芍药、牡丹皮、炒栀子、泽泻、柴胡、黄连、吴茱萸等。

（3）胆热犯胃证

表现：胃脘部痞满，口苦呕恶，纳呆食少，烦躁易怒，反酸口干，心烦失眠，情绪急躁，大便不爽而滞，小便黄赤，舌黯红，苔黄腻，脉滑数。

治法：清化胆热，降气和胃。

方剂：蒿芩清胆汤加减。

药物：青蒿、黄芩、清半夏、淡竹叶、竹茹、茯苓、陈皮、郁金等。

（4）脾胃湿热证

表现：胃脘烧灼而痛，呕苦，口气臭秽，痞满，纳呆，大便黏滞，气味臭秽，便后肛门灼热感，舌苔黄腻或厚浊，脉弦滑。

治法：清热化湿，和中醒脾。

方剂：连朴饮加减。

药物：黄连、厚朴、淡豆豉、焦栀子、芦根、半夏、石菖蒲等。

（5）胃络瘀阻证

表现：上腹部刺痛，痛有定处，入夜尤甚，口苦，反酸，纳呆，黑便，舌黯，脉沉缓或沉细。

治法：理气活血，化瘀止痛。

方剂：失笑散合丹参饮加减。

药物：生蒲黄、五灵脂、丹参、檀香、砂仁等。

（6）脾胃虚寒证

表现：脘腹隐痛，痞满，口苦，纳呆，恶冷饮食，头晕乏力，面色无华，神疲乏力，少气懒言，语声低微，便溏，黑便，舌苔白，脉沉濡。

治法：温中健脾，和胃止痛。

方剂：黄芪建中汤加减。

药物：黄芪、白芍、桂枝、生姜、大枣、饴糖等。

（7）胃阴不足证

表现：胃脘灼热，不知饥饿，口苦，口干，消瘦，便秘，舌红少苔，脉细数。

治法：养阴健脾，益胃止痛。

方剂：一贯煎合芍药甘草汤加减。

药物：生地黄、北沙参、枸杞子、当归、川楝子、麦冬等。

四、中西医结合治疗研究

（一）思路与方法

西医治疗胆汁反流性胃炎药物主要是运用促胃肠动力药、胃黏膜保护剂等药物。对内科治疗无效的严重病例可选择抗胆汁反流手术治疗。中医治疗采用辨证论治与辨病论治相结合，根据证候及证型的不同，应用不同的方药，效果良好，复发率低。临床中常中医辨证与西医发病机制治疗结合，各自发挥优势，提高临床疗效。

（二）临证经验

中医辨证论治在本病的治疗中具有一定的特色和优势。王玉芬教授提出胆汁反流性胃炎以胆邪逆胃为基本病理变化，治疗从宜通宜降、调理气机的原则出发，立疏胆和胃为最根本的治疗大法。临床可因分型的不同分别伍用健脾、温中、益胃、理气、活血、消痞、化湿、清热等治法。

田德禄教授对本病的治疗多从疏肝清胆，和胃通降立法，肝胆脾胃同治。胃气壅滞者，宜理气和胃通降，常用苏梗、荷梗、制香附、陈皮、焦三仙、连翘、蒲公英、土贝母；肝胃不和者，宜疏肝和胃，理气通降，常选用柴胡、芍药、枳实、甘草、苏梗、制香附、陈皮、焦三仙、大腹皮及子、连翘、蒲公英；肝郁化热者见反酸、烧心，常用左金丸、乌贝散，以顺肝之疏泄、和胃之通降；肝移热于胆，胆气不降，胆热夹胃气上逆为主者，宜泄热降逆，清胆和胃，常用柴胡、半夏、黄芩、枳实、竹茹、薏苡仁、虎杖、蒲公英、郁金、秦艽。后期气郁日久，痰阻血瘀或郁热伤阴，阴亏血瘀，偏于痰阻血瘀者宜化痰、开郁、活血；偏于阴虚血瘀者宜养阴、益胃、行瘀，常用沙参、麦冬、丹参、百合、乌药、茯苓、贝母等。

五、中西医结合诊疗前沿与研究展望

(一)中西医结合诊疗前沿

中医把胃镜诊断作为中医望诊的延伸,宏观辨证与微观辨证相结合,辨病与辨证相结合。如胃黏膜充血、水肿、糜烂、出血者多属肝胃郁热证;胃蠕动迟缓,幽门开闭无力者,多属脾胃虚弱证。根据不同的证型予以相应的方药治疗。

在治疗方面,注重强调饮食与情志调节。BRG患者多伴有焦虑、抑郁等精神症状,应关注患者的心理调摄。

(二)研究展望

目前相关研究仍存在很多盲区有待进一步探讨:①胃肠激素分泌紊乱(血清水平和肠腔内水平)与胃肠运动失调的关系;②完整胃在组织病理学上并不符合化学性胃病的典型表现,提示完整胃对胆汁酸损伤的应答可能不同于手术胃;③胆汁酸与胃癌发生风险的关系;④胆汁酸诱导胃黏膜细胞凋亡的具体信号通路;⑤生活、作息习惯对其有何影响,应推荐何种生活和饮食方式;⑥药物治疗中相关药物的推荐剂量、疗效评估等。

近年来,西医学在BRG的病因、病机、诊断、治疗等方面均取得了较大进步,但目前胆汁反流性胃炎尚缺乏统一的诊断标准;放射性核素检测由于条件所限,多数医疗单位未能普及。胃镜下诊断缺乏客观指标,可产生假阳性及假阴性结果。促胃肠动力药及结合胆酸、保护胃黏膜等药物,虽可缓解临床症状,但复发率高,远期疗效较差。

中医药在胆汁反流性胃炎病因病机及治疗的研究上取得了一定的进展,但也存在许多问题,缺乏统一而明确的临床诊断标准及辨证分型的规范化标准,疗效判断也相应缺乏量化指标。许多研究只停留在临床观察阶段,实验研究较少,研究不够深入;单味药及中药复方的作用机制尚不十分明确。有必要运用流行病学调查发现中医证候分布规律,制订出客观统一的辨证标准;研究中医证型与内镜表现、胃黏膜变化等微观表现的相关性及其内在联系,更好地指导临床提高疗效。

六、经典著作赏析

"胃脘痛"的论述始见于《黄帝内经》。《素问·六元正纪大论》曰:"木郁之发……民病胃脘当心而痛。"

"吐酸"首见于《素问·至真要大论》:"诸呕吐酸,暴注下迫,皆属于热。"

"嘈杂"首见于《丹溪心法·嘈杂》:"嘈杂,是因火动,治痰为先。"

"胆瘅"见于《素问·奇病论》:"有病口苦……口苦者病名为何?……名曰胆瘅。""呕胆"见于《灵枢·四时气》:"善呕,呕有苦,长太息,心中澹澹,恐人之将捕之,邪在胆,逆在胃,胆液泄则口苦,胃气逆则呕苦,故曰呕胆。"

"痞满"见于《素问·太阴阳明论》谓:"食饮不节,起居不时者,阴受之……入五脏则䐜满闭塞。"

《东医宝鉴》云:"肝之余气,泄于胆,聚而成精。"

《医学衷中参西录》云:"脾胃之健运实资其辅助,为其寄生相火也,可借火以生土,脾胃之饮食更赖之熟腐。"

《医家心得·吞酸》中提到:"胃脘填塞,脾气不运而酸,是怫郁之极,湿热蒸变,如酒缸

太甚则酸也"，提出了饮食不慎导致的吐酸的病因病机。《证治汇补·呕吐》中有云："内伤饮食，填塞太阴，新谷入胃，气不宣而吐……"

《脾胃论》中有云："肠胃为市……若风、寒、暑、湿、燥一气偏胜亦能伤脾损胃……"《灵枢·口问》中还提到："今有故寒气与新谷气，俱还入于胃……气并相逆，复出于胃，故为哕"，提出了呃逆的病因病机与寒气入胃，扰乱气机有关。

《证治汇补·痞满》说："大抵心下痞闷，必是脾胃受亏，浊气夹痰，不能运化为患。"《诸病源候论·呕哕候》中提到："呕吐者，皆有脾胃虚弱，受于风邪所为也。"《脾胃论》曰："百病皆由脾胃衰而生……元气虚弱，饮食不消……心下痞闷。"先天禀赋不足，或后天失养，或久病均可导致脾胃虚弱，从而导致脾胃运化功能下降，升降失调，气机不利而为病。

叶桂指出："胃痛久而屡发必有凝痰聚瘀。"又云："初病在经，久病入络，以经主气，络主血……凡气既久阻，血亦应病。"

七、病案分析

患者吴某，女，43岁，2010年1月27日初诊。主因"咽部不适，胸骨后疼痛反复发作1年，加重3周"就诊。1年前因情志不畅，逐渐出现胸骨后疼痛，胃脘灼热，常放射至肩背部，伴口苦口干等症状。曾服用PPI等无效，病情时轻时重，常因生气或吃甜食而复发。近3周因生气复发，胃镜检查提示：糜烂性胃炎伴胆汁反流。口苦口干明显，大便可，舌淡红，苔薄，脉弦滑。中医诊断：胆瘅（肝胃郁热）。西医诊断：糜烂性胃炎伴胆汁反流。治法：清肝泄热、理气和胃。处方：醋柴胡10g，炒黄芩10g，姜半夏10g，炒陈皮10g，茯苓15g，苏梗10g，苏子10g，制香附10g，焦山楂10g，焦神曲10g，焦麦芽10g，焦槟榔10g，炒枳实15g，生薏苡仁30g，丹参10g，砂仁3g，鹿衔草20g，猪苓20g，女贞子10g，墨旱莲10g。服药7剂后，上述症状明显减轻，已无胸骨后疼痛，但仍有口苦口干，舌质黯，苔薄黄，脉细。上方加连翘15g继服3周，症状消失。

主要参考文献

[1] 周雨峡，屠惠明，乔峤，等. 3种胆汁反流性胃炎的临床与胃镜特征[J]. 贵阳医学院学报，2012，37（6）：684-685，691

[2] 彭伟，范红，周雁，等. 熊去氧胆酸联合多潘立酮治疗原发性胆汁反流性胃炎156例临床研究[J]. 胃肠病学和肝病学杂志，2009，18（8）：732-734.

[3] 高瑞梅，许琳，孟欣颖，等. 原发性胆汁反流性胃炎胃黏膜胃动素、血管活性肠肽的表达[J]. 世界华人消化杂志，2010，18（7）：722-725.

[4] 中国中西医结合学会消化系统疾病专业委员会. 慢性胃炎中西医结合诊疗共识意见（2011年·天津）[J]. 现代消化及介入诊疗，2012，17（3）：172-177.

[5] 马涛，崔乃强. 胆汁反流性胃炎的中医定位及辨证治疗近况[J]. 江西中医药，2008，39（309）：66-67.

[6] 孔建华. 胆汁反流性胃炎的研究进展[J]. 中国实用内科杂志，2009，29（S1）：157-159.

[7] 胡敏霞，周君丰. 胆汁反流性胃炎的病因分析[J]. 当代医学，2011，17（1）：228.

[8] 胡品津. 胆汁反流性胃炎[J]. 中华消化杂志，2002，（1）：41-42.

[9] 陈维顺，张选均，钟燎原. 胆汁返流性胃炎的内镜诊断及相关因素分析[J]. 中国内镜杂志，2002，8（12）：73-74.

[10] 赵福兰. 原发性胆汁反流性胃炎的诊治研究进展[J]. 新疆医学, 2012, 42（5）: 61-65.

[11] 中华中医药学会脾胃病分会. 胃食管反流病中医诊疗共识意见（2009, 深圳）[J]. 中医杂志, 2010, 51（9）: 844-847.

[12] 李乾构, 周学文, 单兆伟. 实用中医消化病学[M]. 北京: 人民卫生出版社, 2001.

[13] 李琼, 刘晏, 吴坚炯. 胆汁反流性胃炎中医药治疗进展[J], 中成药, 2013, 35（4）, 807-811.

[14] 刘松华. 胆汁反流性胃炎的联合用药疗效观察[J]. 中国误诊学杂志, 2011, 11（10）: 2358-2359.

[15] BROWN T H, HOLBROOK I, KING R F, et al. 24-hour intragastric pH measurement in the assessment of duodenogastricreflux[J]. World J Surg, 1992, 16（5）: 995.

[16] 张万岱, 张洪海, 彭武和, 等. 关于胆汁反流性胃炎诊断标准的探讨[J]. 中华消化内镜杂志, 1997, 14（5）287-290.

[17] DIXON M F, O' CONNOR H J, AXON A T, et al. Reflux gastritis: distinct histopathological entity? [J]. J Clin Pathol, 1986, 39（5）: 524-530.

[18] 陆喜荣, 陶鸣浩. 胆汁反流性胃炎的中医诊治[J]. 河南中医, 2011, 31（4）: 318-319.

[19] 王玉芬, 许芳. 胆汁反流性胃炎的中医证治研究[J]. 北京中医药大学学报, 1999, 22（2）: 40-42.

[20] 吴娟, 金基成. 田德禄治疗胃食管反流病经验[J]. 中医杂志, 2004, 45（8）: 578-579.

（李志红）

第三节 慢性萎缩性胃炎

慢性萎缩性胃炎（chronic atrophic gastritis, CAG）是慢性胃炎的一种类型, 系指胃黏膜上皮遭受反复损害导致固有腺体的减少, 伴或不伴纤维替代、肠腺化生和/或假幽门腺化生的一种慢性胃部疾病。临床以胃脘疼痛、饱胀、痞闷、嗳气、纳呆等为主要表现。我国 CAG 检出率占胃镜受检患者总数的 7.5%~13.8%；随年龄增长, 发病率也随之增高。WHO 调查发现 20~50 岁患病率仅 10% 左右, 而 51~65 岁则高达 50% 以上。有报道 CAG 每年的癌变率为 0.5%~1%, 伴异型增生时癌变率更高。

慢性萎缩性胃炎可归属中医学"胃痞""虚痞""痞满""胃痛""嘈杂"等范畴。

一、中医概述

痞满首见于《黄帝内经》, 称"痞""满""否塞""否膈", 均指胸膈满闷, 心下痞塞之状。张介宾明辨了虚痞和实痞, 认为实痞是邪滞于中, 虚痞无实邪停滞。20 世纪 80 年代末, 中国中医药学会内科学会脾胃专业委员会方确定"胃痞"病名。其中以胃脘胀满痞闷为主症者, 属于"痞满""胃痞"或"虚痞"范畴；以胃脘疼痛为主症者, 属"胃痛"范畴；以"胃中空虚不适, 似痛非痛, 似饥非饥, 似胀非胀, 莫可名状"为主要表现者, 属"嘈杂"范畴。本病病因病机主要与七情内伤、饮食失宜、外邪（包括 Hp 感染）、药物不当以及禀赋体虚等相关。病位在胃, 与肝、脾两脏密切相关。CAG 病程较长, 常表现本虚标实、虚实夹杂, 本虚主要是脾气虚和胃阴虚, 标实主要是气滞、湿热和血瘀, 脾虚、气滞、血瘀是本病的基本病机, 其中, 血瘀是最重要的病理因素, 是疾病发生发展甚至恶变的关键病理环节。主要证型包括：肝胃气滞证、肝胃郁热证、脾胃虚弱证、脾胃湿热证、胃阴不足证、胃络瘀阻证。

二、西医概述

慢性萎缩性胃炎是胃黏膜在炎症基础上出现胃腺体数目绝对或相对减少等组织病理学改变的一类慢性胃炎，可伴有炎性改变、胃腺体形态学改变（肠化生）以及异型增生。慢性萎缩性胃炎分为多灶萎缩性（multifocal atrophic）胃炎和自身免疫性（autoimmune）胃炎两大类。前者萎缩性改变在胃内呈多灶性分布，以胃窦为主，多由 Hp 感染引起的慢性非萎缩性胃炎发展而来；后者萎缩改变主要位于胃体部，多由自身免疫引起的胃体胃炎发展而来。自身免疫性胃炎在北欧多见，在我国仅有少数报道。慢性萎缩性胃炎的发生是多种因素综合作用的结果。慢性萎缩性胃炎与环境因素、宿主对 Hp 感染反应性、胆汁反流、免疫等因素有关。过热、过咸的食物刺激，非甾体抗炎药（nonsteroidal anti-inflammatory drug, NSAID）的长期使用，长期吸烟和酗酒会导致 CAG 的比例显著增加。遗传、年龄、高盐及维生素缺乏也与 CAG 相关。

CAG 症状主要分为酸相关症状，如上腹烧灼样疼痛、饥饿痛、反酸、胃灼热等；动力相关症状，如早饱、腹胀、嗳气等；以及消化吸收不良症状，包括食欲缺乏，摄入富含脂肪及蛋白质食物后出现腹胀、腹泻、排气增加等症状。大部分患者症状无特异性。合并糜烂时可出现少量出血，表现为黑便或便潜血阳性。

CAG 的确诊有赖于胃镜与病理检查，尤以后者的价值更大。

治疗主要包括：饮食、去除病因、根除 Hp、对症治疗。慢性萎缩性胃炎尤其是伴有中重度肠化或上皮内瘤变者，要定期内镜和病理组织学检查随访。

三、诊治要点

（一）诊断要点

诊断标准

（1）临床表现：多数慢性胃炎患者无任何症状。有症状者主要为上腹部不适、饱胀、疼痛等非特异症状，还可伴食欲缺乏、嘈杂、嗳气、反酸、恶心、口苦等消化道症状，部分患者还可有乏力、消瘦、健忘、焦虑、抑郁等全身或精神症状。

（2）胃镜诊断标准：慢性萎缩性胃炎的诊断有内镜诊断和病理诊断，而内镜下判断的萎缩与病理诊断的符合率较低，确诊应以病理诊断为依据。建议根据病变情况和需要取 2~5 块活检组织。一般胃角部萎缩和肠化较严重，亦是异型增生的好发部位。活检除取胃窦黏膜外，还可取胃角和胃体下部小弯侧，有助于评估萎缩和 Hp 感染的范围。

1）CAG 胃镜诊断依据：黏膜红白相间、以白为主，黏膜皱襞变平甚至消失、黏膜血管显露、黏膜呈颗粒状或结节样。胃镜下萎缩性胃炎分单纯萎缩性胃炎和萎缩性胃炎伴增生。单纯萎缩性胃炎主要表现为黏膜红白相间，以白为主，皱襞变平甚至消失，血管显露；萎缩性胃炎伴增生主要表现为黏膜呈颗粒状或结节状。

2）萎缩的病理诊断

①萎缩：萎缩程度以胃固有腺体减少各 1/3 来计算。

无：固有腺体数无减少；轻度：固有腺体数减少不超过原有腺体数的 1/3；中度：固有腺

体数减少介于原有腺体数的 1/3~2/3 之间；重度：固有腺体数减少超过 2/3，仅残留少数腺体，甚至完全消失。

②肠化：无：无肠化；轻度：肠化区占腺体和表面上皮总面积 1/3 以下；中度：占 1/3~2/3；重度：占 2/3 以上。

(二)诊断思路（图 4-4）

病理诊断标准定为只要慢性胃炎病理活检显示有固有腺体萎缩，即可诊断为萎缩性胃炎。

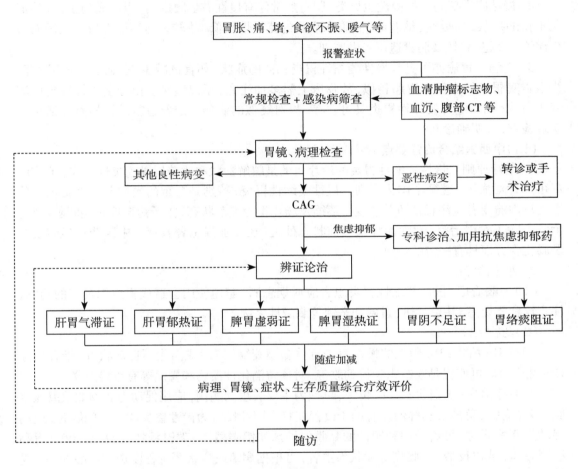

图 4-4　慢性萎缩性胃炎诊治流程图

(三)鉴别诊断

慢性萎缩性胃炎临床症状不典型，原则上出现不适、饱胀、疼痛等上腹部不适症状时，均须与本病鉴别。

1. 慢性非萎缩性胃炎　慢性非萎缩性胃炎病情相对较轻，症状以胃脘部不适或消化不良为主，时轻时重；萎缩性胃炎相对较重，胃脘痞满，消瘦明显。慢性非萎缩性胃炎一般病程较短，起病稍急；而萎缩性胃炎有长期的过程，常多年反复发作。胃镜检查结合病理可资鉴别。

2. 功能性消化不良 功能性消化不良是指一组病因未明的、排除了器质性疾病的,包括溃疡样、反流样、动力障碍样或混合型消化不良症候群,其病程持续 4 周以上。可行胃排空测定技术(核素闪烁扫描、超声波、X 线等)、腔内压测定、胃电图等检查,如发现胃排空延缓或胃电节律紊乱等,有助于功能性消化不良的诊断。

3. 消化性溃疡 消化性溃疡是以上腹部节律性、周期性疼痛发作为主,而慢性萎缩性胃炎的上腹痛大多无节律性,且以消化不良症状为主。两者的鉴别诊断主要依靠 X 线钡餐检查、胃镜和活检等。

4. 慢性胆道疾病 如慢性胆囊炎、胆石症常伴有慢性右上腹疼痛,以胀满为主,并伴消化不良的症状,如嗳气、纳差等,其临床症状的特异性较低,故较易与萎缩性胃炎混淆而出现误诊。B 超、胃镜及胆囊造影可做鉴别。

5. 胃癌 胃癌亦可见与慢性萎缩性胃炎相似的症状,如食欲减少、贫血、上腹不适等。少数胃窦胃炎的表征与胃癌相似,故临床上需多加注意,予以鉴别。由于萎缩性胃炎可演变为胃癌,而胃癌与萎缩性胃炎又可并存,故对疑似的病例一定要进行胃镜检查和活组织病理检查,以明确诊断。

(四)中西医结合治疗要点

1. 治疗原则 慢性萎缩性胃炎的治疗目的是缓解症状和改善胃黏膜炎性反应;治疗应尽可能针对病因,遵循个体化原则。慢性萎缩性胃炎,特别是严重的慢性萎缩性胃炎或伴有上皮内瘤变者应注意预防其恶变。萎缩及肠化生为癌前状态,需予短期或长期间歇治疗。治疗上除了对因治疗、对症治疗及癌前状态处理,还要加强患者教育。中医药在逆转萎缩及肠化生方面具有一定的疗效。

2. 西医治疗

(1)一般治疗:慢性萎缩性胃炎患者应戒烟忌酒,避免使用会造成胃组织损害的药物,注意饮食要规律,并忌过热、过咸和辛辣等刺激性之物。

(2)药物治疗

1)抗 Hp 治疗:Hp 阳性的慢性胃炎有胃黏膜萎缩、糜烂或消化不良症状者,推荐根除 Hp。根除 Hp 可使胃黏膜组织学得到改善,对预防消化性溃疡和胃癌等有重要意义。

2)对症治疗:①消化不良以腹胀、早饱为主要表现的病例,应用促动力药物如甲氧氯普胺、多潘立酮、莫沙必利等治疗有助于改善症状。胆汁反流为慢性胃炎的主要问题时,应用促动力药物同时,可给予中和胆汁的黏膜保护剂如铝碳酸镁、瑞巴派特等治疗。②有胃黏膜糜烂和 / 或以反酸、上腹痛等症状为主者,可根据病情或症状严重程度选用抗酸剂、H_2 受体拮抗剂或 PPI。抗酸剂、H_2 受体拮抗剂作用短暂,包括奥美拉唑、艾司奥美拉唑、兰索拉唑、雷贝拉唑和泮托拉唑等在内的 PPI 抑酸作用强而持久。萎缩性胃炎明显者除对症治疗外,伴恶性贫血者可给予维生素 B_{12} 和叶酸;中药胃复春、猴菇菌片及维生素类药物对肠上皮化生可能有益。

3)癌前状态处理:近年大样本的临床研究提示,口服选择性环氧合酶 -2(cyclooxygenase-2, COX-2)抑制剂塞来昔布对胃黏膜重度炎症、肠化、萎缩及异型增生的逆转有一定益处;也可适量补充复合维生素和含硒食物等。对药物不能逆转的局灶中、重度不典型增生(高级别上皮内瘤变),在确定没有淋巴结转移时,可在胃镜下行黏膜剥离术,并应视病情定期随访。中、重度萎缩或伴有肠上皮化生的 CAG 患者应每一年左右随访 1 次,伴轻度异型增生并排除此病理标本取于癌旁或局部病灶者，根据胃镜及临床情况应缩短至 6 个月左右随访 1 次。对药物不能逆转的灶性重度不典型增生伴有局部淋巴结肿大时，应考虑手术治疗。

4）患者教育：食物应多样化，避免偏食，注意多补充营养物质；不吃霉变食物；少吃熏制、腌制、富含硝酸盐和亚硝酸盐的食物，多吃新鲜食品；避免过于粗糙、浓烈、辛辣食物及大量长期饮酒，戒烟；保持良好心理状态及充分睡眠。

5）有明显精神心理因素的患者可加用抗抑郁药或抗焦虑药。精神心理因素与消化不良症状发生相关，睡眠障碍或有明显精神因素者，常规治疗无效和疗效差者，可考虑进行精神心理治疗。

四、中西医结合治疗研究

（一）思路与方法

慢性萎缩性胃炎的发生与饮食、烟酒、药物等因素有关，应远离上述致病因素，即中医所主张的"未病先防"。本病临床表现复杂，部分患者可无明显症状，故通过胃镜及病理早发现才能早诊断、早治疗。目前西医学对慢性萎缩性胃炎尚无统一和切实有效的治疗方法，主要集中于根除 Hp 感染、改善胆汁反流、消除诱发因素，使用胃黏膜保护剂以保护胃黏膜，促进胃动力以改善症状，此外，抗氧化药物对肠化也有一定的改善作用。中医界长期致力于慢性萎缩性胃炎癌前病变的临床和基础研究，现有研究结果表明，中医药在改善黏膜萎缩和逆转肠上皮化生方面具有一定的疗效。另外，定期随访监测可以明显提高早期胃癌的检出率，提高胃癌患者生存率。

（二）临证经验

1. 肝胃气滞证采用疏肝解郁、理气和胃法，治以柴胡疏肝散；肝胃郁热证采用疏肝和胃、解郁清热法，治以化肝煎合左金丸加减；脾胃湿热证采用清热化湿、宽中醒脾法，治疗以黄连温胆汤加减；脾胃虚弱证（含脾胃虚寒证）采用健脾益气、运中和胃法，治以六君子汤加减；胃阴不足证采用养阴生津、益胃和中法，治以沙参麦冬汤加减；胃络瘀阻证采用活血通络、理气化瘀法，治以丹参饮合失笑散加减。中成药治疗：①摩罗丹：每次 8 粒，每日 3 次。和胃降逆、健脾消胀、通络定痛，适用于本虚标实证。②养胃舒胶囊：每次 3 粒，每日 2 次。适于气阴两虚证。③气滞胃痛颗粒：每次 5g，每日 3 次。适用于气滞证。④胃苏颗粒：每次 15g，每日 3 次。适用于气滞证。

2. 各家经验 秦伯未《谦斋医学讲稿》中有关胃痛的论述中指出：胃痛当从肝论治，调肝理气和胃为要，但理气之品常有致气阴耗伤之虞，若存在阴虚火旺之潜在因素，则更应慎重，以免导致胃阴损伤而致胃脘痛。魏玉横的一贯煎（生地、当归、枸杞、沙参、麦冬、金铃子）在滋养中佐以疏肝，便是为伤阴作痛而设。

王季儒从胃痛的发病机制转变中认识到肝木之邪乘虚犯胃土、肝邪郁而化火扰胃是主要病机，认为胃痛的治则是"从肝论治，刚柔共济，通调气机"。

董建华认为气机郁滞是胃脘痛形成的关键环节，以"通"为主的治法，临证常用通降十法，即理气、化瘀、通腑、消滞、滋阴、通阳、升清降浊、辛开苦降、平肝、散寒。

张镜人认为本病热证居多，病机多属气郁化火、瘀热内结，故其治疗以调气清热和胃为主。

　　李寿山认为本病病机关键为本虚标实,本虚指脾胃中虚(气虚、阳虚、阴虚),标实是指气滞湿阻、火郁、血瘀。脾胃中虚、气滞不畅是本病的病理基础。

　　赵金铎认为本病病理变化复杂,病情缠绵,患者体质多虚,或阴虚,或气滞,或血瘀,或寒热失调,或寒热错杂,或升降失司,虚实夹杂,见证不一,性质各异,治疗上不能大寒大温,峻补峻攻,应缓中补虚,疏气调血。

　　徐景藩认为本病某些患者胃阴已虚,却又夹湿,治疗棘手,此类患者,症状较多,辨证要点为舌红而干、舌苔黄腻。其病因:一是整体阴虚,胃阴亦亏,局部脏腑有湿浊;二是肝胃气滞而生郁热,久则耗伤阴液,气滞津凝而成湿浊;三是药物因素,辛燥太过,或某些化学药品制酸太多,导致阴虚,而原有湿浊未化。治疗应注意养阴勿过滋腻,化湿勿过辛燥,以免滋阴助湿、燥湿伤阴。

　　路志正认为本病初起多为湿热内蕴之实证;病久不愈,正气渐耗或清利过度,正气损伤,或素体虚弱,正气不足,都可出现虚象,形成虚实夹杂,其治疗较为复杂,应切中病机,随证而行。

　　邓铁涛认为本病可由烦劳紧张,思虑过度,暗耗阳气,损伤阴液引起,也可由长期饮食失调,病后失养引起。其病机为本虚标实,本虚为脾胃亏虚,脾亏虚于阳气,胃亏虚于阴液,标实多为虚损之后继发。

　　李振华认为慢性萎缩性胃炎的病位在"胃",但由于本病是在长期胃病反复不愈的基础上转化而来,久病多虚,故其基本的病机多为"脾胃气虚",提出脾易虚、胃易滞、肝易郁的发病特点及脾宜健、胃宜和、肝宜疏的治疗特色。

　　田德禄认为萎缩性胃炎的临床表现为虚实夹杂,既有脾气虚弱、胃阴不足"虚"的一面,又有气滞、湿热、血瘀"实"的一面。慢性萎缩性胃炎以本虚标实、虚实夹杂(本虚以脾胃气虚、脾胃阴虚为主,标实为气滞、血瘀、湿阻、痰凝、热毒等)为中医病机特点,结合现代胃镜检查的表现,就《景岳全书》中关于虚痞的观点,对萎缩性胃炎进行了系统的阐述,其中慢性萎缩性胃炎初期的胃镜下主要表现为黏膜变薄、变浅,片状苍白,可透见黏膜下血管网,分泌物减少,多舌质淡,体瘦,苔薄或剥脱,属气阴两虚,"无物无滞",故属"虚痞"范畴;至中后期伴随黏膜颗粒样不平或结节样增生,病理示肠化样改变或异型增生,乃是郁久化热,或久病入络成瘀,或与Hp感染邪毒蕴结,胆汁反流之肝胆郁热有关,"有邪有滞",故属"虚实夹杂"之证。治疗上因虚致实者,以补虚扶正为主,即所谓正盛邪自祛,予甘平养胃、益气养阴等法,针对病理实邪兼以祛邪;因实致虚者,以祛除实邪为主,兼以扶正。田德禄教授倡导甘平之品滋胃养胃,针对气滞、血瘀、毒蕴、郁热、痰阻等兼以理气、活血、解毒、清化、消痰,取得良好效果。目前随着生活水平的提高,饮食结构的偏嗜肥甘,嗜酒内伤,社会生活压力以及人民生活方式起居不规律的改变,导致临床上肝胃郁热证日益多见。正如沈金鳌所言脾胃疾病中一种临床常见证型为肝胆之火入胃,导致肝胃郁热、胆热犯胃之证。结合脾胃病病理及证型特点,田德禄教授提出清降理论治疗脾胃疾病,疗效在临床实践中得到肯定。

五、中西医结合诊疗前沿与研究展望

(一)中西医结合诊疗前沿

　　中医辨证治疗本病有明显优势和良好疗效,近年来,对中医药的研究日益增多。化浊解毒和胃方(茵陈、藿香、佩兰、茯苓、砂仁、黄芩、黄连、半枝莲、半边莲、全蝎、白花蛇舌草)有可能使胃癌前病变大鼠胃黏膜缺氧诱导因子-1α(hypoxia-inducible factor-1α,HIF-1α)及血管内皮生长因子的表达降低,抑制血管生成以改善CAG。石强等将65例病理确诊为CAG的患者分为"瘀毒"组和非"瘀毒"组,予活血解毒方煎服,结果胃黏膜组织中的P21、P16、c-met蛋白表达瘀毒组均高于非瘀毒组。活血解毒方治疗后两组P21、c-met蛋白表达均降低。程静等观察化浊解毒方结合针刺治疗40例CAG患者,总有效率针药组90%,中药组70%。

(二)研究展望

CAG越来越受到重视,其发病原因复杂,机制尚不明确。目前针对本病的机制研究无论是在细胞还是分子水平均已获得一定进展,如肠上皮化生的启动基因CDX2、信号传导通路、细胞增殖及凋亡的相关研究等。但尚无统一和切实有效的治疗方法,治疗主要集中于根除Hp感染、改善胆汁反流以纠正诱发因素,胃黏膜保护剂以保护胃黏膜,促进胃动力以改善症状,抗氧化剂药物对肠化有一定的改善作用,但上述治疗对CAG的干预机制尚待明确。中医药对改善萎缩和肠上皮化生具有一定的治疗效果,但疗效评价有待统一,且作用机制有待于全面深入阐明。因此,运用现代循证医学、基因及代谢组学技术等优势与中医药相结合,探索阐明中医中药改善萎缩和肠上皮化生的机制,以反映中医药作用的综合效应,进而指导临床,具有重要的理论和治疗意义。

六、经典著作赏析

(一)学术源流

中医学自古并无涉及慢性萎缩性胃炎的记载,至2009年其与中医病名的关系及范畴方由今人规范。本病属于中医学"胃痞""虚痞""痞满""胃痛""嘈杂"等范畴。对痞满之阐述,最早见于《黄帝内经》,认为其病因多由饮食不节,起居不时,寒邪内侵等,如《素问·太阴阳明论》云:"食饮不节,起居不时者,阴受之……阴受之则入五脏……入五脏则瞋满闭塞。"《素问·异法方宜论》云:"脏寒生满病。"

东汉张机对痞满的认识进一步深化、具体,《伤寒论》中明确指出:"满而不痛者,此为痞。"认为痞满的病因病机多因外感表证未愈,误下伤中,正虚邪陷,结于心下,阻碍中州气机正常升降运行。如《伤寒论》云:"伤寒中风,医反下之,其人下利,日数十行,谷不化,腹中雷鸣;心下痞硬而满,干呕,心烦不得安。医见心下痞,谓病不尽,复下之,其痞益甚,此非结热,但以胃中虚,客气上逆,故使硬也。"

《景岳全书·痞满》说:"痞者,痞塞不开之谓;满者,胀满不行之谓。"关于痞满概念外延的界定,《丹溪心法·痞》把痞满与胀满做了区分:"胀满内胀而外亦有形,痞则内觉痞闷,而外无胀急之形",认为胀满除感觉腹胀之外,外形可见腹部胀大,痞满则主要集中在自觉痞塞闷窒,并无胀大症状。并对痞满的病机阐述尤为具体,如论中云:"痞者与否同,不通泰也。""脾气不和,中央痞塞,皆土邪之所为也。"张介宾明辨了虚痞和实痞:"有邪有滞而痞者,实痞也;无物无滞而痞者,虚痞也。"

《诸病源候论·诸痞候》强调了引起痞满的内在因素:"诸否者,营卫不和,阴阳隔绝,脏腑痞塞而不宣通,故谓之痞……其病之候,但腹内气结胀满,闭塞不通。"

《兰室秘藏·中满腹胀论》云:"脾湿有余,腹满食不化……亦有膏粱之人,湿热郁于内而成胀满者……或多食寒及脾胃久虚之人，胃中寒则生胀满，或脏寒生满病"，从脾胃内伤角度阐述了本病病机。

（二）治法方药

临证时，当辨别虚实、寒热、气滞、血瘀之不同证候，分别采取补虚祛邪、散寒清热、理气消滞化痰、活血化瘀等治法。

调理脾胃：《张氏医通》言："胃脘痛……当调中气为主。"

祛邪：《灵枢》开创辨证治疗胃痛先河，倡导实邪位置居上治以消导，位置居下用通利之法。

通法：清代高士宗《医学真传·心腹痛》指出胃脘痛应以"通则不痛"为治疗大法，但不能拘于"通下之法"："所痛之部，有气血阴阳之不同……通则不痛，理也。"但通法并不局限于泻下通腑，还包括有调气、和血、补虚、升提、温散等治法，以平衡脾胃为期。

节饮食：清代郑树珪强调节饮食以治疗胃痛，认为是气滞导致胃脘痛，脾胃功能受制，饮食停滞，所以强调治疗要节饮食，"若饮食不节，其痛不止"。

畅情志：内伤七情常常诱发脾胃疾病，叶桂强调调畅情志：肝情志不遂，胃痛即作，或木乘虚犯胃乘脾，"怡情放怀，可愈此病"。

清肝养阴：高斗魁《医宗己任编》重视肝郁化火、损伤胃阴之证，针对胃阴不足、燥热内生者，治疗上以清肝养阴之法。

叶桂在《临证指南医案·痞》云："六淫外侵，用仲景泻心汤；脾胃内伤，用仲景苓姜桂甘法，即尊古贤治痞之以苦为泄，辛甘为散二法。其于邪伤津液者，用辛苦开泄，而必佐酸味以助之，于上焦不舒者，即有枳、桔、杏、蒌开降，而有用栀、豉清热化腐，疏畅清阳之气，是又从古人有形至无形论内，化出妙用。若所用保和化食，白金祛痰，附姜暖中，参苓养胃，生脉敛液，总在临证视其阴阳虚实，灵机应复耳。"叶桂对痞满的辨证、立法、选方、用药等方面论述备至，值得临证学习效法。

其他治法：晋代葛洪《肘后备急方》中论述胃脘痛，治法有内治法、外治法、吐法、下法、温法、清法等。《东垣试效方·心胃及腹中诸痛》阐述胃脘痛治疗方法还可用刺灸法。

主要参考文献

[1] 中华中医药学会脾胃病分会. 慢性萎缩性胃炎中医诊疗共识意见[J]. 中医杂志, 2010, 51(8): 749-753.

[2] 时昭红, 刘浩. 幽门螺杆菌感染与胃癌[J]. 世界华人消化杂志, 2011, 19(32): 3327-3331.

[3] 中华医学会消化病学分会. 中国慢性胃炎共识意见(2012年, 上海)[J]. 中国医学前沿杂志(电子版), 2013, 5(7): 44-55.

[4] 国家基本药物临床应用指南和处方集编委会. 国家基本药物临床应用指南(化学药品和生物制品)[M]. 北京: 人民卫生出版社, 2013.

[5] 陈灏珠, 林果为. 实用内科学[M]. 13版. 北京: 人民卫生出版社, 2009.

[6] 李兆申, 湛先保, 许国铭. 胃黏膜损伤与保护[M]. 上海: 上海科学技术出版社, 2004.

[7] 陆再英, 钟南山. 内科学[M]. 北京: 人民卫生出版社, 2013.

[8] 王建康. 慢性萎缩性胃炎中西医结合治疗[M]. 北京: 人民卫生出版社, 2009.

[9] 李志红, 田德禄. 运用田德禄教授"清降"理论治疗功能性消化不良的经验[J]. 北京中医药大学学报(中医临床版), 2013, 20(2): 45-46.

[10] 高绍芳，王彦刚，李佃贵，等. 化浊解毒和胃方对胃癌前病变大鼠血管生成机制的影响 [J]. 中国中西医结合杂志，2013，33（11）：1515-1519.

[11] 石强，张清，张倩，等. 活血解毒方治疗慢性萎缩性胃炎及对"瘀毒"证 p16、p21、c-met 表达影响多中心对照观察 [J]. 实用中医内科杂志，2013，27（24）：15-17.

[12] 程静，何学明，王敏. 化浊解毒方结合针刺治疗慢性萎缩性胃炎临床观察 [J]. 齐齐哈尔医学院学报，2013，34（22）：3320-3321.

[13] 李郑生，郭淑云. 李振华学术思想与临证经验集 [M]. 北京：人民卫生出版社，2011.

（李志红）

第四节　慢性非萎缩性胃炎

慢性非萎缩性胃炎（chronic non-atrophic gastritis，CNAG）是指不伴有胃黏膜萎缩改变，胃黏膜可见以淋巴细胞和浆细胞为主的慢性炎症细胞浸润的慢性胃炎。根据炎症分布的部位，可再分为胃窦炎、胃体炎、全胃炎（以胃窦为主）或全胃炎（以胃体为主）。多数慢性非萎缩性胃炎患者可无任何症状，有症状者主要表现为上腹痛或不适、上腹胀、早饱、嗳气和恶心等非特异性消化不良症状。

慢性非萎缩性胃炎属中医学"胃痛""嘈杂""吐酸""呕吐""痞满""呃逆"等范畴。

一、中医概述

《灵枢·邪气脏腑病形》中说："胃病者，腹膜胀、胃脘当心而痛"。并较早认识到胃痛发病与肝郁有关，正如《素问·六元正纪大论》所说："木郁之发……民病胃脘当心而痛。"《伤寒论》提出痞的基本概念，如"但满而不痛者，此为痞"。慢性非萎缩性胃炎的发生多由外邪犯胃、饮食伤胃、情志不畅和脾胃素虚。病位在胃，与脾、肝的关系尤为密切。病性早期多属实，后期常为脾胃虚弱所致，但往往虚实夹杂。病理因素主要有气滞、寒凝、热郁、湿阻、血瘀。基本病机是胃气阻滞，气机升降失调，脾气不升，胃气不降，气因之而郁滞，阻于中焦胃腑，以致经络不通而痛。日久不愈，脾胃受损，可由实转虚。慢性非萎缩性胃炎主要证型有：肝胃不和证、脾胃湿热证、胃阴不足证、脾胃虚寒证、脾胃虚弱证、胃络瘀阻证。

二、西医概述

慢性非萎缩性胃炎的病因有 Hp 的感染、自身免疫机制、胃黏膜损伤因子持续存在、年龄因素和胃黏膜营养因子缺乏、遗传因素等。

（一）病因和发病机制

1. Hp 感染　Hp 有鞭毛，在胃内穿过黏液层，移向胃黏膜，因其有黏附素而贴紧上皮细胞，长期定居于胃黏膜小凹处及其邻近上皮细胞表面繁殖，不易去除。致病机制为：① Hp 含尿素酶，能分解尿素产生氨，既能保持细菌周围的中性环境，又能损害上皮细胞膜；②含有空泡毒素蛋白，使上皮细胞受损；③细胞毒素相关基因蛋白能引起强烈的炎症反应；④菌体胞壁还可作为抗原产生免疫反应。这些因素的长期存在导致胃黏膜的慢性炎症。

2. 自身免疫 壁细胞损伤后，能作为自身抗原刺激机体的免疫系统，产生相应的壁细胞抗体和内因子抗体，可导致壁细胞数减少，胃酸分泌减少乃至缺失，以及维生素吸收不良，可导致恶性贫血。

3. 十二指肠液反流 幽门括约肌松弛等因素造成十二指肠液反流，其内的胆汁和胰液等会削弱胃黏膜功能，易受胃液、胃蛋白酶的损害，称为胆汁反流性胃炎，发生于胃窦部。

4. 其他因素 老年人可能与胃黏膜一定程度的退行性变、血供不足、营养不良、分泌功能低下及黏膜屏障功能减退等因素有关。胃黏膜的营养因子如促胃液素、表皮生长因子等的减少，也是慢性非萎缩性胃炎发病因素之一。残胃易发生炎症，可能与细胞数量减少、使促胃液素营养作用缺乏有关。慢性右心衰竭、肝硬化门脉高压及尿毒症等疾病时，也使胃黏膜易于受损。理化因子，如饮酒和生物性因子长期反复作用于胃黏膜，也会使之发生炎症。

（二）临床表现

1. 上腹疼痛 疼痛多数无规律，与饮食无关（有的患者空腹舒适，饭后不舒），一般为弥漫性上腹部灼痛、隐痛、胀痛等。常因进冷食、硬食、辛辣或其他刺激性食物而症状加重，少数与气候变化有关。

2. 腹胀 常因胃内潴留、排空延迟、消化不良所致。

3. 嗳气 患者胃内气体增多，经食管排出，使上腹饱胀暂时缓解。

4. 反复出血 也是非萎缩性胃炎的常见表现，出血原因为慢性非萎缩性胃炎基础上并发的一种胃黏膜急性炎症改变。

5. 其他 食欲缺乏、反酸、恶心呕吐、乏力、便秘或腹泻等。

6. 体征 非萎缩性胃炎缺乏典型的阳性体征，体格检查时可有上腹压痛，少数患者可有消瘦及贫血。

三、诊治要点

（一）诊断要点

1. 临床表现 大多为反复发作的上腹痛不适、上腹胀、早饱、嗳气和恶心等非特异性消化不良症状；体检时可毫无阳性发现，或仅有上腹部轻度触痛。

2. 胃镜诊断标准

（1）形态学主要表现

1）红斑性胃炎：与周围黏膜比较，有明显发红。

Ⅰ级（轻度）：分散或间断线状。

Ⅱ级（中度）：密集斑块或连续线状。

Ⅲ级（重度）：广泛融合。

2）糜烂性（平坦/隆起疣状）胃炎：黏膜破损浅，周围黏膜平坦/隆起。

Ⅰ级（轻度）：单发。

Ⅱ级（中度）：多发局部≤5处。

Ⅲ级（重度）：多发广泛≥6处。

（2）病理组织学分级标准

1）慢性炎症

Ⅰ级（轻度）：单核细胞局限于黏膜浅层。

Ⅱ级（中度）：单核细胞局限超过黏膜层的1/3，达到2/3。

Ⅲ级（重度）：单核细胞占据黏膜全层，并较密集。

2）活动性

Ⅰ级（轻度）：黏膜固有层有少数中性粒细胞浸润。

Ⅱ级（中度）：中性粒细胞较多存在于黏膜层，并见于表面上皮细胞间、小凹上皮细胞间或黏膜层相邻几个腺管上皮间。

Ⅲ级（重度）：中性粒细胞密集，或除中度所见外，还见较多"小凹脓肿"。

（3）Hp感染诊断标准：^{13}C或^{14}C尿素呼气试验是评价Hp根除与否的首选方法，Hp感染判断：每分钟衰变数异常升高提示有Hp感染。

（二）诊断思路

目前临床公认的确诊方法主要依赖内镜检查和胃黏膜活检组织学检查，尤其是后者的诊断价值更大。内镜诊断：通常以见黏液渗出（或水肿、红斑点状、片状和条状）、黏膜粗糙不平、有出血点（斑）或糜烂、胆汁反流等基本病变作为诊断非萎缩性胃炎的依据。病理组织学诊断对活检取材块数和部位有所要求，在标本取材合理的情况下，根据Hp、慢性炎症及活动性情况对其进行组织学分级，分成无、轻度、中度和重度四级（0、+、++、+++）。

（三）鉴别诊断

1. 功能性消化不良 功能性消化不良是指一组病因未明的、排除了器质性疾病的包括溃疡样、反流样、动力障碍样或混合型消化不良症候群，其病程持续4周以上。胃排空测定技术（核素闪烁扫描、超声波、X线等）、腔内压测定、胃电图等检查，如发现胃排空延缓或胃电节律紊乱等，有助于功能性消化不良的诊断。

2. 消化性溃疡 消化性溃疡和慢性非萎缩性胃炎均有消化不良的症状，但消化性溃疡是以上腹部节律性、周期性疼痛发作为主，而慢性非萎缩性胃炎的上腹痛大多无节律性，且以消化不良症状为主。两者的鉴别诊断主要依靠X线钡餐检查、胃镜和活检等。

3. 慢性胆道疾病 如慢性胆囊炎、胆石症常伴有慢性右上腹疼痛、以胀满为主，并伴消化不良的症状，如嗳气、纳差等，其临床症状的特征性较低，故较易与慢性胃炎混淆而出现误诊。但超声检查及胆囊造影可做鉴别。

4. 胃癌 胃癌亦可见与慢性胃炎相似的症状，如食欲减少、贫血、上腹不适等。少数胃窦胃炎的X线征象与胃癌相似，故临床上需多加注意。详细的查体、胃镜及活组织检查可予以鉴别。

（四）中西医结合治疗要点

1. 治疗原则 临床上对慢性非萎缩性胃炎治疗的重点是缓解症状及改善胃黏膜的炎症反应，治疗过程中首先要明确引起疾病的原因，以对症治疗为主，遵循个体化的治疗原则。如无明显临床症状，可以不做任何处理。

本病的中医治疗原则为扶正祛邪，根据阴阳、气血、寒热、虚实之不同而分别予以相应治法，如脾胃虚寒者宜温中止痛，胃阴不足者养阴益胃，气滞者疏肝理气，有郁热者清热和胃，有瘀血者活血化瘀。而西医治疗则依据发病机制及临床表现进行对症治疗，如高胃酸分泌者给予PPI，Hp相关性胃炎应根除Hp，胆汁反流者应用具有吸附胆盐作用的药物如铝制剂,动力障碍者加用促胃肠动力药等。

在慢性胃炎的治疗中,中西医药各有所长。西医药长于快速控制和缓解胃痛、反酸等临床症状;而中医药更长于改善患者黏膜病变的愈合质量,有利于预防复发,同时还可减少西药的不良反应。两者在慢性胃炎治疗中,全程均可配合应用,具有协同作用。

2. 西医治疗

(1)一般治疗:通过调节患者的饮食习惯、生活习惯、环境因素、心理因素等进行治疗,饮食宜定时定量,选择营养丰富、少刺激、易消化的食物。树立患者战胜疾病的信心,克服消极情绪,保持心情乐观、开朗、平和。

(2)抑酸和 / 或制酸剂:适用于以反酸、烧心、上腹痛等为主要症状或内镜下见黏膜糜烂、出血斑点等患者。可选用 H_2 受体拮抗剂、PPI、制酸剂等。

(3)胆汁结合剂:适用于慢性非萎缩性胃炎伴胆汁反流者,常用药物有考来烯胺(消胆胺)、铝碳酸镁等,后者兼有抗酸、保护黏膜作用。

(4)根除 Hp 治疗:适用于 Hp 阳性者,目前推荐方案是四联疗法(铋剂 +PPI+2 种抗生素),经济发达地域人群由于 Hp 耐药较高,尤其推荐使用;对于经济落后的区域人群,可采用三联疗法(铋剂 /PPI+2 种抗生素)。由于目前 Hp 耐药现象较为普遍,可结合中药、益生菌或口腔洁治等新的四联疗法来提高 Hp 根除率。

(5)黏膜保护剂:适用于内镜下见胃黏膜糜烂、出血或临床症状较为明显者,包括兼有杀菌作用的铋剂,兼有抗酸和胆盐吸附作用的铝碳酸镁制剂和黏膜保护药物等。

(6)促动力剂:适用于以上腹饱胀、早饱、嗳气、呕吐等症状明显者。

(7)助消化药:主要用于食欲减退为主者如消化酶类。

(8)其他:对于有焦虑、抑郁等明显精神因素或睡眠质量差、神经衰弱等患者可予抗抑郁药和镇静药。常用药物有三环类抗抑郁药、选择性 5- 羟色胺(5-hydroxytryptamine,5-HT)再摄取抑制剂、选择性 5-HT 及 NE 再摄取抑制剂等。

四、中西医结合治疗研究

(一)思路与方法

西医学在治疗上主要是减轻消化不良症状为主。中西医结合治疗慢性非萎缩性胃炎将在中医辨证治疗的基础上,吸收西医学的优势,能更好地减轻患者的症状,防止其复发。

1. 生活调整   保持良好饮食习惯和积极乐观生活态度,对于慢性萎缩性胃炎的预防和治疗有着重要作用。不良的饮食习惯将干扰肠胃功能,诱使慢性胃炎出现。饮食宜按时定量,营养丰富,多摄入富含维生素 A、维生素 B、维生素 C 的食物,同时,要细嚼慢咽,勿过饥过饱,勿暴饮暴食,忌服浓茶、浓咖啡等有刺激性的饮料。而心理因素对慢性胃炎的形成及治疗也有较大影响,尤其是精神抑郁和焦虑对慢性胃炎的影响最为显著。精神抑郁或过度紧张和疲劳,容易造成幽门括约肌功能紊乱,胆汁反流而发生慢性胃炎。

2. 辨证论治   中医辨证论治,在改善症状、减轻炎症、促进胃黏膜修复、逆转胃黏膜萎缩或肠化生与增生、根除 Hp 等方面因无明显不良反应而占明显优势。

(1)益气健脾,促进炎症或糜烂修复:慢性非萎缩性胃炎的发生主要取决于 2 种力量,一种是损伤胃黏膜的侵袭力,另一种是胃黏膜自身的防卫力,防卫力过低或侵袭力过强时就产生炎症或糜烂。慢性非萎缩性胃炎患者病程长,多有反复发作史,所谓"久病必虚"。

慢性非萎缩性胃炎不论是炎症活动期还是静止期都有脾胃虚弱的证候,症见胃脘隐痛,喜温喜按,纳少,腹胀,便溏,神疲乏力,舌淡有齿痕,脉虚。"四季脾旺不受邪",脾胃为后天之本,脾胃强则病邪不易侵袭机体,炎症亦不易产生。脾胃虚则机体抗病能力下降,病邪易侵袭而致炎症发生。益气健脾方药可增强机体的免疫功能,提高机体抗病能力,增强胃黏膜屏障,以抵御各种致病因素的侵袭。研究表明,益气健脾方剂不仅能抑制胃酸、胃蛋白酶分泌,减少攻击因子,还能增强胃黏膜防卫因子,包括黏膜血流、上皮细胞再生、黏液分泌和黏膜屏障的完整性。炎症的修复最终有赖于肉芽组织增生及上皮、腺体的再生,中医药能促进组织的增殖,达到修复炎症或糜烂的目的。常用的益气健脾方药的基础方是四君子汤加黄芪。黄芪具有补气升阳、益卫固表、祛腐生肌、利水消肿、健脾益气、扶正祛邪之功,是本方之君药。中药药理学证实,四君子汤加黄芪等益气健脾方药具有增强巨噬细胞的吞噬作用,调节人体生理功能,提高胃黏膜 SOD 的活性,消除氧自由基,保护胃黏膜,抗胃黏膜损伤,增加胃黏膜血流和前列腺素 E_2 含量,促进炎症或糜烂修复等作用。

(2)清除疫毒,提高 Hp 的根除率:自 20 世纪 70 年代发现 Hp 以后,"无 Hp 则无溃疡或炎症"的观点逐步被人们所接受,因此清除 Hp 已成为继抑制胃酸之后治疗慢性非萎缩性胃炎的主要治法之一。临床实践证实,清除 Hp 可显著提高慢性非萎缩性胃炎的治愈率。由于 Hp 根除疗法的广泛应用,Hp 对部分抗生素的耐药性已明显影响到 Hp 的清除率,且抗 Hp 的西药不良反应较大,依从性差,停药后复发率高等诸多困惑为中医药的应用提供了广阔的空间。中药对 Hp 的直接抑杀作用虽然不能与西药相比,但通过扶正祛邪的治疗,对 Hp 不仅有直接杀菌和抑菌作用,而且 90% 以上患者的临床症状及组织病理学检查均有显著改善。这提示中医药治疗 Hp 感染的机制不局限于对 Hp 的抑杀作用,而且还通过调整机体全身和黏膜局部的屏障功能,以达到辅助抑杀并改变 Hp 寄居内环境的作用。中医药治疗既能增强机体的保护因子,又能抑杀 Hp 以削弱其攻击因子,两者相辅相成,从而达到根除 Hp 的目的。抗 Hp 治疗根治率下降且易复发的重要原因之一是 Hp 球形变。目前西医对 Hp 球形变的研究正处于起步阶段,这也应成为中医药研究的重点。有学者认为脾胃虚弱是 Hp 球形变及不易根除和耐药的病理基础,而在此基础上形成的气滞、血瘀、郁热等病理变化为 Hp 附着、繁殖、致病提供了客观条件。Hp 感染后可进一步损伤脾胃,使机体正气不足,形成正虚邪恋。根据其病机以益气活血解毒为治疗大法,健脾益气固其本,活血清热解毒祛其标。方选四君子汤加味。药用党参、黄芪、茯苓、白术、甘草益气健脾,调整机体全身和局部的屏障功能,增强机体的保护因子;丹参、莪术、三七清瘀热、散瘀血;蒲公英、黄芩、黄连、白花蛇舌草、绞股蓝等清热解毒、抑杀 Hp 以削弱其攻击因子,达根除 Hp 之目的。

(3)抑酸护膜,增强胃黏膜屏障:慢性非萎缩性胃炎的最终形成是由于胃酸/胃蛋白酶对胃黏膜自身消化所致。因胃蛋白酶活性是具有胃酸依赖性的,在胃内 pH > 4 时便失去活性,因此在探讨慢性非萎缩性胃炎的发病机制和治疗措施时主要考虑胃酸的分泌情况。无酸情况下少有炎症发生以及抑制胃酸分泌药物能促进炎症修复的事实,均证实胃酸在慢性非萎缩性胃炎形成过程中的决定性作用,是炎症形成的直接原因。然而,胃酸这一损害作用只有在正常胃黏膜防御和修复功能遭受破坏时才能发生。因此,抑酸护膜、增强胃黏膜屏障是治疗慢性非萎缩性胃炎的关键所在。增强和保护胃黏膜屏障,是提高慢性非萎缩性胃炎治愈率、减少炎症复发的重要环节。健脾益气方药可通过提高慢性非萎缩性胃炎患者的细胞和体液免疫功能,减少 H^+ 的反渗,而加强慢性非萎缩性胃炎的修复和防止复发。中药中不乏抑酸护膜之品,如海螵蛸、煅瓦楞子、煅牡蛎等均有良好的抑酸作用,其既能较好地调节胃内的酸碱度,又能收敛生肌,促进炎症消除及糜烂愈合;白及、木蝴蝶、凤凰衣等可修复和保护胃黏膜、增强胃黏膜屏障。

（4）活血化瘀,改善胃黏膜微循环:胃黏膜具有丰富的毛细血管网、充足的血液供应,参与组织增殖与修补,可直接影响慢性非萎缩性胃炎的修复质量。血管及微循环的改变是慢性非萎缩性胃炎形成的重要因素,慢性非萎缩性胃炎或糜烂在修复之前,首先要有黏膜下肉芽组织的形成和微血管的再生,再生黏膜循环的质量与炎症修复的质量密切相关。临床观察表明不少慢性非萎缩性胃炎患者有不同程度的舌下络脉迂曲,舌质紫黯或有瘀点、瘀斑,这与中医的血瘀征象是一致的;因此改善炎症或糜烂的局部血液循环是提高炎症修复质量的重要环节。研究发现活血化瘀药能增强胃黏膜组织的循环灌注,促进其能量代谢,保证黏膜上皮及溃疡底部和边缘腺体快速再生,及保持黏膜微循环的酸碱平衡等,从而提高黏膜屏障功能,增强黏膜修复能力,提高愈合质量。因此,慢性非萎缩性胃炎的治疗需在健脾益气、解毒的基础上活血化瘀通络,常用的活血化瘀药有三七、丹参、莪术、红花等。丹参等活血化瘀药一方面可以活血化瘀,改善血液循环,清除周围组织的炎症;另一方面可以促进胃、十二指肠黏膜的再生,加快修复,使糜烂愈合。

（二）临证经验

1. 肝胃不和型　胃脘胀痛,饱闷不适,食后尤甚,胸胁窜痛,嗳气频作,矢气较舒,或呃逆反酸,大便不畅,多因情志因素而作痛,苔薄白,脉沉弦。本病与患者情绪变化密切相关,患者多有不同程度的情绪障碍。情绪变化会引起自主神经功能紊乱,出现胃平滑肌痉挛、胃液分泌增加、胃肌运动以及胃部血管舒缩异常,致使食物在胃内消化不良,胃黏膜磨损增加,导致充血和炎症,并形成恶性循环。治法以疏肝理气,调和脾胃为主,方以柴胡疏肝散加减,药用柴胡、川楝子、延胡索、藿香、郁金、川芎、枳壳、佛手、薤白、白芍、麦芽。反酸明显者加瓦楞子、海螵蛸;有瘀血停滞者加蒲黄、五灵脂;嗳气频者加沉香、旋覆花以顺气降逆,亦可用沉香降气散加白蒺藜、广郁金、降香、绿萼梅,前方疏肝理气,后方降气散郁。

2. 脾胃湿热型　胃脘痞满,嘈杂灼痛,恶心呕吐,口干苦而腻,小便短赤,大便或秘或泄,舌质红,苔黄腻,脉濡数。本病多由饮食不节、情志所伤,或脾胃素虚、兼感外邪,导致脾胃升降失调,湿浊内生而致。脾虚失运、湿阻中焦为本病的主要病机。治宜清热除湿,辛开苦降,顺气和中,方以清中汤加减,药用半夏、黄芩、茯苓、苍术、干姜、藿香、陈皮、郁金、厚朴、茵陈、黄连、栀子、白豆蔻、甘草。热盛便秘者加大黄、枳实;呕逆者加竹茹、生姜;寒热互结,干噫食臭,心下痞硬可用半夏泻心汤。另外脾胃素虚,湿热内生者选用三仁汤加减,药用杏仁、薏苡仁、白蔻仁、厚朴、法半夏、通草、竹叶、滑石。

3. 胃阴虚型　以纳呆、食欲不振、无饥饿感,胃脘胀满,时时反酸,胃脘隐隐作痛,可自行缓解等症状为主,舌质红,或裂纹,舌苔薄而少津,或花剥甚至光如镜面,脉弦细或虚细弱。本病治宜滋阴益胃,和中止痛,方选沙参益胃汤加减,药用沙参、麦冬、石斛、天花粉、鸡内金、莲子、玉竹、乌梅、山药、薏苡仁、乌药、佛手等。口渴引饮者加生石膏、芦根;似饥而不欲食者加黄连、吴茱萸。

4. 脾胃虚寒型　胃痛隐隐、绵绵不休,喜温喜按,空腹痛甚,得食则缓,劳累或受凉后加重,泛吐清水,神疲纳呆,大便溏薄,舌质淡,苔薄白,脉虚弱。本病的病机为脾阳不足,中焦虚寒,治当温阳散寒,益气健脾。治宜温中健脾,和胃止痛,方以理中汤加减,药用党参、白术、薤白、山药、黄芪、半夏、茯苓、神曲、山楂、陈皮、藿香、砂仁、炙甘草。若手足不温者加附子、桂枝；气虚失运，满闷较重者加木香、枳壳、厚朴；伴呕吐下痢用半夏泻心汤加味；若水热互结，伴干噫，食臭，肠鸣下痢者用生姜泻心汤加减。

5. 脾胃气虚型（包括脾胃阳虚型） 以食欲不振，胃脘胀满，餐后明显，可伴胃脘隐痛，烧心，反酸，遇冷加重等为主症。舌质淡红，舌苔白厚腻，脉缓或弦细。当宗李杲甘温以补之之法。可选用香砂六君子汤加减，药用广木香、香附、砂仁、厚朴、麸炒白术、陈皮、红参、桂枝、甘松、煅瓦楞子、吴茱萸等。

6. 胃络瘀阻型 胃脘疼痛，如针刺，痛有定处，拒按，食后加剧，入夜尤甚，舌紫黯或有瘀斑，脉涩。本病根据中医"久病入络"的理论，运用活血化瘀，通络止痛的治法，方用失笑散合丹参饮，药用五灵脂、蒲黄、丹参、檀香、砂仁、大黄、甘草。虚证以调营敛肝饮加减，药用当归、白芍、蛤粉、炒阿胶、枸杞子、五味子、川芎、枣仁、茯苓、陈皮、木香、生姜、大枣。若有出血可加三七、白及以化瘀止血；呕血，便血，面色萎黄，舌淡，脉弱无力者为脾胃虚寒，脾不统血，方用黄土汤加减，药用灶心黄土、甘草、干地黄、白术、炮附子、阿胶、黄芩。

五、中西医结合诊疗前沿与研究展望

（一）中西医结合诊疗前沿

Hp 感染是慢性非萎缩性胃炎最主要的病因，Hp 相关慢性非萎缩性胃炎有 2 种突出的类型：胃窦为主全胃炎和胃体为主全胃炎。前者胃酸分泌可增加，因而增加了十二指肠溃疡发生的危险性；后者胃酸分泌减少，使胃溃疡和胃癌发生的危险性增加。Hp 的根除，与慢性非萎缩性胃炎的治疗效果、炎症愈合、复发及疾病预后关系密切。Hp 的根除，在国际标准三联、四联的基础上，辨证加用中药治疗，可明显提高根除率。虽然有研究发现清热解毒、益气健脾等类中药对 Hp 有一定抑菌作用，但中药治疗仍需遵循辨证诊治原则。

（二）诊疗新进展

近年来防治 Hp 感染的新思路中有一项是益生菌的应用，且有研究显示在含铋剂四联疗法辅以应用益生菌可以将根除率提高到 90% 以上。辅助使用益生菌已引起越来越多的关注，近年来作为一种策略模式，旨在既提高根除率，又可防止发生 Hp 治疗相关的副作用。虽然对益生菌抑制 Hp 的可能机制仍然知之甚少，一些假说已经提出了，包括产生有抑制作用的物质，黏附竞争，黏膜屏障的强度和 Hp 相关的免疫级联调节机制等，提示辅助使用益生菌可能通过抑制炎症反应、竞争性附着及代谢产物等直接或间接对根除 Hp 起作用，同时这也对 Hp 相关性疾病的防治有意义。

六、经典著作赏析

（一）学术源流

中医对本病没有明确的命名，但依据患者的症状、体征，可归属于"痞满""胃痛""嘈杂""吐酸"等范畴。《灵枢·厥病》曰："厥心痛，痛如锥针刺其心，心痛甚者，脾心痛也。"《灵枢·邪气脏腑病形》指出："胃病者，腹胀胀，胃脘当心而痛。"《素问·六元正纪大论》说："木郁之发……民病胃脘当心而痛。"故指出本病与"胃痛"关系极为密切。另外，"痞满"在古代文献中的描述亦与本病相似。例如，《伤寒论·辨太阳病脉证并治》中明确了"但满而不痛者，此为痞"。《景岳全书·嘈杂》指出，"嘈杂一证，或作或止，其为病也，则腹中空空，若无一物，似饥非饥，似辣非辣，似痛非痛，而胸膈懊恼，莫可名状"，可见"嘈杂"一证也与慢性非萎缩性胃炎相关。《素问·至真要大论》曰："诸呕吐酸，暴注下迫，皆属于热"。《局方发挥》有云："吐酸是吐出酸水如醉……遂作酸味。"《寿世保元·吞酸》云："饮食入胃，被湿热郁遏，食不得化，故作吞酸。"

（二）治法方药

我国古代对于本病的辨证治疗有着深刻的认识。如《金匮要略》中附子粳米汤、吴茱萸汤、小建中汤、黄芪建中汤等方对于脘腹疼痛的辨证治疗，目前仍广泛用于临床。在痞满的治疗方面仲景创立辛开苦降、寒热平调的治疗思路，为后世治疗胃炎明确了辨证思路。金元时代，对本病治疗有着重大发展。如李杲在《兰室秘藏》立"胃脘痛"一门，拟草豆蔻丸、神圣复气汤、麻黄豆蔻丸三方；并提出胃脘痛多因饮食劳倦而致，脾胃之虚又为寒邪所伤而致；治疗多采用益气、温中、理气、和胃等法；《景岳全书·痞满》认为"痞者，痞塞不开之谓"。"所谓痞满一证大有疑辨，则在虚实二字，即有邪有滞而痞者，实痞也；无邪无滞而痞者，虚痞也"，开痞满虚实辨证之先河。叶桂《临证指南医案·胃脘痛》载："初病在经，久病入络，以经主气，络主血，则知其治气治血之当然，辛香理气，辛柔和血之法实为对待必然之理。"说明胃脘痛初起病在气分，胃脘痛与气滞关系密切，久病入血，故治疗胃脘痛首先要辨病在气还是在血，而施以理气活血之法，从而充实了胃脘痛辨治的内容。综上所述，古代医家对于本病的辨证治疗有着极为深刻的认识，其中一些辨证治疗内容至今仍指导临床。

主要参考文献

[1] 陆再英，钟南山. 内科学 [M]. 7 版. 北京：人民卫生出版社，2008.

[2] 萧树东，徐国铭. 中华胃肠病学 [M]. 北京：人民卫生出版社，2008.

[3] 房静远，刘文忠，李兆申，等. 中国慢性胃炎共识意见 [J]. 胃肠病学，2013，18（1）：24-36.

[4] 李香. 中西医结合治疗慢性胃炎临床研究 [J]. 亚太传统医药，2015，11（4）：87-88.

[5] 仇亚男，沈明勤. 慢性胃炎治疗研究的新技术与新进展 [J]. 长春中医药大学学报，2012，28（2）：269-271.

[6] 华梅芬，魏有生. 慢性浅表性胃炎非药物治疗的探讨 [J]. 镇江医学院学报，1994，4（4）：290，292.

[7] 刘远致，金敏，高泽玲，等. 抗幽门螺杆菌治疗淋巴细胞性胃炎 [J]. 临床荟萃，2007，22（22）：1630-1631.

[8] 邱清武. 淋巴细胞性胃炎研究进展 [J]. 中国医学文摘·内科学，2004，25（6）：762-763.

（陈志强）

第五节 胃 溃 疡

胃溃疡（gastric ulcer，GU）是临床常见的一种消化道疾病，以节律性上腹痛为临床特点，常伴有嗳气、反酸、灼热等感觉，严重者可出现呕血、黑便，溃疡位于贲门至幽门之间，是消化性溃疡中最常见的一种。

胃溃疡在中医学中归属于"胃脘痛""胃痛""肝胃气痛""心痛""痞证"等范畴。

一、中医概述

胃脘痛早在《黄帝内经》中就有记载，如《素问·五常政大论》中云："少阳司天，火气下临……心痛，胃脘痛。"汉代张机取法《黄帝内经》，明确"胃脘当心而痛"的部位在"心下"。本病多由外感六淫、内伤情志、饮食起居失宜等因素共同作用，而致胃气阻滞，胃失和降，不通则痛。早期多为实证，后期常为脾胃虚弱，虚实夹杂。病理因素主要有气滞、寒凝、热郁、湿阻、血瘀。本病的辨证分型有：寒邪客胃证，治用香苏散合良附丸加减；食滞证，治用保和丸加减；肝气犯胃证，治用柴胡疏肝散加减；湿热中阻证，治用清中汤加减；瘀血阻滞证，治用失笑散合丹参饮加减；胃阴亏耗证，治用一贯煎合芍药甘草汤加减；脾胃虚寒证，治用黄芪建中汤加减。

二、西医概述

（一）病因和发病机制

胃溃疡的病因包括 Hp 感染、药物及饮食因素、胃酸和胃蛋白酶、应激、遗传、胃动力异常和其他因素等。本病的发病机制十分复杂，目前认为胃酸和胃蛋白酶的"自身消化"是溃疡发生的直接因素。

（二）临床表现

节律性上腹痛是本病的典型临床表现，也可出现在左上腹部或胸骨、剑突后。常呈隐痛、钝痛、胀痛、烧灼样痛，多在餐后 1 小时内出现，经 1~2 小时后逐渐缓解，直至下餐进食后再复现上述节律。部分患者可伴有恶心、呕吐等，或以出血、穿孔、幽门梗阻等并发症作为首发症状。胃溃疡的体征在缓解期多不明显，发作期如无并发症，可仅于上腹部疼痛区有压痛，一般较轻。后壁穿透性溃疡在背部第 11~12 胸椎两旁常有压痛。

（三）常见的并发症

①上消化道出血；②穿孔；③幽门梗阻；④癌变。

胃溃疡的诊断主要依靠典型的周期性上腹疼痛和 X 线钡餐检查、内镜检查；治疗包括抑酸、抗胆碱能、保护胃黏膜、促进胃动力、根除 Hp 等，及积极防治并发症。

三、诊治要点

（一）诊断要点

1. 慢性病程，周期性发作，常与季节变化、精神因素、饮食不当有关；或长期服用能致溃疡的药物如阿司匹林等。

2. 上腹隐痛、灼痛或钝痛，服用碱性药物后缓解。典型胃溃疡常于剑突下偏左，好发于餐后半小时到 1~2 小时，常伴反酸暖气。

3. 基础泌酸量及最大泌酸量测定有助诊断。胃溃疡的基础泌酸量正常或稍低，但不应为游离酸缺乏。

4. 溃疡活动期大便隐血阳性。

5. X 线钡餐检查可见龛影及黏膜皱襞集中等直接征象。单纯局部压痛，激惹变形等间接征象仅作为参考。

6. 胃镜检查，可于胃部见圆或椭圆、底部平整、边缘整齐的溃疡，根据溃疡面所见，可分为：活动期、愈合期、瘢痕期。

具备以上 1、3、5 或 2、6 项者可做胃溃疡诊断，对诊断为胃溃疡者须与恶性溃疡鉴别，凡能进行胃镜检查者应做胃黏膜活检予以确诊。

（二）诊疗思路

基于胃溃疡发病机制，目前临床上普遍参照 1993 年中华人民共和国卫生部制订的慢性胃溃疡诊断标准进行诊断：患者具有较长病史、症状长期反复发作、并具有明确的周期性和节律性；临床症状主要表现为饭后发作的上腹部钝痛、隐痛或灼痛，且伴反酸嗳气，服用碱性药物后可缓解；胃液检测发现基础泌酸量及最大泌酸量正常或略低；胃镜检查可见圆或椭圆、底部平整、边缘整齐的溃疡，X 线钡餐检查可见龛影或黏膜皱襞集中或中断。

目前针对胃溃疡发病机制的研究主要集中于消化酶学说、Hp 感染学说及炎症失衡学说等，临床治疗本病包括药物治疗（抑酸、保护胃黏膜、抗 Hp）及并发症的处理。中医治疗则以辨证论治为主。

（三）鉴别诊断

原则上凡引起上腹部疼痛或不适的疾病都需加以鉴别。十二指肠溃疡、慢性胃炎、功能性消化不良主要根据胃镜检查或钡餐检查来鉴别；慢性胆囊炎胆石症和慢性胰腺炎、心肺疾病等依据其各自相应的特征来鉴别。

1. 胃黏膜脱垂　可出现上腹痛。因胃黏膜脱垂常间歇性出现或加重，故亦可有间歇性上腹痛。但服用抑酸药不能缓解。行 X 线钡餐透视可鉴别。

2. 反流性食管炎　两者均可有烧心、嗳气、反酸等表现，反流性食管炎可伴有吞咽痛。如并发膈疝，疼痛往往于进食后仰卧位出现，且在站立位时消失。

3. 恶性溃疡　指胃溃疡恶变及溃疡型胃癌。部分溃疡型胃癌在早期其临床表现及镜下改变可与良性胃溃疡相同，治疗后溃疡也可暂时愈合，故成为胃溃疡鉴别诊断中的主要内容。鉴别要点：①患者有明确的慢性胃溃疡病史；②近期溃疡症状加重、节律性改变，抗酸药物治疗无效；③内镜下溃疡较大，底部凹凸不平、边缘不整呈结节状；④病理改变见癌变仅位于溃疡边缘一侧的黏膜，溃疡处肌层断裂，溃疡底部有大量的纤维组织增生，溃疡四周黏膜肌层与固有肌层融合，这些都是溃疡恶变的征象。进展期溃疡型胃癌内镜下不难与胃溃疡鉴别。

4. 胃泌素瘤　临床少见，是由胰腺非 β 细胞瘤分泌大量胃泌素，致高胃酸分泌，导致难治性消化性溃疡。对有多发性溃疡、非典型部位溃疡、手术后早期复发溃疡伴腹泻者，要警惕该病，如空腹血清胃泌素 ≥ 1 000ng/L，伴高胃酸分泌，基础泌酸量 > 15mmol/h，则可确诊。

（四）中西医结合治疗要点

1. 治疗原则　改善生活及饮食习惯，选择适合药物是治疗胃溃疡的首要原则。西药治疗胃溃疡应用抑酸药如 H_2 受体拮抗剂、PPI，抗酸药，胃黏膜保护剂，及联合方案根除 Hp，具有快速缓解症状、迅速促使溃疡愈合的特点；而中药辨证诊治，结合现代药理研究成果，一方面可协助缓解临床症状，协同作用提高 Hp 根除率，又可减少西药尤其根除 Hp 抗生素的不良反应，另一方面，中药在改善胃溃疡愈合质量、减少并发症、预防溃疡复发方面，有明显优势。

2. 西医治疗

（1）抗酸治疗：主要包括抗酸剂和抑酸剂。抗酸剂主要是胃酸中和剂，如碳酸氢钠、氢氧化铝、氢氧化镁等，但这些药物作用较弱，不宜单独使用，且长期使用会使磷吸收下降，只能作为辅助制剂。抑酸剂主要具有抑制氢离子分泌作用，主要包括 PPI、M 受体拮抗剂、胃泌素受体拮抗剂及 H_2 受体拮抗剂。PPI 可通过抑制壁细胞中 H^+-K^+-ATP 酶活性，降低胃酸浓度，抑酸作用强大而持久，主要包括传统药物奥美拉唑、兰索拉唑及新型药泰妥拉唑、莱米诺拉唑、盐酸瑞伐拉赞等；H_2 受体拮抗剂可抑制组胺释放，抑制胃泌素及胰岛素，从而降低胃酸分泌，这类药物主要包括雷尼替丁、西咪替丁、法莫替丁等。这类药物的缺点是对刺激性胃酸分泌效果较差，且起效慢，持续时间短；另外，长时间使用 H_2 受体拮抗剂可以升高胃窦部 pH，刺激壁细胞增生，但与 Hp 根除治疗有协同作用，因此可以作为辅助措施。

（2）胃黏膜保护治疗：胃黏膜保护剂也是一种辅助性制剂，通过在胃黏膜表面形成保护膜而阻止胃酸和胃蛋白酶对黏膜上皮的侵蚀。主要包括硫糖铝及枸橼酸铋剂。研究表明，胃黏膜保护剂使可以促进黏膜上皮修复和黏膜下组织的修复和重建，提高溃疡愈合质量，降低复发，同时还具有隔离有害物质的作用。另外，枸橼酸铋还可促进内源性前列腺素合成和刺激表皮生长因子分泌。

（3）抗 HP 治疗：抗 Hp 治疗是目前学界的研究重点和热点。据统计，约 90% 的慢性胃溃疡患者 Hp 检测阳性。因此根除 Hp 是治愈慢性胃溃疡的关键，理想的临床 Hp 感染根除率应 ≥ 90%。根治 Hp 治疗的原则是在抗菌或抑菌的同时，兼用抑酸和胃黏膜保护治疗。目前临床上根除 Hp 的治疗方案主要采用三联疗法，即在 PPI 或铋制剂基础上加用 2 种抗生素（甲硝唑、阿莫西林、克拉霉素、四环素、喹诺酮类）。目前认为 PPI+ 阿莫西林 + 克林霉素方案对 Hp 根除率最高，且不良反应较少。但随着对甲硝唑和克拉霉素的耐药性升高，阿奇霉素等大环内酯类药物也逐渐流行。四联疗法也是临床较多采用的方案之一，即 PPI+ 铋再加 2 种抗生素，研究发现该方案根除率可达到 80%~90%。对慢性胃溃疡患者，需要强调个体化治疗的原则，治疗过程中要注意避免抗生素耐药，从而提高 Hp 根除率。

（4）并发症处理：穿孔、癌变是慢性胃溃疡的主要并发症。对于穿孔，临床上多选择手术治疗，包括单纯缝合修补术、腹腔镜穿孔修补术、胃切除手术、胃溃疡局部切除术等，但各有利弊，另外高压氧治疗也有一定效果；对于癌变，早期诊断和鉴别是重中之重，一旦发现癌变征象，宜立即切除。

四、中西医结合治疗研究

（一）思路与方法

1. 重视生活调理，选择合适药物　改善生活习惯和饮食习惯，多食流质食品。注重情志调节，避免劳累过度。多盐和腌制食品中富含的亚硝酸胺可诱发胃溃疡病变。浓茶、咖啡均可导致胃肠消化功能紊乱，不利于溃疡愈合。避免吃辛辣刺激的食物。不宜饮用过甜、过酸的饮料。三餐应定时定量，起居有节。必要时应戒烟、戒酒。避免服用对胃黏膜有损害的药物，如阿司匹林、地塞米松等，对胃黏膜有刺激作用，可加重胃溃疡的病情。

2. 中医药与西药配合疗效最优　不论西医还是中医在胃溃疡的治疗方面的研究均取得了较显著的进展。单纯西药治疗，近期溃疡愈合率均较高，但远期复发率高，且副作用多，患者依从性差。中医具有整体观念和辨证论治特色，可弥补西药治疗的不足，有研究表明中药可明显减弱攻击因子、增强胃黏膜防御因子、调节胃肠动力，调节脑及胃内自主神经分泌的紊乱,从整体水平调节机体,改善胃肠道症状,促进溃疡愈合。

中西医结合治疗胃溃疡,即为宏观与微观相结合,整体与局部相结合,不论 Hp 根除率还是溃疡愈合质量均有显著提高。

(二)临证经验

1. **分型论治** 有研究依据内镜下胃黏膜表现将胃溃疡分为三型。

(1)湿热壅滞型:内镜下可见溃疡面较大,溃疡周边充血水肿明显,或有新鲜出血,溃疡面覆盖黄苔,可见于胃及十二指肠溃疡活动期。

主症:胃脘部灼热、疼痛,嗳气反酸或恶心呕吐,口干口苦,舌质红,舌苔黄厚腻,脉滑数。

治法:清热化湿,解毒生肌。

方药:清中汤加减。

黄连、栀子、陈皮、竹茹、薏苡仁、浙贝母、乌贼骨、蒲公英、丹皮等。

(2)寒湿阻滞型:内镜下可见溃疡较浅,附有白浊苔,周边水肿较甚,呈轻中度充血,多见于十二指肠球部溃疡、幽门管溃疡或久治不愈之胃角溃疡。

主症:胃脘部隐痛或胀痛,腹部畏寒喜温,恶心欲吐或泛吐水,食欲不振,大便溏薄,舌质淡红,舌苔白厚而腻,脉沉缓或沉细。

治法:温中化湿,益气生肌。

方药:黄芪建中汤加减。

黄芪、白术、陈皮、枳实、桂枝、薏苡仁、茯苓、乌贼骨、浙贝母、蒲公英、砂仁、石菖蒲、甘草。

(3)湿阻血瘀型:内镜下可见溃疡周边水肿或微隆起,呈黯红色,或局部变形,溃疡面有白苔或陈旧性凝血。

主症:胃脘疼痛,部位固定,夜间较甚,食欲不振,或有恶心呕吐,肢体困乏,舌质黯或有瘀点,脉象沉弦。

治法:和胃化湿,活血生肌。

方药:化肝煎合金铃子散加减。

当归、赤芍、白芍、丹参、陈皮、茯苓、薏苡仁、乌贼骨、蒲公英、浙贝母、半夏、金铃子、延胡索、甘草。

2. **分期论治** 依据病程分为三期。

(1)早期:因外感寒、热、湿诸邪,内客于胃;或情志不遂,忧思恼怒,伤肝损脾,横逆犯胃,脾失健运;或饮食不节,损伤脾胃,均可导致胃脘气机阻滞,胃失和降,而发为胃痛。

治法宜祛邪为主,方用柴胡疏肝散加减。陈皮、柴胡、枳壳、大腹皮、香橼、佛手、砂仁、白芍、甘草。

(2)活动期:多以脾虚为主,湿热为标,脾虚不能运化水湿,水湿内停郁而化热,热灼肉腐,损伤胃络,发为溃疡。

治法宜健脾为主,兼清湿热,方用陈平汤加减。苍术、厚朴、陈皮、半夏、茯苓、甘草、枳实。

(3)恢复期:饮食不节,或所欲不遂,情志郁结,均可导致湿热中阻,肝气犯胃,湿热、肝气郁久化火,灼伤阴液,胃阴不足,胃体失养,不荣则痛,气为血帅,气行则血行,气滞则血瘀,加之火灼津伤,暗耗阴血,则血液凝滞,脉络瘀阻,不通则痛。

治宜濡养胃阴为主,兼以化瘀通络,方用沙参麦冬汤加减。沙参、玉竹、麦冬。

五、中西医结合诊疗前沿与研究展望

(一)霉菌性胃溃疡

胃感染霉菌所致的溃疡,常因常规治疗溃疡的方法无效而经久不愈,在临床上及内镜下与癌性溃疡不易区别,容易误诊为胃癌,占胃溃疡的4%~8.5%,且以毛霉菌致胃溃疡多见,是一种非特异性炎症性病变。本病常有上腹部隐痛伴反酸,或呕血、黑便,病情易反复,病程较长。内镜下可见巨大不规则溃疡,表面附有黯红褐色或污秽的灰白色、灰黄色苔样物,周边黏膜充血水肿,皱襞增厚,部分边缘不整齐、隆起呈火山口状,周围僵硬,蠕动差。少数表现为片状糜烂、坏死,其中有散在的小乳头颗粒状增生,充血明显,活检钳触之易出血;病理组织学表现主要为溃疡面坏死组织、炎性渗出物及周围黏膜中见有数量不等的霉菌菌丝或孢子。菌丝或孢子周围有大量中性粒细胞、淋巴细胞、浆细胞、单核巨噬细胞及嗜酸性粒细胞浸润,少数形成嗜酸性肉芽肿或巨细胞反应性肉芽肿。另外,有研究表明,糖类抗原19-9(carbohydrate antigen 19-9, CA19-9)、癌胚抗原(carcinoembryonic antigen, CEA)、糖类抗原72-4(carbohydrate antigen 72-4, CA72-4)等肿瘤标志物均有助于鉴别霉菌性胃溃疡及溃疡型胃腺癌。

本病无合并症时,系统的抗霉菌治疗(如酮康唑、伊曲康唑等)可收到较好效果。有报道称,内镜下清创后喷洒氢氧化铝凝胶联合氟康唑药物,同时兼顾去除霉菌感染的诱发因素,积极治疗原发病和支持治疗,可取得较好的效果,且疗效较常规抗霉菌治疗有显著的提高。若明确为霉菌性溃疡合并穿孔、出血或恶变者,为防止霉菌性败血症,应术后予以药物治疗。

(二)诊疗新进展

在不可逆PPI广泛应用的基础上经过改进、新研制出的可逆PPI(咪唑吡啶、邻苯二甲酰磺胺嘧啶、异咪唑吡啶和喹啉衍生物)通过竞争结合K^+而抑制H^+-K^+-ATP酶的活性,抑酸效果明显增强,且无导致胃癌的风险,将可能成为新一代抑酸药物。有报道称,生长因子和生物制剂能通过促进溃疡边缘上皮组织增殖、分化,加强黏液凝胶层抵御损伤,保护黏膜,促进溃疡愈合。随着传统中医药研究的不断深入,发现诸如丹参、葛根素等具有杀灭Hp、清除自由基等作用,可促进溃疡愈合。通过中西医结合的方法治疗胃溃疡,其中中药可从根本上增强胃黏膜的保护作用,改善愈合质量,西药则可快速显效,从而达到改善循环、增强机体防御功能、抑制胃酸过度分泌、收敛溃疡面等目的。

六、经典著作赏析

(一)病因病机

《黄帝内经》将"胃脘痛"的病因病机分为以下六类:①寒邪犯胃:《素问·至真要大论》云:"太阳之胜……寒厥入胃,则内生心痛。"即太阳寒水太过之年,气候偏寒,寒气上逆于胃,故发胃痛。其疼痛以胃脘冷痛、得热痛缓为特点。②热邪犯胃:《素问·至真要大论》云:"少阳之胜,热客于胃,烦心心痛,目赤欲呕,呕酸善饥。"即少阳相火太过之年,气候炎热、热邪犯胃则胃痛。其特点为胃脘灼热疼痛、喜食冷物、恶心欲呕、消谷善饥、嗳腐吞酸，火热上冲于目则目赤。③饮食积滞：《灵枢·胀论》云："胃胀者，腹满，胃脘痛，鼻闻焦臭，妨于食，大便难。"因食滞中焦，阻滞气机，胃失和降，故脘腹胀满、疼痛，不思饮食，大便难。其特点为胃脘胀痛，食则痛甚。④气滞胃痛：《灵枢·邪气脏腑病形》云："胃病者，腹𦜶胀，胃脘当心而痛，上支两胁，膈咽不通，食饮不下。"即土壅木郁，气滞于中焦，胃失和降而上逆所致，其疼痛特点为胃脘胀痛。⑤肝气犯胃。《素问·六元正纪大论》云："木郁之发……民病胃脘当心而痛，上支两胁，膈咽不通，食饮不下。"即木旺克土，肝失疏泄，横逆犯胃而致胃失通降，出现胃痛，不欲饮食。其疼痛特点为胃脘胀痛，连及两胁。⑥脾病胃痛：《灵枢·经脉》云："脾足太阴之脉……是动则病舌本强，食则呕，胃脘痛，腹胀善噫。"因脾与胃互为表里，脾胃阳虚，不能温养于胃，其特点为胃脘隐痛，喜温喜按，得食则缓。

（二）治法方药

李杲在《脾胃论》中提出"火与元气不两立"的理论，认为"若饮食失节，寒温不适"致脾胃气衰，"喜、怒、忧、恐，损耗元气"，会造成心火独盛，"子能令母实"。方用草豆蔻丸，人参、黄芪、神曲、麦蘖面、甘草甘温补脾以益元气之源，半夏、陈皮、泽泻以除脾土之寒湿，柴胡、姜黄、当归、青皮、僵蚕疏胆气以助脾气之升，吴茱萸、益智仁、草豆蔻辛温以制寒水之气，寒则血凝脉急，故少佐桃仁以行血络之凝泣，使阴寒尽散，脾胃气旺，元气得滋，阴火潜藏，而胃痛得愈。

李杲不但在理法方药方面提出独到见解，更提出针药并用的治疗思想："脘痛者，太阴也，理中、建中、草豆蔻丸之类主之……杂证而痛者，苦楝汤酒煮当归丸，丁香楝实丸之类主之，是随其下治也。更循备脏部分穴腧而灸刺之。如厥心痛者……取之然谷，太溪，余脏皆然。"丰富了胃脘痛的治疗方法。

主要参考文献

[1] 吴彼，傅海燕. 中医文献关于胃脘痛病名及病因考释[J]. 实用中医内科杂志，2008，22（4）：19-20.

[2] 中华消化杂志编委会. 消化性溃疡病诊断与治疗规范（2013，深圳）[J]. 中华消化杂志，2014，34（2）：73-76.

[3] 马腾寰. 浅谈中西医结合治疗胃溃疡的临床疗效[J]. 当代医药论丛，2014，12（6）：250-251.

[4] 姜巍，王垂杰. 胃溃疡的中医辨治新思路[J]. 中华中医药学刊，2010，28（6）：1179-1180.

[5] 林才照，于吉人，郑树森. 霉菌性胃溃疡的诊断与治疗[J]，中华胃肠外科杂志，2004，7（3）：191.

[6] 杨景波，李彩虹，羊东晔，等. 5种常见肿瘤标记物在霉菌性胃溃疡和溃疡型胃腺癌中的对比研究[J]. 胃肠病学和肝病学杂志，2013，22（9）：864-868.

[7] 黄帝内经素问[M]. 北京：人民卫生出版社，1963.

[8] 李东垣. 脾胃论[M]. 北京：人民卫生出版社，1957.

[9] 李东垣. 东垣试效方[M]. 上海：上海科学技术出版社，1984.

（孙玉凤）

第六节 十二指肠溃疡

十二指肠溃疡(duodenal ulcer, DU)是与胃酸和胃蛋白酶的消化作用有关的发生于十二指肠黏膜的慢性溃疡性疾病,多发于十二指肠球部。十二指肠溃疡占消化性溃疡的80%。

十二指肠溃疡在中医学中归属于"胃脘痛""胃痛""嘈杂""痞满"等范畴。

一、中医概述

"胃脘痛"之名最早记载于《黄帝内经》,如《灵枢·邪气脏腑病形》指出:"胃病者,腹䐜胀,胃脘当心而痛。"并首先提出胃脘痛的发生与肝、脾有关。《医学真传·心腹痛》还指出了要从辨证角度去理解和运用"通则不痛"之法,书中说:"夫通者不痛,理也。但通之之法,各有不同。调气以和血,调血以和气,通也;下逆者使之上行,中结者使之旁达,亦通也;虚者助之使通,寒者温之使通,无非通之之法也。"为后世辨治胃脘痛奠定了基础。本病的病因为外邪犯胃、饮食伤胃、情志不畅、脾胃虚弱,病变部位主要在胃,与肝脾等脏腑关系密切。胃脘痛的病理因素主要有气滞、寒凝、热郁、湿阻、血瘀。其主要分型为:寒邪客胃证,治用香苏散合良附丸加减以温胃散寒;饮食伤胃证,治用保和丸加减消食和胃;肝气犯胃证,治用柴胡疏肝散加减以疏肝解郁;湿热中阻证,治用清中汤加减以清化湿热;瘀血停胃证,治用失笑散合丹参饮加减以化瘀通络;胃阴亏耗证,治用一贯煎合芍药甘草汤加减以养阴益胃;脾胃虚寒证,治用黄芪建中汤加减以温中止痛。

二、西医概述

十二指肠溃疡是多种病因所致疾病,主因十二指肠黏膜损伤因子与其自身防御因子失去平衡。本病的发病主因十二指肠黏膜经常接触高浓度胃酸、胃蛋白酶,另与乙醇、药物等损伤黏膜有关。

(一)病因及发病机制

1. Hp 确认Hp为消化性溃疡的重要病因主要基于两方面的证据:①消化性溃疡患者的Hp检出率显著高于对照组的普通人群,在DU的检出率约为90%;②大量临床研究显示,成功根除Hp后溃疡复发率明显下降,消化性溃疡可获治愈。Hp导致消化性溃疡发病的确切机制尚未明确,目前公认的一种假说认为胆酸对Hp生长具有强烈的抑制作用,因此正常情况下Hp无法在十二指肠生存,十二指肠球部酸负荷增加是DU发病的重要环节,因为酸可使结合胆酸沉淀,从而有利于Hp在十二指肠球部生长。

2. NSAID NSAID是引起消化性溃疡的另一个常见病因。大量研究资料显示,服用NSAID患者发生消化性溃疡及其并发症的危险性显著高于普通人群。NSAID主要通过削弱黏膜的防御和修复功能而导致消化性溃疡的发生。

3. 胃酸和胃蛋白酶 消化性溃疡的发生,是在黏膜屏障功能减弱的基础上,最终由于胃酸/胃蛋白酶对黏膜自身消化所致。

4. 其他因素 吸烟、遗传、急性应激及胃十二指肠运动异常等。

（二）临床表现

上腹痛是消化性溃疡的主要症状，多位于中上腹，可偏右或偏左，性质多为灼痛，亦可为钝痛或饥饿样不适感等，可能与胃酸刺激溃疡壁的神经末梢有关，但部分患者可无症状或症状较轻，或仅表现为腹胀、厌食、嗳气、反酸等消化不良症状，以致不为患者所注意，而以出血、穿孔等并发症为首发症状。典型的消化性溃疡有如下临床特点。

1. 慢性过程，病史可达数年至数十年。

2. 周期性发作，发作与自发缓解相交替，发作常有季节性，多在秋冬或冬春之交发病，可因精神情绪不良或过劳而诱发。

3. 发作时上腹痛呈节律性，表现为空腹痛即餐后 2~4 小时和 / 或午夜痛，腹痛多于进食或服用抗酸药物后缓解。溃疡活动时上腹部可有局限性轻压痛。

（三）常见的并发症

1. 出血　溃疡侵蚀周围血管可引起出血，是消化性溃疡最常见的并发症。

2. 穿孔　溃疡病灶向深部发展穿透浆膜层则并发穿孔。溃疡穿孔临床上可分为急性、亚急性和慢性 3 种类型，以第一种常见。急性穿孔的十二指肠溃疡常位于十二指肠前壁，发生穿孔后胃肠的内容物漏入腹腔而引起急性腹膜炎。十二指肠溃疡深至浆膜层时已与邻近的组织或器官发生粘连，穿孔时胃肠内容物不流入腹腔，称为慢性穿孔。邻近后壁的穿孔或游离穿孔较小，只引起局限性腹膜炎时称亚急性穿孔。

3. 幽门梗阻　溃疡急性发作时可因炎症水肿和幽门部痉挛引起暂时性梗阻；瘢痕收缩或与周围组织粘连可形成持续性梗阻。

4. 癌变　十二指肠溃疡可发生癌变，但临床较为少见。

三、诊治要点

典型的节律性、周期性上腹部疼痛是诊断溃疡病的重要依据，即"疼痛—进食—缓解"，采用 X 线钡餐检查可作为十二指肠溃疡初步诊断依据，但内镜检查是其最重要的诊断依据。

（一）诊断要点

1. 临床表现　慢性病程、周期性发作的节律性上腹疼痛，且上腹疼痛可为进食或抗酸药所缓解的临床表现，是诊断十二指肠溃疡的重要临床线索，但应注意一些患者症状可不典型甚至无症状，因此单纯依靠病史难以做出可靠诊断。

2. 内镜检查　内镜检查是十二指肠球部溃疡形态学诊断最可靠的方法，它可以对十二指肠球部溃疡的部位、大小、深浅、形态、数目及活动性等做出明确的诊断，对有活动性出血者，可行内镜下止血治疗。十二指肠球部溃疡最多见于前壁，其次为大弯，再次为后壁、小弯。其有以下特点：一般较小，约 80% 溃疡小于 1cm；多发、线状、霜斑样及对吻性溃疡较多见；常引起幽门及球部变形或狭窄；溃疡一般为良性，无需常规活检。

3. X 线钡餐检查

（1）龛影：为十二指肠球部溃疡诊断的直接征象。

（2）黏膜皱襞的改变：新鲜溃疡时，龛影周围因伴有炎症、水肿，可见黏膜皱襞增粗、变平及模糊，以至消失于水肿透明区之中，修复期因纤维组织增生、收缩，形成以龛影为中心的黏膜皱襞纠集征象，即呈现"车轮状"皱襞形态。

（3）变形：球部变形是十二指肠溃疡的重要表现，球变形的形态各异，主要有：球一侧（以大弯侧多见）的切迹样凹陷；球呈两叶、三叶及花瓣形变形；球呈假憩室样变形；严重的瘢痕收缩可造成球腔狭小，并伴有幽门梗阻。

4. Hp 检测　大致上可分为侵入性和非侵入性方法两类。侵入性检测方法包括快速尿素酶试验、组织学检查、黏膜涂片染色等。非侵入性检测主要包括 ^{13}C 尿素呼吸试验或 ^{14}C 尿素呼吸试验，是根除治疗后复查的首选。

5. 胃液分析和血清胃泌素测定　一般仅在疑有胃泌素瘤时作为鉴别诊断之用。

（二）鉴别诊断

1. 功能性消化不良　特点是上腹部疼痛或饱胀不适，也可有反酸、嗳气等表现，体检可完全正常或仅有上腹部轻度压痛，胃镜和 X 线检查无明显异常可以鉴别。

2. 胃癌　两者鉴别主要依靠 X 线钡餐和胃镜检查，一般而言，钡餐检查时，如发现龛影位于胃腔轮廓内，龛影周围黏膜强直、僵硬，向溃疡聚集的黏膜皱襞有中断现象是恶性溃疡的特点，胃镜下如溃疡直径大于 2.5cm，形态不规则，底部覆以污秽苔，周边呈围堤状，僵硬，触之易出血，以及局部蠕动减弱或消失是恶性溃疡的特点，结合溃疡边缘黏膜病理组织学检查即可确诊。

3. 胃泌素瘤　亦称佐林格 - 埃利森综合征（Zollinger-Ellison syndrome），是胰腺非 β 细胞瘤分泌大量胃泌素所致。肿瘤往往很小（< 1cm），生长缓慢，半数为恶性。胃泌素瘤与普通消化性溃疡的鉴别要点是该病溃疡发生于不典型部位，具难治性特点，有过高胃酸分泌 [基础胃酸排量（basic acid output，BAO）和最大胃酸排量（maximal acid output，MAO）均明显升高，且 BAO/MAO > 60%] 及高空腹血清胃泌素（> 200pg/ml，常 > 500pg/ml）。

4. 慢性胆囊炎和胆石症　疼痛位于右上腹，多在进食油腻后加重，并可放射至背部，可伴发热、黄疸，墨菲征阳性。胆囊 B 超和逆行胆道造影有助于鉴别。

（三）中西医结合治疗要点

1. 治疗原则　十二指肠溃疡治疗目的在于消除病因，解除症状，防止复发和避免并发症。西医在抑制胃酸分泌、根除 Hp、快速缓解症状方面具有明显的优势。中医认为本病活动期多以邪实为主，稳定期本虚兼有邪实，因此治疗上活动期宜偏于祛邪，稳定期宜扶正佐以祛邪。近年研究表明中医药除有一定的抗 Hp 作用外，更为重要的是能有效调节消化性溃疡的攻击因子与保护因子之间的失衡，在预防溃疡复发，提高溃疡愈合质量等方面有较好的远期疗效。因此中西医结合治疗本病有协同作用，病程早期可运用 PPI、制酸剂及黏膜保护剂迅速缓解疼痛症状，配合中药辨证诊治，一方面可协助更好改善症状，提高 Hp 根除率，同时可以减轻西药尤其是根除 Hp 的抗生素的不良反应；而中后期中西药物配合应用，可促进溃疡愈合时间并改善溃疡愈合质量，减少溃疡复发。

2. 西医治疗

（1）一般治疗：生活要有规律，避免过度劳累和精神紧张。注意饮食规律，戒烟、酒。服用 NSAID 者尽可能停用，即使未用亦要告诫患者今后慎用，如确有必要服用，可遵医嘱同时加用抑酸和胃黏膜保护剂。

（2）根除 Hp：目前已对 Hp 相关性溃疡的处理达成共识，推荐方案有三联疗法和四联疗法。三联疗法一般为 PPI 或铋剂，加上抗生素阿莫西林、克拉霉素、甲硝唑（或替硝唑）中任意 2 种。通常 PPI 剂量为奥美拉唑每日 40mg，或兰索拉唑每日 60mg；次枸橼酸铋每日

480mg，克拉霉素每日 500~1 000mg，阿莫西林每日 2 000mg，甲硝唑每日 800mg，上述剂量分 2 次服用，连服 7 天。四联疗法则为 PPI 与铋剂合用，再加上任 2 种抗生素。溃疡面积不是很大时，单一抗 Hp 治疗 1~2 周就可使活动性溃疡有效愈合。若溃疡面积较大，抗 Hp 治疗结束后继续用抑制胃酸分泌剂治疗 2~4 周。由于 Hp 对甲硝唑耐药性逐渐升高，呋喃唑酮抗 Hp 作用强，且不易产生耐药，可用其替代甲硝唑，常用量每日 200mg，分 2 次服用。治疗中必须严格掌握 Hp 的根除指征，首次治疗时即应选择根除率高的一线方案，避免耐药菌株的产生。初治失败时，可用四联疗法，有条件者再次治疗前先做药敏试验，避免使用 Hp 耐药的抗生素。

（3）抑酸药物治疗

1）H_2 受体拮抗剂：包括西咪替丁、雷尼替丁、法莫替丁等药物。如西咪替丁常用用法为：200mg，日服 3 次，400mg 临睡前再服；4 周愈合率为 70%~80%，8 周几乎为 100%，给予 800mg/d 维持量，1 年内复发率为 44%，如溃疡愈合后不给维持量预防复发，则 1 年内复发率为 50% 以上。

2）PPI：以奥美拉唑为代表，是目前最新和抑酸作用最强的药物，并具有黏膜保护和抗 Hp 的作用。每日应用 20~40mg 的奥美拉唑，大约有 64% 的患者在治疗 2 周后症状消失、溃疡愈合。

（4）胃黏膜保护剂

1）硫糖铝：在酸性胃液中能凝聚成糊状黏稠物，直接与溃疡面黏附，阻止胃酸、胃蛋白酶继续侵蚀创面，有利于上皮细胞再生，促进溃疡愈合。每日用量 2g。

2）胶体次枸橼酸铋：具有与硫糖铝相似的直接保护作用，尚有较强抗 Hp 作用，很少有明显的不良反应。为防止铋在体内蓄积，不宜长期服用，疗程一般不超过 14 天，每日剂量 480mg。

3）前列腺素类药物：目前主要是米索前列醇，能抑制胃酸分泌，促进胃黏膜细胞修复和再生，增加胃黏膜血液供应，从而对黏膜具有保护作用。每日剂量 800μg。

（5）NSAID 相关的溃疡治疗：首先应暂停或减少 NSAID 的剂量，然后按上述方案治疗。若病情需要继续服用 NSAID，尽可能选用对胃黏膜损害较少的药物，或合用 PPI 或米索前列醇，有较好的防治效果。

（6）难治性溃疡的治疗：对于难治性溃疡，首先要明确原因，是 Hp 感染还是胃泌素瘤，或者是恶性溃疡等，然后对因治疗。对非 Hp、NSAID 相关性溃疡，多数应用 PPI 可治愈。

（7）消化性溃疡的维持治疗：由于消化性溃疡反复发作，病程较长，维持治疗相当重要。一种是半量维持治疗法，雷尼替丁 150mg，或法莫替丁 20mg，睡前 1 次服用，服用 1~2 年或更长时间，适用于反复发作、症状明显或伴有并发症者。

（8）外科治疗：当出现下列情形之一时应考虑手术治疗：①大出血经内科紧急处理无效；②急性穿孔；③器质性幽门梗阻；④内科治疗无效或某些特殊类型的溃疡。

四、中西医结合治疗研究

（一）思路与方法

1. 预防与调护　研究表明吸烟、烈酒、精神紧张、长期口服 NSAID 等可能促进溃疡的发生。中医认为本病发病，多与情志不遂、饮食不洁有关。故应注意精神及饮食调摄，避免情绪激动和过度劳累。坚持合理用药,巩固治疗。

2. 中药与西药配伍应用取得最佳疗效 西医学认为十二指肠溃疡主要由于各种原因导致的机体黏膜屏障功能下降,胃酸、胃蛋白酶对自身黏膜产生的消化作用所引起,同时也与 Hp 感染密切相关,所以西药治疗以抑酸、保护黏膜和抗 Hp 治疗为主。但是大量研究表明西药治疗本病,副作用大、易复发,且耐药现象日趋严重。中医认为十二指肠溃疡发病原因为长期饮食不洁,或精神刺激等,导致肝胃不和、脾胃不健、气血瘀滞而疼痛,故中医治疗本病主要以调理机体为主,针对个体差异辨证施治。中西医治疗十二指肠溃疡凝结了西药治疗速度快,中医药治疗注重整体调节和辨证论治及提高愈合质量、减少复发的优点,两者相得益彰,明显提高了近期及远期效果。

(二)临证经验

1. 气滞证

症状:胃脘胀痛,嗳气吞酸,口苦泛恶,两胁攻撑作痛,太息善怒,每因情志不遂而疼痛加重,脉弦,舌苔薄白。

治法:疏肝理气,通降和胃。

方药:方用加味香苏饮合柴胡疏肝散加减。

香附、苏梗、陈皮、柴胡、枳壳、大腹皮、香橼、佛手、砂仁、白芍、甘草。

随症加减:若肝郁气结,郁久化火,可加黄芩、山栀子、酒大黄或瓜蒌、莱菔子,以清泻肝胃郁火;若食厚味而食滞不化,脘腹胀满而痛,可加鸡内金、焦三仙、莱菔子,以消导食滞;若肝火郁久,耗伤肝胃之阴,可加生地、北沙参、麦冬以清肝养胃,柔肝止痛。

2. 血瘀证

症状:胃脘痛胀,以痛为主,疼痛如刺,痛处固定拒按,吐血或排黑便,舌质紫黯或有瘀斑,脉弦或细涩。

治法:活血化瘀,理气和胃。

方药:加味金铃子散。

金铃子、延胡索、香橼、佛手、香附、陈皮、枳壳、大腹皮、炒山栀、黄连、吴茱萸、煅瓦楞。

随症加减:若火郁灼营致瘀,可加酒大黄、黄芩以清火降逆,活血凉营而止痛;若因脾阳不足,中焦虚寒,脾不统血,气不摄血,血行脉外而致血瘀者,方用黄土汤合当归补血汤加减。

3. 中虚证

(1)脾胃虚寒

症状:胃痛隐隐,喜暖喜按,肢冷便溏,倦怠乏力,面黄肌瘦,或见泛吐清水,舌淡苔白,脉沉迟或弦细。

治法:补气温中,散寒止痛。

方药:方用加味黄芪建中汤。

炙黄芪、桂枝、白芍、炙甘草、饴糖、高良姜、大枣、金铃子、延胡索、香附、陈皮。诸药合用,能使脾胃阴阳平调,营卫协和,气血得通,脾运胃健。

(2)脾胃虚热

症状:胃痛隐隐,灼热心烦,午后甚,口燥咽干,消瘦乏力,纳少便干,舌红少苔,脉弦细数。

治法：养阴益胃，和血止痛。

方药：加减益胃汤。

北沙参、麦冬、石斛、丹参、白芍、甘草、马齿苋、蒲公英、香附、金铃子、延胡索。诸药配合，养阴益胃，和血止痛，对久病胃阴亏损之溃疡病，疗效满意。

五、中西医结合诊疗前沿与研究展望

（一）十二指肠溃疡瘢痕性幽门梗阻

多发于十二指肠溃疡患者，主要是指溃疡愈合后瘢痕形成引发的幽门梗阻。该病早期主要症状为幽门痉挛和炎性病变，通常经过内科调理即可达到良好的治疗效果。如果早期没有引起重视，溃疡会对十二肠黏膜形成反复性的侵蚀，进而产生瘢痕，瘢痕在愈合过程中会对周围组织产生收缩效应，进而造成痉挛加重和组织水肿等严重状况，最终导致梗阻完全性生成，使十二指肠形成不可逆的狭窄通道，这时需进行手术治疗。瘢痕性幽门梗阻通常进展较为缓慢，但是一旦形成严重的梗阻就会引发患者呕吐、失水、电解紊乱等症状。因此应重视对该病的早期的防治。在确诊为十二指肠溃疡瘢痕性幽门梗阻后，应进行有效的处理措施，通常包括：禁食，胃肠营养供给，胃肠减压，纠正电解质平衡，在确定患者达到手术要求后可进行手术治疗。在选择手术方式时应严格考察患者体征，若患者胃酸水平较高并且具有明显的溃疡疼痛症状时，应进行胃大部分切除术，但是对于体质较弱、胃酸分泌较少的老年患者，则应进行单纯空肠吻合术，而对于单纯性的十二指肠溃疡患者，则可以采取迷走神经切断术进行治疗。

（二）诊疗新进展

Hp 是最常见的消化道感染细菌之一，其检测有很多方法，各有优缺点。经典的细菌培养和形态学检查灵敏度低，周期较长，应用较麻烦，但耐药菌株的增加，培养和药敏试验又尤其重要；免疫学检查方便、快速，但其特异性不高，只能反映患者感染或曾经感染过 Hp，不能反映 Hp 病原菌的存在和多少，主要用于流行病学调查和易感人群的筛查。依赖尿素酶试验专用的试剂和设备，检测费用较高。分子生物学检测方法灵敏度高、特异性好，应用范围广泛，在治疗后跟踪检查、流行病学调查、药物评价和遗传学研究方面应用较好。因此，各实验室应根据实际需要选择不同的检测方法。

六、经典著作赏析

（一）学术源流

十二指肠球部溃疡可以表现为"胃脘痛"，在《伤寒论》中所谓心下痞、按之濡或心下痞、按之痛，或心下痞满痛、痞硬痛、痞硬满痛等，均属"胃脘痛"范畴。但并非所有"胃脘痛"均为十二指肠球部溃疡，故临床中要注意鉴别。如心脏疾病所引起的心痛，病位虽与胃痛相近，但临床上是有区别的，《黄帝内经》有云："真心痛，手足青至节，心痛甚，且发夕死，夕发旦死。"《证治准绳·心痛胃脘痛》也有解释："或问丹溪言痛即胃脘痛然乎？曰：心与胃各一脏，其病形不同，因胃脘痛处在心下，故有当心而痛之名，岂胃脘痛即心痛者哉。"

（二）治法方药

胃脘痛其病位在胃，病机则多见于气机阻滞。《伤寒论》中所谈治痞诸法，实系仲景治疗胃脘痛的方法。①泻热消痞法：主治心下痞不舒，口臭或口疮、心烦、口渴，舌红苔黄，脉弦数。治宜泻热消痞，以大黄黄连泻心汤为主。②扶阳泻热法：适应于心下痞不舒、恶寒汗出之内有邪热阻滞，外则阳气虚弱，卫外不固之证，故治则泻热消痞，扶阳固表。方以附子泻心汤为主。③辛开苦降法：主治心下痞满，恶心呕吐、肠鸣下痢，舌质红或淡，苔薄白或薄黄，脉沉弦细等寒热错杂，胃热脾寒，气机不通，升降失序之证，治宜寒热并用，和中降逆消痞。方用半夏泻心汤为主。

主要参考文献

[1] 吴彼，傅海燕. 中医文献关于胃脘痛病名及病因考释[J]. 实用中医内科杂志，2008，22（4）：19-20.

[2] 孙延娟，孙延龙. 十二指肠溃疡病理分析及治疗探讨[J]. 中外医疗，2008，7（80）：80.

[3] 颜朝阳. 中西医结合治疗对十二指肠溃疡远期复发率的影响及影响复发率的危险因素分析[J]. 中国社区医师，2013，15（19）：65-66.

[4] 何占峰. 基于瘢痕性幽门梗阻病症自身特点的十二指肠溃疡治疗思路[J]. 中国医药指南，2014，12（25）：293-294.

[5] 李祥年，李娜. 张仲景辨治胃脘痛八法浅析[J]. 实用中医内科杂志，2005，19（5）：418-419.

（孙玉凤）

第七节　炎症性肠病

炎症性肠病（inflammatory bowel disease，IBD）是一类多种病因引起的、异常免疫介导的肠道慢性及复发性炎症，有终身复发倾向。溃疡性结肠炎（ulcerative colitis，UC）和克罗恩病（Crohn's disease，CD），是其主要疾病类型。IBD 的发病率有明显的地域差异及种族差异，北美，北欧最高，亚洲较低。在我国，IBD 的发病率似有增加，发病高峰年龄为 15~25 岁，男女发病率无明显差异。

炎症性肠病，中医学归属于"泄泻""痢疾"等范畴。

一、中医概述

泄泻、痢疾始见于《黄帝内经》，泄泻称为"泄"，痢疾称为"肠澼"。汉唐以前如《难经》，泻与痢混称。《伤寒论》中概称为下利。直至隋代《诸病源候论》首次提出泻与痢分论，列诸泻候、诸痢候，将痢疾分为"赤白痢""休息痢""脓血痢"等，其下再细论证候特点。泄泻亦有根据病因或病机而称为"暑泄""寒泄""酒泄"者等。

关于泄泻的病因病机，《黄帝内经》有详细论述："春伤于风，夏生飧泄。""湿胜则濡泄。""暴注下迫，皆属于热。""澄澈清冷，皆属于寒。""食饮不节，起居不时者，阴受之……阴受之则入五脏……下为飧泄。"以上说明了风、湿、热、寒皆能引起泄泻，且还与饮食、起居有关。宋代陈言认为情志失调亦可引起泄泻。《医林改错》中瘀血致泻，尤其久泻从瘀论治在临床也很有意义。泄泻的病变主脏在脾，病理因素主要是湿。脾虚湿盛是导致泄泻发生的关键所在。急性暴泻以湿盛为主，多因湿盛伤脾，或食滞生湿，壅滞中焦，脾不能运，脾胃失和,水谷清浊不分所致,属实证。慢性久泻以脾虚为主,多由脾虚健运无权,水谷不化精微,湿浊内生,混杂而下,属虚证。肝气乘脾或肾阳虚衰引起的泄泻,也多在脾虚的基础上产生,属虚实夹杂或虚证。本病辨证分型为:寒湿泄泻,治以芳香化湿,疏表散寒,方用藿香正气散加减;湿热泄泻,治以清热利湿,方用葛根芩连汤加减;暑湿泄泻,治以清暑化湿,方用黄连香薷饮加减;食滞胃肠,治以消食导滞,方用保和丸加减;肝气乘脾,治以抑肝扶脾,方用痛泻要方加减;脾胃虚弱,治以健脾益胃,方用参苓白术散加减;肾阳虚衰,治以温肾健脾,固涩止泻,方用四神丸加减。

痢疾的发病与饮食不节、湿热下注及感受疫毒有关。痢疾病变主要脏腑为脾胃和肠。根据素体阴阳盛衰的不同,湿邪可从热化或从寒化,病久可伤及于肾,导致肾气虚惫,下利不止。本病辨证分型为:湿热痢,治以清热解毒,调气行血,方用芍药汤加减;疫毒痢,治以清热解毒,凉血止痢,方用白头翁汤加减;寒湿痢,治以温化寒湿,调气和血,方用胃苓汤;阴虚痢,治以养阴清肠,方用驻车丸;虚寒痢,治以温补脾肾,收涩固脱,方用桃花汤合真人养脏汤加减;休息痢,治以温中清肠,调气化滞,方用连理汤加减。

二、西医概述

IBD 的病因与环境、遗传、感染和免疫多因素相互作用有关。IBD 的发病机制可概括为,环境因素作用于遗传易感者,在肠道菌群的参与下,启动了难以停止的发作与缓解交替的肠道天然免疫及获得性免疫反应,导致肠黏膜屏障损伤,溃疡经久不愈,炎性增生等病理改变。UC 和 CD 是同一疾病的不同亚型,组织损伤的基本病理过程相似,但可能由于致病因素及机制上的差异,导致病理表现不同。对于病理学不能确定为 UC 或 CD 的结肠炎,称为未定型结肠炎。

UC 的主要临床症状为反复发作的腹泻、黏液脓血便及腹痛。起病多为亚急性,少数急性起病。病程呈慢性经过,发作与缓解交替。UC 肠外表现包括外周关节炎、结节性红斑、口腔复发性溃疡、骶髂关节炎、强直性脊柱炎、原发性硬化性胆管炎等。常见并发症有中毒性巨结肠、直肠结肠癌等。

CD 的主要临床症状为腹痛、腹泻和体重下降。本病大多起病隐匿,病程呈慢性、长短不等的活动期与缓解期交替。少数起病急,表现为急腹症,如急性阑尾炎、肠梗阻。本病肠外表现与 UC 相似,但发病率较高,以口腔黏膜溃疡、皮肤结节性红斑、关节炎及眼病为常见。并发症以肠梗阻最常见,其次是腹腔脓肿,偶可见急性穿孔或大量便血。直肠或结肠黏膜受累者可发生癌变。

IBD 的治疗目的是控制急性发作,促进黏膜愈合,维持缓解,减少复发,防治并发症。

三、诊治要点

(一)诊断要点

1. UC 具有持续或反复发作腹泻和黏液脓血便、腹痛、里急后重,伴有或不伴有不同程度全身症状,具有结肠镜检查重要改变:①黏膜血管纹理模糊、紊乱或消失,充血、水肿,易脆、出血及脓性分泌物附着;②病变明显处见弥漫性糜烂和多发性浅溃疡;③慢性病变常见黏膜粗糙呈细颗粒状,炎性息肉及桥状黏膜,在反复溃疡愈合、瘢痕形成过程中,结肠变形缩短,结肠袋变浅、变钝或消失。排除急性自限性结肠炎、阿米巴痢疾、慢性血吸虫病、肠结核等感染性肠炎,结肠 CD、缺血性肠炎、放射性肠炎等非感染性肠炎,具有上述结肠镜检查重要改变中至少 1 项及黏膜活检组织学所见可以诊断本病。一个完整的诊断应包括临床类型、临床严重程度、病变范围、病情分期及并发症。初发病例,临床表现、结肠镜改变不典型者,暂不做诊断,须随访 3~6 个月,观察发作情况。

2. CD 对慢性起病,反复发作性右下腹或脐周痛、腹泻、体重下降,特别是伴有肠梗阻、腹部压痛、腹块、肠瘘、肛周病变、发热等表现者,临床上应考虑本病。对初诊的不典型病例,应通过随访观察,逐渐明确诊断(表 4-1)。

表 4-1 CD 诊断要点

	临床	影像	内镜	活检	切除标本
1. 非连续性或节段性病变		+	+		+
2. 卵石样黏膜或纵行溃疡		+	+		+
3. 全壁性炎性反应改变	+(腹块)	+(狭窄)	+(狭窄)		+
4. 非干酪性肉芽肿				+	+
5. 裂沟、瘘管	+	+			+
6. 肛门部病变	+			+	+

注:①具有上述 1、2、3 者为疑诊;②再加上 4、5、6 三者之一可确诊;③具备第 4 项者,只要再加上 1、2、3 三者之二亦可确诊。

(二)诊断思路(图 4-5)

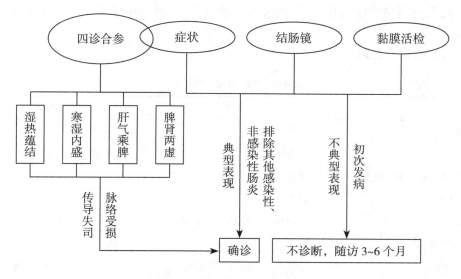

图 4-5 炎症性肠病诊断思路

(三)鉴别诊断

1. UC 本病组织病理改变无特异性,各种病因均可引起类似的肠道炎症改变,故要确认排除以下疾病:急性细菌性结肠炎、阿米巴肠炎、CD、血吸虫病、大肠癌、肠易激综合征等。

（1）急性细菌性结肠炎：各种肠道细菌感染，粪便可分离出致病菌，抗生素治疗有良好效果，通常在4周内痊愈。

（2）阿米巴肠炎：病变主要侵犯右侧结肠，也可累及左侧结肠，结肠溃疡较深。粪便或结肠镜取溃疡渗出物检查可找到溶组织阿米巴滋养体或包囊。血清抗阿米巴抗体阳性。抗阿米巴治疗有效。

（3）与结肠CD的鉴别：见表4-2。

表4-2   UC与结肠CD的鉴别

	UC	结肠CD
症状	脓血便多见	脓血便较少见
病变分布	连续	节段性
直肠受累	绝大多数	少见
肠腔狭窄	少见，中心性	多见，偏心性
溃疡及黏膜	溃疡浅，黏膜弥漫性充血水肿，颗粒状，脆性增加	纵行溃疡，黏膜呈卵石样，病变间的黏膜正常
组织病理	固有膜全层弥漫性炎症，隐窝脓肿，隐窝结构明显异常，杯状细胞减少	裂隙状溃疡，非干酪性肉芽肿，黏膜下层淋巴细胞聚集

2. CD   与各种肠道感染性或非感染性炎症疾病及肠道肿瘤鉴别，急性发作时需除外阑尾炎；慢性过程中常需与肠结核、肠淋巴瘤进行鉴别；病变单纯累及结肠者应与UC进行鉴别。

（1）与肠结核的鉴别：见表4-3。

表4-3   肠结核与CD的鉴别

	肠结核	CD
肠外结核	多见	一般无
病程	复发不多	病程长，缓解与复发交替
瘘管、腹腔脓肿、肛周病变	少见	可见
病变节段性分布	常无	有
溃疡形状	常呈横行、浅表而不规则	多呈纵行，裂隙状
结核菌素试验	强阳性	弱阳性
抗结核治疗	症状改善，肠道病变好转	无明显改善，肠道病变无好转
组织病理抗酸杆菌	可有	无
干酪性肉芽肿	有	无

（2）小肠恶性淋巴瘤：原发性小肠恶性淋巴瘤可较长时间内局限在小肠，部分患者肿瘤可呈多灶性分布，此时与CD鉴别有一定难度。如X线检查见一肠段内广泛侵蚀、呈较大的

指压痕或充盈缺损,超声或 CT 检查肠壁明显增厚、腹腔淋巴结肿大,有利于小肠恶性淋巴瘤诊断。小肠恶性淋巴瘤一般进展较快,双气囊小肠镜下活检或必要时手术探查可获病理确诊。

(3)UC:同前(表 4-2)。

(4)急性阑尾炎:腹泻少见,常有转移性右下腹痛,压痛限于麦氏点,血常规检查白细胞计数增高更为显著,可鉴别,但有时需开腹探查才能明确诊断。

(四)中西医结合治疗要点

IBD 治疗需根据分级、分期、分段的不同而制订。分级指按疾病的严重度,采用不同的药物和不同治疗方法;分期指疾病分为活动期和缓解期,活动期以控制炎症及缓解症状为主要目标,缓解期应继续维持缓解,减少复发;分段治疗指确定病变范围以选择不同给药方法,远端结肠炎可采用局部治疗,广泛性结肠炎或有肠外症状者以系统性治疗为主。

其临床治疗方法包括病因治疗与对症治疗、整体治疗与肠道局部治疗、西医药治疗与中医药治疗相结合。轻、中度患者可应用中医辨证或中药专方制剂治疗,或口服 5-氨基水杨酸(5-ASA)制剂,若无效可中西药物联合应用,对远段结肠炎可结合直肠局部给药治疗。以上治疗无效时可使用糖皮质激素治疗。难治性 IBD 宜早期采用中西医结合内科综合治疗方案,必要时选用免疫抑制剂,或选用生物制剂如英利昔单抗治疗。必要时行外科手术治疗。缓解期宜选用中药维持治疗,亦可配合小剂量的氨基水杨酸类制剂,维持缓解治疗用药时间可至 3 年以上。

四、中西医结合治疗研究

(一)思路与方法

1. 中医整体治疗与西医机制治疗相结合 中医治病采用辨病辨证治疗,同一疾病存在不同证候,治法各异,同一证候可存在于不同疾病中,治法相同,同病异治、异病同治可概括中医治疗特点。IBD 运用中医辨病辨证理论,可分属中医多个疾病,如泄泻、痢疾等,依据症状特点又有寒湿、湿热、暑湿、食滞、脾虚、肾虚等证型不同,根据疾病不同阶段的不同证型,采用不同治疗方药和方法。西医疾病治疗特点为同病同治,内科治疗主要是阻断或抑制炎症反应,减少或者抑制前列腺素样物质、氧自由基、白三烯等生成,选用药物为 5-氨基水杨酸类、糖皮质激素、免疫抑制剂、生物制剂等。临床上采用中医辨病辨证治疗与西医发病机制治疗相结合的方法,可发挥各自优势,提高临床疗效。目前中医药除了内科整体辨证论治中药内服外,还有中药灌肠、针灸穴位封闭以及贴敷治疗,能更好地改善患者的临床症状,延长缓解期,提高生活质量。

2. 中西医治疗的对应性 IBD 治疗,中医注重个体差异,治疗方法依据辨证结果而定,强调辨证论治,治疗大多不相同;西医倾向寻找疾病机制以病论治,注重患病群体的共性,治疗手段和处方强调规范化。但对中西医治疗 IBD 的对比研究,发现两种医学理论指导下的治疗有着很好的对应性。中医的清热解毒、行气活血与西医的抗感染、抗炎、抗毒、抗凝,促使局部黏膜炎症减轻,控制急性发作,改善血流动力学相似;中医的健脾益肾、虚者补之与西医的抑制免疫反应、营养支持,以期延长缓解期、减少复发、防止并发症也相互吻合;中医之生肌敛疮与西医的肠黏膜保护与修复,制止病变活动有共奏之效。

3. 中西医综合疗效评价 中西医 IBD 疗效评价有其差异性。中医对治疗效果的判定标准比较主观，基本上以病患的主观体会为依据，比如腹痛、里急后重感的减轻，血便的减少等，以患者身心感受和症状改善为本，较少有客观性指标说明。西医对本疗效的评价标准较为客观，除关注体征变化外，主要以内镜检查和组织病理学为基准，具有一定可见性。在临床疗效评价中可将两者结合做出综合疗效评价，可更好地指导临床治疗。

（二）临证经验

1. 化湿健脾，祛邪扶正 湿热始终贯穿于本病的整个发病过程。初期或活动期邪势正盛，当以清肠化湿为主；缓解期邪势稍减，正虚显露，甚至久病脾肾阳虚、寒热错杂，当以祛邪与扶正兼顾，此时应根据正邪盛衰把握好扶正与祛邪的主次，不可见有虚证而妄用补涩，以致助邪留寇，反使病情迁延。清肠化湿常用黄连、黄芩、黄柏、苦参、秦皮等苦寒之品，但此类苦寒药多伤及脾胃健运功能，并有化燥伤阴之弊，因此临证常与芳香化湿、燥湿健脾的药合用，如苍术、木香、陈皮、砂仁、茯苓、白术、薏苡仁等，可祛邪而不伤正。

2. 疏肝解郁，调气行血 气滞血瘀是 IBD 的基本病机，《素问·病机气宜保命集》中明确指出："行血则便脓自愈，调气则后重自除"，说明了从气血调治的重要性。IBD 的患者常有肝郁脾虚、土虚木乘等肝脾不和的证候特点，表现为心烦易怒、情绪低落、焦虑、乏力、泄泻等症，肝主疏泄，握气血运行之枢机，肝失条达，加重气血运行失调，因此临床多采用调气行血，从肝论治之法。药用柴胡、白芍、枳实、香附、佛手、香橼、木香、元胡等疏肝理气、行气导滞；当归、丹参、三七、白及、赤芍、鸡血藤等化瘀止痛；心烦易怒、失眠、健忘、易惊、焦虑等症明显的可加百合、合欢花、茯神等宁心安神之品，四逆散、柴胡疏肝散、痛泻要方为常用方剂。

五、中西医结合诊疗前沿与研究展望

（一）中西药口服治疗

IBD 具有病程长的特点，需长期用药，但长期应用不良反应多。现不少学者为减轻西药的毒副作用，提高临床疗效，结合中医中药进行治疗。陆宇平通过临床试验研究显示：口服益气健脾、清热解毒、化瘀通络的中药，同时服用美沙拉嗪缓释颗粒，结果在综合疗效、黏膜病变疗效及证候疗效方面均优于单纯西药组及中药组。徐吉星等临床试验：口服柳氮磺吡啶片、双八面体蒙脱石治疗，并加用口服中药汤剂：黄芪 30g，茯苓、红藤、败酱草各 20g，葛根、白及、厚朴、木香各 15g，三七（捣碎）10g，甘草 6g，出血多，加地榆、白茅根，腹痛明显，加延胡索、白芍，总有效率达到 95.83%。

（二）中西医结合序贯治疗

根据溃疡性结肠炎的发作特点及病理演变，遵循急则治其标、缓则治其本的原则，可采用中西医结合序贯治疗方法。活动期以控制炎症、缓解症状为主要目标，缓解期应持续维持缓解、减少复发，提高患者的生活质量。

（三）中西医结合口服配合灌肠治疗

为提高临床疗效，很多学者提倡内治与外治相结合的治疗方法。采用中西医结合药物内服配合灌肠用药治疗，是治疗溃疡性结肠炎的特色手段，疗效稳定满意。彭磊、郭辉、李春颖、张新萍等采用中西药分期内服，分期灌肠外用，严重者配合输液等支持治疗，临床收获良好的疗效。

六、经典著作赏析

《黄帝内经》所言诸泄，涵盖内容全面，除无"泄泻"之名外，几乎包括后世所言之大部分泄泻相关病名：濡泄、飧泄、洞泄、鹜溏、后泄、遗矢等。《素问·金匮真言论》说："长夏善病洞泄寒中。"《素问·举痛论》云："寒气客于小肠，小肠不得成聚，故后泄腹痛矣。"《素问·至真要大论》记载："太阳之胜……寒入下焦，传为濡泻"，"诸呕吐酸，暴注下迫，皆属于热"。《灵枢·百病始生》云："多寒则肠鸣飧泄，食不化"，"多热则溏出糜，留而不去"。《素问·生气通天论》说："是以春伤于风，邪气留连，乃为洞泄。"《素问·阴阳应象大论》指出："春伤于风，夏生飧泄"，"湿胜则濡泻"。《素问·脉要精微论》谓："风成为寒热……久风为飧泄。"《素问·风论》言："久风入中，则为肠风飧泄。"

《伤寒论》中泄泻的病机不同，兼症各异，还有表里合邪、虚实夹杂、寒热互见、阴阳参错的复杂情况。《伤寒论》32条："太阳与阳明合病者，必自下利，葛根汤主之。"此条是太阳、阳明同时受邪，相合为病。318条："少阴病，四逆……或泄利下重者，四逆散主之"，此条是肝气乘脾、阳郁致厥证。277条："自利不渴者，属太阴……当温之，宜服四逆辈。"太阴虚寒下利的治疗原则是用温中散寒以止泄；316条"少阴病，二三日不已，至四五日……自下利者，此为有水气……或下利……真武汤主之。"肾主水液，为胃之关，"关门不利，故聚水而从其类也"，治宜温肾阳、利水气之真武汤。

《脉经》从寸口脉象上反映脏腑与泄泻的关系。心、小肠俱虚，"左手寸口人迎以前脉阴阳俱虚"，是手少阴与太阳经俱虚，病"苦洞泄苦寒"。大肠虚，"右手寸口气口以前脉阳虚者"，是手阳明经之虚，病"泄白"。脾虚，"右手关上脉阴虚者"，是足太阴经之虚，病"苦泄注"。脾胃俱虚，"右手关上脉阴阳俱虚者"，乃足太阴与阳明经俱虚，病"泄注不已"。肾膀胱俱虚，"右手尺中神门以后脉阴阳俱虚"，乃足少阴与太阳经俱虚，病"时时苦洞泄""寒中泄"。

七、病案分析

患者，女，40岁。2012年8月6日初诊。

主诉：左下腹疼痛伴黏液脓血便间作5年。

现病史：5年前因劳累生气后出现左下腹痛、便黏液血便，泻后痛减，经"艾迪莎"治疗及维持治疗3个月，未见明显好转，大便日行3次，伴有黏液脓血或黏液，其余时间大便亦欠成形，散渣样。乏力，怕冷，急躁易怒。

舌脉：舌质淡胖有齿痕，舌尖边偏红，苔薄白微腻，脉弦滑。

检查：肠镜检查：乙状结肠见溃疡，呈弥漫性分布；直肠糜烂，有白色分泌物，下段黏膜呈结节样增生。

西医诊断：溃疡性结肠炎。

中医诊断：泄泻（肝气乘脾）。

在口服美沙拉秦（艾迪莎）治疗同时，予痛泻要方加减，方用柴胡20g、白芍25g、川芎15g、陈皮15g、砂仁15g、白及15g、白术20g、茯苓20g、防风15g、延胡索15g、枳壳15g、合欢皮20g。煎300ml，每次100ml，日3次口服。1个月后脓血便止，仍有少量黏液、大便略成形；后继续服药1个月，临床症状明显缓解。

按语：患者素体脾胃虚弱，肝气不疏，劳累生气后正气耗伤，肝失条达，脾运失健，湿浊内生，下移大肠，大肠传导失司，故便黏液；脾气虚统摄无权，血溢脉外，故便血；乏力、怕冷均为脾气虚，脾阳不足；急躁易怒，腹痛，泻后痛减，为肝失条达。方用白术、茯苓健脾燥湿，以治脾虚；柴胡、白芍、合欢皮疏肝柔肝；陈皮、枳壳、砂仁理气燥湿、醒脾和胃；白及止血；延胡索行气止痛，川芎活血行气，防风通行十二经，共奏健脾疏肝，祛湿止泻，活血止血之效。便血多可加三七粉。

主要参考文献

[1] 葛均波，徐永健. 内科学[M]. 8版. 北京：人民卫生出版社，2014.

[2] 田德禄. 中医内科学[M]. 2版. 北京：中国中医药出版社，2013.

[3] 陈治水，王新月. 溃疡性结肠炎中西医结合诊疗共识（2010·苏州）[J]. 现代消化及介入诊疗，2011，16（1）：66-70.

[4] 沈洪. 溃疡性结肠炎——中西医的过去现在和未来[M]. 南京：东南大学出版社，2012.

（王希利）

第八节　功能性胃肠病

功能性胃肠病（functional gastrointestinal disorders，FGIDs）是一组表现为慢性或反复发作的胃肠道症状，而无器质性改变的胃肠道功能性疾病。临床表现主要是胃肠道（包括咽、食管、胃、胆道、小肠、大肠、肛门）的相关症状，因症状特征而有不同命名。目前，采用罗马Ⅲ标准的功能性胃肠病的命名分类方法。临床上，以功能性消化不良和肠易激综合征多见。

功能性胃肠病属于中医学"痞满""胃脘痛""积滞""便秘""腹痛""泄泻"等范畴。

一、中医概述

《黄帝内经》对"痞满"的病名、症状及病因病机进行了描述，称"否塞""否""痞""满"。认为痞满的发生与饮食不当、脏腑气机不利有关。《伤寒论》明确了痞的基本概念，指出"但满而不痛者，此为痞"。朱震亨《丹溪心法》指出："痞者，与否同，不通泰也。"《医学正传·痞满》指出："故胸中之气，因虚而下陷于心之分野，故心下痞"，则指出了痞证在心下胃脘部的病变部位特点。林珮琴《类证治裁》所谓"痞则闭而不开，满则闷而不舒，病在胸膈气分，而外不胀急，但不知饥，不欲食"，指出其病为气分病。《黄帝内经》中有"厥心痛"内容，与胃脘痛有关，还指出胃脘痛的病因有受寒、肝气不舒及内热等。《仁斋直指方》对胃痛的原因已经认识到"有寒、有热、有死血、有食积、有痰浊、有虫"等不同。《景岳全书·心腹痛》对本病进行了虚实的辨析，指出"痛有虚实……辨之之法，但当察其可按者为虚，拒按者为实；久痛者多虚，暴病者多实"。《黄帝内经》中称便秘为"后不利""大便难"，认为与脾胃受寒、肠中有热等有关。《伤寒论》则称便秘为"脾约""闭""阴结""阳结"，认为起病与寒、热、气滞有关。《丹溪心法》则认为便秘是因为血少，或肠胃受风，涸燥秘涩所致。《石室秘录》曰："大便秘结者，人以为大肠燥甚，谁知是肺气燥乎？肺燥则清肃之气不能下行于大肠。"综上，功能性胃肠病，病因有寒、湿、热、气滞、脾胃虚，与胃、脾、大肠、肺等脏腑密切相关，证型有：肝气郁结，治以疏肝解郁、理气消滞，方用柴胡疏肝散合越鞠丸加减；肝气犯胃，治以疏肝解郁、和胃降逆，方用四逆散合沉香降气散加减；脾胃气虚，治以健脾益气、和胃降逆，方用香砂六君子汤加减；湿热蕴结，治以清热化湿、理气和胃，方用三仁汤加减；寒热错杂证，治以辛开苦降、和胃开痞，方用半夏泻心汤加减；脾肾阳虚证，治以温补脾肾，方用附子理中汤合四神丸加减。除中药内服外，针灸治疗对胃肠运动具有良好的双向调节作用。体针疗法中，实证常取足厥阴肝经、足阳明胃经穴位为主，以毫针刺，采用泻法，常取足三里、天枢、中脘、内关、期门、阳陵泉等；虚证常取背俞穴、任脉、足太阴脾经、足阳明胃经穴为主，毫针刺，采用补法，常用脾俞、胃俞、中脘、内关、足三里、气海等。

二、西医概述

（一）功能性消化不良

功能性消化不良（functional dyspepsia，FD）是指具有胃和十二指肠功能紊乱引起的症状，经检查排除引起这些症状的器质性疾病的一组临床综合征。病因和发病机制至今尚未明确，可能与胃肠动力异常、内脏感觉异常、胃底对食物的容受性舒张功能下降、精神和社会因素有关。主要症状包括：上腹痛、上腹灼热感、餐后饱胀和早饱之1种或多种，可同时存在上腹胀、嗳气、食欲缺乏、恶心、呕吐等。本病常以某一个或一组症状为主，在病程中症状也可发生变化。起病多缓慢，病程长，呈持续性或反复发作，但体征多不明显。许多患者有饮食、精神等诱发因素。罗马Ⅲ标准规定病程超过6个月，近3个月症状持续；上述症状排便后不能缓解（排除症状由肠易激综合征所致）；排除可解释症状的器质性疾病即可诊断。治疗以缓解症状，提高患者的生活质量为主要目的。遵循综合治疗和个体化治疗原则。

（二）肠易激综合征

肠易激综合征（irritable bowel syndrome，IBS）是指一种以腹痛或腹部不适伴排便习惯改变和/或大便性状异常的功能性肠病，该病缺乏可解释症状的形态学改变和生化异常。临床上，根据排便特点和粪便的性状可分为腹泻型、便秘型和混合型。病因和发病机制至今尚不清楚，目前认为是多种因素和多种发病机制共同作用的结果，包括：胃肠动力学异常、内脏感觉异常、肠道感染治愈后、胃肠道激素、精神心理障碍等。本病缓慢起病，症状反复发作或慢性迁延，病程可长达数年至数十年，但全身健康状况却不受影响。精神、饮食等因素常诱使症状复发或加重。最主要的临床表现是腹痛或腹部不适、排便习惯和粪便性状的改变。

治疗目的是消除患者顾虑，改善症状，提高生活质量。治疗策略主要是积极寻找并去除促发因素和对症治疗，强调综合治疗和个体化的治疗原则。

三、诊治要点

（一）诊断要点

罗马Ⅲ诊断标准

1. FD诊断标准　必须包括以下1条或多条。

①餐后饱胀不适；②早饱感；③上腹痛；④上腹烧灼感。

并且没有可解释症状的器质性疾病（包括胃镜检查）的证据。诊断前症状出现至少6个月,近3个月满足以上标准。

FD 分型诊断标准:FD 临床分型为上腹疼痛综合征(epigastric pain syndrome,EPS)和餐后不适综合征(postprandial distress syndrome,PDS)。

(1)EPS 诊断标准:必须符合以下所有条件:①至少为中等程度的上腹部疼痛或烧灼感,至少每周发生1次;②疼痛呈间断性;③疼痛非全腹性,不放射或不在腹部其他区域/胸部出现;④排便或排气不能缓解;⑤不符合胆囊或奥迪括约肌(Oddi sphincter)功能障碍诊断标准。支持诊断的条件有:①疼痛可为烧灼样,但不向胸骨后传导;②疼痛常由进餐诱发或缓解,但也可发生于空腹状态;③可能同时存在PDS。

(2)PDS 诊断标准:必须包括以下1条或2条:①正常量进食后出现餐后饱胀不适感,每周至少发生数次;②早饱感阻碍正常进食,每周至少发生数次。支持诊断的条件有:①上腹胀或餐后恶心或过度嗳气;②可同时存在EPS。以上2型可有重叠。

2. IBS 诊断标准 反复发作的腹痛或不适,最近3个月内每个月至少有3天出现症状,合并以下2条或多条:①排便后症状改善;②发作时伴有排便频率改变;③发作时伴有粪便性状(外观)改变。诊断前症状出现至少6个月,近3个月满足以上标准。IBS 诊断多依赖于临床症状,报警症状包括:发热、消瘦、贫血、腹部包块、频繁呕吐、呕血或黑便,年龄>40岁的初发病者,有肿瘤(结肠癌)家族史等,不归咎于IBS,但可伴随发生。如果无报警症状,不须过多检查,即可做出诊断。在IBS的诊断中还需注意与功能性消化不良等胃肠功能性疾病的重叠。

(二)诊疗思路(图4-6)

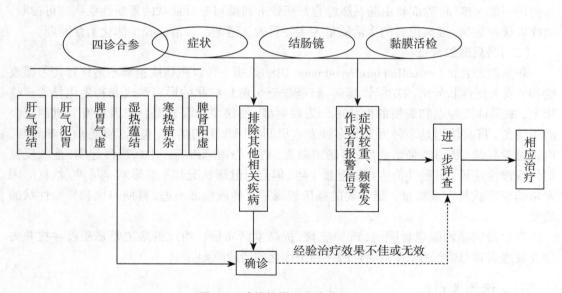

图4-6 功能性胃肠病诊疗思路

(三)鉴别诊断

1. FD 详细问诊、系统查体。询问病史时需了解以下内容。

(1)消化不良症状及其程度和频度。

(2)症状的发生与进餐的关系,有无夜间出现症状以及症状与体位、排便的关系。

（3）进食量有无改变，有无体重下降以及营养状况。

（4）患者的进食行为、心理状态以及是否影响生活质量。

（5）有无重叠症状，如烧心、反酸、腹泻或便秘等。

（6）引起消化不良的可能病因，注意有无警报征象包括：年龄＞45岁的初发病者；消瘦、贫血、上腹包块、频繁呕吐、呕血或黑便、吞咽困难、腹部包块、黄疸；消化不良症状进行性加重及有肿瘤家族史等。对有警报征象者应进行全面检查。对心理障碍者建议及时进行检查，以排除器质性疾病。

2. IBS 询问病史了解以下内容。

（1）腹痛部位及其程度和频度。

（2）症状的发生与排便的关系，有无夜间出现症状以及症状与体位的关系。

（3）与进餐有无关系，有无体质下降以及营养状况变化。

（4）患者的进食行为、心理状态以及是否影响生活质量。

（5）有无重叠症状，如烧心、反酸、焦虑、抑郁等。

（6）引起腹泻或便秘的可能病因，注意有无报警征象。对有报警征象者建议及时行相关检查。对有精神心理障碍者，也建议及时进行心理评估，明确排除器质性疾病对解释病情更为有利。

（四）中西医结合治疗要点

FGIDs症状复杂多变，每个FGIDs患者之间的症状各不相同，因此，在治疗中十分强调个体化及综合治疗原则。采用西医一般治疗，即帮助患者认识和理解疾病，建立良好生活和饮食习惯；西药治疗，予抑制胃酸药、促胃肠动力药、助消化药、抗抑郁药治疗；或采用中西医结合治疗。西药与中医复方，其他中医疗法联合应用可以提高疗效，减少药物的不良反应，缩短病程，降低复发率。

四、中西医结合治疗研究

（一）思路与方法

中西医结合研究，即采用西医学技术和方法，研究、阐述中医药辨证施治机制，体现在：①健运脾胃，升清降浊：FGIDs核心问题是胃肠动力异常，这与脾胃的气机升降异常理论相通。调整胃肠动力异常，即与升脾、降胃、通利气机、顺气和中、通顺降逆等中医治法一致。②疏肝解郁，调和脾胃：重视精神心理因素与FGIDs的关系，随着正电子发射体层成像（positron emission tomography，PET）和功能磁共振成像（functional magnetic resonance imaging，fMRI）技术的应用，发现IBS患者肠道痛觉感受与大脑皮质活动有关，形成了脑肠神经发病依据，与中医情志致病相似，对中医"肝主疏泄"与脑肠肽相关性提出了探讨，用调神和胃法治疗FGIDs收到较好的效果。③寒温并用，辛开苦降：FGIDs病程较长，病势缠绵，反复发作，症状复杂多变，寒证、热证并存，寒热错杂，虚实互见，脾胃升降失调，中医治疗常用辛开苦降，以平调寒热，平衡阴阳，调畅气机。代表方半夏泻心汤。研究发现半夏泻心汤可提高患者血浆胃动素（MLT）水平。④温阳补肾，益气养阴：FGIDs病程长，导致营养缺乏，治疗辅助以营养支持。中医认为病久伤肾，脾肾两虚，或肝火灼阴，阴液耗伤，应兼以温补滋阴之法。

（二）临证经验

1. 调理肝气，遣方的通用之法　肝气疏泄失常，影响脾胃主要有 2 种情况：一为疏泄不及，土失木疏，气壅而滞；二为疏泄太过，横逆脾胃，肝脾（胃）不和。一般来说，治疗前者以疏肝为主，后者则以敛肝为主。然而，肝气为病复杂，所以，从肝论治胃痛应调肝之用，可以疏肝解郁与抑肝缓急两法先后或同时应用。疏敛并用的组方原则，体现了调肝之法在病态下的双向性调节作用，即所谓的"治肝可以安胃"。

2. 活血祛瘀，遣方的关键之法　慢性胃痛的发病主要是情志伤肝，肝失疏泄，以致胃中气机阻滞。气为血帅，气行则血行，气滞则血瘀。故胃病初起在气，气滞日久影响血络通畅，以致血瘀胃络。所以说，慢性胃痛多兼有血瘀，即"久病入络""胃病久发，必有聚瘀"。

3. 健脾养胃，遣方的固本之法　本病病程长，多在脾胃虚弱的基础上而发。从虚实辨证看，虚多于实，因实致虚，虚实贯穿于全过程。常见有脾气虚弱和胃阴不足。前者主症为食后饱胀，口淡乏力，舌淡，脉弱，以虚寒象为主；后者主症为胃脘灼痛，口干欲饮，舌红脉细，以虚热象为主。对于同时存在脾气虚弱和胃阴不足，具有气阴两虚之候者，可益气养阴、健脾养胃并举。

五、中西医结合诊疗前沿与研究展望

（一）中西医疗效相关性研究

FGIDs 目前研究涉及胃肠生理学、神经生理学、行为医学、心理医学和社会医学等多学科。但其病理生理机制尚未十分清楚，尚无生理学诊断标准，西医临床治疗也只是经验性或对症治疗。近年来，中西医结合研究有了较大进展，对中药治疗 FGIDs 的作用机制进行了积极探讨，目前将治疗 FGIDs 中药分成三类：促进胃肠动力中药、抑制胃肠运动中药和双向调节胃肠运动中药。通过在体、离体及在体结合离体实验研究显示，活血理气中药多具有促进胃动力作用，润肠通便和消食导滞中药有促进肠道运动作用，通腑攻下药物有增强胃肠道收缩和蠕动功能，理气行滞药可降低消化道平滑肌的收缩并能解痉止痛，健脾益气药对胃肠平滑肌活动具有双向调节作用。还有研究表明，中药对胃肠运动的作用机制包括胃肠神经调节和脑肠肽调节，神经调节包括兴奋胆碱能受体和抑制肾上腺素能受体，脑肠肽调节包括对胃动素、血管活性肠肽、P 物质、生长抑素及前列腺素的作用。目前，六君子汤、半夏泻心汤、旋覆代赭汤、藿香正气散等古方的胃肠动力机制研究已经进入分子免疫、胃肠激素和神经网络调节水平。

（二）研究展望

中西医结合治疗 FGIDs 的发展方向应该是开放性、可持续发展。疗效是生命，疗效是基础。中医和中西医结合治疗 FGIDs，可以发挥西医发病机制治疗和中医辨证论治的长处，结合患者心理、体质、生物和环境等诸多影响因素，加强针对性、个体化和综合性治疗，提高 FGIDs 临床疗效。在提高临床疗效的同时，要争取在理论创新上有所突破，当代生命科学的高新技术，以信息系统和分子生物学为代表方向，同时两者又是紧密结合和相互联系的。分子生物学全面地改变了生物学，包括西医学的面貌，并涉及生命和疾病的最本质的内涵。要实现中医现代化和中西医深层次上的结合，要把中医药学和生命科学中最先进和现代化的分子生物学有机结合起来，应用分子生物学和生物信息系统理论来探讨消化病病机及证候。

六、经典著作赏析

FGIDs 属中医学"痞满""胃脘痛""便秘""腹痛""泄泻"等范畴。

《黄帝内经》中对胃脘痛的病因病机做了相应的论述。例如,《素问·六元正纪大论》曰:"木郁之发……民病胃脘当心而痛,上支两胁……食饮不下。"《素问·至真要大论》曰:"厥阴司天,风淫所胜……民病胃脘当心而痛。"《素问·举痛论》云:"寒气客于肠胃之间,膜原之下,血不得散,小络急引故痛";"寒气客于肠胃,厥逆上出,故痛而呕也"。《素问·痹痛》曰:"饮食自倍,肠胃乃伤。"以上论述阐发木气偏胜、肝胃失和、寒邪侵袭、饮食不节等是胃痛的常见病因。《黄帝内经》对胃痛病因病机的论述,为后世医家研究和治疗胃痛奠定了基础。

汉代张机在《伤寒论》《金匮要略》中明确指出胃脘所在部位,同时对胃脘痛的辨证论治也有论述,如在《金匮要略·腹满寒病宿食病脉证并治》辨宿食之法,谈到"脉数而滑者实也,此有宿食,下之愈","下利不欲食者,有宿食也,当下之","脉紧如转索无常者,有宿食也","宿食在上脘,当吐之"等。"按之不痛为虚,痛者为实",为辨腹满虚实之法,都适用于胃痛的辨证。《伤寒论》中许多方剂,如小建中汤、芍药甘草汤等,皆为后世用以治疗胃痛的常用有效方剂。

金元医家朱震亨认为,因劳役太甚、饮食失节、中气不足或寒邪乘虚而入客之所致,亦有病久郁而生热,或素有热,虚热相搏,结郁于胃脘而痛,或有食积痰饮,或气与食相郁不散,停结胃口而痛。因此,他在治疗上比较细致地分寒、热、气、湿、痰积、死血、虚、虫八类。

李杲在《兰室秘藏》中首立"胃脘痛"一门,拟草豆蔻丸、神圣复气汤、麻黄豆蔻丸三方,论其病理多系饮食劳倦而致脾胃之虚,又为寒邪所伤而致。在治法上不外益气、温中、理气、和胃等法。

七、病案分析

梁某,男,45 岁,2014 年 5 月 14 日初诊。

主诉:胃脘部胀痛,嗳气频作 3 年加重 1 周。

现病史:3 年前因情志不遂,饮食不节后出现胃脘胀痛,食后益甚,嗳气,排气频作,反酸,便时干时稀,近 1 周来上症加重,胃内有烧灼感,急躁易怒,嗳气响亮,反酸,纳呆,无乏力,怕冷。

舌脉:舌质红尖边红甚,苔黄厚,脉弦。

检查:胃镜检查结果示:浅表性胃炎。

西医诊断:功能性消化不良。

中医诊断:胃脘痛(肝气犯胃)。

中医治以疏肝清热,降逆和胃。予柴胡 12g、白芍 10g、木香 10g、枳壳 10g、郁金 15g、黄芩 10g、旋覆花(包煎)10g、厚朴 15g、代赭石 20g、龙胆草 10g。煎 300ml,每次 100ml,日 3 次口服。

二诊:1 周后胃胀、嗳气症状明显缓解,仍时有反酸、纳呆。舌质淡红,苔略黄,脉弦。继予前方加浙贝母 10g、海螵蛸 10g、神曲 10g、麦芽 10g,7 剂,病情缓解。

按语:情志不遂,肝气不疏,日久横逆犯胃,致胃失和降,胃气上逆发为本病。故以疏肝柔肝之柴胡、白芍为主药；合木香、枳壳，厚朴行气开郁；郁金、黄芩、龙胆草清泄肝热；旋覆花、代赭石降逆气，共奏疏肝和胃降逆之效。服后患者仍有反酸、纳呆，故在前方中加入浙贝母、海螵蛸抑酸，神曲、麦芽消食导滞。

<h3 style="text-align:center">主要参考文献</h3>

[1] 葛均波. 徐永健. 内科学[M]. 8版. 北京：人民卫生出版社，2014.

[2] 田德禄. 中医内科学[M]. 2版. 北京：中国中医药出版社，2013.

[3] 周仲瑛. 中医内科学[M]. 2版. 北京：中国中医药出版社，2007.

[4] 中国中西医结合学会消化系统疾病专业委员会. 肠易激综合征中西医结合诊疗共识[J]. 中国中西医结合杂志，2011，31(5)：587-590.

（王希利）

第九节　慢性腹泻

腹泻（diarrhea）指排便次数增多（＞3次/d），粪便量增加（＞200g/d），粪质稀薄（含水量＞85%）。腹泻可分为急性腹泻和慢性腹泻两类。腹泻超过3周或长期反复发作，即为慢性腹泻（chronic diarrhea），是临床多种疾病的常见症状。

慢性腹泻中医学属于"泄泻""痢疾"的范畴。

一、中医概述

泄泻、痢疾见于《黄帝内经》，泄泻称"泻"，痢疾称"肠澼"。汉唐之前，泄泻与痢疾混称。张机将泄泻与痢疾统称为"下利"。隋代《诸病源候论》首次提出泻与痢分论，列诸泻候、诸痢候，将痢疾分为"赤白痢""休息痢""脓血痢"等，其下再细论证候特点。泄泻亦有根据病因或病机而称为"暑泄""寒泄""酒泄"者等，宋代以后，统称为泄泻。

泄泻的病因有外感、内伤之分，外感之中湿邪最为重要，脾恶湿，外来湿邪，最易困阻脾土，致脾失健运，升降失调，水谷不化，清浊不分，混杂而下，形成泄泻，其他诸多外邪只有与湿邪相兼，方能致泻。内伤当中脾虚最为关键，泄泻的病位在脾胃肠，大小肠的分清别浊和传导变化功能可以用脾胃的运化和升清降浊功能来概括，脾胃为泄泻之本，脾主运化水湿，脾胃当中又以脾为主，脾病脾虚，健运失职，清气不升，清浊不分，自可成泻。本病的基本病机是脾虚湿盛致使脾失健运，大小肠传化失常，升降失调，清浊不分。脾虚湿盛是导致发病的关键因素。急性暴泻以湿盛为主，属实证。慢性久泻以脾虚为主，属虚证。脾虚泄泻证采用健脾益气、和胃渗湿法，治以参苓白术散加减；肾虚泄泻证采用温补脾肾、固涩止泻法，治以四神丸加减；肝郁泄泻证采用抑肝扶脾、调中止泻法，治以痛泻要方加减。

痢疾多由外感湿热、疫毒之邪，内伤饮食，损及脾胃与肠而致。病位在肠，与脾胃关系密切，可涉及肾。可有虚、实、寒、热之不同，且演变多端。治疗应结合辨证，热痢清之，寒痢温之，寒热错杂者，清温并举。

二、西医概述

（一）发病机制

腹泻的发病机制主要有 4 种：①渗透性腹泻（osmotic diarrhea）；②分泌性腹泻（secretory diarrhea）；③渗出性腹泻（exudative diarrhea）；④动力异常性腹泻（motility diarrhea）。但临床中，不少腹泻往往并非由单一机制引起，而是在多种机制共同作用下发生的。

（二）病因分类

慢性腹泻的病因比较复杂，大致可归类如下。

1. **胃部疾病**　胃癌、萎缩性胃炎等因胃酸缺乏可以引起腹泻，胃大部分切除 - 胃空肠吻合术、胃 - 肠瘘管形成后因为内容物进入空肠过快均可引起腹泻。

2. **肠道疾病**

（1）感染性腹泻：虽然肠道感染呈急性腹泻，但仍有部分感染出现慢性腹泻，如慢性细菌性痢疾、肠结核、慢性阿米巴肠炎、慢性血吸虫病。

（2）非感染性腹泻：肠易激综合征、肠道菌群失调、溃疡性结肠炎、克罗恩病、缺血性结肠炎、憩室炎、嗜酸性粒细胞性胃肠炎、回盲部切除术后、放射性肠炎、盲襻综合征、原发性小肠吸收不良、惠普尔病（Whipple disease）。

（3）肠道肿瘤：结肠癌、肠淋巴瘤、肠神经内分泌肿瘤、结肠息肉。

3. **肝胆胰疾病**　慢性肝炎、肝硬化、肝癌、慢性胆囊炎、肝内外胆管结石、胆管癌、慢性胰腺炎、胰腺癌、胺前体摄取及脱羧细胞肿瘤（APUD 瘤）。

4. **全身疾病**　甲状腺功能亢进、糖尿病、慢性肾上腺皮质功能减退、甲状旁腺功能减退、腺垂体功能减退、尿毒症、动脉粥样硬化、系统性红斑狼疮、结节性多动脉炎、混合型结缔组织病、烟酸缺乏病、食物及药物过敏。

治疗：腹泻是症状，根本治疗是病因治疗。

三、诊治要点

（一）诊断要点

1. **临床表现**　可从起病及病程、腹泻次数及粪便性质、腹泻与腹痛的关系、伴随症状和体征、缓解与加重的因素等方面收集临床资料。

2. **实验室检查**

（1）粪便检查：对腹泻的诊断非常重要，一些腹泻经粪便检查就能做出初步诊断。常用检查有大便隐血试验，涂片查白细胞、红细胞、脂肪滴、寄生虫及虫卵，大便细菌培养等。

（2）血液检查：血常规检查及血电解质、血气分析以及血浆叶酸、维生素 B_{12} 浓度和肝肾功能等检测有助于慢性腹泻的诊断与鉴别诊断。

（3）小肠吸收功能试验：粪脂测定、右旋木糖吸收试验、维生素 B_{12} 吸收试验和胆盐吸收试验等有助于了解小肠的吸收功能。

（4）血浆胃肠多肽和介质测定：对于各种胃肠胰神经内分泌肿瘤引起的分泌性腹泻有重要诊断价值，多采用放射免疫法检测。

3. **辅助检查**

（1）超声检查：可了解有无肝胆胰疾病。

（2）X 线检查：包括腹部平片、钡餐、钡灌肠、CT 以及选择性血管造影，有助于观察胃肠道黏膜的形态、胃肠道肿瘤、胃肠动力等。螺旋 CT 仿真内镜可提高肠道病变的检出率和准确性。

（3）内镜检查：消化道内镜检查对于消化道的肿瘤、炎症等病变具有重要诊断价值。

（二）诊断思路

1. 慢性腹泻的诊断以病史、体格检查、粪便检查（包括病原体检查）和一般血液生化检查为基础，必要时可进行肠道、腹部影像学检查（包括 X 线钡剂造影、内镜、超声、CT 和 MRI 等检查），如仍不明确者则视不同情况进行一些特殊检查。当高度怀疑一些有特效疗法的疾病如肠结核、阿米巴肠病等而各种检查无法确诊时，可进行诊断性试验治疗。

2. 确定腹泻类型 临床上，慢性腹泻的 3 种粪便性状即水样泻（watery diarrhea）、炎症性腹泻（inflammatory diarrhea）和脂肪泻（steatorrhea）相对容易区分，按上述 3 种粪便性状进行慢性腹泻病因分类可为诊断提供思路。

3. 影像学检查 X 线检查：X 线钡餐和 / 或钡剂灌肠造影可观察全胃肠道的功能状态和初步判定有无器质性病变。对 CD、UC、肠结核、肠道肿瘤以及某些引起吸收不良综合征的小肠疾病的初步诊断有较大帮助。

内镜检查：①结肠镜检查：当怀疑或需排除结肠疾病时可做此检查，通过直接观察结肠黏膜结合活检以助诊断。检查时宜尽量进入末段回肠，这对炎症性肠病和肠结核的诊断颇有价值。②小肠镜检查：当怀疑或需排除小肠疾病时可做此检查。双气囊小肠镜等新一代小肠镜的应用，不仅能窥视全部小肠，还能进行小肠黏膜活检。③胶囊内镜检查：无线胶囊内镜为小肠检查提供了非侵入性方法，可窥视全部小肠，不能重复观察和重点观察以及不能活检是其不足。④内镜逆行胰胆管造影（endoscopic retrograde cholangiopancreatography，ERCP）：对胰腺和胆道疾病的诊断很有帮助，但目前诊断性 ERCP 已在很大程度上被非侵入性的磁共振胰胆管成像（magnetic resonance cholangiopancreatography，MRCP）所替代。

B 超、内镜超声、CT 和 MRI 检查：可了解肝、胆、胰等内脏病变。高性能 CT 或 MRI 还可进行消化道造影和腹腔血管造影。

（三）鉴别诊断

1. 以下临床资料有助于初步区别腹泻源于小肠或结肠（表 4-4）。

表 4-4 小肠性腹泻与结肠性腹泻的鉴别要点

		小肠性腹泻	结肠性腹泻
腹痛		脐周	下腹部或左下腹
粪便		量常多，烂或稀薄，可含脂肪，黏液少，臭	量少，肉眼可见脓、血，有黏液
大便次数		2~10 次 /d	次数可以更多
里急后重		无	可有
体重减轻		常见	少见

2. 慢性腹泻应与大便失禁区别，后者为不自主排便，一般由支配肛门直肠的神经肌肉性疾病或盆底疾病所致。

(四)中西医结合治疗要点

1. 治疗原则　慢性腹泻应针对病因治疗,尚需根据其病理生理特点给予对症和支持治疗,以改善患者症状及生活质量。病因治疗:依据患者的病史、症状、体征及辅助检查结果,明确病因,采取对因治疗方案。在患者病因不能明确,或患者症状较重,需要及时进行对症、支持治疗,缓解患者症状。疾病处于急性期或活跃期时,积极控制病情发展,缓解症状;在缓解期应针对病因采用中西医结合的治疗方法,维持缓解,减少复发。在明确病因的情况下,根据该疾病的中西医诊疗方案进行中西医结合治疗。治疗上可以考虑多种给药方式,如口服,灌肠等。充分发挥中医药在缓解期维持缓解状态的积极作用。

2. 西医治疗

(1)病因治疗:感染性腹泻需根据病原体进行治疗。乳糖不耐受症和麦胶性乳糜泻需分别剔除食物中的乳糖或麦胶类成分。高渗性腹泻应停食高渗的食物或药物。胆盐重吸收障碍引起的结肠腹泻可用考来烯胺吸附胆汁酸而止泻。治疗胆汁酸缺乏所致的脂肪泻,可用中链脂肪代替日常食用的长链脂肪,前者不需经结合胆盐水解和微胶粒形成等过程而直接经门静脉系统吸收。

慢性胰腺炎可补充胰酶等消化酶,过敏或药物相关性腹泻应避免接触过敏原和停用有关药物,炎症性肠病可选用氨基水杨酸制剂、糖皮质激素及免疫抑制剂。消化道肿瘤科手术切除或化疗,生长抑素及其类似物可用于类癌综合征及胃肠胰神经内分泌肿瘤。

(2)对症治疗:①纠正腹泻所引起的失水、电解质紊乱和酸碱平衡失调。②对严重营养不良者,应给予营养支持。谷氨酰胺是体内氨基酸池中含量最多的氨基酸,它虽为非必需氨基酸,但它是生长迅速的肠黏膜细胞所特需的氨基酸,与肠黏膜免疫功能、蛋白质合成有关。因此,对弥漫性肠黏膜受损者,谷胺酰胺是黏膜修复的重要营养物质。③严重的非感染性腹泻可用止泻药,具体药物和用法列于表4-5。

表4-5　常用止泻药

主要作用机制	药物	剂量
收敛、吸附保护黏膜	双八面体蒙脱石	3g/次,3次/d
	碱式碳酸铋	0.2~0.9g/次,3次/d
	药用炭	1.5~4g/次,2~3次/d
	鞣酸蛋白	1~2g/次,3次/d
减少肠蠕动	复方樟脑酊	2~5ml/次,3次/d
	地芬诺酯	2~5mg/次,3次/d
	洛哌丁胺	4mg/次,3次/d
抑制肠道过度分泌	消旋卡多曲	100mg/次,3次/d

四、中西医结合治疗研究

(一)思路与方法

1. 积极寻找慢性腹泻的病因　在临床中对于慢性腹泻,要积极寻找病因。可结合病史、症状、体征及辅助检查手段。对可疑肠结核、炎症性肠病者，亦可先选择特异性治疗药物给予试验治疗，通过追踪观察，逐渐明确诊断。肠易激综合征、功能性腹泻等功能性胃肠疾病多数可依据患者临床症状给予初步诊断，进行相应治疗。此外，在腹泻病因诊断之前，应首先确定患者是真性腹泻还是假性腹泻。真性腹泻应包括排便次数增加、粪便性状及成分的改变；假性腹泻多见于结肠远段肿物或直肠癌瘤体引起肠腔狭窄，使粪便积存于肿瘤近端而不能顺利排出，肠液刺激直肠产生频繁便意，表现为排便次数较多，但每次排便量少、缺乏粪质，应及早进行肛门指诊或其他相关检查。在腹泻的诊断过程中，应对所采集到的临床资料，通过正确、合理的临床逻辑思维进行综合分析，与相关疾病进行鉴别。

2. 治疗宜中西医结合，药物治疗与生活调摄结合　对于慢性腹泻，可按照相应的西医诊疗方案予以治疗，并同时结合中医诊疗方案，加速症状缓解，缩短病程，延长缓解期。慢性腹泻患者多存在不良的生活习惯，在药物治疗的同时，应同时调整生活习惯。饮食避免过于寒凉，以防伤脾肾阳气。饮食应有节制，忌食肥甘厚味，忌生冷瓜果。注意保暖，慎起居，护腰腹，避免受寒。养成良好卫生习惯，不食不洁食物。

（二）临证经验

1. 治疗要点

（1）健脾：慢性腹泻与脾的运化功能、升降机制息息相关。脾阳不振为脾阳虚弱，失于温运，运化失司，发为泄泻。脾气虚者，治应益气健脾；而脾阳不振者，治当温振脾阳。依据张介宾"用补之法，贵于先轻后重"之说，用药时，应先用较轻的剂量，待脾气有所恢复后，再逐渐加量。

（2）利湿："无湿不成泻"。湿邪有寒、热之分。分别治以芳香化湿、温中散寒，清热、利湿。久泻不止者，亦不宜分利太过，以免劫夺阴液。总之，化湿法的作用十分重要，湿去则邪去，邪去则清浊得分，泻可自止。

（3）收涩：慢性腹泻持续日久，人体正气受损，体液亏虚，运用收涩类药物，往往能收到涩肠止泻之效，使人体的阴液和正气得以保存。但是，收敛固涩类药物乃是为正虚无邪者而设，如若使用不当，则会"闭门留寇"，转生他变。

2. 名家治疗慢性腹泻经验　田德禄教授认为泄泻的主要病机是脾虚湿盛，脾胃运化功能失调，肠道分清泌浊、传导功能失司。辨证水湿壅盛、肝气乘脾、脾胃虚弱、寒热错杂、脾肾阳虚，分别使用利湿、抑肝扶脾、健脾祛湿、温清涩补、温脾止泻等法。

单兆伟教授认为慢性腹泻的发病，以脾虚湿盛为本，而以所夹湿热为标，且病久不已，每及肝肾，从而出现肝木乘脾或脾虚及肾的病理变化。因此，在治法上应以健脾清化为主，而佐以疏肝理气或温肾固涩等法。

余绍源教授认为脾胃虚弱、水湿不运是慢性腹泻的病因病机核心，其治疗方法有健脾止泻、运脾化湿、调和肝脾、温肾固脾、健脾养阴和涩肠止泻。其治法特点为久泻治虚，重在调脾；健脾益气，补气升阳为先；分利水湿，健脾渗湿为要；久泻止泻，宜通宜消，掌握时机，适时收涩。

五、中西医结合诊疗前沿与研究展望

可以中医药防治泄泻复发为切入点，展开临床研究，为中医药治疗本病提供临床依据。中医治疗对于缓解症状及维持缓解期有较好效果。因此，在慢性腹泻的临床治疗中，应采取中西医结合治疗的方式,减少患者症状反复。

西医学认为,双歧杆菌等厌氧菌群数量减少,兼性厌氧菌群或需氧菌群数量上升,破坏了生物学屏障,使病原菌能够得到定植和侵袭,引发病变。

除对因治疗外,可用考来烯胺治疗功能性腹泻,考来烯胺可结合胆汁酸,改善胆汁酸吸收不良。某些精神类药物具有轻度引起便秘的作用,提示可能对功能性腹泻有效。

目前,肠易激综合征的病因病机尚未完全阐明,病机研究较多,包括了精神心理因素、内脏敏感性、肠道动力学异常等。近年来心理和行为干预(包括认知行为治疗、催眠术、生物反馈术)方面的研究成为热点。另外随着对脑-肠轴作用的深入认识,将会有更多集中在参与脑-肠轴功能的神经递质调节的治疗。

六、经典著作赏析

《黄帝内经》中有濡泄、飧泄、洞泄、鹜溏、后泄、遗矢等。《素问·金匮真言论》说:"长夏善病洞泄寒中。"

《素问·阴阳应象大论》曰:"春伤于风,夏生飧泄";"清气在下,则生飧泄";"湿胜则濡泄"。《素问·至真要大论》说:"暴注下迫,皆属于热";"澄澈清冷,皆属于寒"。《素问·太阴阳明论》曰:"食饮不节,起居不时者,阴受之……阴受之则入五脏……下为飧泄。"《素问·举痛论》指出:"寒邪客于小肠,小肠不得成聚,故后泄腹痛矣。"《灵枢·百病始生》指出:"多寒则肠鸣飧泄,食不化";"多热则溏出糜,留而不去"。《素问·生气通天论》说:"是以春伤于风,邪气留连,乃为洞泄。"《素问·脉要精微论》指出:"风成为寒热……久风为飧泄。"《素问·风论》云:"久风入中,则为肠风飧泄。"以上说明了风、湿、热、寒皆能引起泄泻,且还与饮食、起居有关。

《金匮要略·呕吐哕下利病脉证治》中将本病分为虚寒、实热积滞和湿阻气滞三型,并且提出了具体的证治。如"下利清谷,里寒外热,汗出而厥者,通脉四逆汤主之",指出了虚寒下利的症状,以及治疗当遵温阳和固涩二法。又说:"下利三部脉皆平,按之心下坚者,急下之,宜大承气汤","下利谵语,有燥屎也,小承气汤主之",提出对实热积滞所致的下利,采取攻下通便法,即所谓"通因通用"法。篇中还对湿邪内盛,阻滞气机,不得宣畅,水气并下而致"下利气者",提出"当利其小便",以分利肠中湿邪,即所谓"急开支河"之法。《景岳全书·泄泻》说:"凡泄泻之病,多由水谷不分,故以利水为上策。"并分别列出了利水方剂。

痢疾病名首见于宋代严用和《济生方·痢疾论治》:"今之所谓痢疾者,古之所谓滞下者也。"金元时代认识到痢疾可以相互传染、普遍流行而称"时疫痢"。朱震亨《丹溪心法》曰:"时疫作痢,一方一家之内,上下传染相似。"

七、病案分析

田德禄教授治疗慢性腹泻1例。

患者,女,46岁,主因"间断腹痛腹泻2年,加重1周"于2011年3月29日来诊。患者2年来常因进食油腻生冷出现中下腹部胀痛,痛则欲泻,泻后痛减,无伴发热、脓血便,平素怕冷畏风,易精神紧张,性情急躁。时口苦,口中异味。体格检查:腹部平软,脐周轻压痛,墨菲征阴性。肝脾肋下未触及。肠鸣正常无亢进,4次/min。舌质黯红,苔薄黄腻,脉细左沉。辅助检查:结肠镜未示异常。大便常规正常。

西医诊断：肠易激综合征。

中医诊断：泄泻　肝脾不和，上热下寒。

治法：调肝健脾，清上温下。

处方：姜半夏 10g、黄连 6g、黄芩 10g、太子参 15g、炮姜 10g、焦三仙各 10g、柴胡 10g、猪苓 15g、茯苓 15g、炒白术 12g、炒枳壳 10g、白芍 12g、郁金 20g、蒲公英 20g、炒薏苡仁 30g。7 剂，水煎服，日 2 次。

二诊，偶有腹痛发作，大便渐转成形，口苦，口中异味亦缓解。舌质黯红，苔薄黄，脉细左沉。上方改炒白术 20g，加防风 10g。7 剂，水煎服，日 2 次。

三诊，连日来无腹痛发作，大便成形，晨起偶有口苦，无口中异味，仍有怕冷畏风。上方加仙灵脾 15g。7 剂，水煎服，日 2 次。

随访诸症平稳。

按语：田德禄教授认为，泄泻发病主要与肝、脾、胃、肾有关，并与湿、瘀等有关。病因主要与以下因素有关：①肝失疏泄：肝脾失和，脾气不升则腹胀、腹泻。②脾胃气虚：脾气虚弱，运化失司，清气不升，则气滞、湿阻、痰结、食积等相因为患而发病。③肾阳不足：脾失温煦，运化失司，湿从内生。肾为胃之关，若肾阳不足，关闭不利，则引起大便稀溏。④湿阻中焦：脾虚日久，或外邪侵入，损伤脾胃，亦可致运化失常，水谷不化精微，湿浊内生，混杂而下，发生泄泻。湿邪日久化热，湿热中阻而见腹胀、腹痛、大便异常等症状。

在治疗上，田德禄教授注重调理肝脾，本病多发上热下寒之证，以半夏泻心汤方意治疗常获良效。在健脾温中（小建中汤、党参、炮姜）的同时，加用温肾之味如补骨脂、仙茅、仙灵脾每获佳效。对于久病者，注重四逆散、痛泻要方调肝健脾。

主要参考文献

[1] 葛均波, 徐永健. 内科学 [M]. 8 版. 北京：人民卫生出版社, 2013.

[2] 田德禄. 中医内科学 [M]. 2 版. 北京：中国中医药出版社, 2013.

[3] 危北海. 中西医结合消化病学 [M]. 北京：人民卫生出版社, 2003.

[4] 刘文忠. 慢性腹泻的诊断和处理 [J]. 胃肠病学, 2010, 15(5): 257-260.

[5] 中华中医药学会脾胃病分会. 肠易激综合征中医诊疗共识意见 [J]. 中华中医药杂志, 2010, 25(7): 1062-1065.

[6] 沈耀东. 慢性腹泻的中西医结合治疗分析 [J]. 中国中医药现代远程教育, 2012, 10(9): 42-43.

[7] 罗国晖. 慢性腹泻的中医治疗体会 [J]. 中医中药, 2011, 18(19): 102-103.

[8] 宗晔, 赵海英, 梁晓梅, 等. 急慢性腹泻患者肠道菌群的改变 [J]. 临床内科杂志, 2006, 23(2): 89-90.

[9] 冯文亮, 田亦非, 田德禄. 田德禄教授治泻经验 [J]. 武警医学, 2014, 25(9): 955-957.

[10] 骆姝, 沈洪, 陆为民, 等. 单兆伟治疗慢性腹泻的临证经验拾零 [J]. 北京中医, 2007, 26(9): 566-568.

[11] 刘敏, 林穗芳. 余绍源教授治疗慢性腹泻的临床经验 [J]. 广州中医药大学学报, 2009, 26(3): 308-310.

[12] 魏玮, 唐艳萍. 消化系统西医难治病种中西医结合诊疗方略 [M]. 北京：人民卫生出版社, 2012.

（李志红）

第十节 肝 硬 化

肝硬化(hepatic cirrhosis,HC)是由不同病因导致的肝脏慢性、进行性、弥漫性病变,是各种慢性肝病发展的晚期阶段。病理上以肝脏弥漫性纤维化、再生结节和假小叶形成为特征。临床上起病隐匿,病程发展缓慢,晚期以肝功能减退和门静脉高压为主要表现,常出现多种并发症。发病高峰年龄在35~50岁,男性多见,出现并发症时死亡率高。

肝硬化属于中医学"胁痛""积聚""癥积""臌胀"等范畴。

一、中医概述

臌胀病名最早见于《黄帝内经》。有关本病的病因病机,《素问·阴阳应象大论》认为是"浊气在上"。《诸病源候论》认为本病发病与感受"水毒"有关,将"水毒气结于内,令腹渐大,动摇有声"者,称为"水蛊",并提出臌胀的病机是"经络否涩,水气停聚,在于腹内"。《丹溪心法》指出:"七情内伤,六淫外侵,饮食不节,房劳致虚……清浊相混,隧道壅塞,郁而为热,热留为湿,湿热相生,遂成胀满。"明代李中梓《医宗必读》说:"在病名有鼓胀与蛊胀之殊。鼓胀者,中空无物,腹皮绷急,多属于气也。蛊胀者,中实有物,腹形充大,非虫即血也。"张介宾将臌胀又称为"单腹胀",他认为臌胀的形成与情志、劳欲、饮食等有关,指出"少年纵酒无节,多成水鼓",并提出"治胀当辨虚实"。本病的病因为酒食不节、情志失调、虫毒感染或黄疸日久,病变脏器主要在于肝脾,久则及肾。在上述多种病因的作用下肝、脾、肾受损,气滞、血瘀、水停腹中。肝主疏泄,司藏血,肝病则疏泄不行,气滞血瘀,进而横逆乘脾,脾主运化,脾病则运化失健,水湿内聚,进而土壅木郁,以致肝脾俱病。病延日久,累及于肾,肾关开阖不利,水湿不化,则胀满愈甚。病理因素不外乎气滞、血瘀、水湿,水液停蓄不去,腹部日益胀大成臌。病理性质总属本虚标实。初起,肝脾先伤,肝失疏泄,脾失健运,两者互为相因乃致气滞湿阻,清浊相混,此时以实为主;进而湿浊内蕴中焦,阻滞气机,既可郁而化热,而致水热蕴结,亦可因湿从寒化,出现水湿困脾之候;久则气血凝滞,隧道壅塞,瘀结水留更甚。肝脾日虚,病延及肾,肾火虚衰,不但无力温助脾阳,蒸化水湿,且开阖失司,气化不利,而致阳虚水盛;若阳伤及阴,或湿热内盛,湿聚热郁,热耗阴津,则肝肾之阴亏虚,肾阴既损,阳无以化,则水津失布,阳虚水停,故后期以虚为主。本病的中医辨证分型为:肝气郁结证,治用柴胡疏肝散加减以疏肝理气;水湿内阻证,治用实脾饮加减以运脾化湿,理气行水;湿热蕴结证治用中满分消丸合茵陈蒿汤加减以清热利湿,攻下逐水;瘀血阻络证,治用膈下逐瘀汤加减以活血行气,化瘀软坚;脾肾阳虚证,治用附子理中丸合五苓散,或济生肾气丸合五苓散加减以温补脾肾。

二、西医概述

引起肝硬化的原因有很多,在我国以病毒性肝炎所致的肝硬化最为常见。其次为血吸虫病肝纤维化,酒精性肝硬化亦逐年增加。此外还有毒物和药物性肝硬化,代谢性肝硬化,肝静脉回流受阻性肝硬化,胆汁性肝硬化,营养不良性肝硬化,先天梅毒性肝硬化以及隐源性肝硬化。

本病的发病机制不论何种病因、哪种途径，都涉及肝细胞炎性坏死，结节性肝细胞再生和肝纤维化 3 个相互联系的病理过程。本病乏力为早期症状，其程度可自轻度疲倦至严重乏力。体重下降，少数患者有不规则低热。消化道以食欲缺乏为常见症状，可有恶心、偶伴呕吐。腹胀亦常见，腹水量大时，腹胀成为患者最难忍受的症状。腹泻往往表现为稍进油腻肉食即易发生腹泻。部分患者有腹痛，多为肝区隐痛。可有牙龈、鼻腔出血、皮肤紫癜，女性月经过多等，主要与肝脏合成凝血因子减少及脾功能亢进所致血小板减少有关。男性可有性功能减退、男性乳房发育，女性可发生闭经、不孕。如果患者食管 - 胃底静脉曲张破裂而致上消化道出血时，表现为呕血及黑粪；脾功能亢进可致血细胞三系减少，因贫血而出现皮肤黏膜苍白等。

患者常表现为黝黑而无光泽的肝病面容。晚期患者消瘦、肌肉萎缩。皮肤可见蜘蛛痣、肝掌，男性乳房发育。腹壁静脉显露至曲张，严重者脐周静脉突起并可听见静脉杂音。肝功能减退可出现黄疸。失代偿期可见腹水，部分患者可伴肝性胸腔积液，以右侧多见。肝脏早期肿大可触及，后期缩小。半数患者可触及肿大的脾脏。

常见的并发症有：①食管 - 胃底静脉曲张破裂出血；②感染；③肝性脑病；④电解质和酸碱平衡紊乱；⑤原发性肝细胞癌；⑥肝肾综合征。

三、诊治要点

（一）诊断要点

1. 组织形态学诊断　组织病理形态学检查是肝纤维化和肝硬化确诊的金指标。病理学特征是肝纤维化和再生结节，假小叶形成。其次是汇管区缺失和血管排列异常等。

2. 影像学检查　包括 B 超、CT、MRI、核素扫描等。

3. 血管测压和血管造影。

4. 胃镜检查　可发现胃底静脉曲张、门脉高压性胃病、肝病性溃疡等。

5. 实验室检查和肝脏功能的评价

（1）实验室检查

1）血常规：初期多正常，以后可有轻重不等的贫血。有感染时白细胞升高，脾功能亢进时白细胞、红细胞和血小板计数减少。

2）尿常规：一般正常，有黄疸时可出现胆红素，并有尿胆原增加。

3）粪常规：消化道出血时出现肉眼可见的黑便，门脉高压性胃病引起的慢性出血，粪隐血试验阳性。

4）肝功能：代偿期大多正常或仅有轻度的酶学异常，失代偿期发生普遍的异常，且其异常程度往往与肝脏的储备功能减退程度相关。

5）其他：①反映肝纤维化的血清学指标；②失代偿期可见总胆固醇特别是胆固醇酯下降；③定量肝功能试验：包括吲哚菁绿（ICG）清除试验、利多卡因代谢产物单乙基甘氨酸二甲苯胺（MEGX）生成试验，可定量评价肝储备功能，主要用于对手术风险的评估。

6）血清免疫学检查：①乙、丙、丁病毒性肝炎血清标记物；②甲胎蛋白（alpha fetoprotein，AFP）；③血清自身抗体测定，自身免疫性肝炎引起的肝硬化可检出相应的自身抗体。

（2）肝功能评价的表格（Child 分级）：Child-Pugh 改良分级法，是目前国内外广泛使用的评估肝脏储备功能的方案,对判断预后、指导治疗、预测对手术的耐受及评估疗效均有十分重要的价值。

(二)诊断思路(图4-7)

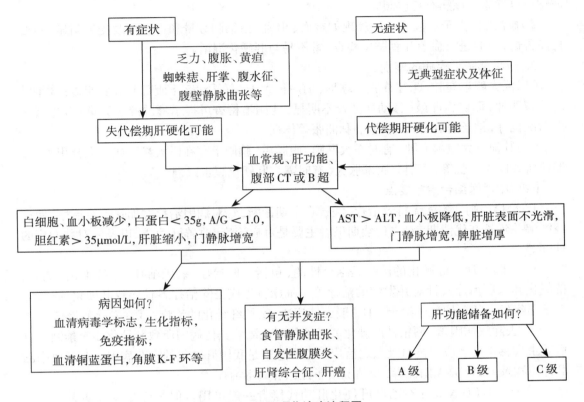

图4-7 肝硬化诊疗流程图

注:A:白蛋白(albumin);G:球蛋白(globulin);AST:天冬氨酸转氨酶(aspartate aminotransferase);ALT:丙氨酸转氨酶(alanine aminotransferase);K-F环:凯-弗环(Kayser-Fleischer ring)。

(三)鉴别诊断

1. 与伴有肝脾肿大疾病鉴别 肝硬化初期常有肝脏肿大,中等硬度,左叶往往更明显,晚期可缩小,坚硬,表面有结节,少有压痛。有时需要与某些伴有肝大的疾病鉴别。

(1)与感染性肝大鉴别:常见鉴别的疾病包括病毒性肝炎、阿米巴肝脓肿、肝包虫病、血吸虫病、肝结核等。

(2)与非感染性肝大鉴别

1)药物性肝病:①服用某种可疑药物后出现肝功能损害;②初发症状有发热、皮疹、皮肤瘙痒伴黄疸等;③末梢血嗜伊红细胞增加,常在6%以上;④药物敏感试验阳性(皮试、淋巴细胞培养等);⑤偶尔再投药时肝损害复发或加重。

2)自身免疫性肝炎。

3)脂肪肝。

4)肝脏结节病:结节病是一种原因不明的周身性疾病,可以累及多个脏器形成肉芽肿病变,如肺门淋巴结;也可累及肝脏,形成肝内肉芽肿,引起肝脏肿大,该病多见于 30~40 岁女性,早期可无症状和体征。可出现低热、乏力、盗汗、食欲缺乏、腹痛和结节性红斑等。可有 ALT、AST、碱性磷酸酶(alkaline phosphatase, AKP)等升高,血 A/G 倒置。肝脏穿刺活检病理可以确诊。该病有自愈倾向。

5)血液病:由于血液系统的表现如贫血、出血、白细胞数量和形态学改变等明显,只要提高警惕,及时进行血象和骨髓象检查,常不易与肝硬化混淆。

2. 与腹部胀大疾病的鉴别

(1)巨大卵巢囊肿:①往往腹呈球形,前后径大于左右径;②下腹部胀大更明显;③平卧时前腹叩浊,而侧腹叩鼓,移动性浊音不明显;④阴道检查可提示囊肿源于卵巢;⑤患者一般情况良好,缺乏肝脾肿大、腹壁静脉曲张等体征。

(2)其他巨大腹部囊肿:有时在大网膜、腹膜后、胰腺上存在巨大囊肿或巨大肾积水,尿潴留所致巨大膀胱等,可引起腹部胀大,有时需与肝硬化腹水区别。

(四)中西医结合治疗要点

1. 治疗原则 本病无特效治疗,关键在早期诊断,针对病因治疗并加强一般治疗,使病情缓解并延长其代偿期;对失代偿期患者主要是对症治疗、改善肝功能,以及针对并发症的处理等。

2. 西医治疗 肝硬化的治疗是综合性的,包括一般治疗、病因治疗、抗纤维化、抗炎、抗氧化和保肝治疗及针对并发症的治疗等。临床首先应去除治疗各种导致肝硬化的病因。对于已经发生的肝硬化则给予:①一般支持疗法;②抗纤维化的治疗;③并发症的治疗。

(1)去除致病因素:酒精性肝硬化者必须绝对戒酒。其他病因所致肝硬化亦应禁酒。有血吸虫病感染史者应予抗血吸虫之治疗。乙肝感染是我国肝硬化的主要病因。对于血中乙肝标志物及 HBV-DNA 阳性者,视情况给予抗乙肝病毒治疗。

1)干扰素(IFN-α):对乙肝肝硬化肝功代偿者一般可用。但对已知有肝功失代偿的 HBV-DNA 阳性乙肝患者则不宜用,用 IFN 所致免疫介导的肝细胞溶解,加重病情,甚至诱发失代偿,且药物副反应严重。

2)拉米夫定(lamivudine):既可用于代偿的、也可用于失代偿肝硬化患者,拉米夫定能有效抑制病毒复制,且临床应用较为安全,然而也存在停药后的复发,及酪氨酸 - 蛋氨酸 - 天冬氨酸 - 天冬氨酸(YMDD)变异后可能出现的病情恶化的风险。新的抗病毒药阿德福韦耐药基因屏障较拉米夫定高,常用于拉米夫定耐药者的治疗。但由于阿德福韦抑制病毒效率较低,且有肾毒性的报道,2009 年欧洲肝病学会(European Association for the Study of the Liver, EASL)指南已不推荐阿德福韦作为肝硬化患者的一线治疗药物。另一种新药恩替卡韦由于上市时间较短,长期效果、安全性及耐受性仍需进一步临床研究。

(2)一般支持疗法:肝硬化患者往往全身营养状况差,支持疗法目的在于恢复全身情况,供给肝脏足够的营养以利于肝细胞的修复、再生。

1)休息:代偿期的肝硬化应注意劳逸结合,以不感疲劳为度。失代偿期应停止工作,乃至基本卧床休息。

2)饮食:原则上应是高热量、足够的蛋白质、限制钠摄入、充足的维生素。

3)限制钠的摄入:肝硬化患者宜进少盐饮食,尤其有腹水者更应限制钠的摄入。

(3)抗纤维化治疗:抗纤维化西药临床前研究已经比较深入,但肝纤维化形成过程靶点非常多,单一靶点药物很难奏效,因此尚无一种能够经过大规模临床研究验证并进入临床治疗中的有效西药。近年来,中医药抗肝纤维化及肝硬化的研究颇多,都取得较好效果。中药复方多成分、作用于多个靶点,可以通过多途径、多环节、多层次发挥治疗的作用,临床报道强肝软坚汤,丹芪和肝冲剂(复方 861),扶正化瘀方(319 方),复方鳖甲软肝片,疏肝理脾片等对肝纤维化均有一定的逆转作用。

(4)肝硬化并发症的治疗:(略)。

四、中西医结合治疗研究

思路与方法

1. 辨证与辨病相结合　肝硬化的中西医结合治疗,需要中西医 2 种医学取长补短,相互渗透。一般说来,临床多采用西医辨病 + 对应联系相关中医病 + 中医辨证的治疗模式:首先辨病,在各种检查、检验的基础上明确疾病诊断及病因,掌握疾病本质和全局,在此基础上进行中、西医临床思维整合;然后辨证施治。肝硬化演变过程具有阶段性特征,抓住各阶段病证发展的主要矛盾或矛盾的主要方面,分析中、西医方法在不同阶段治疗上的实际效果以及中西医药配合的疗效优势,灵活运用中、西医方法,如肝功能代偿阶段,侧重中药益气活血调治 + 西医一般治疗;肝功能失代偿阶段,中西医积极配合,中医辨证论治 + 西医抗腹水治疗;晚期顽固腹水,腹腔穿刺放液 + 白蛋白输注 + 中药健脾益气,滋养肝肾;严重并发症(出血 / 肝性脑病),以西医方法为主抢救 + 中药急救方应用;险候缓解后,中西医方法继续调治。

2. 中药与西药配伍提高临床疗效　肝硬化的不同发展阶段采用中西医结合治疗均能在一定程度上延缓病情进展,减轻患者症状,提高患者生存质量,尤其在早期肝纤维化阶段,中西医结合治疗具有显著提高临床疗效的作用。对于慢性病毒性肝炎所致的肝纤维化,抗病毒治疗是抗肝纤维化的基础,而中医药具有作用于多个环节、多个层次和多个靶点的特性,而成为肝纤维化治疗的新希望。其作用机制归纳起来主要有:①抑制肝内 ECM 主要生成细胞造血干细胞(haemopoietic stem cell, HSC)的活化与增殖,促进活化的 HSC 凋亡;②抑制转化生长因子 -β1(transforming growth factor-β1, TGF-β1)和血小板衍生生长因子(platelet derived growth factor, PDGF)等细胞因子的生成;③抑制肝库普弗细胞(Kupffer cell)旁分泌和 HSC 自分泌激活 HSC 的途径;④降解过多沉积的以胶原为主的 ECM;⑤抗炎保肝作用;⑥减轻或逆转肝窦毛细血管化作用;⑦抑制血管新生;⑧抑制或调控与 ECM 生成或 HSC 活化增殖的信号通路;⑨抑制活化的 HSC 收缩降低门静脉压力等。中医学认为肝纤维化的发病条件为正气亏虚,肝纤维化的病理因素主要为血瘀,可兼湿热、气滞等。主要治疗方法有:①活血化瘀法。常用丹参、桃仁、当归、川芎等,可以抑制结缔组织的异常增生,促进增生的结缔组织吸收和分解。②扶正补虚法。黄芪、甘草、冬虫夏草、女贞子、白芍等,可保护肝细胞、调控机体免疫功能,同时可在不同水平上影响结缔组织的代谢。③清热(解毒)利湿法。常用茵陈蒿汤,黄芩、垂盆草、汉防己、苦参、叶下珠等,具有抗炎、保护肝细胞和退黄阻断肝坏死的作用。此外尚有一些以肝纤维化、肝硬化为主要适应证的中成药也广泛应用于临床。但是,中西医结合抗肝纤维化的优势仍需通过设计严谨、多中心、大样本的临床研究以提供循证医学证据支持,而深入研究中医药抗肝纤维化作用机制也是今后的重要任务之一。

五、中西医结合诊疗前沿与研究展望

(一)诊断新进展

在肝硬化诊断方面,组合各项血清指标建立的肝纤维化诊断模型近年来成为研究热点。在国内外所提出的一系列肝纤维化无创诊断指标中,较具代表性为 Fibro Test(FT)、Forns 指数、APRI 指数和 Hepascore 等。同时超声、CT、MRI 等可用于诊断肝硬化及其并发症,但不能判定早期肝纤维化。FibroScan、声辐射力脉冲成像(acoustic radiation force impulse,ARF)、磁共振弹性成像(magnetic resonance elastography,MRE)等新技术大大提高了无创诊断技术在诊断肝纤维化中的应用价值。

(二)治疗新进展

对于肝硬化患者治疗主要集中在干细胞移植治疗、免疫细胞参与治疗等领域。临床上应提倡早期预防干预,防止疾病进展,避免或推迟临床失代偿性并发症的出现。尤其对于很多肝硬化患者来说,在 21 世纪面临的新挑战在于尽可能避免进行肝移植。未来仍需要大量的临床随机对照试验来探索和验证新的诊疗方案,以为日益增多的肝硬化患者带来福音。

六、经典著作赏析

(一)《素问·腹中论》

"黄帝问曰:有病心腹满,旦食则不能暮食,此为何病?岐伯对曰:名为鼓胀……治之以鸡矢醴,一剂知,二剂已。帝曰:其时有复发者,何也?岐伯曰:此饮食不节,故时有病也。虽然其病且已,时故当病气聚于腹也。"

(二)《灵枢·水胀》

"鼓胀何如?岐伯曰:腹胀,身皆大,大与肤胀等也,色苍黄,腹筋起,此其候也。"

(三)《金匮要略·水气病脉证并治》

"石水,其脉自沉,外证腹满不喘";"肝水者,其腹大,不能自转侧,胁下腹痛,时时津液微生,小便续通";"脾水者,其腹大,四肢苦重,津液不生,但苦少气,小便难";"肾水者,其腹大,脐肿腰痛,不能溺,阴下湿如牛鼻上汗,其足逆冷,面反瘦。"

(四)《诸病源候论·水肿病诸候》

"此由水毒气结聚于内,令腹渐大,动摇有声,常欲饮水,皮肤粗黑,如似肿状,名水蛊也。"

(五)《格致余论·鼓胀论》

"今令七情内伤,六淫外侵,房劳致虚,脾土之阴受伤,转输之官失职,胃虽受谷不能运化,故阳自升阴自降,而成天地不交之否。于斯时也清浊相混,隧道壅塞,气化浊血瘀郁而为热。热留而久,气化成湿,湿热相生,遂成胀满。经曰鼓胀是也。""此病之起,或三五年,或十余年,根深矣,势笃矣,欲求速效,自求祸耳。""医不察病起于虚,急于作效,炫能希赏。病者苦于胀急,喜行利药,以求一时快。不知宽得一日半日,其肿愈甚,病邪甚矣,真气伤矣……制肝补脾,殊为切当。"

(六)《丹溪心法·鼓胀》

"朝宽暮急,血虚;暮宽朝急,气虚;终日急,气血皆虚。"

（七）《景岳全书·肿胀》

"少年纵酒无节,多成水鼓。盖酒为水谷之液,血亦水谷之液,酒入中焦,必求同类,故直走血分……故饮酒者身面皆赤,此入血之征,亦散血之征,扰乱一番,而血气能无耗损者,未之有也。第年当少壮,则旋耗旋生,固无所觉,及乎血气渐衰,则所生不偿所耗,而且积伤并至,病斯见矣……其有积渐日久,而成水鼓者,则尤多也。"

（八）《医门法律·胀病论》

"凡有癥瘕、积块、痞块,即是胀病之根,日积月累,腹大如箕,腹大如瓮,是名单腹胀。"

七、医案

病史:

患者刘某,男,48 岁,主因"右上腹胀痛 2 周,加重伴黑便 2 天"入院。患者 2 周前出现腹部不适,腹胀,右上腹明显,并呈进行性加重,伴乏力、纳差,间断腹泻,每日 3~4 次,偶有恶心及牙龈出血,未予重视,2 天前饮酒后出现腹痛加重,次日解黑便,呈柏油样稀便,遂就诊。既往乙肝病史 15 年,曾皮下注射干扰素治疗 1 个月,后因无明显自觉症状自行中断治疗。有饮酒史 10 年,每周饮酒 3 次以上,每次饮高度白酒 6~7 两。

查体:

意识清,精神欠佳,发育良好,营养中等。巩膜轻度黄染,肝掌（＋）,颈部可见数个蜘蛛痣,心肺（－）,腹膨隆,无腹壁静脉曲张,肝肋下未及,脾肋 3cm,移动性浊音可疑,肠鸣音正常。舌淡红,苔白腻,脉细缓。

诊疗经过:

根据患者症状、体征及既往史、个人史考虑乙肝后肝硬化失代偿期。

检验结果

1. 血常规示白细胞:3.2×10^9/L,红细胞:3.55×10^{12}/L,血红蛋白:85g/L,血小板:23×10^9/L。

2. 肝功能示 ALT 82U/L、AST 64U/L、总蛋白 58g/L、白蛋白 32g/L、A/G:1.2、总胆红素（total bilirubin,TBiL）46.2μmol/L、γ- 谷氨酰转肽酶（γ-glutamyl transpeptidase,γ-GT）150U/L。

3. 乙肝五项示乙型肝炎表面抗原（hepatitis B surface antigen,HbsAg）（＋）、乙型肝炎 e 抗体（hepatitis B e antibody,HbeAb）（＋）、乙型肝炎核心抗体（hepatitis B core antibody,HbcAb）（＋）。

4. HBV-DNA1.41×10^5。

5. 大便潜血阳性。

6. 凝血酶原时间（prothrombin time,PT）16.1 秒。

7. 甲胎蛋白 10ng/ml。

检查结果

1. 胃镜示食管中下段静脉中度曲张。

2. 腹部 B 超示肝脏形态尚可,表面欠光滑,肝内回声增粗,可见多个似呈小结节影,门静脉内径 1.3cm,脾脏厚度 5.3cm,少量腹水。

3. 腹部 CT 检查示肝脏形态规则,肝脏实质密度不均匀,脾大,门静脉增宽,腹水。

西医诊断

1. 慢性乙型病毒肝炎。

2. 乙肝后肝硬化失代偿期。

3. 门脉高压症,脾大,脾功能亢进。

4. 上消化道出血。

中医诊断:胁痛　脾虚肝郁,血瘀水停。

西医诊断依据

1. 中年男性。

2. 有慢性乙型肝炎病史,未正规治疗,有长期饮酒史。

3. 右上腹胀痛 2 周,加重伴黑便 2 天。

4. 血常规提示三系细胞减少,肝功提示转氨酶异常,总胆红素升高,乙肝定性 1、4、5 阳性,乙肝病毒 DNA1.41×10^5,凝血酶原时间延长,大便潜血阳性。

5. 胃镜提示食管中下段静脉中度曲张,腹部 B 超及 CT 提示:肝脏实质密度不均匀,脾大,门静脉增宽,腹水。

治疗

1. 保肝降酶。甘草酸二胺 150mg,以 10% 葡萄糖注射液 250ml 稀释后缓慢静脉滴注,1 日 1 次。

2. 保护胃黏膜、止血。氨甲苯酸 0.4g、维生素 K$_1$ 20mg、酚磺乙胺 0.5g 加入 5% 葡萄糖注射液 500ml 中静脉滴注,1 日 1 次;奥美拉唑钠注射液 40mg,10ml 专用溶剂溶解静脉推注,推注时间不少于 20 分钟,每日 2 次。

3. 抗病毒。恩替卡韦 0.5mg,口服,1/d。

4. 提高胶体渗透压利尿。注射用人血白蛋白 50ml,静脉滴注,隔日 1 次,呋塞米注射液 40mg 静脉推注,1/d,白蛋白输注后。

5. 中药辨证论治。中药治以疏肝健脾,益气活血利水。药用:太子参 20g,白术 20g,陈皮 10g,砂仁 10g,茯苓 30g,枳壳 10g,广木香 10g,大腹皮 30g,水蛭 6g,全蝎 10g,薏苡仁 30g,牡丹皮 30g,茵陈 30g,制香附 15g,炙甘草 6g。7 剂,水煎服,日 2 次。

6. 饮食及生活起居宣教。建议该患者戒酒,调畅情志,注意饮食调理,总的原则是食用富含维生素,高蛋白,低脂肪,低淀粉的软食,预防再次出现消化道出血。忌吃生冷油腻和辛辣刺激及坚硬的食物。

治疗 7 天后,患者腹胀、乏力明显减轻,食欲好转,蜘蛛痣颜色变浅,巩膜黄染减轻,大便每日 2~3 次,色黄,成形。未再出现鼻衄、齿衄。复查结果:①血常规:白细胞:4.1×10^9/L,血红蛋白:92g/L,血小板:35×10^9/L;②肝功能:ALT 18U/L、AST 16U/L,总蛋白 64g/L、白蛋白 38g/L、TBiL22.1μmol/L、γ-GT 80U/L;③大便潜血:阴性;④ PT:11.6 秒;⑤腹部 B 超:肝脏形态尚可,表面欠光滑,肝内回声增粗,可见多个似呈小结节影,门静脉内径 1.2cm,脾脏厚度 5.0cm,无腹水。遂出院。

出院后门诊随诊,继续中药辨证治疗,随访 1 年,病情平稳。

主要参考文献

[1] 李小红, 叶军. 中医及中西医结合治疗肝硬化研究进展 [J]. 实用中医内科杂志, 2011, 25(12): 49-51.

[2] 王宪波, 孙乐. 肝纤维化的中西医结合诊治 [J]. 临床肝胆病杂志, 2015, 31(1): 38-41.

[3] 刘平. 肝纤维化肝硬化的中西医结合诊疗发展问题[J]. 中国中西医结合杂志, 2015, 35(3): 268-271.

[4] 王珊丹. 中西医结合治疗肝硬化腹水的临床探析[J]. 中国卫生标准管理, 2015, 6(7): 262-263.

[5] MARCELLIN P, GANE E, BUTI M, et al. Regression of cirrhosis during treatment with tenofovir disoproxil fumarate for chronic hepatitis B: a 5-year open-label follow-up study[J]. Lancet, 2013, 381(9865): 468-475.

[6] 葛均波, 徐永健. 内科学[M]. 8版. 北京: 人民卫生出版社, 2013.

第十一节 原发性肝癌

原发性肝癌(primary liver cancer, PLC; 简称肝癌)是原发于肝脏上皮恶性肿瘤中的一类, 主要包括肝细胞癌、胆管细胞癌和混合型肝癌3种细胞类型。

中医并无肝癌的病名, 根据其临床表现与医书中的描述, 大概属"肝积""癖黄""肥气""痞气""积气""癥瘕""积聚""臌胀""胁痛""黄疸"等范畴。

一、中医概述

肝癌的病因病机总的来说是本虚标实, 以脾虚为本, 气滞、血瘀、湿热、痰湿、热毒为标。肝癌发病之初多为肝郁脾虚, 气血瘀滞, 日久则气郁化火, 湿热内生而致火毒内蕴, 血瘀气壅, 闭阻不通。晚期由于邪毒耗气伤血, 正气大伤, 多见肝肾阴虚, 生风动血之证。其病因病机概括起来有脾虚、肝郁、血瘀、湿热、热毒、肝肾阴虚6个方面, 而肝郁脾虚, 瘀血阻滞、气机不利为其主要病机, 其中瘀血阻滞贯穿于疾病始终。

二、西医概述

原发性肝癌的确切病因及发病机制至今尚不完全清楚。主要与以下两方面因素相关, 一方面由于肝炎病毒、化学致癌物等引起肝细胞损伤; 另一方面由于基因突变导致癌基因或癌相关基因激活、抑癌基因失活。我国肝癌患者中约90%有HBV感染背景。肝区不适, 食欲减退, 消瘦是本病最具特征性的临床症状。诊断包括临床诊断和病理学诊断, 在所有实体瘤中, 唯有肝癌可采用临床诊断标准。早期患者以手术切除及辅助性化、放疗为主, 中晚期患者的治疗主要包括分子靶向药物、介入治疗、免疫及对症支持治疗。

三、诊治要点

(一)诊断要点

肝癌的诊断应结合患者的肝病背景、临床症状、AFP等实验室检测和影像学检查, 全面分析, 综合判断。

1. 临床诊断 2001年中国抗癌协会修订的原发性肝癌的临床诊断标准如下。

(1) AFP ≥ 400μg/L, 能排除妊娠、生殖系胚胎源性肿瘤、活动性肝病及转移性肝癌, 并能触及肿大、坚硬及有大结节状肿块的肝脏或影像学检查有肝癌特征的占位性病变者。

(2) AFP < 400μg/L, 能排除妊娠、生殖系胚胎源性肿瘤、活动性肝病及转移性肝癌, 并有2种影像学检查有肝癌特征的占位性病变或有2种肝癌标志物(DCP、GGT Ⅱ、AFU及CA19-9等)阳性及1种影像学检查有肝癌特征的占位性病变者。

（3）有肝癌的临床表现并有肯定的肝外转移病灶（包括肉眼可见的血性腹水或在其中发现癌细胞）并能排除转移性肝癌者。

2. 病理诊断　原发性肝癌按组织和细胞学类型可分为肝细胞癌、胆管细胞癌和混合型三类。

3. 临床分期　TNM 分期系统是目前应用最广泛的恶性肿瘤分期系统。但 BCLC 分期（表 4-6）比较全面地考虑了肿瘤、肝功能（表 4-7）和全身情况与治疗原则联系，目前已在全球范围被广泛采用，本书以此分期为标准。

表 4-6　肝癌 BCLC 分期

期别	PS 评分	肿瘤状态		肝功能状态
		肿瘤数目	肿瘤大小	
0 期：极早期	0	单个	< 2cm	没有门脉高压
A 期：早期	0	单个	任何	Child-Pugh A~B
		3 个以内	< 3cm	Child-Pugh A~B
B 期：中期	0	3 个以上	任何	Child-Pugh A~B
C 期：进展期	1~2	门脉侵犯或 N_1、M_1	任何	Child-Pugh A~B
D 期：终末期	3~4	任何	任何	Child-Pugh C

注：①0~B 期需符合 PS 评分、肿瘤状态及肝功能状态的所有标准；②C 期至少需符合 PS 评分或肿瘤状态中 1 项；③D 期至少需符合 PS 评分或肝功能状态中的 1 项。

表 4-7　肝功能 Child-Pugh 评分

项目	评分		
	1	2	3
肝性脑病	无	1~2 期	3~4 期
腹腔积液	无	少量	中等量及以上
血清白蛋白（g/L）	> 35	28~35	< 28
凝血酶原时间延长（秒）	1~3	4~6	> 6
胆红素（μmol/L）	< 34	34~51	> 51

注：①按积分法，5~6 分为 A 级，7~9 分 B 级，10~15 分 C 级；②对于原发性胆汁性肝硬化者，胆红素 1~3 分的评分标准分别为 < 68μmol/L、68~171μmol/L、> 171μmol/L。

（二）诊疗思路（流程图）（图 4-8）

（三）鉴别诊断

1. AFP 阳性肝癌的鉴别诊断

（1）慢性肝病：如肝炎、肝硬化。

（2）妊娠。

（3）生殖系胚胎源性肿瘤。

（4）消化系统肿瘤：某些胃肠及胰腺的腺癌也可引起血清 AFP 升高，称为肝样腺癌。

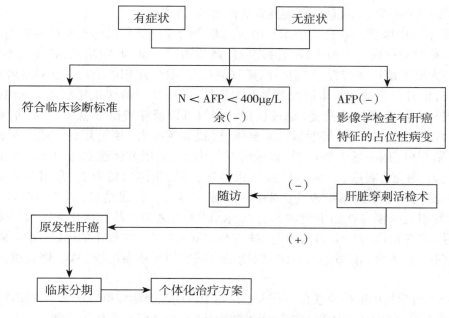

图 4-8 原发性肝癌诊疗思路

2. AFP 阴性肝癌的鉴别诊断

（1）转移性肝癌。

（2）肝囊肿。

（3）肝海绵状血管瘤。

（四）中西医结合治疗要点

1. 治疗原则　一般来说，以 BCLC 分期为标准的治疗原则是：0 期、A 期患者可选择肝切除、肝移植，近期数据表明，对于那些有指征进行手术切除的早期肝癌患者而言，射频消融（radiofrequency ablation，RFA）具有与手术切除相似的局部控制率；B 期患者可选择经导管肝动脉化疗栓塞（TACE）或手术；C 期患者可选择索拉菲尼治疗；D 期患者选择中药配合沙利度胺或他莫昔芬治疗、最佳支持治疗等。

2. 西医治疗

（1）手术治疗：包括肝切除术和肝移植术。

（2）肝动脉插管化疗栓塞术：简称 TACE。

（3）消融治疗：分为化学消融治疗和物理消融治疗。

（4）放疗：随着放射靶区的定位越来越精确，X 刀和 γ 刀的常用，其适应证有增多趋势。

（5）化疗：对于合并肝外转移或门静脉主干癌栓，或虽为局部病灶但不适合手术和局部治疗的患者，可尝试化疗。

（6）分子靶向治疗：常用药物有：索拉菲尼（sorafenib）、贝伐单抗（bevacizumab，Avastin）。

四、中西医结合治疗研究

（一）思路与方法

中医治疗肝癌，以整体观念为指导下与手术、介入、放疗、化疗等西医疗法相结合可取长补短,发挥抗癌消瘤以及防治肝癌并发症作用,减毒增敏。

1. 手术与中医药的联合　手术与中医药联合治疗是贯彻局部与整体并重的原则,中医药可以参与全过程。术前中医药治疗应以调整阴阳气血、脏腑功能、扶正培本为原则,使患者最大限度地恢复或接近"阴平阳秘"的状态。最常运用的治疗方法补气养血法、健脾益气法、滋补肝肾法等。术后尤其是非根治性术后,要坚持扶正祛邪并重的原则,通过健脾益气补血使患者体质恢复,通过扶正祛邪解毒以清除残留的癌细胞、控制肿瘤扩散与转移,配合药膳、导引行气锻炼以改善体质,提高免疫力,控制复发。对于手术后出现自汗、动则汗出、四肢乏力等症者,以健脾益气为主,常用黄芪建中汤加减。对于术后出现神疲乏力、便秘、腹胀、口渴、低热者,以益气养阴、生津润肠为主,常用沙参麦冬汤加味或二参滋阴汤。术后感染表现出发热、口渴、口苦、大便秘结者,以清热解毒、和营养血为主,常用五味消毒饮加生地黄、丹皮、赤芍、大黄之类或芩夏清化汤。术后体质基本恢复以后,应在辨病与辨证的基础上,扶正与祛邪相结合,在扶正的同时,最大限度地应用消散结肿、去痰核、治恶疮的方法,以期最大限度消灭残余的癌细胞,恢复机体的抗病能力。

2. 介入治疗与中医药的联合　介入治疗与中医药联合治疗可以从 2 个方面进行:一是将具有抗癌作用的中药液体制剂直接注入到病灶,发挥祛邪抗癌作用。常用于肝动脉栓塞的中药主要有:白及粉、莪术油、鸦胆子油及中药微球(华蟾素精微球、莪术油微球、羟喜树碱微球)等,常用于肝动脉灌注的中药有:丹参、华蟾素、β-榄香烯、乌骨藤碱(消癌平)、鸦胆子油乳及复方斑蝥等。二是在化学药物介入治疗时,通过中医辨证论治,减轻化学药物的毒副作用,并对化学药物起增敏增效作用。如介入治疗出现胃肠道反应可用参灵胶囊或夏芩止呕汤。

3. 射频消融与中医药的联合　肝癌射频消融治疗后患者会出现发热等不适反应,中医学认为属热邪,治疗上可用清肝之法。茵陈蒿汤加香砂六君子汤,两方合用共起健脾理气清肝之功效。

4. 放疗与中医药联合　在放疗前通过补气养血、健脾益气、滋补肝肾来改善体质状态,提高患者对放疗的耐受力。在放射治疗过程中使用益气养阴生津、理气活血中药,如用二参滋阴汤,可以保护器官组织,减轻放疗毒副作用,并能通过改善微循环,促进侧支循环,增加组织血流量,抑制血小板聚集,调节结缔组织代谢等起到增敏效应。放疗结束后,通过清热养阴、益气生津使毒副反应尽快消除,患者迅速恢复体质;通过扶正祛邪、活血化痰、软坚散结以清除残留癌细胞,控制复发。

5. 化疗与中医药的联合　在化疗前通过补气养血、健脾益气、滋补肝肾来改善体质状态,提高患者对化疗的耐受力。在化疗治疗过程中使用健脾理气、补肝肾中药可以保护器官组织功能,减轻化疗对器官组织的损害;使用理气活血中药,可以通过改善微循环,促进侧支循环,增加组织血流量,有利于化学药物到达病灶,起到增敏增效作用。化疗结束后,通过温阳益气、健脾、补肝肾,可以尽快恢复体质,提高免疫能力;通过扶正祛邪、活血化痰、软坚散结以清除残留癌细胞,控制复发。

(二)临证经验

1. 注重疏肝健脾,不忘养阴清热,解毒散结　肝为刚脏,体阴而用阳,且癌肿本身易耗伤阴精,加之化放疗毒盛,炼精损液,故遣方用药时可选用北沙参、大麦冬、枸杞子、川石斛等养阴药。《金匮要略·脏腑经络先后病脉证》云："见肝之病，知肝传脾，当先实脾。"治疗肝癌常可加入茯苓、薏苡仁、白术等健脾渗湿药物，及鸡内金、麦芽等健脾助运、资生化源之品，不但合"四季脾旺不受邪"之意，且能防养阴药滋腻碍胃之弊。《杂病源流犀烛》云："治积聚者，计惟有补益攻伐，相间而进，方为正治。"在疏肝健脾扶正的同时，加用解毒散结类的蛇莓、猫爪草、白花蛇舌草等。癌肿为热毒日久凝结而成，故三叶青、金银花、炒黄芩等清热解毒药物常临证配伍。但须谨记"大积大聚，其可犯也，衰其大半而止，过者死"的原则。

2. 辅以辨病，疗效叠加 我国肝癌患者大多是在病毒性肝炎感染后肝硬化基础上发生的，以乙肝、丙肝为甚，故可选用青蒿、蚤休、大青叶等抗病毒药；肝硬化患者则酌加鳖甲、穿山甲、牡蛎、三棱、莪术软坚散结及活血化瘀之类，常获疗效。若伴肝功能异常，转氨酶升高的患者，辅加五味子、垂盆草、矮地茶等护肝降酶之品；晚期兼见黄疸、腹水者十之八九，黄疸责之肝胆疏泄失职，胆汁泛溢，可用茵陈、虎杖、栀子等利湿退黄之品；车前子具保钾利尿之功，龙葵入肝经，功擅利水消肿，故腹水患者常用之；疾病过程中，患者常感肝经循行之处及两胁肋下胀痛，源于气滞，加金铃子散以疏肝行气止痛；若疼痛加重，以针刺样为主，则酌加蜈蚣、全蝎等虫类药以活血通络止痛；因癌肿暗耗阴液，阴虚致内热，故患者低热时作，临证加青蒿、银柴胡、鳖甲等清虚热药物；疾病进展至晚期，往往出现消化道出血、肝性脑病、肝破裂出血等并发症。合并消化道出血者，仙鹤草、白及、血余炭可加减应用；安宫牛黄丸内含牛黄、麝香等开窍醒神之辈，可用于肝性脑病初期，预防其进展，临床有一定疗效。

五、中西医结合诊疗前沿与研究展望

（一）肝癌病证规范与组合规律的研究

在临床上，构成肝癌病证（简称 Z）诊断的核心为病位、病性（简称 Xn），而病位、病性的归纳提取来源于临床信息，主要有 4 个方面：一是对该证诊断具有特殊意义的最常见症状以及特异性症状，在诊断上具有特定意义，为主症（简称 A）；二是一般伴随症状，在该证中出现频率较高，在诊断上具有完善性和辅助性意义，可帮助确立病位或病性，为次症（简称 B）；三是舌脉表现（简称 C）；四是现代检测指标（简称 D）。上述 4 项可依据下列五脏系统辨证体系的组合规律进行辨证：① A+B+C+D → Xn → Z；② A+B+D → Xn → Z；③ A+C+D → Xn → Z；④ B+C+D → Xn → Z；⑤ A+D → Xn → Z；⑥ B+D → Xn → Z；⑦ C+D → Xn → Z；⑧ A1+A2+……+An+D → Xn → Z（An 代表多个并存的主症）。本病的 D 指标，是指病理组织学和 / 或细胞学诊断为肝癌依据，或临床上诊断肝癌敏感性和特异性较高的实验室生化指标及影像学检查，是肝癌确诊的主要依据，也是肝癌病证诊断的必要临床信息。D 的引入，将中医传统认识与西医学疾病联系起来，是辨病与辨证相结合的关键，提高了中医诊断的客观性。

（二）中药结合介入手段治疗肝癌的研究进展

目前，具有抗肿瘤作用的中药及其有效成分与介入疗法相结合应用于动物实验及临床研究。随着治疗肝癌的中药的有效成分及剂量的更加标准化，作用机制会进一步阐明，中药在肝癌介入治疗领域的作用将进一步被发挥。

六、经典著作赏析

(一)学术源流

积聚之名,首见于《黄帝内经》。《灵枢·五变》曰:"人之善病肠中积聚者……皮肤薄而不泽,肉不坚而淖泽。如此则肠胃恶,恶则邪气留止,积聚乃伤。"除此之外,《黄帝内经》所记载的鼓胀、肥气、伏梁、黄疸、胁痛等都是对肝癌相似症状较早的称谓。如《素问·腹中论》谓:"有病心腹满,旦食则不能暮食,此为何病? 岐伯对曰:名为鼓胀。"《灵枢·邪气脏腑病形》曰:"肝脉急甚者为恶言;微急为肥气,在胁下,若覆杯。缓甚为善呕,微缓为水瘕痹也。""微缓为伏梁,在心下,上下行,时唾血。"《难经·五十六难》亦有对肝癌类似症状的相关记载:"肝之积名曰肥气,在左胁下,如覆杯,有头足。久不愈,令人咳逆,疟疾,连岁不已。"《金匮要略》论述基本上承袭《难经》中的观点,并首提"癥瘕"之名。隋代对本病的症状、体征做了更为详细的研究。《诸病源候论》列出"癥瘕"专篇,并对其做了较为具体的描述,指出"渐染生长,块段盘牢不移动者,是症也。言其形状,可征验也";"瘕者,假也,谓虚假可动也"。"癖黄"称谓亦是此书提出,曰:"故胁下满痛而身发黄,名为癖黄。"唐宋时期均有类似肝癌的症状、体征的相关记载。如《备急千金要方·肝脏脉论》中有"肝之积名曰肥气,在左胁下,如覆杯,有头足,如龟鳖状。久久不愈,发咳逆,疟疾,连岁月不已,以季夏戊己日得之"的说法。《圣济总录·积聚门》云:"积气在人腹中,久不瘥,则牢固,推之不移者,癥也……按之其状如杯盘牢结。久不已,令人体瘦而腹大,至死不消。"

(二)病因病机

肿瘤的发生与正气亏虚密切相关。金元时期张完素《活法机要》说:"壮人无积,虚人则有之。脾胃怯弱,气血两衰,四时有感,皆能成积。"明代李中梓《医宗必读·积聚》曰:"积之成也,正气不足,而后邪气踞之,如小人在朝,由君子之衰也。"均指出肿瘤是因正虚感邪而发病。

《灵枢·百病始生》云:"卒然外中于寒,若内伤于忧怒,则气上逆,气上逆则六输不通,温气不行,凝血蕴里而不散,津液涩渗,著而不去,而积皆成矣。"《景岳全书·肿胀》曰:"凡七情劳倦、饮食房闱,一有过伤,皆能戕贼脏气,以致脾土受亏,转输失职,正气不行,清浊相混,乃成此证。"《证治汇补·腹胁门·积聚》记载:"积之始生,因起居不时,忧恚过度,饮食失节,脾胃亏损,邪正相搏,结于腹中,或因内伤外感气郁误补而致。"指出积聚的成因包括起居环境失宜、情志不舒、饮食不节、四时邪气等。

七、病案分析

李佩文案例

路某,男,45 岁,肝癌。初诊日期:2010 年 10 月 20 日。

主诉:肝癌术后近 5 年。

病史:2005 年底在上海行肝癌姑息手术(术前情况不详)。术后病理为肝细胞肝癌。肝右叶 14cm×11cm 肿物,肝门淋巴结大,互相融合,腹腔淋巴结转移,左锁骨上淋巴结大,AFP > 1 000ng/ml。术后全身化疗 3 周期,2006 年 3 月结束,再行腹腔淋巴结放疗,曾有上消化道出血。2006 年 6 月,出现放射性肠炎,肠梗阻。2006 年 11 月因肠梗阻二次手术。后服中药为主治疗。2010 年 8 月复查见肝硬化,有多发小结节性质待定。既往乙肝合并"小三阳"15 年。

症状:一般情况可,面色黯,偶腹胀,食纳尚可。

舌脉:舌质淡紫,苔白,脉滑。

中医诊断:肝积 脾虚血癖。

治则:健脾益气,化癖解毒。

处方:生黄芪 15g,党参 15g,白术 10g,生薏苡仁 20g,五味子 10g,金钱草 10g,赤芍 12g,莪术 10g,鳖甲 15g,当归 15g,八月札 15g,佛手 10g,鸡内金 10g,焦三仙各 10g,女贞子 10g,白花蛇舌草 20g。14 剂,水煎服,1 日 2 次。

二诊日期:2011 年 5 月 13 日。

患者一直按上方加减间断服用中药,肝癌病情比较平稳,未见肝内肿物增长,也未出现远处转移灶。为调方而再次就诊。一般情况尚可,无明显腹胀、腹痛等不适,尿黄,失眠,多梦。舌紫,苔白滑,脉弦。处方:党参 10g,白术 15g,生地 15g,佛手 10g,焦槟榔 10g,绿萼梅 10g,八月札 10g,莪术 10g,赤芍 12g,炙鳖甲 10g,菖蒲 10g,合欢皮 10g,郁金 10g,石见穿 10g,鸡内金 10g,焦三仙各 10g。14 剂,水煎服,1 日 2 次。

按语:李佩文教授认为,肝癌的发生首先责之于肝气郁结,疏泄无权,气机不畅,造成气滞血癖,邪毒结聚成块,而肝木克脾土,导致脾虚。故肝癌病机以肝郁、脾虚、血瘀为主,治疗不忘疏肝健脾,活血化瘀。本例患者肝癌术后近 5 年,并且手术时已出现肝门淋巴结大,互相融合,腹腔淋巴结转移,左锁骨上淋巴结大,病期偏晚。术后经过化疗,再行腹腔淋巴结放疗,病情控制良好,生存期已达 5 年。但近日复查见肝硬化,有小结节未能定性,是肝硬化结节或癌结节? 故求诊于李佩文教授,希望能控制肿瘤,缓解症状。李佩文教授诊其证属脾虚血癖,治宜健脾益气,化瘀解毒:生黄芪、党参、生薏苡仁、白术益气健脾,八月札、佛手行气,莪术、赤芍、当归活血化瘀,金钱草解毒利湿,女贞子补肝肾,五味子敛肝气,并均具有降低转氨酶的功效;鳖甲、白花蛇舌草散结抗癌,鸡内金、焦三仙健胃消食。患者一直间断服用该中药近 7 个月,肝癌病情比较平稳,未见肝内肿物增长,也未出现远处转移灶。为改方而再次就诊。一般情况好,效不更方,仅做一些小改动,因失眠,多梦,加入石菖蒲、合欢皮解郁安神。

主要参考文献

[1] 李朝军. 刘嘉湘教授治疗肝癌经验[J]. 山西中医,2009,25(12),9-10.

[2] 孙佳,叶丽红. 名老中医治疗肝癌经验研究评述[J]. 中医学报,2012,27(6),658-660.

[3] 张丽莉,吕宇克,刘安家. 周维顺治疗肝癌临床经[J]. 浙江中西医结合杂志,2011,21(3),145-146.

[4] 范先基,杨子玉. 王三虎治疗肝癌经验[J]. 中国中医药信息杂志,2009,16(8):86-87.

[5] FORNER A, REIG M E, DE LOPE C R, et al. Current strategy for staging and treatment: the BCLC update and future prospects[J]. Semin Liver Dis, 2010, 30(1): 61-74.

[6] EDGE S B, COMPTON C C. The American Joint Committee on Cancer: the 7th edition of the AJCC cancer staging manual and the future of TNM[J]. Ann Surg Oncol, 2010, 17(6): 1471-1474.

[7] TAN A, AUCEJO F, KIM R. Is there a role for adjuvant treatment after hepatic resection for hepatocellular carcinoma? [J]. Oncology, 2010, 78(3-4): 161-171.

[8] RAMPONE B, SCHIAVONE B, MARTINO A, et a1. Current management strategy of hepatocellular carcinoma [J]. World J Gastroenterol, 2009, 15(26): 3210-3216.

[9] 黄敬东, 李咏梅, 雷正明. 手术前、后经肝动脉化疗(栓塞)在原发性肝癌治疗中的价值 [J]. 循证医学, 2007, 7(4): 235-244.

[10] LLOVET J M, BRUIX J. Molecular targeted therapies in hepatocellular carcinoma[J]. Hepatology, 2008, 48 (4): 1312-1327.

[11] ZHANG X, YANG X R, HUANG X W, et al. Sorafenib in treatment of patients with advanced hepatocellular carcinoma: a systematic review[J]. Hepatobiliary Pancreat Dis Int, 2012, 11(5): 458-466.

[12] CONNOCK M, ROUND J, BAYLISS S, et al. Sorafenib for the treatment of advanced hepatocellular carcinoma[J]. Health Technol Assess, 2010, 50(S1): S298.

[13] ABDEL-RAHMAN O, ELSAYED Z A. Combination trans arterial chemoembolization (TACE) plus sorafenib for the management of unresectable hepatocellular carcinoma: a systematic review of the literature[J]. Dig Dis Sci, 2013, 58(12): 3389-3396.

[14] SHEN A, TANG C, WANG Y, et al. A systematic review of sorafenib in Child-Pugh A patients with unresectable hepatocellular carcinoma[J]. J Clin Gastroenterol, 2013, 47(10): 871-880.

[15] TROJNIAK M P, PALOZZO A C, MAZUREK M, et al. Sorafenib in hepatocellular carcinoma—a post marketing evaluation[J]. Immunopharmacology and Immunotoxicology, 2011, 34(3): 419-422.

[16] NAKANO M, TANAKA M, KUROMATSU R, et al. Efficacy, safety, and survival factors for sorafenib treatment in Japanese patients with advanced hepatocellular carcinoma[J]. Oncology, 2013, 84(2): 108-114.

[17] BRUIX J, RAOUL J L, SHERMAN M, et al. Efficacy and safety of sorafenib in patients with advanced hepatocellular carcinoma: subanalyses of a phase III trial[J]. Journal of Hepatology, 2012, 57(4): 821-829.

[18] 全毅红, 雷学剑. 中西医结合治疗原发性肝癌的思路与方法探讨 [J]. 湖北中医杂志, 2011, 33(2): 34-35.

[19] 王昌俊. 中药介入治疗原发性肝癌现状与展望 [J]. 中国中医药信息杂志, 2002, 9(9): 84-88.

[20] 徐春波, 阮善明, 沈敏鹤, 等. 吴良村治疗原发性肝癌临证经验 [J]. 上海中医药杂志, 2013, 47(8): 23-24.

[21] 刘洋, 李桂英, 赵相轩, 等. 中药结合介入手段治疗肝癌的研究进展 [J]. 临床肝胆病杂志, 2015, 31 (1): 118-120.

[22] 李园, 李佩文教授治疗肝癌的临床经验整理研究 [D] 北京: 中国中医科学院, 2012.

(周晋华)

第十二节 慢性胰腺炎

慢性胰腺炎(chronic pancreatitis, CP)是各种病因引起胰腺组织和功能不可逆改变的慢性炎症性疾病。基本病理特征包括胰腺实质慢性炎症损害和间质纤维化、胰腺实质钙化、胰管扩张及胰管结石等改变。临床主要表现为反复发作的上腹部疼痛和胰腺内、外分泌功能不全。同时可伴有多种急慢性并发症。近年来 CP 发病率有逐年增高的趋势, 但尚缺乏确切的流行病学资料。

慢性胰腺炎属于中医学的"腹痛""胰瘅""腹泻""癥积""脾心痛"等范畴。

一、中医概述

中医并无"胰腺"这一解剖名词的记录,在解剖概念上,中医古籍中多记载为"脾"。《脾胃论》中记载:"脾长约一尺,掩太仓。"古籍中有类似胰腺炎疼痛的特征的记载,《灵枢·厥病》曰:"痛如以锥针刺其心,心痛甚者,脾心痛也。"《素问·六元正纪大论》曰:"民病胃脘当心而痛,上支两胁,膈咽不通,食饮不下。"慢性胰腺炎的病因与多种因素有关,如情志不畅、饮酒过度、饮食不节等损伤脾胃,阻遏脉络,致运化失常,升降失司。或蛔扰腹痛,蕴结胆汁,气不宣泄。另外胃、肠、胆道手术之后的创伤及粘连等原因,亦可致升清降浊功能失常。本病病位在肝、胆和脾胃,基本病机为湿热、气滞、血瘀阻滞,不通则通,久则脾胃阳虚,脏腑经脉失养,不荣则通。病性为本虚标实,本虚为脾虚,标实为气滞血瘀、湿热内蕴。

二、西医概述

慢性胰腺炎的发病通常需要一个急性胰腺炎的前哨事件来启动炎症过程,此后,多种病因或危险因素维持炎症反应,导致进行性的纤维化。一些遗传变异可不需要急性胰腺炎的启动,并可促进特发性和酒精性慢性胰腺炎的发生。慢性胰腺炎的多数致病因素既可独立致病,又可共同作用,推动其发生和发展。

(一)致病因素(表4-8)

CP致病因素较多,酗酒是主要因素,其他病因包括胆道疾病、高脂血症、高钙血症、自身免疫性疾病、胰腺先天性异常及胰腺外伤或手术、急性胰腺炎导致胰管狭窄等;遗传性胰腺炎中阳离子胰蛋白酶原(PRSS1)基因突变多见,散发性胰腺炎中丝氨酸蛋白酶抑制剂Kazal Ⅰ型基因和囊性纤维化跨膜传导调节因子(cystic fibrosis transmembrane conductance regulator,CFTR)基因为常见突变基因;吸烟可显著增加CP发病的危险性。其他致病因素不明确者称为特发性CP。

表4-8 慢性胰腺炎相关的病因和疾病

代谢	乙醇、高血钙、高血脂
胆系疾病	胆囊结石、胆囊炎、胆管结石、胆管狭窄等
炎症与损伤	急性胰腺炎胰腺创伤
免疫	热带性胰腺炎、系统性红斑狼疮、干燥综合征、原发性胆管炎、原发性胆汁性肝硬化
遗传因素	阳离子胰蛋白酶原基因突变、丝氨酸蛋白酶抑制剂Kazal Ⅰ型基因和囊性纤维化跨膜传导调节因子基因突变

(二)病理

慢性胰腺炎的病变程度轻重不一。炎症可局限于局部胰腺小叶,也可累及整个胰腺。基本病变是胰腺腺泡萎缩,有弥漫性纤维化或钙化;腺管有多发性狭窄和囊状扩张,管内有结石、钙化和蛋白栓。胰管阻塞区可见局灶性水肿、炎症和坏死,也可合并假性囊肿。上述病理过程具有不可逆、进行性加重的特点。后期胰腺变硬,表面苍白呈不规则结节状,体积缩小,胰岛亦可萎缩。

三、诊治要点

(一)诊断要点

慢性胰腺炎的诊断主要依据临床表现和影像学检查,胰腺内外分泌功能检测可以作为诊断的补充。病理学诊断是慢性胰腺炎诊断的确定标准。

1. 临床表现

(1)腹痛:腹痛是 CP 最突出的临床症状,典型表现为发作性上腹部疼痛,常因高脂饮食或饮酒诱发,随着胰腺外分泌功能不断下降,疼痛程度会减轻,甚至消失。

(2)胰腺外分泌功能不全的表现:早期无特殊症状,后期可出现脂肪泻、消瘦及营养不良表现。

(3)胰腺内分泌功能不全的表现:早期可出现糖耐量异常,后期由于慢性胰腺炎引起胰腺 B 细胞破坏,半数患者可发生糖尿病。

2. 体征　腹部压痛与腹痛不相称,多数患者仅有腹部轻压痛。当并发胰腺假性囊肿时,腹部可扪及表面光滑的包块。当胰头肿大、胰管结石及胰腺囊肿压迫胆总管时,可出现黄疸。

3. 并发症　胆道梗阻、十二指肠梗阻、胰腺假性囊肿、胰源性门静脉高压及胰源性胸腹水,极少数可癌变。

4. 诊断标准

(1)影像学检查

1)X 线:胰腺区域可见钙化灶或结石影。

2)B 超和内镜超声(endoscopic ultrasonography,EUS):B 超通常作为 CP 的初筛检查,可显示胰腺形态改变,但敏感度和特异度较差。EUS 除显示形态特征外,还可辅助穿刺活检组织学诊断。

3)CT 和 MRI:两者诊断价值相似,CT 是首选检查方法,可见胰腺实质增大或萎缩、胰腺钙化、结石形成、主胰管扩张及假性囊肿形成等征象。

4)MRCP:可以清晰显示胰管病变的部位、程度和范围。胰泌素增强 MRCP 能间接反映胰腺的外分泌功能,有助于 CP 的早期诊断。

5)ERCP:主要显示胰管形态改变,因为有创性检查,目前多被 MRCP 和 EUS 替代,仅在诊断困难或需要治疗操作时选用。

6)胰管镜:可直接观察胰管内病变,同时能收集胰液、细胞刷片及组织活检等检查,对 CP 早期诊断及胰腺癌鉴别诊断有意义。

(2)胰腺功能检查:分为外分泌功能检查和内分泌功能检查,但敏感度和特异度较低,仅在胰腺功能严重受损时才有阳性结果,临床应用和诊断价值有限。

(3)其他实验室检查:血清淀粉酶、脂肪酶可升高;血清 CA19-9 值可以增高,明显升高应警惕合并胰腺癌可能;IgG4、血钙、血脂、甲状旁腺素的检测有助于 CP 的病因诊断。

(4)胰腺活检:是 CP 诊断的金标准,主要用于与胰腺癌鉴别诊断。

5. 确诊　诊断条件包括:① 1 种及 1 种以上影像学检查显示 CP 特征性形态改变;

②组织病理学检查显示 CP 特征性改变;③患者有典型上腹部疼痛,或其他疾病不能解释的腹痛,伴或不伴体重减轻;④血清或尿胰酶水平异常;⑤胰腺外分泌功能异常。①或②任何1 项典型表现,或者①或②疑似表现加③、④和⑤中任何 2 项可以确诊。①或②任何 1 项疑似表现考虑为可疑患者,需要进一步临床观察和评估。

(二)诊断思路(图 4-9)

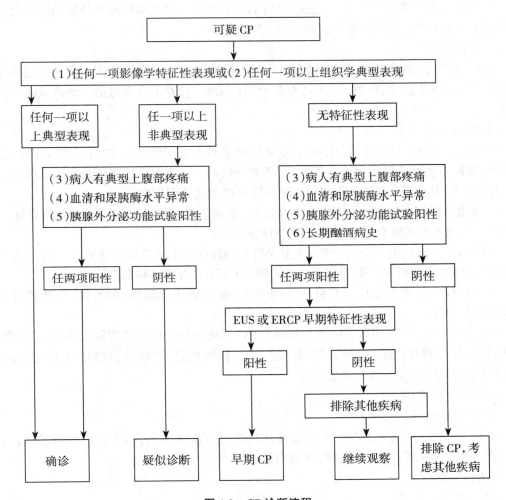

图 4-9 CP 诊断流程

(三)鉴别诊断

本病应与下列疾病相鉴别。

1. 胆石症、胆囊炎 常有急性胆绞痛病史,疼痛部位在胆囊区,可向右肩部放射,墨菲征阳性,黄疸波动较大,可借助 B 超(胆囊无回声区内有单个或多个强回声,常表现为光团或弧形光带,其后方有声影)、CT 检查以确诊。

2. 小肠吸收不足 胰源性腹泻尚需和小肠性吸收不良相鉴别,D-木糖试验前者正常,后者则吸收障碍。借助胰腺外分泌功能试验,亦有助于鉴别。

3. 胰腺癌 胰腺不规则肿大,梗阻性黄疸呈进行性,病情迅速恶化,病程短。慢性胰腺炎与胰腺癌鉴别尤为重要,且有一定难度,需要内镜超声引导下行细针穿刺活组织检查,甚至开腹手术探查。

4. 急性复发性胰腺炎 发作期血清淀粉酶显著增高,胰腺分泌功能试验多正常,腹部平片一般阴性,在缓解期后,不遗留组织学或胰腺功能上的改变,一般预后良好。

(四)中西医结合治疗要点

1. 治疗原则 西医治疗主要是去除病因,对症治疗,纠正胰腺内外分泌功能不全及防治并发症。中医治疗有助于缓解症状,减轻患者痛苦。

2. 西医治疗

(1)一般治疗:戒烟戒酒,调整饮食结构、避免高脂饮食,长期脂肪泻患者应注意补充脂溶性维生素及维生素 B、叶酸,适当补充各种微量元素,营养不良者可给予肠内或肠外营养支持。

(2)对症治疗

1)腹痛:胰酶制剂、抗氧化剂等对缓解疼痛可有一定效果;镇痛药物初始宜选择NSAID,效果不佳可选择弱阿片类药物,仍不能缓解甚至加重时选用强阿片类镇痛药物。内镜治疗或 CT、内镜超声引导下腹腔神经丛阻滞可以短期缓解疼痛。

2)胰腺外分泌功能不全症状:首选高活性、肠溶性胰酶替代治疗并辅助饮食疗法。效果不佳可增加剂量或联合服用 PPI 或 H_2 受体拮抗剂。

3)胰腺内分泌功能不全的治疗:主要是针对糖尿病及其并发症的治疗。一般首选二甲双胍控制血糖,必要时加用促胰岛素分泌药物,疗效不佳者选择胰岛素治疗。

(3)内镜治疗:主要适用于 Oddi 括约肌狭窄、胆总管下段狭窄、胰管狭窄、胰管结石及胰腺假性囊肿等。

(4)外科治疗:慢性胰腺炎的手术指征:①内科或内镜处理不能缓解的疼痛;②胰管结石、胰管狭窄伴胰管梗阻;③并发胆道梗阻、十二指肠梗阻、胰源性门静脉高压、胰源性胸腹水及假性囊肿等;④不能排除恶性病变。

3. 中医辨证论治

(1)脾胃湿热证

症状:上腹胀痛,连及两胁,按之加重,时欲呕恶,脘痞纳呆,口干苦而不欲多饮,大便溏,恶臭不爽,舌质红,苔黄或黄腻,脉弦滑数。

治法:清热化湿。

方药:清中汤加减。

两胁疼痛,大便不通者,可用大柴胡汤清热通腑;热邪偏胜,口苦心烦,身热者,加黄芩、蒲公英清热解毒。

(2)肝郁脾虚证

症状:上腹及两胁胀痛,或时发剧痛,牵及胸背,倦怠乏力,嗳气,饮食减少,腹胀便溏,舌黯淡,苔薄白,脉弦细弱。

治法:疏肝解郁,益气健脾。

方药:柴芍六君子汤加减。

(3)血瘀内停证

症状:上脘腹刺痛,痛处固定,入夜尤甚,面色晦暗,腹部或有癥块,拒按,形体消瘦,纳呆，恶心呕吐，或大便溏薄，舌紫黯或有瘀点，脉弦涩。

治法：活血化瘀，行气止痛。

方药：膈下逐瘀汤加减。

若有癥块，体虚不甚者，可加炮山甲、鳖甲、三棱、莪术；久病面色暗淡，形体消瘦，加当归、黄芪以益气养血行血。

（4）脾胃虚寒证

症状：上腹隐痛，时作时止，喜温喜按，面色萎黄，形寒肢冷，手足不温，气短懒言，食欲不振，恶心呕吐，大便溏薄，舌质淡红，有齿痕，苔白，脉沉细无力。

治法：益气温阳，健脾和胃。

方药：黄芪建中汤加减。

腹痛甚者，可用大建中汤温中散寒；若大便溏薄，加白术、山药、莲子肉健脾止泻；形寒肢冷，中阳虚重者，改用理中汤温补脾阳。

四、中西医结合治疗研究

（一）思路与方法

慢性胰腺炎发病机制尚未完全阐明，近年来由于高脂血症、自身免疫性疾病、甲状旁腺功能亢进等病因导致本病发病率呈上升趋势。目前西医治疗仍采取止痛，胰酶不足、内分泌不足的替代，手术等措施。中医药治疗具有多靶点、多途径、综合性强的特点，在慢性胰腺炎的治疗中起到缓解症状、减少复发、改善纤维化等作用。近年来一些医家采用经方，如大柴胡汤及升阳益胃汤治疗 CP 取得良效，验方发挥了重要的作用。而中西医结合治疗可标本兼治，缩短病程，并且能改善预后，降低并发症和复发的发生率。

（二）临证经验

目前由于中医病名的不统一，中医诊疗缺乏规范性，现代医家对本病的认识不一。

1. 病机认识　张小萍认为本病的病机之本是脾胃虚弱，肝脾不调；其标为湿热、食积、气滞、血瘀、痰浊。牛春风认为本病病机虚实夹杂，病程短者多为肝脾郁热，病程长者多见肝郁脾虚。韩晶教授认为肝脾功能失调导致气机不利是本发生的主要原因。

（1）从肝脾论治的探讨：肖义达等以疏肝健脾活血为基本法，以加减逍遥散化裁治疗 CP 患者，总有效率达 92.11%，明显改善腹痛、腹胀、腹泻等症状，及能改善血尿淀粉酶的转归。

（2）从胆（胰）论治的探讨：王喜媚以清胰汤为基本方治疗慢性胰腺炎，肠胃实热合用大承气汤加减，肝胆湿热合用龙胆泻肝汤加减，食积合用枳滞丸加减，瘀血阻滞合用少腹逐瘀汤加减疗效显著。

（3）从痰、湿、气、瘀、毒论治的探讨：孙敏等根据"通则不痛，痛则不通"，"正气存内，邪不可干"的理论，采用"解毒、排毒、理气活血，消积除痞"的治则，治疗经系统西医治疗无效的 CP 患者，予内服清胰汤、外敷芒硝及仙人掌，1 周后腹痛缓解率达 80%。

盛辉认为本病总以正气不足，复感外邪，并以痰、湿、气、瘀、毒等蕴结而成。方用大黄蛰虫丸合鳖甲汤治疗本病，有效率 95.83%。

2. 分期论治

（1）急性发作期临床表现与急性胰腺炎类似，西医治疗包括补液、对症支持及禁食治疗等。高志伟认为急性发作期可分 3 个证型：①寒凝阻滞证，治以温中导滞，方用大黄附子汤加味;②实热结滞证,治以通里攻下,方用清胰汤合小承气汤加减;③气血结实证,治以行气化瘀,调脾散结,方用膈下逐瘀汤加减。

（2）缓解期疼痛症状缓解,出现大便稀溏,稍进食油腻则大便次数增多。西医治疗主要是对症予胰酶制剂替代治疗并辅以饮食疗法。中医辨证属脾胃虚弱、积滞不化证,治以健脾和胃,消积导滞,方用香砂六君子汤合保和丸加减。

3. 分症论治

（1）以腹痛为主的治疗:郭洁丽认为慢性胰腺炎以腹痛为主,通法应贯穿始终。应用清胰汤加胰酶治疗 CP 患者,胰酶联合清胰汤治疗效果明显优于单用胰酶的治疗,且能明显缓解疼痛。王燕平采用柴胡疏肝散联合保和汤加减治疗本病,能明显缓解腹痛的症状,且与常规口服胰酶片及法莫替丁片相比疗效显著。

（2）以腹泻为主的治疗:仇怡等认为胰腺外分泌不全晚期主要表现是脂肪泻、腹痛、腹胀等。西医学治疗主要为对症及胰酶替代治疗。胰酶替代治疗效果并不理想。而中医药可明显缓解症状,且有中药口服、针灸、耳针、中药外敷等疗法。靳华用参苓白术散加减治疗 CP 腹泻患者,有效率为96.1%,疗效显著。

4. 经验效方　国医大医何任教授认为治疗本病重在调理肝、胆、脾、胃四脏,治宜以通为主,标本同治,归纳了治疗三法:①和里缓急,柔肝止痛。选方芍药甘草汤。②活血化瘀,行气止痛。选方金铃子散。③疏肝利胆,和胃除满。常选用柴胡、莱菔子、茵陈三味药物。

五、中西医结合诊疗前沿与研究展望

目前西医学研究对本病的病因及发病机制研究较少,在诊断及鉴别诊断方面也有不足之处,因慢性胰腺炎大多数患者症状不典型,缺乏特异性,辅助检查亦缺乏特异性,所以易误诊和漏诊。在治疗方面,单纯西药治疗、手术治疗和内镜治疗效果不显著,且不能改善患者预后和降低复发率。而中医药方面,由于没有与西医病名完全相对应的病名,慢性胰腺炎的中医诊断及辨证论治缺乏统一的标准,缺乏规范性。中药作用机制尚不十分明确,尚无客观化和定量化的实验室指标来实现个体诊疗规范化和科学化,因此在治疗方面进展亦缓慢。而临床上中西医结合治疗慢性胰腺炎取得了较好的疗效。因此亟待大量的临床研究从基因、蛋白质和细胞分子、代谢组学层面深入探讨本病的病因病机、药物作用靶点,实现标准化诊疗。

（一）以西医为主导的诊疗前沿

1. 机制研究进展

（1）TGF-β1:在慢性炎症中表达,它主要有修复伤口、促进纤维化和影响外周疼痛的作用,在 CP 中 TGF-β1 可以通过特定的分子靶点,作用于胰腺感觉神经元,影响感觉神经元的兴奋性。这为 CP 疼痛治疗方法提供了新思路。

（2）增殖细胞核抗原（proliferating cell nuclear antigen, PCNA）、Ki-67:PCNA、Ki-67 是与细胞增殖有关的核抗原,在增殖的组织细胞中呈阳性表达,反映组织细胞的增殖活性,是细胞增殖的重要标记物。PCNA、Ki-67 作为增殖指标可以用于评价胰腺疾病、胰岛细胞移植后细胞再生数量及其他疾病的诊断、治疗及判断预后。

（3）促生长激素释放素（ghrelin）:ghrelin 是一种新的内源性生长激素释放肽,参与对人体多种生理功能的调节。国外研究发现 ghrelin 与胰腺外分泌疾病,尤其是胰腺炎和胰腺癌关系密切,但具体调节机制尚不明确。

(4)Hp 感染:有研究发现 Hp 感染不会直接引起慢性胰腺炎的发生,但会诱导胃窦炎症,进一步发展为严重胃溃疡,严重的透壁性炎症可渗入毗邻的胰腺中,使胰腺腺泡发生纤维化,从而导致慢性胰腺炎的发生。

2. 西医治疗的研究进展　目前认为能根治胰腺炎的仍只有外科手术治疗。全胰腺切除 + 自体胰岛移植(total pancreatectomy with islet auto-transplantation, TP-IAT)是治疗难治性 CP 的安全有效的治疗方式。

抗胰腺纤维化、抗氧化及干细胞治疗慢性胰腺炎受到广泛关注。

(二)以中医为主导的研究进展

1. 中医药治疗慢性胰腺炎的机制研究　张晓芹等人通过临床动物实验表明柴胡疏肝散通过抗氧化机制,发挥防治慢性胰腺炎胰腺纤维化的作用。而有研究认为柴胡疏肝散可通过降低血清胆囊收缩素的水平,改善慢性胰腺炎患者胰腺外分泌功能。牟笑野认为慢性胰腺炎最突出的病理改变是纤维化,制订了"胰泰复方"治疗慢性胰腺炎。认为其作用机制是通过抑制 TGF-β1 的产生以及靶向性的阻断其转导通路 Smad2/3 信号,增强 Smad7 信号的表达,调节 ECM 的生成和降解,抑制胰腺纤维化的形成及进展。

2. 中药制剂治疗慢性胰腺炎的研究进展　张洪宇等人认为丹参注射液可抑制大鼠胰腺纤维化组织的形成,对慢性胰腺炎有一定的治疗作用。郭强等人研究黄芪注射液对大鼠慢性胰腺炎的治疗机制,认为黄芪注射液有改善大鼠胰腺纤维化的作用。

3. 针灸治疗慢性胰腺炎的研究进展　针灸治疗本病,主要是通过局部取穴改善局部的微循环、增强胰消化液的分泌功能,从而达到治疗的效果。薛有平认为胰腺穴是诊断、治疗慢性胰腺炎的特效穴位,胰腺穴为主的针灸处方,是治疗慢性胰腺炎的最佳配伍处方。刘子声采用电针治疗 CP 大鼠,表明电针对腹部机械性痛敏感具有镇痛作用。

六、经典著作赏析

腹痛

《黄帝内经》最早提出腹痛的病名。《素问·气交变大论》说:"岁土太过,雨湿流行,肾水受邪,民病腹痛。"《素问·举痛论》曰:"寒气客于胃肠之间,膜原之下,血不得散,小络急引故痛"。

《灵枢·厥病》谓"痛如以锥针刺其心,心痛甚者,脾心痛也",与慢性胰腺炎的症状相似。

《诸病源候论》始将腹痛独立辨证,对其病因、证候有详尽论述。"凡腹急痛,此里之有病。""由脏腑虚,寒冷之气客于肠胃膜原之间,结聚不散,正气与邪气交争,相击故痛。"

泄泻

《黄帝内经》始称为"泄",汉唐以前如《难经》泻与痢混称。慢性胰腺炎腹泻的病位在脾胃与大小肠,病机主要是脾虚湿盛。《素问·阴阳应象大论》谓"湿胜则濡泻"。《景岳全书·泄泻》谓:"泄泻之本,无不由于脾胃。"而久泻多以脾虚、肾虚和瘀阻肠络为主要病机。

主要参考文献

[1] 陆再英,钟南山. 内科学 [M]. 7 版. 北京:人民卫生出版社,2008.

[2] 魏玮, 唐艳萍. 消化系统西医难治病种中西医结合诊疗方略 [M]. 北京: 人民卫生出版社, 2012.

[3] 中华医学会外科学分会胰腺外科学组. 慢性胰腺炎诊治指南 (2014) [J]. 中国实用外科杂志, 2015, 35 (3): 277-282.

[4] 胡珂, 张小萍. 慢性胰腺炎的中医辨治 [J]. 江西中医药, 2000, (4): 20-21.

[5] 牛春风, 潘健宇, 王徐来. 中医辨证治疗慢性胰腺炎临床体会 [J]. 长春中医学院学报, 2003, (4): 21.

[6] 王颖. 中医治疗慢性胰腺炎的临床体验 [J]. 黑龙江中医药, 2011, 40 (2): 27-28.

[7] 肖义达, 谢明峰. 疏肝健脾活血法治疗慢性胰腺炎 38 例 [J]. 中国中医药现代远程教育, 2010, 8 (5): 26-27.

[8] 王喜媚. 慢性胰腺炎的中医辨治 [J]. 时珍国医国药, 2003, 14 (4): 229.

[9] 孙敏, 郭永章, 喻安书, 等. 中西医结合治疗慢性胰腺炎的临床观察 [J]. 中华现代中西医杂志, 2004, 2 (3): 241-242.

[10] 盛辉. 大黄䗪虫丸合鳖甲汤治疗慢性胰腺炎 120 例 [J]. 光明中医, 2010, 25 (6): 1005-1006.

[11] 高志伟. 慢性胰腺炎的中西医结合治疗体会 [J]. 中国继续医学教育, 2015, 7 (10): 262-263.

[12] 郭洁丽. 清胰汤加胰酶治疗慢性胰腺炎疗效观察 [J]. 陕西中医学院学报, 2015, 38 (2): 54-55.

[13] 王燕平. 柴胡疏肝散联合保和汤加减治疗慢性胰腺炎疗效观察 [J]. 中国处方药, 2016, 14 (2): 99-100.

[14] 仇怡, 唐艳萍. 中医药治疗胰腺外分泌不全验案 2 则 [J]. 湖南中医杂志, 2015, 31 (7): 105-106.

[15] 靳华. 参苓白术散治疗慢性胰腺炎腹泻 52 例 [J]. 菏泽医学专科学校学报, 2003, 15 (2): 68-69.

[16] 高尚社. 国医大师何任教授治疗胰腺炎验案赏析 [J]. 中国中医药现代远程教育, 2012, 10 (19): 5-7.

[17] 谢露, 丁震. 胰腺疾病研究新进展 [J]. 临床消化病杂志, 2014, 26 (6): 333-335.

[18] 孙晓慧, 闫爽, 姜福丽, 等. PCNA、Ki67 在胰腺疾病中的研究进展 [J]. 现代生物医学进展, 2012, 12 (13): 2588-2591, 2556.

[19] 唐曦平, 唐国都, 梁志海, 等. ghrelin 与胰腺疾病的相关性研究进展 [J]. 国际消化病杂志, 2014, 34 (6): 380-382.

[20] 潘俊娣, 钦丹萍. 幽门螺杆菌感染与胰腺疾病关系的研究进展 [J]. 胃肠病学, 2011, 16 (3): 190-192.

[21] 狄扬, 傅德良. 慢性胰腺炎胰腺纤维化发病机制的研究进展 [J]. 中国实用外科杂志, 2011, 31 (9): 826-829.

[22] 白一彤, 蒋贺宇, 陈少夫. 干细胞治疗慢性胰腺炎展望 [J]. 实用药物与临床, 2009, 12 (1): 61-63.

[23] 张晓芹, 许小凡, 姜婷婷, 等. 柴胡疏肝散通过抗氧化反应对二氯二丁基酯联合乙醇诱发小鼠胰腺纤维化的防治作用 [J]. 中国病理生理杂志, 2014, 30 (10): 1827-1832.

[24] 刘健, 赵战朝, 薛承锐. 柴胡疏肝散对慢性胰腺炎患者胰腺外分泌功能不全的治疗作用 [J]. 中国中西医结合外科杂志, 2010, 16 (3): 275-277.

[25] 张洪宇, 赵浩亮, 郭强. 丹参注射液对慢性胰腺炎的治疗作用 [J]. 中外医疗, 2010, 29 (11): 23-24.

[26] 郭强, 张炳太, 李茂岚, 等. 黄芪注射液对慢性胰腺炎的治疗作用 [J]. 中国现代医生, 2010, 48 (3): 3-4, 8.

[27] 薛有平, 高天虹, 赵耀东. "胰腺穴"对慢性胰腺炎临床诊断与治疗分析 [J]. 辽宁中医杂志, 2009, 36 (1): 110-112.

（李志红）

第五章 泌尿系统疾病

第一节 慢性肾小球肾炎

慢性肾小球肾炎（chronic glomerulonephritis，CGN）简称慢性肾炎，系指以血尿、蛋白尿、水肿、高血压为基本临床表现的肾小球疾病。临床特点为病程长，病情迁延，病变进展缓慢，最终将发展为慢性肾衰竭的一组肾小球病。本病可发生于不同年龄，以青壮年男性多见，是演变为慢性肾衰竭的主要病因。

慢性肾炎属于中医学的"肾风""水肿"范畴，亦可归属"虚劳""腰痛"等范畴。

一、中医概述

中医学认为，肺、脾、肾虚衰是慢性肾炎发病的内因，外邪侵袭是其主要诱发因素。风邪外袭、水湿浸渍、湿热内盛、饮食不节、劳倦太过等因素均可导致肺脾肾三脏功能损伤。若肺失通调、脾失转输、肾失开阖，可致膀胱气化不利，三焦水道不通，水液代谢障碍，继而形成水湿、湿热、瘀血、湿浊等内生之邪，内外合邪损及脏腑，使得病情缠绵难愈。慢性肾炎病程较长，病机复杂，临床多为本虚标实、虚实相兼的病证。本虚以肺、脾、肾虚损为主，标实以水湿、湿热、瘀血、风邪、浊毒多见，病位在肺脾肾，涉及肝脏、膀胱、三焦。本病的中医辨证分型：脾肾气虚证，治用补脾益肾方加减以补脾益肾；肺肾气虚证，治用防己黄芪汤加减以补益肺肾；脾肾阳虚证，治用黄芪补中汤或真武汤加减以温补脾肾，行气利水；肝肾阴虚证，治用杞菊地黄丸合大补阴煎加减以滋补肝肾、滋阴清热；气阴两虚证，治用六味地黄汤合生脉散加减以益气养阴，调补肾气。标证有水湿证，治用参苓白术散加减以健脾益气，行气化湿；湿热证，治用三仁汤加减以清利三焦湿热；血瘀证，治用肾炎化瘀汤加减以活血化瘀；湿浊证，治用温脾汤加减以温阳泄浊。

二、西医概述

绝大多数慢性肾炎由不同病因、不同病理类型的原发性肾小球疾病发展而来，仅少数由急性肾炎所致（直接迁延或临床痊愈若干年后再现）。慢性肾炎的病因、发病机制和病理类型不尽相同，但起始因素多为免疫介导炎症。导致慢性肾炎病情进展的因素主要是高血压、大量蛋白尿、血脂异常等非免疫因素。

慢性肾炎的病理类型多样，常见的有系膜增生性肾小球肾炎、局灶节段性肾小球硬化、膜性肾病及系膜毛细血管性肾小球肾炎等。病变后期，各种病理类型的肾炎均可转化为不同程度的肾小球硬化、肾小管萎缩和肾间质纤维化，最终肾脏体积缩小，肾皮质变薄，进展为硬化性肾小球肾炎。

本病的起病方式和临床表现多样，多数起病隐袭、缓慢，以蛋白尿、血尿、高血压、水肿为基本临床表现，可有不同程度肾功能减退，病情迁延、反复，渐进性发展为慢性肾衰竭。大多数患者出现不同程度的高血压，部分患者以高血压为首发症状，高血压的程度差异较大。持续高血压容易导致心功能受损、心肌肥厚、心脏增大、心律失常、加速肾功能恶化，其程度与预后关系密切。慢性肾炎可有轻度至中度以上贫血，多数与肾内促红细胞生成素分泌减少有关。至终末期肾炎，则出现严重贫血。

三、诊治要点

（一）诊断要点

慢性肾炎的诊断并不完全依赖病史的长短，多数慢性肾炎其病理类型决定其起病即为慢性病程。凡有尿检异常（蛋白尿、血尿），伴或不伴水肿及高血压病史达 3 个月以上，无论有无肾损害均应考虑此病。除外继发性肾小球肾炎及遗传性肾小球肾炎后，临床上可诊断为慢性肾炎。

（二）诊断思路

1. 起病缓慢，病情迁延，病史超过 3 个月。
2. 临床上有肾炎的各种表现或反复出现。
3. 随着病程延长，肾功能逐渐减退，出现不同程度的肾损害。
4. 病程中可因感染等原因诱发急性发作。

（三）鉴别诊断

1. 继发性肾小球肾炎　如狼疮性肾炎、过敏性紫癜肾炎等，根据相应的全身系统表现及特异性实验室检查（自身抗体阳性及其他免疫学异常），一般不难鉴别。

2. 原发性高血压肾损害　慢性肾炎血压明显增高者需与原发性高血压肾损害（即良性肾小动脉性硬化症）鉴别。后者多先有较长期高血压及高血压家族史，其后出现肾损害，肾小管功能损伤（如尿浓缩功能减退、夜尿增多）多较肾小球功能损伤早，尿改变轻微（微量至轻度蛋白尿，可有镜下血尿及管型），常有高血压的其他靶器官（心、脑、视网膜）并发症。

3. 感染后急性肾小球肾炎　有前驱感染并以急性发作起病的慢性肾炎需与此病相鉴别。慢性肾炎急性发作潜伏期较短（数日），血清补体 C3 一般无动态变化。两者的转归不同，急性肾小球肾炎 1~2 个月多可自愈，慢性肾炎无自愈倾向，病情呈慢性进展。

4. 隐匿性肾小球疾病　表现为无症状性蛋白尿和 / 或血尿，临床上应与轻型慢性肾炎相鉴别，前者无明显症状，无水肿、高血压和肾损害。

5. 遗传性肾炎 [奥尔波特综合征（Alport syndrome）]　多于青少年起病，有家族史（多为 X 连锁显性遗传），同时存在眼疾患（球形晶状体等）、耳部病变（神经性耳聋）及肾损害。

（四）中西医结合治疗要点

1. 治疗原则　慢性肾炎早期应该针对其病理类型给予相应的治疗，同时采取综合性防治措施，以防止或延缓肾功能进行性恶化、改善或缓解临床症状以及防治并发症为主要目的。中西医分阶段治疗,提高治疗效果。慢性肾炎肾功能正常,24 小时尿蛋白定量在 2.0~3.5g 者,根据患者具体情况,可考虑使用糖皮质激素治疗。中医药的治疗偏重于健脾和胃,保护肝功能,益气养血,预防粒细胞减少,疏郁泄浊,减轻库欣综合征等,使西药的疗程顺利进行。如果经西药治疗而临床症状未能缓解者,则在对症治疗的基础上,结合中医辨证论治,延缓肾衰竭发生。

2. 西医治疗

(1)优质低蛋白饮食和必需氨基酸治疗:根据肾功能的状况,肾功能不全者应给予优质低蛋白饮食(0.6~1.0g/kg),同时限制食物中磷的摄入。低蛋白饮食的患者,可配合使用必需氨基酸或 α-酮酸(每日 0.1~0.2g/kg)辅助治疗。

(2)积极控制高血压和减少尿蛋白:高血压和蛋白尿可加速肾小球硬化、促进肾功能恶化,积极控制血压和减少尿蛋白可以延缓肾功能减退、预防心血管并发症,并改善远期预后。降压治疗的目标:蛋白尿 ≥ 1.0g/24h 者,血压应控制在 125/75mmHg 以内;蛋白尿 < 1.0g/24h 者,血压应控制在 130/80mmHg 以内。尿蛋白的治疗目标:争取 < 1.0g/24h。慢性肾炎常有容量依赖性高血压,治疗应限盐(NaCl < 6g/d)及应用利尿剂(氢氯噻嗪、呋塞米等)。常用的降压药物有 ACEI、ARB,除具有降低血压作用外,还有减少尿蛋白和延缓肾功能恶化的肾保护作用。使用 ACEI 与 ARB 类药物应该定期监测血压、肾功能和血钾。肾功能不全患者应用 ACEI 与 ARB 要慎重,尤其注意高钾血症的防治。血压控制欠佳时,可联合使用多种抗高血压药物如长效 CCB、β 受体拮抗剂等。

(3)避免肾损害加重的因素:感染、低血容量、水电解质和酸碱平衡紊乱、脱水、劳累、妊娠等均可加重肾脏损害,应积极预防和对症处理。避免使用或慎用肾毒性药物,如氨基糖苷类抗生素、含有马兜铃酸的中药、NSAID、造影剂等。

四、中西医结合治疗研究

(一)思路与方法

1. 重视控制高血压和减少尿蛋白 高血压和蛋白尿是加速肾小球硬化、促进肾功能恶化的重要因素,因此积极控制高血压和蛋白尿是 2 个重要环节。对有高血压伴水肿的患者应选用利尿剂治疗,可先选用噻嗪类利尿剂,但当内生肌酐清除率(endogenous creatinine clearance rate,Ccr) < 30ml/min 时,噻嗪类无效,改用襻利尿剂,但一般不宜过多和长久使用。选择对肾脏有保护作用的降压药 ACEI 和 ARB。此类药物不仅可以降压,还可降低肾小球毛细血管内压力,可延缓肾衰竭的发生,并能减少蛋白尿。因此有效的慢性肾脏病的二级预防及治疗措施中,应严格控制血压,降压治疗措施包括生活方式的调整(特别重要的是低盐饮食)及降压药物 2 个方面。降压药物的选择主要根据降压效果、患者耐受性及价格等因素。大多数意见认为以 ACEI 或 ARB 为一线用药。在以上治疗的基础上,仍有血压控制不良的,应联合使用长效二氢吡啶类 CCB,或其他降压药物(如 β 受体拮抗剂、α 受体拮抗剂、血管扩张药等)。

2. 糖皮质激素和细胞毒药物的使用 应根据病理类型、临床表现、肾功能等决定慢性肾炎患者是否应用糖皮质激素和细胞毒药物。一般不主张积极应用,但当肾功能正常或轻度受损,蛋白尿多而病理类型较轻(如轻度系膜增生性肾炎)时,可酌情使用。如治疗无效应及时逐步停撤。

（二）临证经验

1. "辨病"与"辨证"相结合　在明确诊断、对症治疗的基础上，结合中医辨证论治，是临床最为常见的病证结合方法。慢性肾小球肾炎属中医学"肾风""水肿""虚劳""腰痛"等范畴，众多医家根据丰富的经验总结出临床经验，进一步深化证候规律研究。2006 年中华中医药学会肾病分会的专家制订了慢性肾小球肾炎的诊断、辨证分型及疗效评定标准，其中医辨证分型的指导思想是"本虚为纲，标实为目"，"以本为主，标本结合"，将本病分为脾肾气虚证、肺肾气虚证、脾肾阳虚证、肝肾阴虚证、气阴两虚证 5 个本证，湿热、血瘀、湿浊 3 个标证。

2. "病理"与"辨证"相结合　慢性肾小球肾炎包含多种病理类型，各种病理类型的临床表现、治疗和预后不尽相同。因此，在慢性肾炎的治疗中，将西医病理检查结果与中医辨证相结合，有利于改善症状及消除蛋白尿，这种方法归属于"微观辨证"。在辨证的基础上，根据病理表现确定中医治疗方案，认为肾小球内细胞成分增多者，宜消、宜利、宜凉血活血；节段性新月体，新月体成分以细胞性、纤维细胞性为主者，宜清热解毒、凉血活血；系膜细胞增生者，以清利为主；肾小球基膜病变，基膜均质性增厚者，宜益肾活血；肾小球硬化或纤维化者，宜益肾软坚、活血通络等。

3. "辨症"与"辨证"相结合　慢性肾小球肾炎以蛋白尿、血尿、高血压、水肿为基本临床表现，以"蛋白尿""血尿""水肿"等症状为主要症状，应针对疾病的主要症状或实验室检查结果辨证治疗。治疗慢性肾炎蛋白尿，多采用健脾益气、利湿化浊之法，待湿浊邪气已去，蛋白仍有渗漏者，再考虑固肾收涩。慢性肾炎水肿多属于"阴水"范畴，但如遇六淫外邪时，亦可诱发呈急性发作而表现为"阳水"。治疗阴水常以通阳化气、消阴利水为法，在调理脏腑时，多注重温补脾肾。治疗阳水常用外散内利之法，务使水道疏通。治疗血尿则着眼于湿热，分清虚实。慢性肾炎尿血与下焦湿热密切相关，治当以清利为法。若由于肾阴不足，湿热羁留损伤血络者，往往表现为镜检红细胞多，小便短赤，并可见心烦失眠，舌红少苔，脉细数等症，治以育肾阴、清湿热。也有学者对慢性肾炎常用治疗方法和方药进行分析，总结出蛋白尿的常用治法有补益脾肾、滋补肝肾、固肾摄精、活血化瘀等，血尿的治疗应把握补气、滋阴、泄热、化瘀、利水五大原则，常用治疗方法有：湿热下注损伤血络者，小蓟饮子加减；阴虚火旺血热瘀结者，猪苓汤加味；脾肾两虚气虚不固者，归脾汤加固肾之品；瘀血阻滞血不归经者，桃红四物汤加减。

五、中西医结合诊疗前沿与研究展望

（一）膜性肾病的中西医治疗进展

膜性肾病是慢性肾小球肾炎中治疗较为困难的一种病理类型，糖皮质激素和免疫抑制剂效果不能肯定。陈以平等学者认为肾小球基膜上皮细胞下弥漫的免疫复合物沉着，从中医理论分析当属湿热胶着成瘀的一种状态，因此膜性肾病总的治疗大法是清热利湿，健脾益肾，重用活血化瘀药并加入清热解毒药，可控制免疫复合物的产生，防止感染，减少复发，增加疗效。膜性肾病临床治疗效果，相对而言以Ⅰ期、Ⅱ期为佳，而Ⅲ期、Ⅳ期的疗效为差。认为中药对膜性肾病的治疗作用，主要是通过调节免疫，减少脂质过氧化物产生，纠正前列腺素失衡，改善纤溶系统来实现的。膜性肾病的治疗应重视患者全身阴阳平衡及脏腑功能协调，提高免疫力，改善患者的体质以扶正祛邪，从而提高疗效。研究观察治疗前后血栓素

B2(TXB2)、6-酮-前列腺素F1α(6-keto-prostaglandin F1α, 6-keto-PGF1α)及SOD、脂质过氧化物(lipid peroxide, LPO)的变化,表明以益气活血化湿法为原则的方药具有纠正患者紊乱的免疫功能、改善高凝状态、减少过氧化脂质的产生等多方面的功效。

膜性肾病病程长,演变缓慢,中药疗程应相应延长,一般需1~2年,只要辨证准确,即应守方治疗,持之以恒方能收到良好疗效。早期治疗以清热利湿,益气活血为主,中后期以健脾补肾,益气活血为主,若水肿、血浆蛋白低,加服黑料豆丸,可重用黄芪、当归,浮肿较重患者可口服生黄芪粉或以黄芪注射液静脉滴注配合治疗。益气活血应贯穿治疗始终。

(二)中医药治疗方面

活血化瘀类中药川芎、莪术具有改善肾微循环、抗纤维化作用;丹参由于能抑制血小板凝集而广泛用于慢性肾炎的治疗。大黄对ACE有明显的特异性抑制作用。蝉蜕具有抗氧化以及免疫抑制作用等。黄芪、冬虫夏草、三七等中药对免疫功能具有双向调节作用,可以提高肾炎患者的抗病能力,还能减少尿蛋白,延缓慢性肾脏疾病的进展。黄蜀葵花醇提取物可显著改善家兔系膜增殖性肾炎模型的系膜增殖病变,减少尿蛋白,提高T淋巴细胞亚群CD3、CD8水平。

六、经典著作赏析

(一)学术源流

《黄帝内经》中有例如"肾风""风水""肾热"等病名。《素问·水热穴论》说:"勇而劳甚则肾汗出,肾汗出逢于风,内不得入于脏腑,外不得越于皮肤,客于玄府,行于皮里,传为胕肿,本之于肾,名曰风水。"《素问·奇病论》曰:"有病庞然如有水状,切其脉大紧,身无痛者,形不瘦,不能食,食少……病生在肾,名为肾风。"《素问·评热病论》云:"有病肾风者,面胕痝然,壅,害于言。"《素问·风论》云:"肾风之状,多汗恶风,面痝然浮肿,脊痛不能正立,其色炲,隐曲不利,诊在颐上,其色黑。"认为肾风病位在肾,或生于风,主要症状是周身及颜面浮肿,腰痛,食少等。类似于西医学肾炎的表现。《素问·刺热论》云:"肾热病者,先腰痛,骺酸,苦渴数饮,身热",类似于急性肾炎的表现。《金匮要略·水气病脉证并治》对水肿症状进行了描述:"风水其脉自浮,外证骨节疼痛恶风。皮水,其脉亦浮,外证胕肿,按之没指,不恶风,其腹如鼓,不渴,当发其汗。正水其脉沉迟,外证自喘。石水其脉自沉,外证腹满不喘。"清代喻昌《医门法律·水肿》提到对水肿症状的认识:"经谓二阳结谓之消,三阴结谓之水……三阴者,手足太阴脾肺二脏也。胃为水谷之海,水病莫不本之于胃,经乃以之属脾肺者何耶?使足太阴脾足以转输水精于上,手太阴肺足以通调水道于下,海不扬波矣。惟脾肺二脏之气,结而不行,后乃胃中之水日蓄,浸灌表里,无所不到也。是则脾肺之权,可不伸耶?然其权尤重于肾。肾者,胃之关也。肾司开阖,肾气从阳则开,阳太盛则关门大开,水直下而为消;肾气从阴则阖,阴太盛则关门常阖,水不通而为肿。经又以肾本肺标,相输俱受为言,然则水病,以脾肺肾为三纲矣。"

(二)治法方药

《素问·汤液醪醴论》提到水肿的治疗原则:"平治于权衡,去宛陈莝,微动四极,温衣,缪刺其处,以复其形,开鬼门,洁净府,精以时服,五阳已布,疏涤五脏,故精自生,形自盛,骨肉相保,巨气乃平。"《金匮要略·水气病脉证病脉证并治》根据水肿特点提出:"诸有水者,腰以下肿,当利小便;腰以上肿,当发汗乃愈。"《丹溪心法·水肿》将本病分为阴水、阳水两大类,强调治"脾":"水肿因脾虚不能制水,水渍妄行,当以参术补脾,使脾气得实,则自健运,自能升降运动其枢机,则水自行。"《景岳全书·肿胀》则强调"温"法:"水肿证以精血皆化为水,多属虚败,治宜温脾补肾,此正法也。""温补即所以化气,气化而痊愈者,愈出自然;消伐所以逐邪,逐邪而暂愈者,愈出勉强。此其一为真愈,一为假愈,亦岂有假愈而果愈者哉!"

主要参考文献

[1] 王海燕. 肾脏病学 [M]. 3 版. 北京:人民卫生出版社,2008.

[2] 中华中医药学会. 中医内科常见病诊疗指南 [M]. 北京:中国中医药出版社,2008.

[3] 陈灏珠,林果为,王吉耀. 实用内科学 [M]. 14 版. 北京:人民卫生出版社,2013.

[4] 王钢,陈以平,邹燕勤. 现代中医肾脏病学 [M]. 北京:人民卫生出版社,2003.

[5] 叶任高. 中西医结合肾脏病学 [M]. 北京:人民卫生出版社,2003.

[6] 郑健,吴竞. 中西医结合肾脏病学 [M]. 北京:科学出版社,2011.

[7] 戴京璋. 实用中医肾病学 [M]. 北京:人民卫生出版社,2002.

[8] 葛均波,徐永健. 内科学 [M]. 8 版. 北京:人民卫生出版社,2013.

[9] 中华医学会. 临床诊疗指南肾脏病学分册 [M]. 北京:人民卫生出版社,2011.

（王　玫）

第二节　肾病综合征

肾病综合征(nephrotic syndrome, NS)是以大量蛋白尿(> 3.5g/d)、低蛋白血症(血浆白蛋白 ≤ 30g/L)、水肿和高脂血症为基本特征的临床综合征。其中前 2 项为诊断的必备条件。肾病综合征属中医学"水肿"范畴,与"腰痛""虚劳"等有密切关系。

一、中医概述

水肿最早见于《黄帝内经》,并根据不同症状分为风水、石水、涌水。其中《灵枢·水胀》对其做了详细的描述。《素问·水热穴论》指出:"故其本在肾,其末在肺。"《素问·至真要大论》又指出:"诸湿肿满,皆属于脾。"《备急千金要方》中首次提出了水肿必须忌盐的正确主张。《景岳全书》强调脾肾两虚的重要性,称补益为治水肿的"正法"。水肿基本病理变化为肺失通调,脾失转输,肾失开阖,三焦气化不利。其病变脏腑在肺、脾、肾,而关键在肾。病理因素为风邪、水湿、疮毒、瘀血。风邪犯肺,肺气失于宣畅,不能通调水道,风水相搏,发为水肿;外感水湿,脾阳被困,或饮食劳倦等损及脾气,造成脾失转输,水湿内停,乃成水肿;久病劳欲,损及肾脏,肾失蒸化、开阖不利,水液泛滥肌肤,则为水肿。病理性质有阴水、阳水之分,并可相互转换或夹杂。水肿之证临床注意和臌胀相鉴别。本病的中医辨证分型为:风水相搏证,治用越婢加术汤加减以疏风解表、宣肺利水;湿毒浸淫证,治用麻黄连翘赤小豆汤合五味消毒饮加减以宣肺解毒、利湿消肿;水湿浸渍证,治用五皮饮合胃苓汤加减以健脾化湿、通阳利水;湿热内蕴证,治用疏凿饮子加减清热利湿、利水消肿;脾虚湿困证,治用实脾饮加减以温运脾阳、利水消肿;肾阳衰微证,治用济生肾气丸合真武汤加减以温肾助阳、化气行水。

二、西医概述

NS 根据病因可分为原发性和继发性两大类,可由多种不同病理类型的肾小球疾病所引起(表 5-1)。

表 5-1　NS 的分类和常见病因

分类	儿童	青少年	中老年
原发性	微小病变型肾病	系膜增生性肾小球肾炎 微小病变型肾病 局灶性节段性肾小球硬化 系膜毛细血管性肾小球肾炎	膜性肾病
继发性	过敏性紫癜性肾炎 乙肝病毒相关性肾炎 系统性红斑狼疮性肾炎	系统性红斑狼疮性肾炎 过敏性紫癜性肾炎 乙型肝炎病毒相关性肾炎	糖尿病肾病 肾淀粉样变性 骨髓瘤性肾病 淋巴瘤或实体瘤性肾病

(一)NS 的主要病理生理特征

1. 大量蛋白尿。
2. 低蛋白血症。
3. 水肿。
4. 高脂血症。

(二)引起原发性 NS 的肾小球疾病主要病理类型

1. 微小病变型肾病(minimal change nephropathy,MCD)。
2. 系膜增生性肾小球肾炎(mesangial proliferative glomerulonephritis,MsPGN)。
3. 膜性肾病(membranous nephropathy,MN)。
4. 局灶性节段性肾小球硬化(focal segmental glomerulosclerosis,FSGS)。
5. 系膜毛细血管性肾小球肾炎(membrano-proliferative glomerulonephritis,MPGN)。

三、诊治要点

(一)诊断要点

1. 大量蛋白尿(> 3.5g/d)。
2. 低白蛋白血症(血浆白蛋白 ≤ 30g/L)。
3. 明显水肿。
4. 高脂血症。

其中 1、2 项为诊断所必需。同时必须首先除外继发性病因和遗传性疾病才能诊断为原发性 NS,最好进行肾活检做出病理诊断。

（二）难治性 NS

难治性 NS 是指对糖皮质激素抵抗、依赖和 / 或频繁复发的肾病综合征。诊治难治性 NS 的过程中应特别注意感染、血栓形成、依从性差等因素。

1. 糖皮质激素抵抗型 NS（steroid-resistant nephrotic syndrome，SRNS） 使用糖皮质激素治疗 [泼尼松 1mg/（kg·d）或相应剂量的其他类型的糖皮质激素]8 周无效；若病理类型为 FSGS，指足量激素治疗 12 周无效时定义为激素抵抗。

2. 糖皮质激素依赖型 NS（steroid-dependent nephritic syndrome，SDNS） 糖皮质激素治疗取得完全缓解后，于减量或停药后 2 周内复发，连续 2 次以上。

3. 频繁复发型 NS（frequently recurrent nephrotic syndrome，FRNS） 糖皮质激素治疗取得完全缓解后，6 个月内复发 2 次，12 个月内复发 3 次或以上。

（三）诊疗思路（流程图）（图 5-1）

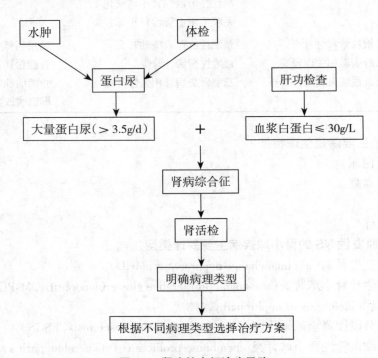

图 5-1 肾病综合征诊疗思路

（四）鉴别诊断

1. 系统性红斑狼疮性肾炎 好发于青中年女性，伴有发热、皮疹及关节痛，尤其是面部蝶形红斑最具诊断价值。免疫学检查可检测出多种自身抗体。

2. 过敏性紫癜性肾炎 好发于青少年，有典型的皮肤紫癜，可伴有关节痛、腹痛及黑便，多在皮疹出现后 1~4 周出现血尿和 / 或蛋白尿。

3. 乙型肝炎病毒相关性肾炎 多见于儿童及青少年，以蛋白尿或 NS 为主要临床表现。应具有血清乙型肝炎病毒抗原阳性，肾活检证实肾小球基膜有乙型肝炎病毒表面抗原和 / 或核心抗原沉积才能确诊。

4. 糖尿病肾病 好发于中老年，NS 常见于病程 10 年以上的糖尿病患者。早期可发现尿微量白蛋白排出增加,以后逐渐发展成大量蛋白尿、NS。糖尿病病史及特征性眼底改变有助于鉴别诊断。

5. 肾淀粉样变性　好发于中老年,肾淀粉样变性是全身多器官受累的一部分。肾受累时体积增大,常呈 NS,需肾活检确诊。

6. 骨髓瘤性肾病　好发于中老年男性,可有骨髓瘤的特征性表现,如骨痛、血清单株球蛋白升高、蛋白电泳 M 带及尿本周蛋白阳性,骨髓象显示浆细胞增生(占有核细胞的 15% 以上),并伴有质的改变,多发性骨髓瘤累及肾小球时多表现为 NS,表现为慢性肾衰竭时无肾脏萎缩。

(五)中西医结合治疗要点

1. 治疗原则　NS 的治疗是以糖皮质激素或加免疫抑制剂为主的抑制免疫和炎症反应的治疗,以改善临床症状、保护肾功能、减缓肾损害为目的,并积极预防和治疗并发症。新型的免疫抑制剂作用越来越好,副作用越来越小,许多原来认为不能治疗或治疗效果不好的 NS 治疗效果越来越满意。

糖皮质激素或免疫抑制剂均属于特殊药物,它们的副作用让很多患者望而却步。中西医的有机结合对 NS 患者的顺利恢复、缩短病程和改善预后起到了很好的作用。NS 早期患者应用中药控制感染、减轻水肿、改善食欲等症状,整体调整;治疗过程中对抗糖皮质激素及免疫抑制剂的副作用;频繁复发患者,中药提高抵抗力,减少感染的次数,防止感染诱发复发;难治性 NS,中医药辨证施治,补肾敛精,减少尿蛋白,改善临床症状,防止肾小球纤维化,延缓肾损害,改善预后。

2. 西医治疗

(1)一般治疗:注意休息;适量优质蛋白、低盐(< 3g/d)饮食。

(2)对症治疗

1)利尿消肿:注意噻嗪类利尿剂、襻利尿剂、保钾利尿剂、渗透性利尿剂及血浆或白蛋白等合理应用。

对 NS 水肿患者进行利尿治疗,利尿药物的剂量因个体及不同病理类型而有差异;原则是不宜过快过猛,以患者每日体重下降 0.5~1kg 为宜(空腹体重),以免造成血容量不足、加重血液高黏倾向,诱发血栓、栓塞并发症。并随时注意激素敏感型 NS,激素效应后,尿量增加,及时撤减利尿剂。

2)减少尿蛋白:ACEI 或 ARB,有不依赖于降低全身血压的减少尿蛋白作用。

(3)免疫抑制治疗:NS 理想的免疫治疗方案是诱导期尽快获得缓解,并在维持期以最小剂量的糖皮质激素或免疫抑制剂维持完全缓解或部分缓解,减少复发和感染等并发症。减少或延缓终末期肾病(end-stage renal disease, ESRD)的发生。

1)遵循"足量、缓慢减量、长期维持"的激素应用原则:糖皮质激素及免疫抑制剂使用前,必须注意排除患者可能存在的活动性感染(特别是活动性肝炎、结核)、肿瘤等情况;治疗效果不佳或反复复发的患者,应首先积极寻找可能的诱因,包括:潜在隐性感染,血栓栓塞,严重水肿,用药不当等。使用糖皮质激素应遵循"足量、缓慢减量、长期维持"的原则。目前常用的糖皮质激素是泼尼松,肝功能损害者可选用口服等效剂量的泼尼松龙,或静脉滴注甲泼尼龙。缓慢减量:每 1~2 周减去原用量的 10%;当减至 20mg 左右时病情易复发,需要注意观察,并尽量避免感冒、劳累等诱因,对已多次复发患者,可以延缓药物减量速度或加用免疫抑制剂。小剂量维持治疗：当减至低剂量时 [0.4~0.5mg/(kg·d)]，可将两日剂量的激素隔日一次顿服，一般完全缓解后，至少维持治疗 3~6 个月。

2）根据患者具体情况制订个体化免疫抑制治疗方案：对于糖皮质激素敏感的患者，应力争达到完全缓解；对于糖皮质激素减量过程中复发的患者，需排除可能诱因，重新给予一个有效剂量诱导缓解，然后缓慢减量；对于糖皮质激素抵抗、依赖以及频繁复发的患者，则应及时联合免疫抑制剂；对于单用糖皮质激素疗效差的病理类型（如 MN 等），应在开始治疗时即联合免疫抑制剂以改善患者远期预后；对于治疗效果不理想的病理类型（如 MPGN 等），或年老体弱的患者，治疗目标应以延缓肾损害进展为主，不宜盲目追求临床缓解，避免过度免疫抑制治疗。糖皮质激素主要不良反应：包括诱发或加重感染、消化性溃疡、水钠潴留、高血压、精神症状、医源性皮质醇增多症、类固醇性糖尿病、骨质疏松、股骨头无菌性坏死、白内障等。在治疗过程中应注意对其不良反应的观察和防治。

3）免疫抑制剂：适应于难治性 NS 患者，协同激素治疗。若无激素禁忌，一般不作为首选或单独治疗用药。临床主要使用的细胞毒药物有：环磷酰胺（cyclophosphamide，CTX）、环孢素（cyclosporin A，CsA）、他克莫司（tacrolimus，FK506）、吗替麦考酚酯（mycophenolate mofetil，MMF）等。应用激素及细胞毒药物治疗 NS 可有多种方案，原则上应以增强疗效的同时最大限度地减少副作用为宜。对于是否应用激素治疗、疗程长短以及是否使用细胞毒药物等应结合患者肾小球疾病的病理类型、年龄、肾功能和是否存在相对禁忌证等情况不同而区别对待，制订个体化治疗方案。

4）加强患者教育、提高患者依从性：肾病综合征的治疗为长期过程，在诊治过程中应特别注意加强患者教育，指导患者不可随意增减糖皮质激素及免疫抑制剂的剂量，不可随意停药；并应按照医嘱定期复查血常规、血糖、肝肾功能；发生不良反应时应及时就医。

（4）不同病理类型成人 NS 患者免疫抑制的选择和剂量各不相同，应具体对待。

四、中西医结合治疗研究

（一）思路与方法

糖皮质激素加免疫抑制剂的治疗方案对多数 NS 有效，甚至完全缓解，仍为治疗 NS 的主要手段。中医药治疗作用是肯定的，多数作用较慢。中西医有机结合有效地改善了 NS 患者的预后，是 NS 治疗研究的方向。

配合激素治疗时，根据激素的用量和患者反应，按不同阶段给以养阴清热、健脾益气、温肾壮阳的治疗，协同激素治疗可加强效果并减轻副作用；服用细胞毒类药物时配合中药减轻胃肠道反应及肝脏损伤，减轻骨髓抑制反应，保证激素、细胞毒类药物治疗疗程的顺利完成。激素停药后，适当服用中药调整机体功能，增强正气，预防外感，减少复发。

对于病程长及有凝血功能障碍者，加用活血化瘀药物，有助于病情缓解。对于频繁复发、激素依赖、激素抵抗的难治性 NS 患者，中医药的治疗更为重要。

肾病综合征的病机关键在于本虚标实，脾肾阳虚为本，水湿、瘀血内停为标，健脾补肾化瘀是常用治法。临床证实以健脾补肾化瘀法治疗原发性肾病综合征疗效明显优于单纯西医治疗，且复发率低，副作用少。

中成药雷公藤总苷、昆明山海棠、正清风痛宁、火把花根片等，对降低尿蛋白有作用，尤以雷公藤总苷效果更优，20mg，每日 3 次，饭后口服。对于激素敏感型 NS 也有预防复发的作用。国内研究显示该药有抑制免疫、抑制肾小球系膜细胞增生的作用，并能改善肾小球滤过膜通透性。主要副作用为性腺抑制、肝功损害及外周白细胞减少等。及时停药后可恢复。注意青春发育期及育龄期雷公藤总苷用药尽量少于6个月。

难治性 NS 的发病率在原发性 NS 占 50%~60%，因此从中医中药方面寻求有效的治疗措施正成为许多肾脏病学者的研究方向，根据 NS 的主要病理类型，尤其免疫抑制剂治疗无效的患者，可以以中医中药为主，在辨证论治的基础上，或滋阴活血，或解毒利湿，或温补脾肾，或活血通络，或益精固摄，从而达到降低尿蛋白，改善预后，延缓肾衰竭的作用。

（二）临证经验

1. 糖皮质激素不同阶段分期辨证施治

（1）激素应用早期治疗：激素为阳刚之品，首始阶段应用大剂量激素可引起医源性肾上腺皮质功能亢进，患者会出现肾阴虚表现，其见症为：手足心热、口咽干燥、腰酸腿痛、头晕耳鸣、舌红无苔、脉弦细或弦数，此时应使用滋养肾阴的中药，以六味地黄丸或知柏地黄丸为基础方，酌加女贞子、墨旱莲、枸杞子、龟甲、麦冬等以滋阴降火，减轻大剂量激素引起的阴虚火旺之证；激素大剂量应用后，耗伤阴液致阴虚火旺在所必然，能在其阳刚之性未蓄积、未肆虐之时，先固其所克伐之地，压制乃至消除其萌发之势，就可以避免患者出现阴虚火旺的诸多不适，防止激素早期副作用的发生，所以在应用激素时，即使患者尚未出现阴虚表现，也须在阴虚火旺之证出现之前予以护阴液、潜抑相火的中药：生地、知母、赤芍、丹皮等。部分患者在激素应用的最初阶段往往仍有气虚湿盛的表现如身体困倦，下肢沉重，腰酸背痛，舌淡苔厚腻，脉沉，阴虚火旺之证不明显，仍可应用黄芪、党参、薏苡仁、白术补脾益气之品。舌脉为辨证依据，强调辨证施治的中医精华，但勿过用温燥伤阴之品，以免耗伤阴液。一部分患者痤疮明显，伴面红、咽干、口渴等症，应在补肾阴的同时，加虎杖、鱼腥草、蒲公英等清热利湿解毒的药物治疗痤疮。

（2）激素减量阶段中药的应用：激素减量初期阶段，长期大量应用的副反应会表现出来，患者可出现满月脸、牛肩、肥胖以及失眠、痤疮等，此时仍应以补肾阴为主，六味地黄丸为基本方。激素减量阶段的后期：泼尼松 30~50mg 隔日顿服时，部分患者可出现早期肾阳虚、气虚表现，疲乏无力，腰酸腿软，舌质淡，脉沉，可适当加入补气温肾之品：党参、黄芪、菟丝子、巴戟天、补骨脂、怀牛膝等，不可温阳太过，温阳药酌情使用，剂量严格把握，以免伤阴化燥，出现鼻衄等症。随着激素逐渐减量而逐渐增加补肾温阳药，有助于减少机体对激素的依赖，防止症状反跳。

（3）激素维持阶段中药的应用：激素维持阶段的用量为泼尼松晨顿服 10mg，此是生理需要量，很少会有不良反应。经历了大剂量的激素早期治疗及减量阶段，这时可出现不同程度的糖皮质激素撤减综合征，会表现肾阳虚、气虚的一系列症状：疲乏无力、睡眠多、食欲不振、腰酸腿软，甚至气短懒言、语言低微、精神倦怠、舌淡脉沉细，此时大多属于肾病综合征缓解期。为防止复发，宜加强补肾健脾治疗，以参芪地黄汤为基本方，适当应用温补肾阳药物：淫羊藿、肉苁蓉、菟丝子、巴戟天、锁阳等，加用这些中药，可促进体内肾上腺皮质激素的分泌，减轻糖皮质激素撤减综合征，帮助巩固疗效，防止复发。

2. 辨病与辨证结合

（1）塞流固精：西医学认为肾性蛋白尿的发生机制是免疫反应过程中肾组织的破坏，致使肾小球基膜的筛孔相对增加及增大，对蛋白质的通透性增高，造成蛋白质的漏出过多所致,蛋白尿是慢性肾脏病的危害因素之一,控制蛋白尿可改善患者预后。鉴于西医学对蛋白尿的认识,在辨证的基础上,中医药怎样减少尿蛋白也是研究的方向。中医认为,蛋白质属人体的精微物质,脾气不固、肾不摄精是主要病因,常酌情应用补脾益气、益肾固摄的药味,时能见效。所谓"塞流"即用固精止涩的方法减少或消除蛋白质的流失。也可酌加莲须、五味子、覆盆子、金樱子、芡实、补骨脂等固涩摄精之品,以制约阴精的漏泄。

(2)活血化瘀:水肿病程长者,病情缠绵,极易产生瘀血现象,瘀血与水肿常随气滞互相转化,出现气滞血瘀、瘀水互患的病理现象。对于瘀血之水肿,活血化瘀利水法,往往是提高水肿疗效的重要环节。NS 患者多数高凝状态,易并发血栓。应在激素治疗的各个阶段均加用丹参、赤芍、当归、益母草、川芎、桃仁、红花、地龙等活血化瘀药,发挥抗凝血、抗血栓作用。现代药理研究显示:活血化瘀之中药具有扩张血管,改善微循环,增加肾血流量,抑制血小板聚集,增加纤维蛋白溶解活性,抗缺血缺氧,抑制抗体产生等作用。

(3)玉屏风散的应用:NS 患者由于激素的长期应用及肾病早期尿中免疫球蛋白的丢失,免疫力极低,极易发生上呼吸道感染,而且跟随呼吸道感染后常是肾病综合征的复发、加重或尿蛋白的反复,所以提高机体抵抗力,预防感染的发生,对改善肾病综合征的预后具有重要的意义,此时应将玉屏风散贯穿始终。玉屏风散能益气固表止汗,用于气虚卫阳不固、体虚易感风邪者。西医学研究表明,玉屏风散对实验性肾炎有治疗作用外,也有防感冒,防尿蛋白复发之效。

(4)激素停用后中药的应用:反复发作是肾病综合征的临床特点,临床见部分患者在停用激素半年左右因为劳累、感染等因素诱发肾病综合征,所以强调不管激素疗程长短,在最初停激素的半年内,必须坚持内服中药治疗,此期患者病情长期稳定,自觉无特殊不适,可选择药性平和的药物补益脾肾。补益脾肾稳定肾脏病变,益气固表防止感染诱发,同时嘱患者一定避免劳累,使肾病综合征持续缓解。也可用香砂六君子丸、六味地黄丸、金锁固精丸交替服用。

五、中西医结合诊疗前沿与研究展望

近年来在肾脏疾病诊断方面,分子病理技术的引入为揭示肾脏病的临床亚型、发生机制提供了有效方法。对特发性膜性肾病与抗磷脂酶 A_2 受体抗体相关性的认识,为临床上膜性肾病的诊断和鉴别诊断、监测治疗效果、判断缓解和复发提供了有效的手段。

肾脏疾病的治疗近年来同样取得了长足的进步。抗 CD20 单克隆抗体、补体抑制剂等新型免疫抑制治疗大大提高了难治性肾病的控制率和缓解率;随着对循证医学证据的重视,基于多中心随机对照临床试验结论的肾脏病诊治指南正在普及推广,而个体化治疗准则并未因此削弱;近年来自体干细胞移植成为 AL 型淀粉样变性肾病重要的治疗手段之一,提高了治疗缓解率,改善了预后。

目前,中医药治疗肾病综合征,大都采用中医辨证论治加激素标准疗程的中西医结合治疗方法,纯中医治疗报道较少。实验研究缺乏单药及复方的系统性研究;动物实验和药理更显不足,剂型多局限于汤剂。加强实验研究,势在必行,应设计合理的、统一的分型和疗效标准,遵循循证医学的原则,采用随机、双盲、多中心、大样本和平行对照的观察方法,进行科学评价,提高研究结果可重复性和结论的可信性。着重对临床有效的多种中药剂型的筛选,利用现代制药手段研制出使用简便、疗效确切的新剂型。

六、经典著作赏析

"水肿"一词最早见于《素问·水热穴论》说："水病，下为胕肿大腹，上为喘呼不得卧者，标本俱病，故肺为喘呼，肾为水肿，肺为逆不得卧。"汉代华佗在《华氏中藏经·论水肿脉证生死候》中载有"十水"的病名："水有十名具于篇末。一曰青水。二曰赤水。三曰黄水。四曰白水。五曰黑水。六曰玄水。七曰风水。八曰石水。九曰里水。十曰气水。"汉代张机对水肿的分类较《黄帝内经》更为详细，在《金匮要略·水气病脉证并治》以表里上下为纲，分为风水、皮水、正水、石水、黄汗、里水6种类型。如其描述风水脉证时说："寸口脉沉滑者，中有水气，面目肿大有热，名曰风水。"该书又根据五脏发病的机制及证候将水肿分为心水、肝水、肺水、脾水、肾水："心水者，其身重而少气，不得卧，烦而躁，其人阴肿"；"肝水者，其腹大，不能自转侧，胁下腹痛，时时津液微生，小便续通"；"肺水者，其身肿，小便难，时时鸭溏"；"脾水者，其腹大，四肢苦重，津液不生，但苦少气，小便难"；"肾水者，其腹大，脐肿腰痛，不得溺，阴下湿如牛鼻上汗，其足逆冷，面反瘦"。

隋代巢元方在《诸病源候论·水肿病诸候》中对水肿证候进行了详细的论述，有"十水候""二十四水候"之称。其中"十水候"是根据脏腑分类的，与《金匮要略》的五脏分类相较则别具一格。书中记载："十水者，青水、赤水、黄水、白水、黑水、悬水、风水、石水、暴水、气水也。"直至宋元，医家针对古代水肿分类繁多，不便学习掌握的情况，才把水肿分为阴水、阳水。如宋代严用和将水肿分为阴水、阳水两大类。《济生方·水肿门》说："肿满当辨其阴阳，阴水为病，脉来沉迟，色多青白，不烦不渴，小便涩少而清，大腹多泄……阳水为病，脉来沉数，色多黄赤，或烦或渴，小便赤涩，大腹多闭。"元代朱震亨在《丹溪心法·水肿》亦指出："若遍身肿，烦渴，小便赤涩，大便闭，此属阳水"；"若遍身肿，不烦渴，大便溏，小便少，不赤涩，此属阴水"。这一简单的分类方法区分了虚实两类不同性质的水肿，为后世水肿病的临床辨证奠定了基础。

《黄帝内经》中"开鬼门，洁净府，去宛陈莝"仍是水肿的主要治疗方法。活血利水的思想起源于汉代张机《金匮要略》的"血不利则为水"之说，清代医家唐宗海在《血证论》中指出："瘀血化水，是血病而兼水也""瘀血流注亦发肿胀"，为后世应用活血化瘀法治疗水肿奠定了基础。《备急千金要方》指出："大凡水肿难治，瘥后特须慎于口味。莫恣意咸物"，提出了水肿患者饮食调护及宜忌。

主要参考文献

[1] 陈志强，蔡光先. 中西医结合内科学[M]. 9版. 北京：中国中医药出版社，2012.

[2] 金实. 中医内伤杂病临床研究[M]. 北京：人民卫生出版社，2009.

[3] 吴勉华，王新月. 中医内科学[M]. 9版. 北京：中国中医药出版社，2012.

[4] 葛均波，徐永健. 内科学[M]. 8版. 北京：人民卫生出版社，2013.

[5] 陈灏珠，林果为，王吉耀. 实用内科学[M]. 14版. 北京：人民卫生出版社，2013.

[6] 梅长林. 肾病综合征[M]. 北京：科学出版社，2012.

[7] 王海燕. 肾脏病学[M]. 3版. 北京：人民卫生出版社，2008.

[8] 沈庆法. 现代中医肾脏病理论与临床[M]. 上海：同济大学出版社，2008.

（刘春莹）

第三节 糖尿病肾病

糖尿病肾病（diabetic nephropathy, DN）是糖尿病（diabetes mellitus, DM）所致的肾脏损害，包括肾小球微血管病变/肾小球硬化症、小动脉性肾硬化、肾盂肾炎和肾乳头坏死。临床以 DM 肾小球硬化症（结节性与弥漫性肾小球硬化）重要且多见，而结节性肾小球硬化属DN 特异性病理表现。DN 早期症状不明显，可见微量蛋白尿，中后期则见视物模糊、乏力、水肿，出现蛋白尿、高血压、低蛋白血症、氮质血症，DN 临床"三联征（反复水肿、大量蛋白尿、顽固性高血压）"；晚期进展为慢性肾衰竭（chronic renal failure, CRF）。

DN 属中医学"消瘅、水肿、尿浊、关格、肾劳、腰痛"等范畴，亦可参照"眩晕""血证""淋证""癃闭""虚劳"辨治。

一、中医概述

中医学尽管无"DN"一词，但确有其相关记载。《圣济总录》记载："消渴日久，肾气受伤，肾主水，肾气虚衰，气化失常，开阖不利，水液聚于体内而成水肿"，与 DN 临床病情演变基本吻合，明确 DM 久病以致 DN，并强调 DN 病位在"肾"。

DN 病因：先天禀赋不足、五脏柔弱；后天过食肥甘、情志所伤；先后天失调所致肺、脾、肾三脏功能紊乱，与 DM 相关。DN 病机：早期以燥热为主，伴阴虚，病变累及肺脾；中期气阴两虚，伴痰浊，病变累及"脾肾"；后期则精津俱耗、湿浊内生，肺脾肾失调；热耗精津、气阴虚亏；水积与血瘀并存，且血瘀呈现病程始终。DN 病情演变：瘀水并见、湿浊互结，虚实夹杂、渐进难愈。

DN 辨治：早期 DN 以肝肾阴虚、脾肾气虚、气阴两虚多见；临床期 DN 以气阴两虚为主，兼夹水湿、湿热、瘀血等；终末期 DN 以气阴两虚、阴阳两虚为主，兼湿毒上逆。气阴两虚证以参芪地黄汤益气养阴，偏气虚选七味白术散、偏阴虚选大补元煎加减；脾肾两虚证以金匮肾气汤合水陆二仙丹补肾健脾；肝肾阴虚证以杞菊地黄丸合二至丸补益肝肾；瘀水互结证以真武汤或泽黄汤化瘀利水；活血化瘀法及其方药应用贯穿 DN 治疗全程。

二、西医概述

DN 病因：多样复杂，主要与高血糖症、高血压、血流动力学异常有关；遗传因素亦不可忽视。

DN 发病机制：①糖代谢异常：葡萄糖转运蛋白功能亢进、AGEs 生成，多元醇代谢通路激活，多种信号通路激活，肾小球肥大与硬化；②肾素-血管紧张素系统活化：降低肾小球基膜滤过屏障负电荷、增加血管内皮细胞通透性，加大蛋白尿量；③氧化应激：肾组织血管内皮细胞、肾小球系膜细胞、肾小管上皮细胞反应性氧化物质增多，细胞外基质堆积，肾小球硬化与间质纤维化；④肾血流动力学改变：肾小球高滤过并肥大，肾小球系膜增生、细胞外基质蛋白堆积、基膜增厚，上皮细胞足突融合，K-W 结节形成；⑤细胞因子参与：一氧化氮、血管内皮细胞生长因子、前列腺素等细胞因子平衡与功能紊乱，细胞外基质增多、肾小球硬化；⑥脂质代谢紊乱：脂质沉着于肾小球及其入球小动脉呈节段性硬化或点状损害；

⑦遗传因素。DN 发病多因素提示 DN 防治对策亦应是多途径的综合治疗。

Mogensen 根据肾脏病理将 DN 分为 5 期(表 5-2)。

早期 DN：仅见乏力、汗出、口苦、咽干、心慌、皮肤瘙痒等症，可依据个体差异而上述症状轻重不同。中期 DN：除前述表现外，可见头晕、视物模糊、肢体麻木或肿胀、腰痛、大便稀溏或干结、小便不利；若见 DN "三联征" 则属 DN 临床阶段，随后病情进展迅速。后期 DN：多伴 CRF 或尿毒症，可见贫血、恶心、肢体抽搐、皮肤瘙痒等肾功能不全表现。

三、诊治要点

(一)诊断要点

1. 依据 DM 病史与临床检验诊断　　DM 病史＞5 年，微量白蛋白尿 2 次阳性即可诊断早期 DN；大量蛋白尿，甚至肾病综合征可诊断临床 DN；一般 DM 视网膜病变预示 DN 存在。

2. 按照 Mogensen 分期诊断(表 5-2)。

表 5-2　Mogensen 分期与症状对照分析

分期	临床特征	尿蛋白	肾小球滤过率(GFR)	病理改变
Ⅰ	肾小球高滤过期	无尿蛋白(UAE)	增高	肾小球肥大、改变可逆
Ⅱ	正常白蛋白尿期	UAE 正常	高于正常	肾小球基膜(GBM)增厚、系膜基质增多
Ⅲ	早期 DN 期	UAE 20~200μg/ml 蛋白定量＜0.5g/d	正常	GBM 增厚、系膜基质增多、肾脏结构改变明显
Ⅳ	临床 DN/显性 DN 期	UAE＞200μg/ml 蛋白定量＞0.5g/d	后期下降	GBM 增厚明显 结节性肾小球硬化症
Ⅴ	终末肾衰竭期	减少	＜10~15ml/min	广泛肾小球硬化

(二)诊断思路(流程图)(图 5-2)

(三)鉴别诊断

1. 原发性肾小球疾病　　尿检异常，但无视网膜病变，既往有肾脏病史，临床应密切观察尿蛋白量与血糖波动、水肿和疼痛部位等的关系，必要时行肾穿刺活检术鉴别。

2. 高血压肾损害　　尿检异常、夜尿次数增多，眼底显示动脉硬化；控制血压可减少蛋白尿。

3. 肾淀粉样变性损害　　患者出现大量蛋白尿，24 小时尿蛋白增多而试纸法检测较少，伴随肾功能不全者尿蛋白亦较多；伴见类风湿疾病、多发性骨髓瘤等；眼底无糖尿病视网膜病变。

4. 肥胖相关性肾病　　肥胖者可见轻微蛋白尿，减肥后尿蛋白减少或消失。若同时合并糖尿病，则与 DN 难以鉴别，但肥胖相关性肾病无糖尿病视网膜或周围神经病变，或糖尿病病程较短。

5. 尿路感染　　慢性或严重的尿路感染除见蛋白尿外，常伴白细胞／红细胞尿，患者多见尿频、尿急、尿痛，小腹疼痛等症；糖尿病患者血糖控制不佳时，易于出现尿路感染；而前者抗感染治疗蛋白尿较快消除。

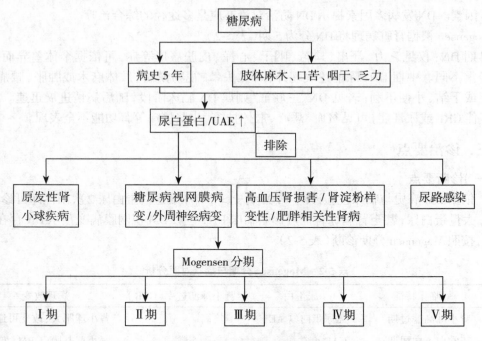

图 5-2　糖尿病肾病诊断思路

（四）中西医结合治疗要点

1. 治疗原则　DN 预防应在糖耐量减退时进行 DM 防治及 DN 预防。DN 防治分三级："一级防治"即正常白蛋白尿期至微量白蛋白尿期的防治,有效控制血糖,减轻肾小球高滤过,可使 DN 的 I/II 期肾脏病理变化逆转,属 DN 预防范畴;"二级防治"即 DN 的 III 期及病变进展至 IV 期的防治,可减少尿蛋白,亦可延缓微量蛋白尿进展为显性蛋白尿;"三级防治"即 DN 的 IV 期及病变进展至 V 期的防治,尽可能保护肾功能,减少 DN 并发症;"二/三级防治"属 DN 治疗范畴。无论何级防治,有效控制血糖和理想的平稳血压是减轻 DN 肾损害、缓解症状的关键。

按分期与分位辨治:依据 Mogensen 分期与中医"肺、脾、肾"病位特点, I/II 期 DN 有效控制血糖,以清热养阴活血法组方防治 DN 肾脏病变进展;III/IV/V 期 DN 降糖降压,以活血利水益气法组方有效阻抑肾脏病变,延缓肾衰竭,防治 DN 并发症;早期 DN 多清热,中晚期 DN 清热活血、益气养阴并用。

2. 西医治疗　DN 整体防治举措:合理调摄饮食、有效控制血糖、理想平稳血压、恰当调节血脂、趁早改善微循环、积极防治并发症、尽力延缓肾损害、适宜选用透析。

（1）合理调摄饮食:以 DN 分期限制蛋白摄入量,II 期 1~1.2g/(kg·d)、III 期 0.8~1g/(kg·d)、IV 期 0.6~0.8g/(kg·d),GFR 降低者 0.6g/(kg·d);控制日总热量,防止蛋白限制所致的营养不良,按照轻体力工作测算总热量(105~147kJ/kg,糖占总热量的 50%~60%、脂肪占 30%~35%),适量补充维生素和氨基酸;多食蔬菜,少食脂肪和动物内脏、沙丁鱼、蟹与贝壳类食物。

（2）严格控制血糖:建议临床试行美国糖尿病协会(American Diabetes Association, ADA)推荐血糖控制标准(空腹血糖 < 6.1mmol/L、餐后 2 小时血糖 < 8.0mmol/L、糖化血红蛋白 < 6.2%)。

1）口服降糖药：①磺脲类：适用于早期／临床期DN，如格列吡嗪2.5~20mg/d，对肾脏影响小。②格列奈类：适用于饮食控制、降低体重与运动不能有效控制血糖的2型DM。③α-葡萄糖苷酶抑制剂：适用于肾功能正常或轻度不全DN；与其他口服降糖药或胰岛素联合应用于胰岛素依赖型或非胰岛素依赖型的糖尿病；明显肾功能减退伴胃肠道症状者慎用。④胰岛素增敏剂双胍类药物：适用于单纯饮食控制及体育锻炼治疗无效的2型DM，尤为肥胖2型DM，与胰岛素合用可减少胰岛素用量，防止低血糖发生。⑤噻唑烷二酮类药物：适用于其他降糖药无法达到血糖控制目标的2型DM，肾损害亦不需调整剂量。

2）应用胰岛素：DN中晚期应尽早使用胰岛素，以抑制炎性反应、降低并发症；慎用中／长效胰岛素、减少低血糖发生。

（3）理想控制血压：DN肾功能损伤程度与高血压直接相关，1型／2型DM患者收缩压<140mmHg、肾功能下降速度1%／年，若收缩压>140mmHg，1型DM肾功能下降速度6%/年、2型则13.5%／年。降压应"尽早、理想、个体化"。

降压药有ACEI、ARB、CCB、β受体拮抗剂、利尿剂等，亦可联合用药。应用ACEI/ARB治疗血压达标率70%~80%，减少尿蛋白、保护肾功能，延缓DN病情进展；但有干咳、高钾血症、GFR一过性下降等不良反应，肾动脉狭窄者禁用。利尿剂+ACEI/ARB增强后者降低尿蛋白作用，小剂量利尿剂亦不影响糖代谢；ARB+CCB降压疗效明显且平稳；小剂量β受体拮抗剂长期使用可保护心脏、减少心血管急性事件发生。

（4）恰当调节血脂：DN患者甘油三酯>2.26mmol/L、低密度脂蛋白>3.38mmol/L应降脂治疗。胆固醇升高为主，选用他汀类；以甘油三酯升高为主，选用贝特类。

（5）有效降低尿蛋白：控制血糖、降低血压是减少尿蛋白量的重要措施。ACEI+ARB降压并保护血管内皮细胞、减轻肾损害，ARB+CCB有效控制血压、延缓肾功能，均能有效减少尿蛋白。

（6）其他药物：抗凝治疗补充肾小球基膜负电荷，促进毛细血管基底膜阴离子重建，减少尿蛋白；抑制肾小球系膜与内皮细胞增殖，阻抑肾小球硬化；降低血脂、改善高凝状态，抑制血栓形成；降低肾小球血管阻力，减轻高灌注，减少尿蛋白。

（7）肾衰竭：Ⅳ/Ⅴ期DN并发肾功能不全，出现临床"三联征"，严格食疗外，复方／多品种降压药联用、注重心功能、纠正电解质与水液代谢紊乱；依据血肌酐（serum creatinine，Scr）水平，以低蛋白饮食+α-酮酸，中药通腑、外洗等；必要时行结肠、血液、腹膜透析，或胰-肾联合移植。

四、中西医结合治疗研究

（一）思路与方法

1. Ⅰ/Ⅱ期DN防治　糖尿病确诊之时便是DN防治之始。①普及DM/DN教育：建立DM防治教育网络，实现三级预防目标（一级预防——避免DM发病；二级预防——早期检查并有效治疗DM；三级预防——延缓／预防DM并发症）。②正确运用"三类基本疗法"：即饮食、运动和降血糖药物，强调其终身性与降糖药的个体化运用，注意1型与2型DM治疗与用药差异。③防治并发症：DM无并发症阶段应积极控制血糖、预防并发症；并发症初期／可逆阶段应有效治疗、尽早逆转病变；不可逆阶段应去除进展因素、延缓并发症恶化。探索Ⅲ/Ⅳ期DN中医辨治理论与中西医结合新技术。

2. DN 中医理论创新与临床技术创建

（1）提出"瘀水证"概念：依据中医学"血水同源、血不利则为水"理论、临床 DN 表现的中医学"水肿证"与肾组织"纤维化"关联性，提出"瘀水证"概念，即血瘀与水障（水运障碍）兼并之证，创新中医学"血水"病理理论。

（2）"瘀水证"特点：①病因："血瘀与水积"互为因果，两者可同在局部或全身，但血瘀则为"瘀水证"始动主因；②病理：临证血瘀征象轻于水积，但血瘀乃为"瘀水证"关键；③病机：病变累及肾、脾、肝出现"瘀水"之象，亦可累及心、肺而显"气虚、血虚"之征，病机复杂。

（3）提出"化瘀利水"法："化瘀"即改善全身血瘀状态、阻抑肾组织局部"瘀积"——肾小球硬化，减少尿蛋白；随"瘀积"性质不同而祛瘀方式有差异，分为"活血化瘀""祛痰化瘀""养阴化瘀""益气化瘀"；"活血化瘀"体现降低血黏度、减轻血小板聚集、改善血液流变性；"祛痰化瘀"体现降低血脂、减轻肾组织脂质过氧化损害；"养阴 / 活血化瘀"体现减少肾小球系膜基质堆积、调节肾小球局部细胞因子平衡；"益气化瘀"体现扩张肾组织血管、改善肾组织微循环和血流供应。"利水"即纠正水运行障碍，消除水肿、有效控制血压。消肿关键在于"调脾"，分"健脾利水"（益气利水、温肾利水）与"运脾利水"（活血利水、疏肝利水）。"活血利水"当属"化瘀利水"核心，包涵"活血消肿"与"活血利尿"亚法。

（4）解析"活血利水"亚法与其评价新指标

1）"活血消肿"指调节血管内皮细胞膜水转运，使组织间液之水自血管内皮细胞外侧向血液转运，减轻组织水肿；运用酶联免疫吸附测定（enzyme-linked immunosorbent assay，ELISA）法检测 DN 患者尿液水通道蛋白 2（aquaporin-2，AQP_2）水平，参照尿量、尿离子浓度与渗透压变化，观测 AQP_2 与尿量变化，创建尿液 AQP_2 临床检测技术；评价 DN 肾小管损伤与中药"活血利尿"关系，提供"瘀水证"辨治新指标。

2）"活血利尿"指调节肾集合管上皮细胞膜水转运，减少原尿中水的重吸收、增加尿量。运用 ELISA 法检测 DN、NS、CRF 血清 AQP_1 水平，比照血液流变学与微循环参数，创建血清 AQP_1 临床检测技术；评价 DN 血管内皮功能与中药"活血消肿"关系，提供"瘀水证"辨证与用药依据。

3. 规范 DN 合并 CRF 的中西医结合非透析综合疗法　DN 合并 CRF 时，临床用药较为棘手，建立中西医结合非透析综合疗法：三途径（口服 / 灌肠 / 浴足）给药，三通道（尿 / 便 / 汗）排毒，整体治疗 CRF、减轻肾损害、有效保护肾功能，形成临床规范或指南。以"药物代谢"技术观测中药复方治疗 CRF 的效应成分的代谢特征，建立中药用量调整方案，指导 CRF 合理用药。

（二）临证经验

1. DN 防治的基石——食疗运动

（1）饮食调摄：优质蛋白食物，碳水化合物食物，麦淀粉食物，维生素与纤维类食物（新鲜蔬菜），适量食用不仅益于血糖与血压控制，也改善营养。避免高钾食物（木耳、坚果类）摄入。

（2）"药食同源"调理：①调治胃肠功能：白萝卜"生克熟补"，即生用能顺气消食——助消化、化痰止咳通便——助化痰，熟用补气健脾——调理胃肠。山药无毒，炖汤服调理胃肠、药用益肺补肾，临床治疗 DM 与 DN。②调理肺肾功能：生姜性温，干姜长于温中祛寒健脾胃、炮姜擅于利血调经补肝肾，而姜皮消除浮肿、减轻腹胀，据此组方"五皮饮"利尿消肿治疗肾病水肿效如桴鼓。冬瓜性寒，食可润肠通便，药用利尿止渴。③调情志与调血脉：藕节性平，食之益气强身，药用收敛止血。槐花性寒，食用解饥，药用凉血止血，改善毛细血管脆性、降低血压。④调降血糖：苦瓜降糖。

（3）运动调养：选择有一定活动量、适合自身健康的、切实的、持续的运动方式（快走、慢跑、跳绳、游泳），太极拳、八段锦适合中老年 DN 患者。

2. DN 防治的关键——降糖稳压　高血糖与高血压是 DN 肾脏病理进行性加重、病情渐进的关键因素。①配伍降糖中药：养阴清热药（生地、玄参、地骨皮），清热药（葛根、知母、石膏），补气药（黄芪、山药），利尿消肿药（茯苓、玉米须），燥湿健脾药（苍术）；备选降糖中药复方：消渴方、玉液汤。②配伍降压中药：平肝潜阳药（石决明、牡蛎、钩藤），清热解肌药（葛根、夏枯草、草决明），活血补血药（丹参、白芍），益气利水药（黄芪、茯苓、山药）；备选中药组方：天麻钩藤饮、罗布麻片。③降糖降压并举的中药复方：以"益气养阴、活血化瘀"组方的两地汤（大生地、元参、白芍、麦冬、地骨皮、丹参）应用，平稳血压、调低血糖，疗效肯定。基于此，调节血糖、平稳血压，创制并验证 DN 中药新药。

3. 中医药治疗 DN 优势——活血利水　Ⅳ/Ⅴ 期 DN 出现反复水肿，以"活血利水"法指导 DN 治疗并组方。临床以丹参注射液、前列地尔改善微循环，以活血利水药（丹参、泽兰、车前子），益气利水药（黄芪、茯苓、白术），通腑利水药（大腹皮、郁李仁），清热利水药（白茅根、石韦），食疗药（薏苡仁、玉米须）配伍组方体现"消肿与利尿"二重性。

五、中西医结合诊疗前沿与研究展望

（一）DN "血瘀" 与 "三微病变" 关系

观察证实：83.3% 的 DN 患者出现舌下静脉瘀紫，全血黏度、红细胞聚集指数、血浆纤维蛋白均增高，存在明显的血液高凝倾向；即全身"血瘀证"。DN 肾组织局部血瘀证：①肾小球高滤过肥大；②肾小球基膜糖基化反应而增厚、系膜基质增多、出现结节性与弥漫性肾小球硬化；③肾小球出/入球动脉和其他肾血管的玻璃样变、血流动力学与肾组织微循环异常，肾小球毛细血管丛、肾间质微循环血运障碍；④脂质代谢紊乱、自由基损伤、细胞因子平衡失调及由此介导的炎症反应。提示"血瘀"贯穿 DN 全程。

"三微病变"即微炎症状态（status of microinflammation, S-Mif）、微血管病变（pathology of microvascular, P-Mvc）、微循环障碍（dysfunction of microcirculation, D-Mcc），DM 早期存在 S-Mif，DM 中后期与 DN 早期存在 P-Mvc，DN 后期存在 D-Mcc；而 S-Mif 显示病变局部血瘀兼"热"象——热瘀，P-Mvc 显示病变局部血瘀兼"虚"象——虚瘀，D-Mcc 显示病变局部血瘀兼"水"象——水瘀，以"凉血活血""益气活血""活血利水"三法对应 S-Mif、P-Mvc、D-Mcc，提示"热瘀""虚瘀""水瘀"可能属中医学"血瘀证"亚型；较好体现 DN 辨治与中医病机和西医病理的一致性，有待深入研究验证。

（二）DN 临床与实验研究问题

1. 创制防治 DN 的中药新药

（1）中药复方研制："黄芪方"降低血糖、减少尿微量白蛋白，改善 DN 肾组织足细胞形态；"糖肾平"降低足细胞 TGF-β、NF-κB 蛋白表达，增加 Smad7 蛋白表达，干预 TGF-β/Smad7、NF-κB 信号转导通路，减少 DN 足细胞凋亡。"肾炎四味片"减轻肾组织炎性介质积聚、改善 ZO-1 的表达而有肾保护作用。

（2）单味药应用：天花粉、山药、泽泻、地骨皮、牡丹皮、苦瓜有缓慢而持久的降血糖效应，其效应机制可能与刺激胰岛素释放、抑制 α- 糖苷酶、抑制胰岛细胞分泌胰高血糖素有关。黄芪改善血液高凝状态、降低血小板聚集性、减少血栓形成，减少尿蛋白；大黄降低早期 DN 肾小球高灌注与高滤过状态，减少尿蛋白，延缓 DN 病情进展。

（3）单体验证：川芎嗪降低肾组织醛糖还原酶（AR）活性、抑制肾组织炎性反应，干预多元醇通路而减轻肾小球硬化；丹参酮ⅡA 磺酸钠降低早期 DN 血清 TGF-β1 和Ⅳ型胶原（CⅣ）水平，降低尿白蛋白，延缓肾间质纤维化，保护 DN 肾功能。黄连素调节血糖、抑制多元醇通路、提高抗氧化能力，保护 DM 肾功能。雷公藤总苷减少 DN 大鼠尿蛋白，保护肾功能。山茱萸提取物拮抗系膜细胞氧化应激作用、减轻其增殖，减缓 DN 肾损害。

2. DN 治疗的中西药联用方案　中西医结合防治 DN，临床用药多样，西药之降糖药、降压药、改善微循环药、改善肾功能药等名目繁多，中药之养阴药、益气药、活血药、利湿药及其组方复杂，加之静脉、灌肠、口服、外用等剂型多样，应尽早临床协作，验证中西药联用防治 DN 不同阶段的基本用药规律，形成中西药联用方案。

六、经典著作赏析

（一）学术源流

《灵枢·五变》谓"五脏皆柔弱者，善病消瘅"；《灵枢·本脏》载五脏脆者，皆善病"消瘅易伤"；《灵枢·邪气脏腑病形》指出：心脉、肺脉、肝脉、脾脉、肾脉微小，皆为消瘅。

《素问·水热穴论》曰："肾者至阴也，至阴者盛水也，肺者太阴也，少阴者冬脉也，故其本在肾，其末在肺，皆积水也。""肾者胃之关也，关闭不利，故聚水而从其类也"。

《圣济总录》载："消渴日久，肾气受伤，肾主水，肾气虚衰，气化失常，开阖不利，水液聚于体内而成水肿……脾土也，土气弱则不能制水，消渴饮水过度，脾土受湿而不能有所制，则泛溢妄行于皮肤肌肉之间，聚为浮肿胀满而成水也……脾土制水，通调水道，下输于膀胱，消渴饮水过度，内溃脾土，土不制水，故胃胀则为腹满之疾也。"

（二）治法方药

《金匮要略·水气病脉证并治》载："夫水病人，目下有卧蚕，面目鲜泽，脉伏，其人消渴。病水腹大，小便不利，其脉沉绝者，有水，可下之……脾水者，其腹大，四肢苦重，津液不生，但苦少气，小便难；肾水者，其腹大，脐肿腰痛，不得溺，阴下湿如牛鼻上汗，其足逆冷，面反瘦……诸有水者，腰以下肿，当利小便；腰以上肿，当发汗乃愈。"

《景岳全书·三消干渴》载："凡治消之法，最当先辨虚实。若由真水不足，则悉属阴虚，无论上中下，急宜治肾，必使阴气渐充，精血渐复，则病必自愈。若但知清火，则阴无以生，而日渐消败，益以困矣。"

《医贯·消渴论》记载：消渴"盖因命门火衰，不能蒸腐水谷，水谷之气不能熏蒸、上润乎肺，如釜底无薪。锅盖干燥，故渴。至于肺亦无所禀，不能四布水精、并行五经。其所饮之水，未经火化，直入膀胱，正谓饮一升溺一升，饮一斗溺一斗"。

七、医案

Ⅲ/Ⅳ期 DN 诊疗病例

患者简某，女，54 岁，汉族，已婚，陕西省西安市人。入院时间：2014 年 7 月 9 日，住院号：B84912。

主诉：血糖高 8 年，视物模糊 2 年余，双下肢浮肿 1 周。

现病史：2006 年春因"上呼吸道感染、高热"就诊于西安市级医院，血糖 20mmol/L，口干、多饮、乏力、皮肤瘙痒，无多尿消瘦，诊断"2 型 DM"；给予胰岛素治疗（具体不详），血糖正常出院；继用预混胰岛素 R/N 治疗，仍口干多饮，遂调整为"二甲双胍 + 阿卡波糖"，血糖控制仍不理想，又改用门冬胰岛素 R、甘精胰岛素治疗，血糖空腹波动于 5~8mmol/L、餐后波动于 12~13mmol/L。2012 年视物模糊，未予重视。近 2 个月自停胰岛素、代以"盐酸二甲双胍 + 阿卡波糖"，且未检测血糖；近 1 周出现双下肢浮肿，伴头晕、胸闷气短、肢体麻木、皮肤瘙痒、腹胀、食欲下降、乏力、大便干结。

既往史：高血压史 8 年，最高血压 175/90mmHg；行"剖宫产"手术 2 次和"胆结石"手术、"白内障"手术。

查体：血压 150/90mmHg；身高 145cm，体重 60kg；眼睑无水肿。肺部查体未见异常；心率 86 次 /min，二尖瓣听诊区可闻及 2/6 级收缩期吹风样杂音。腹膨隆，腹围 98cm，无压痛及反跳痛；肝脾肋下未及；肾区无叩击痛，双下肢中度凹陷性水肿。

中医四诊采集：体型肥胖、精神差、乏力、肢体麻木，眼睑及颜面部浮肿，腰部酸困、尿泡沫多，双下肢中度浮肿，大便干结、2 日 1 次；舌质黯紫，苔白腻，脉沉滑。

检查：①血常规正常，尿常规示：尿糖（++++）、蛋白（++）；②生化：血清白蛋白 38.9g/L；血尿素氮（blood urea nitrogen，BUN）4.0mmol/L，Scr137μmol/L；空腹血糖 10.9mmol/L；离子五项（K、Na、Cl、Ca 离子）正常；③糖化血红蛋白 9.7%；④ B 超示：双肾正常，右侧锁骨下、双侧颈总、左侧颈内、左侧颈外动脉粥样硬化斑块形成，右侧椎动脉内径略细。

初步诊断：2 型 DM；Ⅲ / Ⅳ 期 DN 肾功能不全；糖尿病视网膜病变；高血压 3 级。

中医诊断：水肿，证属：气虚血瘀水停。

治疗方案：①生活调理：膳食指导、加强活动。②降糖：生理盐水 30ml+ 胰岛素 30U、以 2ml/h 持续缓慢泵入，3 天后改用门冬胰岛素 12U，3/d，甘精胰岛素 14U，1/ 晚，阿卡波糖 50mg，3/d。③降压：氨氯地平片 5mg，1/d，替米沙坦片 80mg，1/d。④改善肾循环：前列地尔 4ml，连用 7 日。⑤以"化瘀利水"法组方：黄芪 30g、山药 30g、地骨皮 30g、生地 20g、玄参 20g、茯苓 20g、桔梗 10g、泽兰 20g、丹参 20g、生牡蛎 20g。水煎 200ml，2 次 /d；药渣浴足。

疗效：治疗 10 日，乏力好转，水肿明显减轻，血糖正常。尿常规示：尿糖（-），蛋白（±）；空腹血糖 5.9mmol/L，餐后血糖 10.3mmol/L；BUN 9mmol/L，Scr 102μmol/L。

出院继用胰岛素 + 降糖药控制血糖，降压与中药治疗，病情稳定。

主要参考文献

[1] 董晓静，杨勇，任秦有，等. 以丹参调节 AQP1 的特征表达验证"活血利水"法部分本质 [J]. 中国中医急症，2013，22（5）：732-735.

[2] 董晓静，郭亮锋，姚锐，等. 丹参调节肾组织 AQP2 效应与其"活血利尿"关系 [J]. 中国中药杂志，2014，39（16）：3162-3165.

[3] 李佑生，杨磊，王文健，等. 黄芪方防治大鼠早期糖尿病肾病足细胞损伤的研究 [J]. 时珍国医国药，2012，23（2）：299-301.

[4] 杜磊，赵敬，赵宗江，等. 糖肾平对高糖 +LPS 刺激足细胞 TGF-β1/Smad7 信号转导通路影响的研究 [J].

中国中西医结合肾病杂志, 2013, 14（2）: 107-110.

[5] 殷玉红, 田小燕, 宋海燕, 等. 肾炎四味片对糖尿病大鼠肾脏足细胞紧密连接蛋白 ZO-1 表达的影响 [J]. 河北医药, 2012, 34（1）: 30-32.

[6] 许华强, 张洪梅. 丹参酮 Ⅱ A 磺酸钠对早期糖尿病肾病患者血清 TGF-β1、Ⅳ 型胶原水平的影响 [J]. 中国实用医药, 2010, 5（19）: 7-8.

（李　锋）

第四节　慢性肾衰竭

慢性肾衰竭（chronic renal failure, CRF）是慢性肾脏病进行性进展引起肾单位和肾功能不可逆丧失, 导致代谢废物潴留, 水、电解质及酸碱平衡紊乱和内分泌失调为特征的临床综合征。美国肾脏病基金会肾脏病预后质量倡议（Kidney Disease Outcomes Quality Initiative, K/DOQI）专家组对慢性肾脏病（chronic kidney diseases, CKD）定义为: ①肾损伤 ≥ 3 个月, 有或无 GFR 降低。临床表现为肾脏病理形态学异常或具备肾损害的指标（血、尿成分异常或肾脏影像学检查异常）; ② GFR < 60ml/（min · $1.73m^2$）≥ 3 个月, 有或无肾损害表现。CKD 和 CRF 在含义上有相当大的重叠, 前者范围更广, 而后者则主要代表 CKD 患者中的 GFR 下降的那一部分群体。

据有关统计, 美国成人（总数约 2 亿）慢性肾脏病的患病率已高达 10.9%, 慢性肾衰竭的患病率为 7.6%, 近 30 余年来慢性肾脏病的患病率有上升趋势。据我国部分报告, 慢性肾脏病的患病率为 8%~10%, 其确切患病率尚待进一步调查。近 20 年来慢性肾衰竭在人类主要死亡原因中占第 5~9 位, 是威胁人类生存的重要疾病之一。

在中医古典文献中, 依据其临床表现特征, 可将慢性肾衰竭归属于 "关格" "肾风" "癃闭" "溺毒" "水肿" "虚劳" 等病证范畴。

一、中医概述

慢性肾衰竭主要是由于肾病迁延日久, 脏腑功能虚损, 其中以脾虚肾虚为主, 病情逐渐发展而加重。或因外邪侵袭、情志所伤、劳累过度而使病情加重。慢性肾衰竭的中医辨证以正虚为纲, 邪实为目。慢性肾衰竭基本病机为正虚邪实, 其正虚为脏腑气血虚弱, 尤以脾肾虚衰为主, 其邪实是指湿浊邪毒蕴结。病变初期, 正虚为主, 邪浊不很严重; 病变中期, 正虚渐甚, 邪浊内蕴渐重; 病变后期, 脾肾更亏, 而湿浊瘀血更为突出。在整个病变过程中, 掌握好正虚和邪实表现的轻重是其辨证要点。正虚诸证有: 脾肾气（阳）虚证, 治用香砂六君子汤合二仙汤加减以益气健脾补肾; 脾肾气阴两虚证, 治用参芪地黄汤加味以益气养阴; 肝肾阴虚证, 治用杞菊地黄丸合二至丸加味以滋补肝肾; 阴阳两虚证, 治用地黄饮子或济生肾气丸加减以阴阳双补。邪实诸证有: 寒湿阻滞证, 治用温脾汤合二陈汤加减以温阳降浊; 湿热中阻证, 治用黄连温胆汤合苏叶黄连汤加味以清热化湿; 水气不化证, 治用济生肾气汤合实脾饮加减以温阳化气行水; 瘀血内停证, 治用血府逐瘀汤加减以行气活血化瘀。

二、西医概述

CRF 的病因主要有原发性与继发性肾小球肾炎、糖尿病肾病、高血压肾小动脉硬化、狼疮性肾炎、肾小管间质病变（慢性肾盂肾炎、慢性尿酸性肾病、梗阻性肾病、药物性肾病等）、肾血管病变、遗传性肾病（如多囊肾、遗传性肾炎）等。在发达国家，糖尿病肾病、高血压肾小动脉硬化已成为慢性肾衰竭的主要病因。包括中国在内的发展中国家，这 2 种疾病在 CRF 各种病因中仍位居原发性肾小球肾炎之后，但近年也有明显增高趋势。

关于 CRF 进展机制，主要有肾小球高滤过学说、肾单位高代谢学说等，某些细胞因子和生长因子在 CRF 进展中也起重要作用。尿毒症的症状及体内各系统损害的原因，主要有尿毒症毒素学说，同时也与多种体液因子或营养素的缺乏有关。此外矫枉失衡、内分泌失调等也可引起肾性骨营养不良症（简称肾性骨病）、周围神经病变、皮肤瘙痒、转移性钙化、肾性贫血等。

各系统症状方面，在 CRF 的代偿期和失代偿早期，患者多表现为基础病的症状，或仅有乏力、腰酸、夜尿增多等轻度不适。CRF 中期以后，临床症状逐渐明显。多数 CRF 患者先出现食欲缺乏、恶心、呕吐、口腔有尿味等消化道症状。心血管系统表现为高血压、心力衰竭、心包炎、动脉粥样硬化等，心血管病变是 CKD 患者的最常见的死因。体液过多或酸中毒时均可出现气短、气促，严重酸中毒可致呼吸深长。血液系统主要表现为肾性贫血和出血倾向。神经系统症状早期可有疲乏、失眠、注意力不集中等，其后会出现性格改变、抑郁、记忆力减退、判断力降低，严重时可有反应淡漠、谵妄、惊厥、幻觉、精神异常，甚至抽搐、昏迷等。周围神经病变时可有肢端"袜套样"感觉减退、丧失，也可肢体感觉异常，可有"不宁腿综合征"。皮肤表现以皮肤瘙痒最常见，可有尿毒症面容。多数患者有肾性骨病，包括纤维囊性骨炎、骨生成不良、骨软化症、骨质疏松症。尿毒症患者易发生感染，如呼吸道、消化道、泌尿道感染等。透析患者可发生动静脉瘘或腹膜入口感染、肝炎病毒感染。

水、电解质及酸碱平衡失调方面，可有代谢性酸中毒、水钠潴留。由于钾摄入不足、胃肠道丢失过多、应用排钾利尿剂等因素，也可出现低钾血症；如有感染、酸中毒、钾摄入过多、创伤、消化道出血等情况发生时，易出现高钾血症；因小肠吸收钙减少、活性维生素 D_3 合成减少及磷的蓄积等导致低钙和高磷血症；CRF 时低钙血症、高磷血症、活性维生素 D_3 缺乏等可诱发继发性甲状旁腺功能亢进和肾性骨营养不良。

三、诊治要点

（一）诊断要点

根据慢性肾脏病病史，出现水、电解质和酸碱平衡紊乱，各系统症状，结合必要的肾功能、电解质、动脉血液气体分析、影像学检查等，可明确诊断。

（二）分期诊断

1. CRF 分期（表 5-3）

表 5-3　我国 CRF 的分期(根据 1992 年黄山会议纪要)

CRF 分期	Ccr(ml/min)	Scr(μmol/L)	说明
肾功能代偿期	50~80	133~177	大致相当于 CKD2 期
肾功能失代偿期	20~50	186~442	大致相当于 CKD3 期
肾衰竭期	10~20	451~707	大致相当于 CKD4 期
尿毒症期	< 10	≥ 707	大致相当于 CKD5 期

2. CKD 分期(表 5-4)

表 5-4　美国 K/DOQI 专家组对 CKD 分期方法的建议

分期	特征	GFR [ml/(min·1.73m²)]	防治目标 - 措施
1	肾损害伴 GFR 正常或升高	≥ 90	CKD 诊治;缓解症状;延缓 CKD 进展
2	肾损害伴 GFR 轻度降低	60~89	评估、延缓 CKD 进展;降低心血管疾病(cardiovascular diseases,CVD)患病危险
3	GFR 中度降低	30~59	减慢延缓 CKD 进展;评估、治疗并发症
4	GFR 重度降低	15~29	综合治疗;透析前准备
5	ESRD(终末期肾病)	< 15	如出现尿毒症,需及时替代治疗

(三)诊断思路(流程图)(图 5-3)

临床不仅要诊断慢性肾功能不全,还应进行肾功能分期诊断,晚期慢性肾衰竭的基础疾病仍有治疗价值,因此慢性肾衰竭的病因诊断仍很重要。其诊断思路见图 5-3。

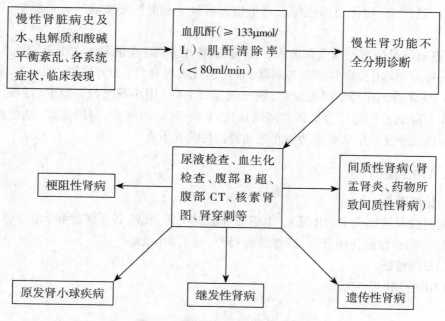

图 5-3　慢性肾衰竭诊断思路图

（四）鉴别诊断

1. CRF 与肾前性氮质血症的鉴别并不困难，在有效血容量补足 48~72 小时后肾前性氮质血症患者肾功能即可恢复，而 CRF 则肾功能难以恢复。

2. CRF 与急性肾衰竭的鉴别　多数情况下并不困难，往往根据患者的病史即可做出鉴别诊断。在患者病史欠详时，可借助影像学检查（如 B 超、CT 等）或肾图检查结果进行分析，如双肾明显缩小，或肾图提示慢性病变，则支持 CRF 的诊断。

（五）中西医结合治疗要点

1. 治疗原则　延缓 CRF 进展的基本对策是：①治疗原发病（如高血压、糖尿病肾病、肾小球肾炎等）；②避免或消除 CRF 急剧恶化的危险因素（如严重高血压未能控制、急性血容量不足、重症感染、尿路梗阻、肾毒性药物的使用不当等）；③保护健存肾单位。慢性肾衰竭为本虚标实证，初期以正虚为主，急性发作期以标实为先，晚期正衰邪盛并重。正虚和邪实表现的轻重是其辨证要点。临证时应首辨标本虚实缓急进行治疗。

2. 西医治疗

（1）有效地控制高血压：高血压可加速肾脏病恶化，有效地控制高血压，是延缓、停止或逆转 CRF 进展的主要因素之一。透析前 CRF（GFR ≤ 10ml/min）患者的血压，一般应当控制在（120~130）/（75~80）mmHg 以下。可选用 ACEI 和 ARB，但其有使钾升高及一过性血肌酐升高的作用。如未透析情况下血肌酐 > 350μmol/L，应慎用 ACEI 和 ARB。此外还可选择 CCB、利尿剂、β 受体拮抗剂、α 受体拮抗剂等降压治疗。

（2）严格控制血糖：使糖尿病患者空腹血糖控制在 5.0~7.2mmol/L，睡前 6.1~8.3mmol/L，糖化血红蛋白 < 7%，可延缓患者 CRF 进展。

（3）控制蛋白尿：将患者蛋白尿控制在 < 0.5g/24h，或明显减轻微量白蛋白尿，延缓 CRF 病程进展和提高生存率。

（4）饮食治疗：低蛋白、低磷饮食，可减轻肾小球硬化和肾间质纤维化。CRF 患者应摄入足量热量，一般每天为 125.6~146.5kJ/kg（30~35kcal/kg）。控制蛋白摄入量，每天为 0.6~0.8g/kg，蛋白摄入量较严格地限制在 0.4~0.6g/（kg·d）的患者，可同时补充适量的必需氨基酸和 / 或 α- 酮酸。脂肪的摄入量不超过总热量的 30%。磷摄入量一般应 < 600mg/d。

（5）纠正酸中毒和水、电解质紊乱：代谢性中毒者，根据二氧化碳结合力或动脉血气分析结果选用碳酸氢钠治疗。水钠潴留者限制 NaCl 摄入量；也可根据需要应用襻利尿剂。急性左心衰竭者需及时进行血液透析或持续性血液滤过。明显低钙血症患者可口服 $1,25(OH)_2D_3$（骨化三醇）。高磷血症者应口服磷结合剂。低钙抽搐时予 10% 葡萄糖酸钙静脉注射。

高钾血症的治疗包括：① 10% 葡萄糖酸钙稀释后缓慢静脉注射；② 5% 碳酸氢钠静脉滴注；③ 50% 葡萄糖注射液加普通胰岛素缓慢地静脉注射；④口服离子交换（降钾）树脂。以上治疗措施无效的患者，透析是最有效的治疗。

（6）贫血的治疗：应用重组人红细胞生成素（recombinant human erythropoietin, rHuEPO）治疗肾性贫血，应同时重视补充铁剂、叶酸等。

（7）防治感染：预防各种病原体的感染。发生感染后，根据药敏试验和抗生素应用原则选择药物，在疗效相近的情况下，应选用肾毒性最小的药物。

（8）高脂血症的治疗：积极治疗高脂血症，治疗原则与一般高脂血症相同。维持透析者高脂血症的治疗目标宜放宽，血胆固醇 6.5~7.8mmol/L，血甘油三酯 1.7~2.3mmol/L。

（9）肾脏替代治疗：当慢性肾衰竭患者 GFR 6~10ml/min（Scr ＞ 707μmol/L）并有明显尿毒症临床表现，即可进行透析治疗，糖尿病肾病患者可更早透析治疗。根据患者情况选择血液透析或腹膜透析。血液透析一般每周做 2~3 次，每次 4~6 小时。由于血液透析治疗为间断地清除溶质，使血容量、溶质浓度的波动较大，因此患者常有不适反应。腹膜透析现多采用持续不卧床腹膜透析（continuous ambulatory peritoneal dialysis，CAPD）疗法，设备简单，易于操作，安全有效，可在患者家中自行操作。CAPD 对尿毒症毒素持续地清除，血容量不会出现明显波动，故患者感觉较舒服。CAPD 尤其适用于老人、心血管功能不稳定者、糖尿病患者、小儿患者或做动静脉内瘘有困难者。肾移植是尿毒症患者的理想治疗措施，但受肾源的限制，每年能进行肾移植的患者仅有少数。成功的肾移植会恢复正常的肾功能（包括内分泌和代谢功能）。要在 ABO 血型配型和人白细胞抗原（human leukocyte antigen，HLA）配型的基础上，选择供肾者，移植肾可由尸体供肾或亲属供肾，以后者肾移植的效果更好。肾移植需长期使用免疫抑制剂，以防排斥反应。

四、中西医结合治疗研究

（一）思路与方法

1. 治疗原则　对已有的肾脏疾患或可能引起肾损害的疾患（如糖尿病、高血压等）进行及时有效的治疗，防止慢性肾衰竭的发生，为初级预防（primary prevention）。对轻、中度 CRF 及时进行治疗，延缓、停止或逆转 CRF 的进展，防止尿毒症的发生，为二级预防（secondary prevention）。二级预防的基本策略是：①坚持病因治疗：如对高血压、糖尿病肾病、肾小球肾炎等坚持长期合理治疗。②避免或消除 CRF 急剧恶化的危险因素：肾脏基础疾病的复发或急性加重、严重高血压未能控制、急性血容量不足、肾脏局部血供急剧减少、重症感染、组织创伤、尿路梗阻、其他器官功能衰竭（如严重心衰、严重肝衰竭）、肾毒性药物的使用不当等。③阻断或抑制肾单位损害渐进性发展的各种途径，保护健存肾单位。对患者血压、血糖、尿蛋白定量、GFR 下降幅度等指标，都应当控制在理想范围（表 5-5）。

表 5-5　CKD-CRF 患者血压、血糖、糖化血红蛋白（glycosylated hemoglobin，HbA1c）、
蛋白尿、GFR 变化的治疗目标

项目	目标
血压	
CKD 第 1~4 期（GFR ≥ 15ml/min）	
尿蛋白 ＞ 1g/d 或糖尿病肾病	＜ 125/75mmHg
尿蛋白 ＜ 1g/d	＜ 135/85mmHg
CKD 第 5 期（GFR ＜ 15ml/min）	＜ 140/90mmHg
血糖（糖尿病患者）	空腹 5.0~7.2mmol/L
	睡前 6.1~8.3mmol/L
HbA1c（糖尿病患者）	＜ 7%
蛋白尿	＜ 0.5g/d
GFR 下降速度	＜ 4ml/（min · year）

慢性肾衰竭为本虚标实证,本虚可致标实,标实进一步加重本虚,本虚应从缓治,而在邪实之时应以祛邪为先。在疾病初期以正虚为主,故治以祛邪为法;晚期正虚为主,故以扶正为本;急性发作期以祛邪为急,故治以祛邪为主;晚期正衰邪盛,治以泄浊为主,扶正为辅,待邪实减轻,以正虚突出,则标本同治。

2. 注重纠正 CRF 急性加重的可逆性因素 有些因素在慢性肾衰竭时往往导致患者肾功能急剧恶化,因此及时发现和祛除可逆性因素对延缓肾损害进展有重要作用。常见的可逆性因素有:①感染:以呼吸道和泌尿道感染为最常见;②泌尿道梗阻:以尿路结石、前列腺肥大为最常见;③血压增高:持续过高的血压会影响肾功能,降压治疗可以不同程度地改善肾功能;④不恰当地使用肾毒性药物:如氨基糖苷类抗生素、非类固醇类抗炎药等;⑤细胞外液丢失:如恶心呕吐、腹泻、过度利尿及水分摄入不足等;⑥饮食不当:如进食过量蛋白质;⑦过度劳累;⑧电解质紊乱:如低钙、低钾或高钾;⑨原发病:如狼疮性肾炎经过适当治疗,肾功能可以改善或逆转。如及时祛除可逆性因素,患者肾功能可有一定程度恢复。

(二)临证经验

1. 根据 CRF 分期采取不同治疗方案 慢性肾衰竭预后差,病情复杂,因此中西医结合治疗是本病重要治疗方法。大量研究表明,中西医结合治疗慢性肾衰竭可有效延缓慢性肾衰竭进程。中医、西医对疾病不同阶段的治疗,各有优势和劣势,中西医结合能取长补短,使患者得到一体化的治疗。针对正虚为本,浊毒为标的病机,采用急则治标,缓则治本;扶正泄浊,标本同治的法则,运用中药治疗,同时合理饮食、纠正可使病情恶化的可逆性因素、控制高血压、纠正水电解质酸碱失衡、抗感染、纠正贫血等措施。如慢性肾衰竭 1、2 期时,中药汤剂口服、中药保留灌肠,同时配合 ACEI 或 ARB 等治疗;到尿毒症期以替代治疗为主,中药配合改善营养等中西医结合治疗为辅。中西医结合在疾病各个不同阶段切入,各施所长,可取得最佳的一体化治疗。

2. 辨病与辨证相结合 西医学认为,慢性肾衰竭恶化的主要原因与肾小球高压力、高灌注和高滤过、肾小管高代谢及小管间质损害、脂质代谢紊乱、血管紧张素 II 的变化等因素有关。因此,结合现代药理研究,选用具有改变肾小球血液动力、抗肾间质纤维化、调节脂质代谢的中药,如大黄、三七、黄芪、生地、党参、冬虫夏草、当归等药物。慢性肾衰竭的迁延不愈和恶化,除与劳累、饮食不节有关外,还与高血压、高血脂、高血糖等疾病有关。如果能有效地控制这些不利因素的影响,慢性肾衰竭的进程可得到有效减缓。在临床上采用辨病与辨证相结合的方法进行治疗,糖尿病患者多选用熟地黄、山茱萸、天花粉等药物治疗。辨病与辨证相结合,在治疗或延缓慢性肾衰竭中尤为重要。

3. 注重补益脾肾 慢性肾衰竭多为各种慢性肾脏病日久迁延不愈而成,病机复杂,虚实夹杂。慢性肾衰竭虽临床表现各异,但其病机演变总与肺脾肾功能失调、三焦气化失司有关,而脾肾不足是其病机关键,脾肾两虚贯穿始终。患者多见腰膝酸软、头晕耳鸣、畏寒肢冷、夜尿频多、神疲倦怠、乏力、面色苍白或萎黄、食少纳呆、便溏、舌淡或胖等症状。尤其在肾功能不全代偿期和失代偿期,多见脾肾两虚证。脾肾两虚为慢性肾衰竭之本虚,临证治疗注重补益脾肾。常选用黄芪、党参、太子参、白术、茯苓、山药、甘草等益气健脾,淫羊藿、肉苁蓉、枸杞子、女贞子、菟丝子、牛膝等补肾之药阴阳并补。

4. 提倡使用活血化瘀法 慢性肾衰竭的患者,在中晚期均存在程度不同的瘀血表现。肾病日久,由气及血,肾络痹阻而导致瘀血。久病湿热毒邪入侵血分,血络瘀阻,亦可发为瘀血，症见唇黯，恶心，呕吐，舌紫少苔或舌有瘀斑，舌下静脉紫黯，面色青晦不泽，脉弦或弦数等。因此应提倡使用活血化瘀法。多用桃仁、红花、葛根、丹参、赤芍、川芎等活血化瘀药。但很多慢性肾衰竭患者不具备血瘀证其他常见的临床表现，如刺痛、痛处固定不移、夜间痛甚、肌肤甲错等，而仅表现为肌肤不荣、面色晦暗、舌有瘀点瘀斑等，临床需详加辨别。现代研究也证实，活血化瘀中药可改善肾实质血液流变学改变，改善慢性肾衰竭患者血液高凝状态，延缓病情发展。

五、中西医结合诊疗前沿与研究展望

1. 减轻肾小管高代谢　肾小管-间质病变在CRF进展中起着重要的作用。残余肾单位的肾小管高代谢是促进CRF发生的致病因素之一。Shapiro等用双氨双氢乙酰醋酸盐作为磷结合剂应用于肾大部分切除后的大鼠，结果发现残余肾组织无机磷浓度与氧耗量均明显下降，CRF进展得以改善。结果提示应用磷结合剂减少肠道磷的吸附，对防治肾小管高代谢的状态有益。同时应用碳酸氢钠治疗，可使肾小管及间质中补体C3，C59-9沉积和肾小管-间质病变减轻。由于肾小管高代谢状态有氧自由基生成增多及脂质过氧化作用的增强，因此应用抗氧化剂（如维生素E）和自由基清除剂治疗，对延缓CRF进展可能会有益处。

2. 肾小管间质纤维化的治疗　目前针对纤维化病变的防治主要是使用糖皮质激素，环磷酰胺和硫唑嘌呤等，针对炎症过程的非特异性治疗。限制蛋白质膳食可降低TGF-β和PDGF的表达。近年来动物实验证实ACEI被认为有抑制TGF-β活性从而减少细胞外基质的合成，抑制苯丙氨酸解氨酶（PAL）的活性，从而增强细胞外基质的降解作用。

3. 中药单药研究

（1）冬虫夏草：有实验表明，不仅能缓解尿毒症的某些症状，而且能促进体内蛋白质的合成，有增加尿毒素排泄作用，减轻肾脏病理改变，促进肾组织修复，阻抑肾小球代偿肥大，促进肾小管上皮增殖。可减轻庆大霉素等对肾小管损伤，机制是抑制或阻断庆大霉素与膜磷脂的结合，改善膜脂代谢及增加膜结构的稳定性，改善中毒肾脏的能量代谢。

（2）大黄：能通过多种机制延缓CRF进展，主要包括改善健存肾组织的高代谢状态，减轻残余肾单位的代偿性肥大，抑制肾小球系膜、肾小管细胞增殖和细胞外基质的合成，改善脂质代谢等，临床上大黄治疗的关键是把握治疗时机选择适应证，早期应用。

（3）黄芪及黄芪注射液：有报道黄芪注射液治疗CRF血浆内皮素变化及其意义，其降低尿素氮的机制是与其抗氧化、促进免疫、促进机体干扰产生有关。

（4）川芎及川芎嗪注射液：有实验表明，川芎有提高肌酐清除率的作用，提示其对改善肾血流、提高肌酐清除率有明显效果。

（5）丹参与丹参注射液：有报道丹参可降低CRF患者BUN、Scr，原因是其有形成分丹参酮能改善因肾衰竭所致的肾素和血浆容量的失调，缓解因肾素增加所致的肾小管阻力增大，红细胞淤积，肾脏血流量减少等连锁反应，有利于增加血流量，建立侧支循环。

（6）六月雪：研究显示其治疗CRF的机制是对特异性抗体的产生和免疫复合物的形成有抑制作用。

（7）毛冬青：有研究用毛冬青甲素40mg加入5%~10%葡萄糖注射液500ml静脉滴注，同时加入5%碳酸氢钠16ml调整酸碱度，每日1次，1个月为1个疗程，结果表明：毛冬青甲素在尿毒症期或氮质血症期都能改善肾功能。它的成分是五环三萜类化合物，是新的血小板聚集抑制剂，有明显抗血栓形成作用。

六、经典著作赏析

（一）学术源流

《景岳全书·关格》说："关格一证，在《内经》本言脉体，以明阴阳离绝之危证也。如《六节藏象论》《终始》篇、《禁服》篇及《脉度》《经脉》等篇，言之再四，其重可知。自秦越人《三难》曰上鱼为溢，为外关内格，八尺为覆，为内关外格，此以尺寸言关格，已失本经之意矣。又仲景曰在尺为关，在寸为格，关则不得小便，格则吐逆，故后世自叔和、东垣以来，无不以此相传……关格证所伤根本已甚，虽药饵必不可废，如精虚者，当助其精；气虚者，当助其气，其有言难尽悉者，宜于古今补阵诸方中择宜用之，斯固治之之法，然必须远居别室，养静澄心，假以岁月，斯可全愈。若不避绝人事，加意调理，而但靠药饵，则恐一曝十寒，得失相半，终无济于事也。凡患此者不可不知。"清代李用粹《证治汇补·癃闭·附关格》明确提出关格是危重病证："既关且格，必小便不通，旦夕之间，陡增呕恶，此因浊邪壅塞三焦，正气不得升降，所以关应下而小便闭，格应上而生呕吐，阴阳闭绝，一日即死，最为危候。"

（二）治法方药

清代喻昌在《医门法律·关格》提到："治吐逆之格，由中而渐透于上；治不溲之关，由中而渐透于下；治格而且关，由中而渐透于上下。"清代何廉臣《重订广温热论·验方妙用》说："溺毒入血，血毒攻心，甚或因毒上脑，其症极危，急宜通窍开闭，利溺逐毒，导赤泻心汤（陶节庵《伤寒六书》方）调入犀珀至宝丹，或导赤散合加味虎杖散（廉臣验方）调入局方来复丹二三钱，尚可幸全一二。此皆治实证之开透法也。"

主要参考文献

[1] 王海燕. 肾脏病学 [M]. 3 版. 北京：人民卫生出版社，2008.

[2] 陈灏珠，林果为，王吉耀. 实用内科学 [M]. 14 版. 北京：人民卫生出版社，2013.

[3] 王钢，陈以平，邹燕勤. 现代中医肾脏病学 [M]. 北京：人民卫生出版社，2003.

[4] 叶任高. 中西医结合肾脏病学 [M]. 北京：人民卫生出版社，2003.

[5] 郑健，吴竞. 中西医结合肾脏病学 [M]. 北京：科学出版社，2011.

[6] 戴京璋. 实用中医肾病学 [M]. 北京：人民卫生出版社，2002.

[7] 葛均波，徐永健. 内科学 [M]. 8 版. 北京：人民卫生出版社，2013.

[8] 中华医学会. 临床诊疗指南肾脏病学分册 [M]. 北京：人民卫生出版社，2011.

（王　玫）

第六章 血液系统疾病

第一节 再生障碍性贫血

再生障碍性贫血（aplastic anemia，AA；简称再障）是由 T 淋巴细胞介导的以造血系统为靶器官的自身免疫性疾病，以造血功能低下和外周血全血细胞减少为特征。

再障以贫血、感染、出血为主要临床表现，传统中医认为其属"髓劳""虚劳""血证"等范畴。肾虚精亏在前，气血不足在后，疾病不同阶段伴发痰湿、湿热、血瘀的病理表现，为本虚标实之证。

一、中医概述

中医最早关于骨髓充盛和气血变化关系的论述见于《灵枢》。《灵枢·痈疽》云："肠胃受谷……中焦出气如露，上注溪谷，而渗孙脉，津液和调，变化而赤为血……骨伤则髓消，不当骨空……血枯空虚。"本病的发生多因先天禀赋不足，后天失于调养，或体虚之人外感六淫邪毒，或五志过极，七情内伤，以致精气内夺而积虚成损，积损成劳。再障的发病与脾、肾两脏相关，尤其与肾关系最为密切。肾精亏虚，气血不足，津液不行，阴虚火扰，痰凝血滞，而容易伴发痰湿、湿热、血瘀的病证表现。故本病的病理性质为肾精亏虚为本，痰湿、湿热、血瘀为标，属本虚标实之证。本病的中医辨证分型为肾阴虚、肾阳虚、肾阴阳两虚、热毒内炽。肾阴虚证，治法：滋阴益肾，填精益髓；处方：左归丸加减。肾阳虚证，治法：温肾壮阳，填精益髓；处方：右归丸加减。肾阴阳两虚证，治法：滋阴壮阳，填精益髓；处方：左归丸合右归丸加减。热毒内炽证，治法：清热解毒；处方：清营汤加减。配合对症治疗：合并口腔黏膜溃疡者，可用冰硼散；合并肛周感染者，可用马应龙痔疮膏外敷；合并出血者，可用三七粉、云南白药等局部压迫止血。

二、西医概述

AA 是由多种病因、多种发病机制引起的一种骨髓造血功能衰竭症，主要表现为骨髓有核细胞增生低下、全血细胞减少以及由其导致的贫血、出血和感染。AA 分为先天性及获得性。先天性 AA 罕见，主要为范可尼贫血（常染色体隐性遗传）、先天性角化不良（dyskeratosis congenita，DKC）、Diamond-Blackfan 贫血（DBA）、Shwachmann-Diamond 综合征（SDS）等。获得性 AA 分为原发性和继发性两型。本文主要讨论原发性获得性 AA。

AA发病原因不明,应用某些药物(如磺胺药、氯霉素、氯喹、解热镇痛药等)和感染(如肝炎病毒)可能与AA发病有关,接触杀虫剂和苯类化合物也可能是AA发病的高危因素。AA发病机制十分复杂,目前认为T淋巴细胞异常活化、功能亢进造成骨髓损伤、造血细胞过度凋亡和造血功能衰竭在原发性获得性AA发病机制中占主要地位。①AA患者外周血、骨髓穿刺及骨髓活检标本中淋巴细胞的比例明显增高,其参与自身免疫IFN-C单阳性Th1细胞只是轻度升高,而参与抑制自身免疫IL-4单阳性Th2细胞却显著降低,Th1/Th2比值显著升高,Th1和Tc1细胞活化增生,从而启动了自身免疫应答;②骨髓内启动的T淋巴细胞分泌的高水平IFN-C和TNF等造血负调控因子也是导致AA发病的重要机制之一;③Fas(Apo-1/CD95)蛋白和Fas配体(Fas ligand,FasL)是一对促凋亡基因,AA患者T细胞被激活后过度表达FasL,且尤以细胞内高表达FasL,从而激活Fas/FasL途径,最终诱导细胞凋亡;④AA的造血干/祖细胞(hematopoietic stem/progenitor cell,HSC/HPC)体外集落培养,包括CFU-G、CFU-GM、CFU-E和CFU-Mix等均明显低于正常,骨髓单个核细胞长期培养生存时间缩短。AA造血前体细胞均发生程度不一的数量减少,且定向干细胞和幼稚的$CD34^+$-c-kit或$CD34^+CD38^-$细胞都受影响。

AA分为重、轻型,我国相应的分型是急性和慢性再障,主要临床表现为贫血、出血及感染。一般没有淋巴结及肝脾肿大。感染以呼吸道感染最常见,其次有消化道、泌尿生殖道及皮肤黏膜感染等。感染菌种以革兰阴性杆菌、葡萄球菌和真菌为主,常合并败血症。感染性发热为主要临床表现。出血常表现为程度不同的皮肤、黏膜及内脏出血。

AA治疗主要分为对症治疗和治本2个方面。治疗手段以免疫抑制及造血干细胞移植为主,促进骨髓造血功能恢复等;对症治疗包括对贫血、感染、出血和铁过载的纠正。

三、诊治要点

(一)诊断要点

1. 血常规检查 全血细胞减少,校正后的网织红细胞比例<1%,淋巴细胞比例增高。

2. 骨髓穿刺 多部位(不同平面)骨髓增生减低或重度减低;骨髓小粒空虚,非造血细胞(淋巴细胞、网状细胞、浆细胞、肥大细胞等)比例增高;巨核细胞明显减少或阙如;红系、粒系细胞均明显减少。

3. 骨髓活检(髂骨) 全切片增生减低,造血组织减少,脂肪组织和/或非造血细胞增多,网硬蛋白不增加,无异常细胞。

4. 除外检查 必须除外先天性和其他获得性、继发性骨髓造血功能衰竭性疾病(再生障碍性贫血诊断治疗专家共识)。

(二)诊疗思路

1. 首先凭血常规和骨髓检查(涂片分类和病理活检)确定是否为"无纤维化和肿瘤浸润的骨髓增生低下引起的全血细胞减少"。

(1)血常规检查:网织红细胞百分比和绝对值。

(2)多部位骨髓穿刺:至少包括髂骨和胸骨。骨髓涂片分析:造血细胞增生程度;粒、红、淋巴系细胞形态和阶段百分比;巨核细胞数目和形态;小粒造血细胞面积;是否有异常细胞等。

(3)骨髓活检:至少取2cm骨髓组织(髂骨)标本用以评估骨髓增生程度、各系细胞比例、造血组织分布（有无灶性 CD34$^+$ 细胞分布等）情况，以及是否存在骨髓浸润、骨髓纤维化等。

（4）流式细胞术检测骨髓 CD34$^+$ 细胞数量。

2. 结合病史及相关检查（包括问病史、查体、X 线检查、微生物、溶血，特别是细胞形态、遗传、免疫、生化、细胞生物学和分子生物学等指标），必要时参考治疗反应，逐步除外克隆性疾病、先天性骨髓造血功能低下、感染、自身免疫异常、营养缺乏、药物或环境中有毒物质暴露等相关的骨髓衰竭。

3. 支持 T 细胞免疫功能亢进导致 AA 发生机制检查。

（1）骨髓造血细胞膜自身抗体检测。

（2）淋巴细胞亚群检测，如 T 细胞亚群、CD4$^+$ 细胞亚群等。

（3）造血调控因子检测，如 IFN-γ、TNF-α、IL-2 等。

4. 按骨髓增生程度和网织红细胞、中性粒细胞、血小板计数进行病情严重程度评价（分型）（极重型、重型和非重型 AA）。

（1）重型 AA 诊断标准（Camitta 标准）

1）骨髓细胞增生程度 < 正常的 25%；如 ≥ 正常的 25% 但 < 50%，则残存的造血细胞应 < 30%。

2）血常规：需具备下列 3 项中的 2 项：ANC < 0.5 × 10^9/L；校正的网织红细胞 < 1% 或绝对值 < 20 × 10^9/L；BPC < 20 × 10^9/L。

3）若 ANC < 0.2 × 10^9/L 为极重型 AA。

（2）非重型 AA 诊断标准：未达到重型标准的 AA。

（三）鉴别诊断

1. 阵发性睡眠性血红蛋白尿症（paroxysmal nocturnal hemoglobinuria，PNH） 典型患者有血红蛋白尿反复发作，易鉴别。不典型患者无血红蛋白尿发作，全血细胞减少，骨髓可增生减低，易误诊为 AA。但对其随访检查，终能发现其酸溶血试验（Ham test）、蛇毒因子溶血试验（CoF 试验）或微量补体溶血敏感试验（mCLST）阳性。流式细胞仪检测骨髓或外周血细胞膜上的 CD55、CD59 表达明显下降。

2. 骨髓增生异常综合征（myelodysplastic syndrome，MDS） MDS 的难治性贫血（refractory anemia，RA）有全血细胞减少，网织红细胞有时不高甚至降低，骨髓也可以低增生，这些易与 AA 混淆。但病态造血现象，早期髓系细胞相关抗原（CD13、CD33、CD34）表达增多，造血祖细胞培养集簇增多、集落减少，染色体核型异常等有助于与 AA 鉴别。

（四）中西医结合治疗要点

1. 治疗原则 AA 患者的对症治疗包括纠正贫血、控制出血、防治感染、除铁。一旦出现患者对贫血不能耐受或出血等病情变化，可输注红细胞；预防性输注血小板指征为小于 10 × 10^9/L，若伴发热则提高至小于 20 × 10^9/L；感染是危及 AA 患者生命的主要并发症，一旦有"突破性"感染应采用"降阶梯策略"及粒细胞集落刺激因子协同控制。铁负荷过高会影响 AA 患者的重要器官功能，应酌情去铁。

一旦控制住活动性出血和感染等并发症（病情相对稳定）并经有关专家确诊 AA 及其亚型且制订了治本方案，治本治疗（免疫抑制或造血干细胞移植）即应开始。对于年龄较轻、有 HLA 全相合同胞供者的重型 AA 患者首选异基因骨髓造血干细胞移植治疗。对于年龄较高或条件所限的其他重型 AA 患者则应首选免疫抑制治疗抗胸腺细胞球蛋白（antithymocyte globulin，ATG）+ 环孢素 A（cyclosporin A，CsA）。对非重型 AA 依据是否需要成分血输注予 ATG+CsA 免疫抑制治疗（需要成分血输注者）或仅动态随访血象变化（不需要成分血输注者）。

AA 中医治疗当分急性、慢性，急性再障以"凉温有别，分期论治"为原则，慢性再障以"补肾为主，多法并用"为原则。外感邪毒、直入骨髓是急性再障重要的致病因素。早期应用清热解毒中药可减少感染的概率或减轻感染程度，同时减轻炎症介质对骨髓组织的损伤，有利于骨髓造血功能的恢复。慢性再障中医分型是以肾阳虚型治疗效果较好，阴阳两虚型治疗效果次之，阴虚型则较差，变证较多。肾阳虚患者，经温补肾阳后，症状往往迅速改善，血象、骨髓象随之改善，临床疗效好，肾阴虚患者经滋阴补肾后，往往症状减轻，但血象、骨髓象改善缓慢。

2. 西医治疗

（1）支持治疗：输血，血红蛋白 < 60g/L 可配合输注红细胞，血小板 < 10×10^9/L，可配合输注血小板；出血严重可配合止血药物，可予酚磺乙胺（止血敏）4~6g 加入 5% 葡萄糖注射液或生理盐水 250ml，1 次 /d；控制感染应用强有力的抗生素治疗，有条件可配合药敏试验筛选有效抗生素治疗。

（2）雄激素：用以刺激造血干细胞，可予：十一酸睾酮 40~80mg，3 次 /d；司坦唑醇 6~12mg，分 3 次口服；达那唑 200mg，3 次 /d。以上可任选 1 种。

（3）免疫抑制剂：环孢素 A，一般采用 4mg/kg 口服，1 次 /d，用药至少 3 个月，血象上升，再维持用药 1 个月，血象保持稳定后逐渐减量至停用。急性再障可选择 ATG15~20mg/kg 加入生理盐水 500ml，静脉滴注 4~5 天，用药前需要做皮试。

（4）造血因子：粒细胞集落刺激因子（granulocyte colony stimulating factor，G-CSF）300μg 皮下注射，1 次 /d。

（5）骨髓移植：将健康的骨髓造血干细胞植入患者体内，并使之在患者骨髓中增殖分化，恢复其造血功能，是治疗重型再障的有效方法。

（6）病因治疗：避免使用影响造血系统的药物，不接触有毒药物，预防控制感染，杜绝外伤，防止出血，及时纠正电解质紊乱等。

四、中西医结合治疗研究

（一）思路与方法

急性再障多属真元亏虚，慢性再障多属脾肾阳虚。急性再障和慢性再障的发病机制相同，然具有不同的表现形式，中医辨证以临床表现为基础，根据其不同的病机特点，采取不同的治疗策略。

1. 急性再障

（1）分期论治，急则治标，缓则治本。

急性再障以"温热毒邪，邪陷营血，髓枯精竭"为主要病机。起病之初，热毒炽盛，弥漫三焦，充斥气血，故每有高热，热入营血，迫血妄行或灼伤脉络，以清热解毒、凉血止血为法。此后邪衰正虚，温热毒邪之势渐去，髓枯精亏之象渐显，病情逐渐稳定。患者发热减退，出血症状好转，逐渐脱离输血，此时治宜滋阴补肾、填精益髓为法，佐以健脾益气之法。

因大病久病之后,气血大虚,精气被夺,"血之源头在乎肾,气之源头在乎脾",方药多用黄芪、党参、白术、熟地、鹿角霜、阿胶等健脾补肾之品以资助先天、后天。热邪郁久,阴精耗损,可加用知母、地骨皮、牡丹皮、玄参、龟甲胶等滋补肾阴之药,旨在从阴补阳,阳得阴助则泉源不断。

(2)急性再障形成之初,痰瘀业已存在,在扶正祛邪、清热解毒基础上加祛痰化瘀之品,可提高治疗效果。

急性再障为本虚标实,虽正气未衰,但其虚早矣,故无论气血阴阳孰虚,皆当致瘀。此外,急性再障患者热象显著,邪热之毒内陷营血,蒸迫阴血,熬血成瘀,或迫血妄行于脉外,留为瘀血;热灼津液,津聚则为痰湿。单行瘀则痰不消,独豁痰则瘀难除,唯兼施两法方能拔毒而出。

2. 慢性再障

(1)补肾为核心,辨证分型论治:肾虚是其根本,气血两虚只是其标。发热、出血则是正气亏虚后的继发改变,肾虚之证一般有阴虚、阳虚两类。阴虚者宜甘润益肾之剂,即"壮水之主,以制阳光";阳虚者宜甘温益气之品,即"益火之源,以消阴翳";用药以补肾生髓药为本,其次补脾,兼顾气血,尤宜用血肉有情之品填精益髓。患者以肾阴虚证为主时,久用补益法无效且无出血倾向者,本着"久病入络"的原则,亦可尝试用活血化瘀之法。

(2)固护卫气,预防感染:肾主骨生髓藏精,滋养肝、脾、肺。脾胃运化水谷精微,其彪悍滑利者,行脉外,为卫气,肺主气,在体合皮,其华在毛,协助卫气收效。慢性再障以肾虚为本,临床多见多脏腑的气血亏虚,卫外不固,容易合并感染。在补肾基础上,不忘固卫护表,处方合用玉屏风散、黄芪桂枝五物汤等,预防感染的发生,减少使病情加重的危险因素,继而提高临床疗效。

(3)痰瘀同治,提高疗效:慢性再障病程长,病情缠绵,伴有气血亏虚,劳血动血,故多见血滞脉内或血留脉外,皆为瘀。脾胃气虚,无以运化精微;肺气不健,无以通调水道,故患者又多见"痰湿蕴内"的特征。单行瘀则痰不消,独豁痰则瘀难除,临床用药痰瘀同治。祛瘀不选破血动血之品,祛痰不取涤痰迅猛药味,力求稳步收效。

(二)临证经验

中药药对在慢性再生障碍性贫血治疗中的应用

(1)黄芪与当归:黄芪与当归相配伍,为治疗慢性再障最常用的气血双补药对之一。当归味甘而厚,补血以载气,黄芪味甘而薄,补气以生血。两者伍用,可使气血互生,气壮血旺。

(2)龟甲与阿胶:龟甲甘咸而寒,滋阴潜阳,益肾强骨,固经止崩,其善补阴分,能滋阴而潜阳,降心火而清虚热,养血而能固精止崩。阿胶为血肉有情之品,甘平质润,功擅补血止血,滋阴润燥,能补肝血,滋肾水。两者配伍,共奏滋阴补血之功。

(3)菟丝子与枸杞子:菟丝子辛甘平,《药品化义》载:"用之入肾,善补而不峻,益阴而固阳。"枸杞子甘平,有补肾益精、养肝明目作用,菟丝子、枸杞子两药同用,补而不腻,为平补肾中阴阳之要药,适用于肾精不足之再障。

(4)山药与山茱萸:山药甘平,益脾肾,补肺肾。山茱萸酸涩微温,能补益肝肾,涩精敛汗,两药同用,功擅益肾涩精,且以不热不燥,补而不滞,能补能涩为特色。

(5)侧柏叶与仙鹤草:侧柏叶苦涩微寒,芳香性燥,涩能收敛,苦寒则清热凉血,为收敛、凉血、止血之要药。而仙鹤草苦涩性平，功专收敛止血，具有强壮作用。侧柏叶与仙鹤草配伍，收敛凉血止血之力可明显增强。用于治疗慢性再障患者因外邪内侵，邪热炽盛，阳盛乘阴，血热妄行所致之出血。

（6）女贞子与墨旱莲：女贞子与墨旱莲配伍，方名二至丸。女贞子甘平，补肾滋阴，养肝明目。墨旱莲甘寒，养肝益肾，凉血止血。此两药虽为滋补之味，但性质平和，宜于久服缓补。

五、中西医结合诊疗前沿与研究展望

近年来国内外学者对中医药治疗再障的实验研究及临床治疗表明，中医药治疗再障有明显疗效，对中药治疗再障的作用机制的研究已深入到免疫学、分子生物学、细胞凋亡、酶学等水平。

1. 促进造血干细胞增殖　再障患者造血干、祖细胞的体外集落数量和形成能力均明显降低，骨髓中能调控早期造血的 $CD34^+$ 细胞显著减少且功能存在缺陷。研究证明补肾益髓生血方（熟地、山萸肉、补骨脂、阿胶、炙黄芪、何首乌等）能显著升高造血祖细胞 CFU-GM、CFU-E、红系爆式集落形成单位（BFU-E）数目及集落形成能力，雪莲多糖能通过刺激 $CD34^+$ 细胞的成熟与分化促进造血。

2. 调节细胞免疫功能平衡　再障发病过程中 $CD8^+T$ 细胞增加，$CD4^+T$ 细胞减少，$CD4^+/CD8^+T$ 淋巴细胞比值降低。Th1 细胞功能亢进而 Th2 细胞因子下降，Th1/Th2 失衡。朱氏等发现天升元口服液（人参、何首乌、杏仁、青皮、厚朴、乳香等）能降低免疫介导的再障小鼠的 $CD8^+T$ 淋巴细胞、Th1 细胞数量，提高 $CD4^+/CD8^+$ 比值、Th2 细胞及 GM-CSF 数量，说明天升元口服液能通过改善 T 淋巴细胞亚群平衡及促进定向祖细胞的增殖和分化恢复造血。

3. 改善骨髓造血微环境

（1）脂肪细胞：脂肪细胞所分泌的许多细胞因子有抑制骨髓造血作用，动物模型证实骨髓过度脂肪化可抑制造血，骨髓内间充质干细胞（BMSC）向脂肪细胞过度分化可能是再障发病新的病理学机制之一。研究发现，补肾阴、补肾阳和补肾益气填精代表方六味地黄丸、金匮肾气丸和健骨二仙丸对 BMSC 来源的脂肪细胞向成骨分化过程相关基因表达具有调控作用，均能不同程度抑制成脂分化相关基因表达。

（2）调节骨髓基质细胞成纤维细胞生长因子（fibroblast growth factor, FGF）的表达：于丽娜等发现补肾活髓通络颗粒（生地、熟地、菟丝子、枸杞子、鸡血藤、女贞子、墨旱莲、当归、地龙、马钱子、阿胶）可能通过调节骨髓基质细胞中 FGF-6mRNA 的表达水平来影响造血。施氏等发现补肾活髓颗粒（熟地黄、山茱萸、枸杞子、淫羊藿、巴戟天、鹿茸、人参、黄芪、丹参、鸡血藤、白花蛇舌草、猪苓）可通过对碱性成纤维细胞生长因子（basic fibroblast growth factor, bFGF）与碱性成纤维细胞生长因子受体（basic fibroblast growth factor receptor, bFGFR）mRNA 表达水平调节作用调控慢性再障骨髓基质细胞的增殖和定向分化。徐世红等实验发现桃红四物汤含药血清能明显促进外源性骨髓间充质干细胞（mesenchymal stem cell, MSC）增殖。

4. 调节细胞因子及转录因子　侯展文等发现益肾化瘀方（熟地、阿胶、菟丝子、淫羊藿、补骨脂、丹参、桃仁、仙鹤草、三七、炙甘草）可改善再障大鼠的外周血 5-HT 浓度进而改善造血功能。秦兰等实验证明补肾填精方（鹿角胶、熟地黄、肉苁蓉、当归、牛膝、陈皮）能明显升高细胞因子 IL-11 及血清中促红细胞生成素（erythropoietin, EPO）含量。翟春燕等实验观察发现再障患者经不同浓度马钱子碱治疗后 T 淋巴细胞分泌 TNF-α、IFN-γ 水平均明显降低，且呈剂量依赖关系。

5. 调节信号通路 董玢等予再障模型小鼠补肾生血解毒方（龟甲胶、鹿角胶、人参、枸杞子、黄芪、当归、黄连）灌胃，检测发现该方可能通过提高 EPO 活性，激活 EPO/ 红细胞生成素受体 EPOR 信号途径，诱导相关基因表达恢复骨髓造血功能。Wang 等发现补髓生血颗粒（地黄、山萸肉、枸杞子、淫羊藿、巴戟天、鹿茸、人参、黄芪、丹参、鸡血藤、白花蛇舌草、猪苓）可提高细胞外信号调节激酶 1/2（ERK1/2）、ERK2、p-ERK5 蛋白表达，血清中与信号转导通路有关的酶的表达有不同程度的改变。

6. 调节端粒酶活性 约 1/3 再障患者存在端粒缩短，一些患者端粒缩短与端粒酶 RNA（TERC）和端粒酶逆转录酶（TERT）突变有关，这些突变能降低端粒酶活性、加快端粒缩短并降低造血干细胞的增殖能力。王氏等发现，肾阳虚型患者 TERT mRNA 表达水平较肾阴虚型、肾阴阳两虚型患者明显升高。肾阳虚型患者经用温补肾阳药（鹿角胶、淫羊藿、巴戟天、菟丝子等）后，症状迅速减轻，血象、骨髓象也随之明显好转，温补肾阳中药有类雄激素的作用，雄激素在体内可芳香化转化为雌激素，与端粒酶基因启动子上的 TERT 启动因子受体相结合发生作用，从而增加端粒酶活性，提高 TERT 基因的表达，恢复骨髓造血和外周血细胞数，提示温肾壮阳中药可能通过增加端粒酶活性来刺激造血。

六、经典著作赏析

（一）学术源流

在中医古代典籍中，并无"再障"之名。根据再障的临床症状，把再障多归属于中医的"髓劳""血枯"和"虚劳"等范畴。《灵枢·根结》言："重不足则阴阳俱竭，血气皆尽，五脏空虚，筋骨髓枯，老者绝灭，壮者不复矣。"这里提出了"髓枯"之名，其中"阴阳俱竭，血气皆尽"与再障患者气血虚弱、出血、贫血等表现相似，也表明脏腑形体气血衰微之人，其髓海枯竭虚弱。《灵枢·决气》言："血脱者色白，夭然不泽，其脉空虚，此其候也。""色白"同再障贫血的表现，这里指出其原因是"脉空虚"，即血虚而致。《圣济总录》曰："热劳之证，心神烦躁，身体状热，烦渴不止，多卧小起，日渐羸瘦者是也。""急劳与热劳相似，缘禀赋不足，忧思气结，荣卫俱虚，心肺壅热，金火相刑，脏器传克，久则肌肤销铄，咯涎唾血者，皆其候也。"这里指出"热劳"，是由于热灼精液，日久而致气血虚弱，身体消瘦；"急劳"是因先天禀赋不足，后加之思虑过多致气结，气郁而热，久则致虚。《金匮要略·血痹虚劳病脉证并治》言："男子面色薄者，主渴及亡血，卒喘悸，脉浮者，里虚也。男子脉虚沉弦，无寒热，短气里急，小便不利，面色白，时目瞑，兼衄，少腹满，此为劳使之然。"患者亡血失精，有"面色白，时目瞑，兼衄"等出血、贫血的表现，这都是由于"虚劳"引起，即"劳使之然"。

（二）治法方药

1. 肾为本，必固肾元 《素问·痿论》曰："肾主身之骨髓。"肾精亏虚，则化生骨髓乏源，而致"髓劳"。《医学正传·医学或问》曰："盖虚劳之征，必始于肾。"这里可以得出，骨髓为肾精所化，骨髓的充盈，主要依赖于肾精的充足。《素问·生气通天论》曰："骨髓坚固，气血皆从。"肾为先天之本，同时也是一身元气之根本。因此，古代医家多从肾论治再障。

2. 脾为枢，健脾为要 《灵枢·痈疽》曰："脾胃不足，皆为血病。"《灵枢·决气》曰："何谓血？岐伯曰：中焦受气取汁，变化而赤，是谓血。"脾胃为后天之本，肾精有藏，必赖于后天水谷精微不断充实之。"虚劳里急，悸，衄，腹中痛，梦失精，四肢酸疼，手足烦热，咽干口燥，小建中汤主之"（《金匮要略·血痹虚劳病脉证并治》），清代医家尤在泾亦云："欲求阴阳之和者必求于中气，求中气之立者，必以建中也"，强调了补中健脾的重要性。"脾主统血"，令血行于脉内。慢性再障患者常伴食少纳呆，倦怠乏力，肌肤齿龈易于出血，均与脾虚相关。脾为中脏，调周身气血，沟通上下，是为枢。根于肾，兼治脾，是为正治。

3. 肝为使，调肝增效 《素问·五脏生成》曰："人卧血归于肝。"《血证论·脏腑病机论》云："肝主藏血焉，至其所以能藏之故，则以肝属木，木气冲和条达，不致遏郁，则血脉得畅。木之性主于疏泄，食气入胃，全赖肝木之气以疏泄之，而水谷乃化。"气能固摄血液，肝气充足，能固摄肝血。《素问·六节脏象论》曰："肝者，罢极之本，其充在筋，以生血气。"

4. 痰瘀为变，酌法倍效 《诸病源候论·痰饮病诸候》曰："诸痰者，此由血脉壅塞，饮水结聚而不消散，故成痰也。""津液稠粘，为痰为饮，积久渗入脉中，血为之浊。"津血同源，痰浊和血瘀同病。《素问·痹论》曰："病久日深，荣卫行涩，经络时疏，故不通。"中医讲"久病必瘀"，"久病必虚"，再障在发展过程中，由于气血虚弱，髓海不足，导致髓海瘀阻。朱震亨认为，痰瘀夹杂而存，单行瘀则痰不消，独豁痰则瘀难除，唯独逐痰祛瘀同施方可获效，创造性地提出了"痰瘀同治"之法。

七、病案分析

李某，女，54岁，2011年8月2日初诊。患者诊断为"再生障碍性贫血"22年。曾服司坦唑醇、肌苷、叶酸片、环孢素治疗，病情一度改善，近1个月因过度劳累致病情反复。外院查血常规：白细胞（white blood cell，WBC）2.11×10^9/L，血红蛋白（hemoglobin，Hb）59g/L，红细胞（red blood cell，RBC）2.84×10^{12}/L，血小板（platelet，PLT）9×10^9/L；骨髓检查示：粒系、红系增生均低下，未见巨核细胞，符合再生障碍性贫血骨髓象。目前每2周输血小板1次，每个月输血1次。现症：面色无华，皮肤黏膜散在出血点，牙龈出血，头晕，耳鸣，腰膝酸软无力，时口干，纳可，夜寐尚安，大便干燥，小便正常。舌黯红，苔薄白，脉细。中医辨证属肾阴亏虚。治以滋补肾阴。中药以左归丸合当归补血汤加减：生黄芪、瓜蒌仁各30g，当归、阿胶（烊化）、龟甲（先煎）、枸杞子、牛膝、何首乌、女贞子、墨旱莲、黄芩炭、血余炭各15g，生地黄25g，黄精、杜仲、菟丝子、水牛角粉（冲服）、炙甘草各10g，茜草20g，三七（冲服）3g。每日1剂，水煎服。

二诊：患者服上方30剂后，出血症状基本消失，血象恢复欠佳，仍需间断输血小板维持，症见贫血貌，皮肤黏膜陈旧出血点，未见新出血点，周身乏力，纳可，夜寐安，二便调。舌淡红，苔薄白，脉弱。血常规示：WBC 2.63×10^9/L，Hb 68g/L，RBC 3.61×10^{12}/L，PLT 20×10^9/L。前方减女贞子、墨旱莲、黄精、瓜蒌仁，加党参、改杜仲各30g，干姜6g，续断10g，补骨脂、菟丝子各15g。

三诊：患者服上方20剂后，输血间隔时间延长，自觉症状好转，贫血貌较前略有改善，皮肤黏膜无出血点，有时周身乏力，头晕，纳可，夜寐安，二便调。舌脉同前。血常规示：WBC 3.70×10^9/L，Hb 80g/L，RBC 3.65×10^{12}/L，PLT 26×10^9/L。二诊方减三七、水牛角粉，加巴戟天10g，继服20剂。

四诊：患者自三诊后未输血小板，病情稳定，周身有力，无头晕、腰膝酸软等症状，纳可，夜寐安，二便调。舌淡红，苔薄白，脉滑。血常规示：WBC 4.15×10^9/L，Hb 110g/L，RBC 4.63×10^{12}/L，PLT 33×10^9/L。嘱继服二诊方治疗。随访1年，患者病情稳定，期间未行输血小板治疗。

按语：患者再障病史多年，结合患者初诊时临床表现，肾阴虚证候为主，故以左归丸补益肾阴，当归补血汤补益气血，同时配伍凉血止血，化瘀通络之品。二诊时，患者症状改善，考虑患者肾精得以补充，阴得阳助则生化无穷，故在处方主加用温补肾阳，填精益髓药物，使阴阳互补，气血渐复；三诊是患者阴阳渐复，气血得充，诸症好转，减去凉血、化瘀之品，避免久用伤正，同时继续滋阴温阳，填精益髓药物治疗；四诊患者肾虚精亏基本恢复，血象大致正常，坚持补肾为主中药治疗，使临床症状明显改善，而减轻重病殒命之虞。

主要参考文献

[1] 何广胜. 2012年美国血液病学会会议热点：再生障碍性贫血进展[J]. 中国实用内科杂志，2013，33（11）：869-871.

[2] 杜宗彦，林凤茹. 再生障碍性贫血的病理生理及治疗[J]. 临床血液学杂志，2010，23（2）：126-128.

[3] 邵宗鸿. 再生障碍性贫血的规范化诊治——简评2003年和2009年英国《再生障碍性贫血诊疗指南》[J]. 中国实用内科杂志，2010，30（4）：311-313.

[4] 罗文纪，陈波，王福仁，等. 补肾生血法治疗慢性再生障碍性贫血42例[J]. 中医杂志，2011，52（S1）：151-152.

[5] 王运律，韩惠杰，刘敏，等. 补肾颗粒对慢性再生障碍性贫血患者CD28、CD95表达的影响[J]. 中医杂志，2010，51（4）：323-325.

[6] 王新波，徐瑞荣. 汪绮石"三本二统"思想对当代慢性再生障碍性贫血中医临床的启示[J]. 中医杂志，2012，53（16）：1374-1376.

[7] 周琦浩，吴迪炯，周郁鸿. "中气升降"理论对慢性再生障碍性贫血的临证启示[J]. 上海中医药杂志，2014，48（7）：71-73.

[8] 孙伟正，于材声. 以补肾中药为主治疗再生障碍性贫血215例的生存率及远期疗效分析[J]. 中医杂志，1988，（4）：27-30.

[9] 周永明，陈其文. 试论毒邪与再生障碍性贫血[J]. 上海中医药杂志，2008，42（12）：51-53.

（史哲新）

第二节　白　血　病

白血病（leukemia）是因造血干/祖细胞于分化过程的不同阶段发生分化阻滞、凋亡障碍和恶性增殖而引起的一组异质性的造血系统恶性肿瘤。临床上可见不同程度的贫血、出血、感染，以及肝、脾、淋巴结肿大等。2003~2007年中国癌症发病与死亡显示白血病发病率为5.17/10万，死亡率为3.94/10万，男性发病率、死亡率分别是女性的1.29倍和1.34倍。白血病是儿童期好发肿瘤，占14岁以下儿童组恶性肿瘤发病总数的1/3。

中医无白血病这一病名,根据其临床表现,将其归属于"血证""虚劳""急劳""癥积""痰核""瘰疬""内伤发热"等范畴。

一、中医概述

中医无白血病这一病名,但对白血病贫血、出血、感染、浸润引起的肝脾淋巴结肿大等症状、体征不乏记载。早在《素问·阴阳应象大论》中便有记载"冬伤于寒,春必温病"。至明清,医家受之启发,立伏气温病或伏邪之说,"受寒由伏,郁久化热,至春阳气开泄,或外感引动伏邪而爆发,可见发病急,热势盛,进展快,正气亏,或兼肌衄、溲血、便血等",与急性白血病的发热、出血症状相类似。《难经·五十六难》述"肝之积名曰肥气,在左肋下,如覆杯,有头足","肺之积名曰息贲,在右肋下,覆大如杯",《金匮要略》提到"马刀侠瘿",后世称为"癥积""瘰疬""痰核",与肝、脾、淋巴结肿大症状相类似。现代医家结合临床实践丰富和发展了白血病病因病机学说,认为白血病的发生,多因先天禀赋薄弱,久病致虚,或接触毒物,邪气过盛,或内伤七情,或饮食不节,或房事过度,或劳倦所伤,令脏腑、经络、阴阳、气血失调,外感六淫邪毒乘虚而入,累及脏腑骨髓,致邪毒内伏,气血亏虚,气滞血瘀,痰瘀互结而成。形成了以乏力、出血、发热、肝脾淋巴结肿大等为主要临床表现的疾病。本病的病理环节主要为邪毒、痰、瘀、虚;病机性质为本虚标实,肾精亏虚为本,痰瘀邪毒为标。在治疗的各个阶段,均需辨别标本缓急,以便适宜论治。根据现代各医家临床经验总结,本病的主要中医辨证分型为:热毒炽盛证,治用犀角地黄汤(《备急千金要方》)或清瘟败毒散加减,以清热解毒,凉血止血;气阴亏虚证,治用三才封髓丹合六味地黄丸加减以益气养阴,清热解毒;肝肾阴虚证,治用六味地黄丸加减以滋补肝肾;痰瘀互结证,治用桃红四物汤合鳖甲煎丸加减以活血化瘀,软坚散结;气血亏虚证,治用归脾汤加减以益气健脾养血。

二、西医概述

根据白血病细胞的成熟程度及自然病程,将白血病分为急性和慢性两大类,急性白血病(acute leukemia, AL)的细胞分化停滞在较早阶段,多为原始细胞及早期幼稚细胞,病情发展迅速,自然病程仅几个月。慢性白血病(chronic leukemia, CL)的细胞分化停滞在较晚的阶段,多为较成熟幼稚细胞及成熟细胞,病情发展缓慢,自然病程为数年。根据主要受累的细胞系列可将急性白血病分为急性淋巴细胞白血病(acute lymphocytic leukemia, ALL)和急性髓细胞白血病(acute myelocytic leukemia, AML)。慢性白血病则分为慢性髓细胞性白血病(chronic myelogenous leukemia, CML;又名慢性粒细胞白血病)、慢性淋巴细胞白血病(chronic lymphocytic leukemia, CLL)和少见类型的白血病如:毛细胞白血病、幼淋巴细胞白血病等。本病病因尚不完全清楚,目前主要认为有以下几种:①生物因素(主要是病毒和免疫功能异常);②物理因素(包括 X 射线、γ 射线等电离辐射);③化学因素(苯以及含有苯的有机溶剂);④其他血液病(如骨髓增生异常综合征、淋巴瘤、多发性骨髓瘤、阵发性睡眠性血红蛋白尿症等)。

本病的一般临床表现有乏力、面色苍白,发热,或皮肤瘀斑瘀点,齿衄,鼻衄,或伴肝、脾、淋巴结肿大,骨关节疼痛,眼眶、睾丸、卵巢甚或中枢神经系统等组织浸润。

临床上通常通过症状、体征、外周血象、血片分类、骨髓细胞形态、骨髓病理检查、免疫组化、细胞免疫表型、细胞和分子遗传学检查等相关检查以诊断白血病、确定诊疗计划及判断预后。一般白血病的预后较差，但是现代联合化疗、靶向药物治疗及自体或异体造血干细胞移植使部分白血病患者可长期无病生存。

三、诊治要点

（一）诊断要点

1. 急性白血病分型及诊断

（1）AML：目前有法、美、英分型系统（French-American-British classification systems，FAB分型系统）分型方法及世界卫生组织（World Health Organization，WHO）分型诊断方法。传统的 FAB 分型对初始的 AL 分类主要依据是细胞形态学及细胞化学染色，1999 年 WHO 新分类方法是在原来形态学分类（M）的基础上，增加免疫表型（I）、细胞遗传学（C），即 MIC 分型法。目前 AML 的分型仍然延续 FAB 分类标准。

FAB 分型标准

① M_0（急性髓系白血病微分化型）：骨髓中原始细胞 ≥ 90%（NEC 非红系骨髓有核细胞），胞浆大多透亮或中度嗜碱，无嗜天青颗粒及 Auer 小体。

② M_1（急性粒细胞白血病未分化型）：骨髓原粒细胞（I + II型）≥ 90%（NEC），其中至少有 3% 的原粒细胞过氧化物酶或苏丹黑染色阳性，早幼粒细胞以下的各阶段粒细胞或单核细胞 < 10%。

③ M_2（急性粒细胞白血病部分分化型）：原粒细胞（I + II型）占 30%~90%（NEC），早幼粒细胞以下至中性分叶核粒细胞 ≥ 10%，单核细胞 < 20%。

④ M_3（急性早幼粒细胞白血病）：骨髓中以异常的多颗粒早幼粒细胞为主。

⑤ M_4（急性粒单核细胞白血病）：骨髓中原始细胞占 NEC 的 30% 以上，各阶段粒细胞占 30%~80%，各阶段单核细胞 ≥ 20%。

M_4Eo 除上述 M_4 型各特点外，嗜酸性粒细胞在 NEC 中 ≥ 5%。

⑥ M_5（急性单核细胞白血病）：骨髓中幼红细胞 ≥ 50%，NEC 中原始细胞（I + II型）≥ 30%。

⑦ M_6（红白血病）：骨髓原始细胞（原粒细胞或原单核细胞，NEC）I + II型 ≥ 30%，红细胞系 ≥ 50%。

⑧ M_7（急性巨核细胞白血病）：骨髓原巨核细胞 ≥ 30%，如原始细胞呈未分化型。

（2）ALL：ALL 分型主要有 FAB 和 WHO 2 种标准。其中 FAB 标准主要以细胞形态学为基础，要求骨髓中原始淋巴细胞比例超过 30%，分为三型。如表 6-1 所示。

WHO 分型在原来形态学的基础上，结合免疫表型、细胞遗传学，将 ALL 分成前体 B 细胞急性淋巴细胞白血病（细胞遗传学亚型）、前体 T 细胞急性淋巴细胞白血病（T-ALL）、Burkitt 细胞白血病。

2. 慢性白血病　慢性白血病主要分为慢性髓细胞白血病和慢性淋巴细胞白血病。

（1）慢性髓细胞白血病（CML）

1）病史和体征：疲乏、体力下降、消瘦、低热、骨骼疼痛、贫血或出血等表现。可有淋巴结（包括头颈部、腋窝、腹股沟）、肝、脾肿大。

2）外周血象：白细胞数明显增高，以中性粒细胞为主，可见各阶段的粒细胞，以中性中幼、晚幼粒细胞和杆状核为主。原始（I + II）细胞 < 10%，嗜酸、嗜碱性粒细胞绝对值增多。

表 6-1 ALL 各亚型细胞形态学特征（FAB）

项目	L₁	L₂	L₃
细胞种类	小细胞为主	大细胞为主	大细胞为主，大小较一致
核染色质	较粗，结构较一致	细而分散或粗而浓集，结构较不一致	呈细点状，均匀一致
核形	规则，偶有凹陷与折叠	不规则，常见凹陷或折叠	较规则
核仁	少而不清楚，少或无	清楚，1个或多个	明显，1个或多个，泡沫状
胞浆	少	不定，常较多	较多
胞浆嗜碱性	轻或中度	不定，有些细胞深染	深蓝色
胞浆空泡	不定	不定	常明显，呈蜂窝状

3）骨髓象：明显增生，尤以粒系为著，分化发育正常，无病态造血。嗜酸、嗜碱细胞增多，原始细胞＜10%，若＞10%则已进展为加速期。40%~50%的患者的巨核细胞明显增生，有的则正常或轻度减少；巨核细胞可小于正常，并有核分叶少。红系比例常减少。约30%骨髓标本中可见假性戈谢细胞和海蓝组织细胞。若粒系有明显的病态造血，或有明显的小的病态巨核细胞，或明显的纤维化均提示已进入加速期。若原始细胞≥20%，则已进展至急变期。

4）细胞免疫表型、细胞遗传学检查和分子基因检查 95%以上慢性髓细胞白血病患者可见费城染色体（Philadelphia chromosome，Ph chromosome）。

（2）慢性淋巴细胞白血病（CLL）

1）临床表现：淋巴结（颈部、腋窝、腹股沟）、肝、脾肿大。

2）外周血象：淋巴细胞绝对值增加，＞5×10⁹/L，经反复检查，至少持续4周以上（NCI），或＞10×10⁹/L，持续存在（IWCLL，WHO）。

3）骨髓象：至少进行一次骨髓穿刺和活检，涂片显示增生活跃或明显活跃，淋巴细胞≥40%；活检呈弥漫或非弥漫浸润。

4）细胞免疫表型、细胞遗传学检查和分子基因检查。

（二）诊断思路

1. 急性白血病

（1）病史和体征：具有贫血、出血、发热、感染及白血病细胞浸润症状，如肝、脾、淋巴结肿大，胸骨压痛等。

（2）血象白细胞数可高可低，分类可见到数量不等的原始及幼稚细胞。红细胞及血小板可不同程度地减少。

（3）骨髓象增生明显或极度活跃，分类中原始细胞明显增多，至少＞30%（FAB 诊断标准）或≥20%（WHO 诊断标准）。在 AML 中可见 Auer 小体。

（4）细胞免疫表型、细胞遗传学检查和分子基因检查根据临床表现、外周血象和骨髓细胞学的检查，可对急性白血病做出初步诊断。而细胞遗传学、细胞免疫学和分子生物学的检查，可做出更为精确的诊断，以综合判断患者的预后、进行危险度分层并制订相应的治疗方案。

2. 慢性白血病

(1)慢性粒细胞白血病：是一种发生在多能造血干细胞上的恶性骨髓增生性疾病（获得性造血干细胞恶性克隆性疾病），主要涉及髓系。外周血粒细胞显著增多并有不成熟性，在受累的细胞系中，可找到 Ph 染色体和 / 或 BCR-ABL 融合基因。病程发展缓慢，脾脏肿大。由慢性期、加速期，最终至急变期。

(2)慢性淋巴细胞白血病：是一种单克隆性小淋巴细胞疾病，细胞以正常或高于正常的速率复制增殖，大量积聚在骨髓、血液、淋巴结和其他器官，最终导致正常造血功能衰竭的低度恶性疾病。这类细胞形态上类似成熟淋巴细胞，但是一种免疫学不成熟、功能异常的细胞。CLL 绝大多数起源于 B 细胞，T 细胞较少。

（三）鉴别诊断

1. 急性白血病

(1)骨髓增生异常综合征：该病的 RAEB 及 RAEB-t 型，除病态造血外，外周血中有原始和幼稚细胞，全血细胞减少和染色体异常，易与白血病相混淆。但骨髓中原始细胞小于 20%。

(2)某些感染引起的白细胞异常：如传染性单核细胞增多症，血象中出现异形淋巴细胞，但形态与原始细胞不同，血清中嗜异性抗体效价逐步上升，病程短，可治愈。百日咳、传染性淋巴细胞增多症、风疹等病毒感染时，血象中淋巴细胞增多，但淋巴细胞形态正常，病程良性。骨髓原始细胞不增多。

2. 慢性白血病

(1)其他原因引起的脾大：血吸虫病、慢性疟疾、黑热病、肝硬化、脾功能亢进等均有脾大，与 CML 类似。但各病均有各自原发病的特点，并且血象与骨髓象无 CML 的典型改变。Ph 染色体及 BCR-ABL 融合基因均阴性。

(2)骨髓纤维化：原发性骨髓纤维化脾大显著，血象中白细胞增多，并出现幼粒细胞等，易与 CML 混淆。但骨髓纤维化外周血白细胞数一般比 CML 少，多不超过 $30 \times 10^9/L$，且波动不大。中性粒细胞碱性磷酸酶（NAP）阳性。此外幼红细胞持续出现在外周血中，红细胞形态异常，特别是泪滴状红细胞易见。Ph 染色体及 BCR-ABL 融合基因阴性。多次多部位骨髓穿刺干抽。骨髓活检网状纤维染色阳性。

（四）中西医结合治疗要点

1. 治疗原则   白血病的治疗目标应是有效地诱导缓解，延长无病生存期，以及防止感染、高尿酸血症肾病、凝血功能异常、脏器功能损害等并发症。目前，白血病的治疗主要通过化疗药物的干预治疗，且要达到早期、足量、联合、注意髓外白血病及个体化的化疗原则。

中医治疗本病的原则，就是补其不足，损其有余，即扶正祛邪。扶正包括补气养血，调补阴阳。祛邪包括清热解毒、活血化瘀、化痰散结。一般来说，早期患者出现壮热、口渴、出血等，属邪气盛而正未虚，应以祛邪为主，宜清热解毒、凉血止血、活血化瘀、软坚散结，或佐以扶正；病情进展恶化，热盛伤津，毒盛耗血耗气，邪实正虚，则宜清热解毒、养阴益气生血，攻补兼施；缓解期患者，邪气渐弱，但气血耗伤，宜扶正为主，用补气养血之品，调补阴阳，佐以清热解毒祛邪。患者化疗期间配合中药的使用，一方面可以减少患者化疗引起的不良反应，另一方面可提高患者免疫力，改善临床症状，提高生活质量。

2. 西医治疗

（1）一般治疗

1）紧急处理高白细胞血症：当循环血液中白细胞＞200×10^9/L，患者可产生白细胞淤滞，表现为呼吸困难、低氧血症、呼吸窘迫、反应迟钝、言语不清、颅内出血等。病理学显示白细胞血栓栓塞与出血并存，高白细胞不仅会增加患者早期死亡率，也增加髓外白血病的发病率和复发率。因此当白细胞＞100×10^9/L 时，就应紧急使用血细胞分离机，单采清除过高的白细胞（M_3 型不首选），同时给以化疗和水化。可按白血病分类诊断实施相应化疗方案，也可先用所谓化疗前短期预处理：ALL 用地塞米松 $10mg/m^2$，静脉注射；AML 用羟基脲 1.5~2.5g/6h（总量 6~10g/d）约 36 小时，然后进行联合化疗。

2）预防感染：白血病患者常伴有粒细胞减少或缺乏，特别在化疗、放疗后粒细胞缺乏将持续相当长的时间。粒细胞缺乏期间，患者宜住层流病房或消毒隔离病房。G-CSF 可缩短粒细胞缺乏期。发热应做细菌培养和药敏试验，并迅速进行经验性抗生素治疗。

3）成分输血支持：严重贫血可吸氧、输浓缩红细胞维持血红蛋白（hemoglobin, Hb）＞80g/L，白细胞淤滞时不宜马上输红细胞，以免进一步增加血黏度。如果因血小板过低引起出血，最好输注单采血小板悬液。

4）防治高尿酸血症肾病：由于白血病细胞大量破坏，特别是在化疗时更甚，血清和尿中尿酸浓度增高，积聚在肾小管，引起阻塞而发生高尿酸血症肾病。因此鼓励患者多饮水，最好 24 小时持续静脉补液，使每小时尿量＞150ml 并保持碱性尿。在化疗期间给予碱化液、别嘌醇以碱化体液。

5）维持营养：白血病系严重消耗性疾病，特别是化疗、放疗的副作用引起患者消化道黏膜炎及功能紊乱。应注意补充营养，维持水、电解质平衡，给患者高蛋白、高热量、易消化食物，必要时经静脉补充营养。

（2）化学治疗

1）急性白血病

第一阶段是诱导缓解，化学治疗是此阶段白血病治疗的主要方法，目标是使患者迅速获得完全缓解（complete remission, CR）。

第二阶段治疗即是缓解后治疗，主要方法是化疗和造血干细胞移植（hematopoietic stem cell transplantation, HSCT），以清除体内微小残留病灶（minimal residual disease, MRD）。此外对中枢神经系统白血病（central nervous system leukemia, CNSL）防治亦十分重要。为争取患者长期无病生存（DFS）和痊愈，必须对 MRD 进行 CR 后治疗，以清除这些复发和难治的根源。

2）慢性白血病治疗

慢性粒细胞白血病：传统的化学治疗（如干扰素、羟基脲）可以使大多数 CML 患者血象及异常体征得到控制，但中位生存期（40 个月左右）并未延长。酪氨酸激酶抑制剂（tyrosine kinase inhibitor, TKI）现已成为 CML 一线治疗药物，效果十分显著。

慢性淋巴细胞白血病：常用化疗药如苯丁酸氮芥（CLB）、氟达拉滨（Flu）等。

（3）骨髓移植：骨髓移植是根治白血病的方法，具体包括：同基因骨髓移植（供者为同卵孪生子）、同种异基因骨髓移植（供者为患者的兄弟姐妹或无关供者）、自体骨髓移植、外周血造血干细胞和脐血移植。

四、中西医结合治疗研究

(一)思路与方法

1. 化学治疗为主,中医辨证治疗为辅 白血病在诊断分型的基础上,结合预后风险评估,分别参照国内外指南与专家共识意见,选择标准方案诱导缓解与缓解后分层治疗;诱导缓解急性早幼粒细胞白血病应积极介入维 A 酸和 / 或砷剂治疗、急性淋巴细胞白血病的预治疗外,基本采取联合化疗,促进早期缓解,完全缓解后,予以分层治疗,低危者以联合化疗为主,中高危者,创造条件实施自体、异基因造血干细胞移植。在白血病治疗的整个过程中,应积极介入中药治疗,其病性总属正虚邪实,扶正祛邪乃治疗基本原则,根据各阶段辨证治疗,以祛邪贯穿始终,达到增效减毒,减少化疗所致的不良反应,促进诱导缓解,预防复发、延长无病生存期、改善生活质量等目的。

2. 造血干细胞移植 在诱导缓解及巩固化疗的基础上,创造有利条件,行自体或异体造血干细胞移植,提高无病生存率。

3. 中西医结合降低复发率,提高生存质量 由于白血病细胞对化疗是有耐受性的,中西医结合治疗白血病,可有效地防止白血病多药耐药,减少或减轻化疗引起的多种并发症,同时中医中药辨证治疗的参与,延缓或阻止了白血病复发。

4. 中医药单纯治疗 主要针对急性白血病缓解期、慢性白血病稳定期患者,中医辨证治疗,扶正兼以祛邪,提高患者免疫力,延缓急性白血病复发、慢性白血病急变。有些白血病患者,体质极差,不能耐受化疗,或经济条件不允许,则采用中医药姑息治疗,以缓解临床症状,提高生存质量。

(二)临证经验

1. "祛邪"贯穿白血病治疗全过程 白血病的发生,多因先天禀赋薄弱,久病致虚,或接触毒物,邪气过盛,或内伤七情,或饮食不节,或房事过度,或劳倦所伤,令脏腑、经络、阴阳、气血失调,外感六淫邪毒乘虚而入,累及脏腑骨髓,致邪毒内伏,气血亏虚,气滞血瘀,痰瘀互结而成。白血病初期正气未虚,邪盛,故发病,当以攻邪为主;缓解期或稳定期,正气虚,邪亦虚,故患者临床症状较稳定,补其虚兼清热解毒祛其残邪;白血病后期,正气大虚,邪毒盛,因正气无以与邪毒相抵抗,临床一派虚之象,面色晦暗、羸弱、乏力、盗汗、五心烦热、心慌、齿衄、鼻衄、脉沉无力等,故当扶正抗邪,祛邪。邪毒存在于白血病的各个阶段,治疗期间必加以清热解毒祛邪之品。

2. 辨病与辨证相结合 急性白血病中医药辨证治疗,主要分为热毒炽盛证、痰热瘀阻证、阴虚火旺证、气阴两虚证、湿热内蕴证,治法以"清热解毒"为贯穿治疗,并配合凉血止血、活血散结、滋阴降火、利湿化浊等;慢性粒细胞白血病,从中医的角度分析,认为是邪毒久恋血分,因毒致瘀,故毒、瘀为其主要的病理环节,当以解毒祛瘀贯穿始终,毒、瘀长期留滞,耗伤血分,致气血亏虚,邪毒更胜,治以清热解毒,活血祛瘀为主,辨证治疗当以益气养血、滋阴清热、扶正;慢性淋巴细胞白血病常伴有淋巴结肿大、脾大,中医称为"痰核""积聚",认为毒邪入血分,蒸其津液,炼液为痰,气血循行受阻,而为瘀,痰瘀互结则为痰核,故祛邪的同时治以活血化瘀、软坚散结,久病气阴两虚,益气养阴亦为关键。

五、中西医结合诊疗前沿与研究展望

随着分子检测技术的广泛应用,急性髓系白血病(AML)中许多有独立预后意义的分子标志被检测出来,基于分子标志的新亚型,如核心结合因子相关的 AML(CBF-AML)、FMS样的酪氨酸激酶 3 相关的 AML(FLT3-AML)被确立。AML 中许多与表观遗传学异常相关的重现性基因突变也得以发现。这些发现有助于深入研究 AML 发病机制并提供新的治疗靶点。

1. CBF-AML 治疗进展　通常把伴有 t(8;21)或 inv(16)的 AML 称为 CBF-AML。属于预后良好组。缓解率和生存率均较高,但仍有约半数不能被治愈。

(1)化疗:应用蒽环类联合阿糖胞苷的诱导化疗可使约 90% 的 CBF-AML 获得完全缓解。缓解后大剂量阿糖胞苷($3g/m^2$,每日 2 次,d1,d3,d5)的化疗能明显改善生存质量,可使约 50% 的 CBF-AML 获得长期生存。但目前最佳阿糖胞苷剂量和化疗的疗程数仍未达成共识。

(2)吉妥珠单抗:吉妥珠单抗奥佐米星(GO)是人源化抗 CD33 单克隆抗体与细胞毒药物卡齐霉素形成的免疫交联物,高表达 CD33 的细胞对 GO 更加敏感。对 CBF-AML 患者应用 GO 组较未用 GO 组 5 年生存率更高(75% vs. 51%)。但作用机制尚未阐明。目前,GO 尚未获准用于 AML 治疗,仅可用于临床试验。

(3)造血干细胞移植:CBF-AML 患者在第 1 次完全缓解(CR1)期行异基因造血干细胞移植(allogeneic hematopoietic stem cell transplantation, allo-HSCT)与未接受移植者对比生存期没有获益。然而,若考虑附加染色体异常,则 allo-HSCT 组的总生存率(OS)优于化疗组。在 CR1 期行自体造血干细胞移植,OS 无获益。

(4)CBF-AML 复发的挽救治疗:CBF-AML 复发后经挽救治疗可使 60%~85% 获得 CR2。inv(16)AML 较 t(8;21)AML 获得 CR2 的比例更高 [(86%~97%)vs.(33%~78%)]。获得 CR2 后行 allo-HSCT 组与未做移植组比较,OS 并未延长。CR2 或 CR3 期行 allo-HSCT,inv(16)AML 的 3 年 OS 优于 t(8;21)AML(86% vs. 45%)。

(5)伴 KIT 突变的 CBF-AML 治疗:CBF-AML 中约 1/3 可检测到 KIT 突变。美国国立综合癌症网络(National Comprehensive Cancer Network, NCCN)将伴 KIT 突变的 CBF-AML 归为中危组。但欧洲白血病网(European LeukmiaNet, ELN)未将 KIT 突变检测作为初诊的常规项目,也不影响患者的治疗。KIT 抑制剂如达沙替尼可用于治疗 CBF-AML。目前多项临床试验正在进行中。

2. FLT3/ITD-AML 的治疗　FLT3/ITD-AML 诱导治疗的缓解率与其他 AML 相近,但有高等位基因突变负荷或半合子基因突变的患者在初治时即难以缓解。无论如何,迅速复发是 FLT3/ITD-AML 的重要特征。中位复发时间 6~7 个月,一旦复发,再次缓解的概率很低。鉴于复发风险是 FLT3/ITD-AML 的核心特点,allo-HSCT 是合乎逻辑的巩固治疗方案,但移植的相关死亡风险高达 20%。尽管目前 allo-HSCT 作为巩固治疗的作用有争议,最近的多项研究仍证实移植的疗效优于化疗。故首次缓解后及时移植是明智之选。不适合移植的老年患者应进入临床试验。目前 FLT3 抑制剂、去甲基化药物联合酪氨酸激酶抑制剂、去甲基化药物联合 FLT3 抑制剂治疗 FLT3/ITD-AML 的临床试验正在进行中。

中药、中成药及中药提取物,如解毒玉女煎、扶正固本兰州方、益气养阴方、复方黄黛

片、青黄胶囊、六神丸、大黄䗪虫丸、蛇床子素、蝎毒多肽、苦参碱等，经实验研究和临床实践证明可以有效地诱导白血病细胞凋亡、逆转白血病多药耐药机制，增强化疗作用及其敏感性，提高白血病治疗有效率。

六、经典著作赏析

(一)学术源流

中医无白血病这一病名，但对白血病贫血、出血、感染、浸润引起的肝、脾、淋巴结肿大等临床症状、体征不乏记载。如：早在《素问·阴阳应象大论》中就有"冬伤于寒，春必温病"的记载，至明清，各医家受之启发，建立伏气温病或伏邪之说，"受寒由伏，郁久化热，至春阳气开泄，或外感引动伏邪而爆发，可见发病急，热势盛，进展快，正气亏，或兼肌衄、溲血、便血等"，与急性白血病的发热、出血症状相类似。《难经·五十六难》述"肝之积名曰肥气，在左肋下，如覆杯，有头足"，"肺之积名曰息贲，在右肋下，覆大如杯"，《金匮要略》提到"马刀侠瘿"，后世称为"癥积""瘰疬""痰核"。隋代巢元方《诸病源候论》记"夫蒸病有五，一曰骨蒸，其根在肾。旦起体凉，日晚即热，烦躁，寐不能安，食无味，小便赤黄、忽忽烦乱，细喘无力，腰疼，两足逆，手心常热"，与慢性粒细胞白血病早期症状相似。明代朱棣《普济方》对热劳、急劳记载尤详。清代唐宗海《血证论》，对各种血证病因病机、症状、治法论之甚详，在鼻衄条中，称鼻衄如涌泉者为"脑衄"，近似颅内出血。

(二)治法方药

《备急千金要方》中犀角地黄汤主治热入血分之白血病血分热盛证，此方为清热剂，具有清热解毒，凉血散瘀之功效。朱震亨《丹溪心法》载有当归龙荟丸治疗肝经湿热、痰瘀积聚之胁痛，组方为：当归、龙胆草、芦荟、栀子、黄连、黄柏、黄芩、大黄、木香、麝香、青黛，在治疗慢性粒细胞白血病有突出的疗效。砷剂(砒霜)用于治疗急性早幼粒细胞白血病以"以毒攻毒"治法，疗效显著。中成药六神丸(麝香、牛黄、珍珠、冰片、蟾酥、雄黄组成的水丸，百草霜为衣)具有解毒、消肿、止痛的作用，以治白血病热毒内蕴证。张机《金匮要略》中大黄䗪虫丸宗"结者散之"的治疗原则，以熟大黄、桃仁、干漆等，可活血祛瘀，攻热下血，以通血闭；䗪虫、虻虫、水蛭、蛴螬等破血逐瘀，化瘀去积，散癥通经，以化瘀血。诸药合用，构成活血化瘀、通经消癥之剂，具有活血化瘀而不伤正的特点。

七、医案

案1　郭立中运用"温潜法"治疗急性白血病验案

郭某，女，12岁，2013年2月26日初诊。

患儿于2012年4月突发急性淋巴细胞白血病，长期在南京市某儿童医院住院治疗，初诊时仍在化疗中。实验室检查：2012年4月7日在南京某医院查血常规：WBC 8.18×10^9/L，N 0.43×10^9/L，L 94.1%，Hb 45.2g/L，PLT 8.2×10^9/L。2012年4月11日江苏省某医院骨髓涂片示：(髓象)骨髓增生明显活跃，以淋巴细胞系统异常增生为主；粒系增生减低，形态大致正常，红系增生减低，成熟红细胞形态大致正常；淋巴系统异常增生，原幼淋巴细胞占93%，该细胞胞体小，胞浆量少，呈蓝色，有空泡，胞核大，呈圆形或椭圆形，核染色质细致，核仁1~2个可见；(组织化学染色)过氧化物酶(POX)原幼细胞阴性；(血象)白细胞总数减低，原幼淋巴细胞占32%，成熟红细胞大致正常，血小板散在可见。自觉体质下降，经常感冒发热。现咳嗽，咽痒，流清涕，视物模糊，面赤，身痒，盗汗，寐差，大便溏，日行1次。舌淡红，舌体胖大，边有齿痕，苔薄白，脉滑数。

西医诊断：急性淋巴细胞白血病。

病机：肾阳下虚、阴火上浮，兼外邪犯表，痰湿伏肺。

治以温阳解表，宣肺化痰。

处方：制附片（先煎2小时）60g，干姜20g，生姜20g，炙甘草5g，葱白5根，木蝴蝶20g，法半夏20g，陈皮15g，茯神15g，紫菀15g，杏仁15g。

二诊（2013年3月5日）：药后咽痒减轻，咳嗽轻微，痰黄稍黏，鼻塞、流涕不显，身痒、盗汗未作，但仍有视物模糊，面赤，夜寐较差。舌质淡，舌体胖大，边有齿痕，苔根部白厚腻，脉虚浮。2013年3月1日复查血常规：WBC 9.11×10^9/L，N 77.7%，L 14.9%，RBC 4.13×10^{12}/L，Hb 141g/L，PLT 194×10^9/L。

病机：真阳下虚，阴火上浮，余邪未尽。

治以温潜法，摄纳虚浮之阳气，导龙入海。

处方：制附片（先煎2小时）60g，干姜20g，生姜20g，炙甘草5g，砂仁15g，木蝴蝶20g，生黄柏15g，知母15g，肉桂15g，淫羊藿20g，枇杷叶30g。

三诊（2013年5月21日）：药后诸症显著减轻，咳嗽未作，视物模糊、寐差改善，病情一度稳定，但患者4月20日因住院再次接受化疗1次，化疗后出现呕吐、腹泻、食欲不振、精神委靡，前后判若两人，故家属决定停止化疗，放弃住院及西医所有治疗，要求纯中医诊治。现患者恶心欲呕，食欲欠佳，走路欠稳，易疲劳，汗多，动辄尤甚，汗出不怕吹风，小便色深，大便溏，日行1次。舌黯红，苔薄淡黄腻润，脉弱。

病机：化疗伤正，脾肾阳虚，寒湿中阻。

治以附子理中之意，温通中焦为要。

处方：制附片（先煎2小时）120g，干姜60g，煨姜60g，炙甘草12g，生白术15g，生晒参（先煎）10g，公丁香15g，白豆蔻15g，砂仁15g，法半夏20g。

四诊（2013年12月2日）：药后患者恶心欲吐消失，食欲明显改善，又继续予以2013年3月5日"温潜法"方加减，患者已经停止化疗半年余，现一般情况平稳，已无明显不适，而且2013年10月16日月经初潮。2013年9月8日及2013年10月16日2次复查血常规均在正常范围内，就诊时已经恢复正常上学，后续以扶阳添精法顾护真元善后，目前仍在门诊随访中。

案2 史哲新益气养阴解毒方治疗慢性淋巴细胞白血病1则

胡某，女，79岁，2013年12月2日初诊。

病史：患者1个月前无明显诱因出现周身乏力，时有胸闷憋气，于中国医学科学院血液病医院行骨髓穿刺结果示：三系增生骨髓象，流式细胞免疫分型示：细胞群B约占有核细胞的75.95%，其中88.2%表达CD19，CD23，CD20，Lambda，CD11c，弱表达CD5，CD22，FMC7$^-$，CD10$^-$，Kappa$^-$，sigma$^-$，符合CLL表型，诊断为慢性淋巴细胞白血病，予苯丁酸氮芥治疗，症状未见好转。刻下症见头晕乏力，动辄喘息、憋气，盗汗，口糜，口干，畏寒肢冷，无腹痛、腹胀，腰膝酸软，纳差，夜寐欠安，小便频急，大便干燥。

查体：T：36.5℃，BP：135/70mmHg。面色少华；右腋下可触及一个大小为1cm×2cm的淋巴结，活动度可，伴轻压痛；心、肺（−）；肝脾肋下未及，双下肢轻度水肿。舌黯，苔白腻，脉弦细。

实验室检查：血常规：WBC 23.72×10^9/L，RBC 3.73×10^{12}/L，Hb 113g/L，PLT 195×10^9/L，L 9.38×10^9/L，L% 59.9%；尿常规示：白细胞 50cell/μL，红细胞 20cell/μL，蛋白质（+），隐血（±）10cell/μL。

西医诊断：慢性淋巴细胞白血病。

中医诊断：虚劳，证属气阴两虚，邪毒内盛。

治以益气养阴，佐以清热解毒，方以自拟益气养阴解毒汤治之。

处方：生黄芪 30g，当归 10g，金银花 15g，连翘 15g，蒲公英 15g，败酱草 15g，萹蓄 15g，瞿麦 15g，生地黄 15g，丹参 15g，沙参 15g，麦冬 15g，半枝莲 15g，半边莲 15g，泽泻 15g，茯苓 30g，荷叶 15g，佩兰 15g，甘草 6g。7 剂，每天 1 剂，水煎服。

并嘱其继续服用苯丁酸氮芥治疗，每次 1 片，每天 2 次。

二诊（2013 年 12 月 9 日）：服药后患者自觉乏力、憋气减轻，近几天出现心慌，气短，咳嗽、少痰，痰质较黏难咯出，纳可，小便数，大便可，寐安。舌黯、苔黄，脉弦。查血常规示：WBC15.66×10^9/L，RBC 4.01×10^{12}/L，Hb 122g/L，PLT 355×10^9/L，L 17.3×10^9/L，L%73%；尿常规示：白细胞 20cell/μL，红细胞 20cell/μL，蛋白质（−），隐血（−）。

此乃气血阴阳虚衰，运行不畅所致，心气虚则心慌、气短，阴虚邪热蕴结于肺则咳嗽，少痰，痰质黏。故遵前方之意，原方加减，去生地、荷叶、佩兰，加赤芍 15g 活血生血，柏子仁 15g 养心益气，沙参 15g、麦冬 15g 滋阴润肺。14 剂，用法用量同前。

三诊（2013 年 12 月 23 日）：患者近期偶有心悸，咳嗽、咳痰较前好转，纳食可，寐欠安，二便调。舌黯，苔薄白，脉弦。查血常规示：WBC 11.01×10^9/L，RBC 4.06×10^{12}/L，Hb 125g/L，PLT 186×10^9/L，L 5.91×10^9/L，L%53.7%。

考虑患者一般状况及实验室检查较前好转，前方加用夜交藤 15g，继服 7 剂以巩固治疗。并嘱其更改苯丁酸氮芥每天 1 片继续维持治疗。

后患者一直坚持门诊复查，血常规示 WBC（8.22~11.04）$\times 10^9$/L，L（4.01~6.0）$\times 10^9$/L，L% 48.7%~53.5% 之间波动，未诉其他明显不适。期间并嘱患者平日慎起居，适劳逸，注意精神情志，忌辛辣、油腻及不易消化的食物，戒除烟酒等刺激类物品；病情变化，及时就诊。

主要参考文献

[1] 陈万青，单保恩，郑荣寿，等. 2003—2007 年中国肿瘤登记地区白血病发病与死亡分析 [J]. 肿瘤，2012，32（4）：251-255.

[2] 张之南，沈悌. 血液病诊断及疗效标准 [M]. 北京：科学出版社，2007.

[3] 葛志红，李达，梁冰，等. 血液科专病中医临床诊治 [M]. 3 版. 北京：人民卫生出版社，2013.

[4] 陆再英，钟南山. 内科学 [M]. 7 版. 北京：人民卫生出版社，2008.

[5] 黄志虎，陈宝安，欧阳建. 我国白血病流行病学调查的现状和对策 [J]. 临床血液学杂志，2009，22（3）：166-167.

[6] 沈志祥，王黎. 急性早幼粒细胞白血病治疗进展及存在的问题 [J]. 内科理论与实践，2013，8（3）：167-170.

（史哲新）

第三节 免疫性血小板减少症

免疫性血小板减少症（primary immune thrombocytopenia，ITP），既往亦称特发性血小板减少性紫癜，是一种获得性自身免疫性出血性疾病，约占出血性疾病总数的 1/3，成人发病率为 5/10 万~10/10 万（欧美国家报道），育龄期女性发病率高于男性，60 岁以上老年人是本病的高发群体。临床以皮肤黏膜出血为主，严重者可有内脏甚至颅内出血。出血风险随年龄增高而增加。部分患者仅有血小板减少，没有出血症状。患者可有明显的乏力症状。

ITP 属于中医学"血证""紫癜病""衄血""葡萄疫""虚劳"等范畴。

一、中医概述

免疫性血小板减少症是以出血为主要临床表现的病症，中医学《黄帝内经》中已对出血性疾病如衄血等有一定的记载，如"怒则气逆，甚则呕血"，"阳明厥逆，喘咳身热，善惊衄呕血"。《金匮要略》最先对紫斑进行了记载，"阳毒之为病，面赤斑斑如锦纹"。隋代巢元方在《诸病源候论》中将吐血、呕血、便血、九窍四肢出血、汗血等出血性疾病概括为"血病"。"葡萄疫"一名最早出现在明代陈实功《外科正宗》中。本病病因概括为外感、内伤；病机概括为外感邪热，血热妄行；阴虚火旺，迫血妄行；脾气虚损，气不摄血；久病入络，瘀血内阻。中医的辨证分型治疗：血热妄行型，治用犀角地黄汤（《备急千金要方》）以清热解毒，凉血止血；阴虚火旺型，治以大补阴丸合二至丸加减以滋阴泻火，凉血止血；气不摄血型，治以当归补血汤合补中益气汤加减以补气摄血；以上三型均可兼见瘀血阻络机制，可兼用血府逐瘀汤加减以活血祛瘀，止血通络。

二、西医概述

（一）分型

1. ITP 根据病因可分为原发性 ITP 和继发性 ITP

（1）原发性 ITP：是一种自身免疫性疾病，以没有原因的单纯性血小板减少（PLT < 100 × 10^9/L）为特征。原发性 ITP 的诊断仍是排除性诊断，其主要临床问题是出血的危险增加。

（2）继发性 ITP：是指除了原发性 ITP 以外的所有形式的免疫介导的血小板减少症。

2. ITP 根据疾病的分期

（1）新诊断的 ITP：指诊断后 3 个月以内血小板减少的所有患者。

（2）持续性 ITP：指诊断后 3~12 个月血小板持续减少的所有患者。包括没有自发缓解的患者或停止治疗后不能维持完全缓解的患者。

（3）慢性 ITP：指血小板减少持续超过 12 个月的所有患者。

（4）重症 ITP：指有以下几种情况的 ITP 患者：在就诊时存在需要治疗的出血症状或者发生了新的出血症状且需要用其他提高血小板的药物治疗或者需要增加现有治疗的药物剂量。

（5）难治性 ITP：指满足以下所有 3 个条件的患者：①脾切除后无效或者复发；②需要治疗（包括，但不限于小剂量肾上腺皮质激素）以降低出血的危险；③除外其他引起血小板减少症的原因，确诊为原发性 ITP。

（二）病因及发病机制

本病病因可能为病毒感染、细菌感染、药物、疫苗、器官移植及造血干细胞移植、抗体产生、细胞凋亡、免疫分子、T 细胞亚群失衡等。主要发病机制是体液和细胞免疫介导的血小板过度破坏，以及体液和细胞免疫介导的巨核细胞数量和质量异常，血小板生成不足。

（三）临床表现及诊治目的

出血是本病最主要的临床表现，以皮肤黏膜出血为主，常表现为皮肤出血点、紫癜、鼻及牙龈出血和月经过多，血尿及胃肠道出血次之；颅内出血较少见，但却是最常见的致死原因。出血的严重程度与其血小板计数负相关。此外还需注意 ITP 患者的乏力症状和血栓形成倾向。本病一般无脾大，反复发作的患者脾脏可轻度增大。一项大样本研究指出，ITP 患者中仅有不到 3% 的患者伴脾大，如有明显脾大要排除继发性血小板减少的可能。

诊治目的为控制出血症状、减少血小板破坏、提高血小板数量。阻止血小板过度破坏和促血小板生成已成为 ITP 现代治疗不可或缺的重要方法。

三、诊治要点

（一）诊断要点

ITP 的诊断是临床排除性诊断，其诊断要点如下。

（1）至少 2 次实验室检查血小板计数减少，血细胞形态无异常。

（2）脾脏一般不增大。

（3）骨髓检查：巨核细胞数量增多或正常，有成熟障碍。

（4）必须排除其他继发性血小板减少症，如自身免疫性疾病、甲状腺疾病、药物诱导的血小板减少、骨髓增生异常 [再生障碍性贫血（AA）和骨髓增生异常综合征（MDS）]、恶性血液病、慢性肝病脾功能亢进、血小板消耗性减少、妊娠血小板减少、感染等所致的继发性血小板减少、假性血小板减少以及先天性血小板减少等。

（5）诊断 ITP 的特殊实验室检查：①血小板抗体的检测：MAIPA 法和流式微球分析技术检测抗原特异性自身抗体的特异性较高，可以鉴别免疫性与非免疫性血小板减少，不能鉴别原发与继发性免疫性血小板减少症；②血小板生成素（thrombopoietin，TPO）水平检测：TPO 不作为 ITP 的常规检测。可以鉴别血小板生成减少（TPO 水平升高）和血小板破坏增加（TPO 正常），有助于 ITP 与不典型 AA 或低增生性 MDS 的鉴别。

（二）鉴别诊断

1. 假性血小板减少症　　没有出血倾向的血小板减少患者首先要排除假性血小板减少（PTCP）。引起 PTCP 的原因有采血时血液与抗凝剂未充分混匀、抗凝剂不足、巨大血小板综合征和血小板凝集等。

2. 引起血小板减少的常见原因　　包括药物诱导的血小板减少症，妊娠，脾功能亢进，感染等；诊断药物相关性血小板减少症主要根据：①药物接触史；②停药或停止可疑的复方制剂 1 周后，观察血小板计数是否恢复。

3. 引起血小板减少的不常见原因　　包括先天性血小板减少症，如巨大血小板综合征（Bernard-Soulier syndrome，BSS），肌球蛋白重链 9 相关性血小板减少症（MYH-9 相关性或 May/Hegglin 异常），骨髓增生异常综合征，亚急性或慢性 DIC，血栓性血小板减少性紫癜（thrombotic thrombocytopenic purpura，TTP），获得性纯巨核细胞性再障等。

(三)诊疗思路(图 6-1)

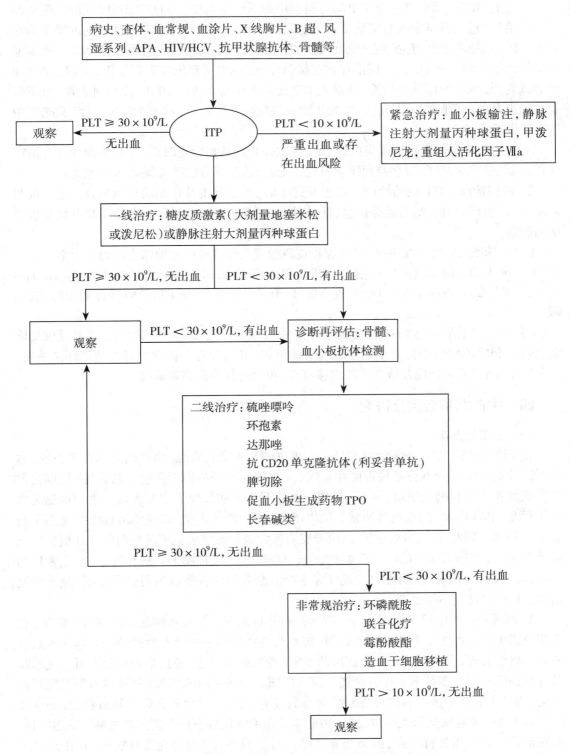

图 6-1　免疫性血小板减少症的诊断及治疗流程示意图

（四）中西医结合治疗要点

1. **治疗原则** 无论哪一型ITP均可进行中西医结合治疗。①ITP出血严重者，应立即予西医治疗，包括新鲜血或血细胞悬液、血浆置换、大剂量免疫球蛋白输注在内的紧急治疗措施，中医药选用止血为主的治疗；②慢性ITP患者，除了选用糖皮质激素、脾切除、免疫抑制剂等西医治疗以外，中药辨证治疗重在提高疗效、减少激素依赖等副作用；③难治性ITP可尝试新药，中医治疗重在论治；④成人ITP患者血小板≥30×10⁹/L，无出血表现，且不从事增加患者出血危险的工作和活动，发生出血的危险性比较小，可不予西医治疗，只选择中医药辨证治疗。

遣方用药首先要正确把握病机、立足；其次是合理选择恰当时机，采取中西医结合治疗模式；最后是兼顾辨证、辨病及西医学研究，如此辨治思路方能显著提高临床疗效。

2. **西医治疗** ITP的治疗应考虑患者的年龄、严重程度及预期的自然病程。血小板明显减少、出血严重者应绝对卧床休息，防止外伤，避免应用降低血小板数量及抑制血小板功能的药物。

（1）新诊断ITP的一线治疗：肾上腺糖皮质激素及静脉输注丙种球蛋白治疗为主。

（2）成人ITP的二线治疗：包括脾切除、硫唑嘌呤（azathioprine）、环孢素A（cyclosporin A，CsA）、达那唑（danazol）、CD20单克隆抗体（利妥昔单抗）、TPO和TPO受体激动剂、长春碱类等。

（3）一、二线治疗无效ITP患者的治疗：一、二线治疗无效（包括不适合或不接受脾切除的患者）、仍需治疗以维持安全血小板水平的患者，其治疗宜个体化。可以选用环磷酰胺、联合化疗、吗替麦考酚酯及造血干细胞移植等，也可选择中药临床试验。

四、中西医结合治疗研究

（一）思路与方法

1. **西医分期治疗与中医治疗相结合** 根据ITP的发病情况、病因病机和临床表现，本病西医分期与中医分型在某种程度相互吻合，血热妄行型相当于西医学的急性期，以自发性皮肤黏膜出血和瘀点瘀斑、鼻衄、牙龈出血等严重出血倾向为主要表现。由于风热之邪伤及营血，热毒内蕴，灼伤血络所致。治以清热解毒、凉血止血，以犀角地黄汤（《备急千金要方》）加味。同时配合西医治疗，选用糖皮质激素或静脉注射免疫球蛋白等。如糖皮质激素治疗无效，可选用硫唑嘌呤、环磷酰胺、长春新碱等免疫抑制剂。病程较长、反复发作的患者渐出现虚损表现，或阴虚火旺或气虚不摄。激素治疗后常示为阴虚火旺型，免疫抑制剂治疗后常表现气不摄血型。

2. **西医辨病与中医治疗相结合** 辨病治疗是根据西医学对本病的认识和检查所见，在传统论治中融入西医学对于疾病的认识，或在处方中加用一些针对性的药物。本病少数患者并无出血表现，此时就需要结合西医的血象、骨髓细胞形态、免疫学指标等方可明确诊断及进行临床分期。多数ITP患者骨髓中为巨核细胞增多或成熟障碍，可理解为瘀阻且新血不生，因此ITP在中医可名之为"髓瘀"证。肾主骨，生髓，髓瘀日久影响髓血新生，同样血虚日久不能推动血液运行也可致血瘀，因此本病在治疗过程中存在髓虚与髓瘀的病理机制，故在治疗中可加用补肾活血、凉血止血之品。另外ITP属于自身免疫性疾病，在治疗中可加用一些具有抗变态反应、抑制抗体形成的中草药；针对血小板减少，选用能促进血小板增生、成熟的中药如仙鹤草、鸡血藤等。在中医论治中融入西医学对于疾病的认识,或在处方中加用针对性的药物,临床疗效较好,血小板计数上升明显,维持时间稳定。

3. 中西医结合防治激素依赖 糖皮质激素是治疗ITP的一线用药,但治疗慢性病长期应用,易造成下丘脑-垂体-肾上腺皮质-胸腺轴(HPAT轴)功能抑制,致垂体-肾上腺皮质储备能力下降。若突然停药或迅速减慢,很易引起疾病复发,甚至出现危象。在临床撤减激素过程中,采用中医药施治可减少ITP患者对激素的依赖性。第一阶段大剂量激素治疗期,可出现阴虚阳亢症状、阴虚内热症状,以中药滋阴泻火,可用知柏地黄丸或大补阴丸、左归丸等,并随证加减。第二阶段,缓解期开始递减激素,当接近生理剂量时可出现阳虚症状,可用温肾补肾或阳中求阴,同时加用补气药、活血化瘀药,可用附子、肉桂、人参、白术、地黄、枸杞子、仙灵脾等,这样补肾同时可以益气补虚,可加强HPAT轴功能。

(二)临证经验

1. 分清标本虚实缓急而施治 本病在于分清本虚标实。实者多为血热妄行,气滞血瘀;虚者多为气不摄血,阴虚火旺,脾肾阳虚。虚证者,其来势缓,病程长,出血量少,血色淡红或黯红,下部出血多见,成人易见,易反复发作等,兼有气、血、阴、阳虚损之见症。实证者,其来势急,病程短,出血量大,血色鲜红,上部出血多见,小儿多见,治疗后不易复发等,常无气、血、阴、阳虚损之症。中医在治疗本病上应采取的治则是实则泻之,虚则补之。

2. 注意根据出血部位选择止血药 免疫性血小板减少症以出血为主,需根据出血部位选择止血药。鼻衄者,加白茅根、山栀炭、藕节等;齿衄者,加枸杞子、生石膏、知母、血余炭等;眼结膜出血者,加山栀子,女贞子、墨旱莲等;眼底出血者,加生石决明、龟甲等;咯血者,加白及粉、侧柏炭等;便血者,加地榆、槐花、白及、三七等;子宫出血者,加党参、白芍等;月经过多者,加棕榈炭、焦艾叶、煅龙骨、煅牡蛎等;尿血者,加黄柏、知母、大蓟、小蓟等。

五、中西医结合诊疗前沿与研究展望

ITP是一种免疫介导的血小板减少性疾病,患者出现自身免疫性血小板减少,伴或不伴皮肤黏膜出血等临床表现。美国血液病协会强调ITP治疗目的是控制出血,而不一味追求PLT数目正常,使用最小治疗剂量维持足够的PLT计数。2007年10月ITP国际工作组(International Working Group, IWG)在意大利Vincenza召开会议,就ITP的命名和诊断标准达成共识,建议以"免疫性(immune)"代替原有命名中的"特发性(idiopathic)"以强调发病由免疫介导。另外,由于相当一部分患者无或仅有轻度出血,建议弃去原命名中的"紫癜(purpura)",新的诊断名称为免疫性血小板减少症(immune thrombocytopenia, ITP),仍缩写为ITP,将ITP分为病因不明的原发性ITP和病因明确的继发性ITP,同时将既往分型(急性或慢性)更新为ITP的分期。

西医治疗ITP首选肾上腺皮质激素,但部分患者对激素不敏感甚至耐药,或由于停药过早、过快而复发,复发后再用激素治疗往往效果不佳。可选择的治疗方法有切脾、使用免疫球蛋白或其他免疫抑制剂等。切脾属于创伤性治疗,患者难以接受;大剂量丙种球蛋白治疗见效快,但其价格昂贵,维持缓解期短;长春新碱、环磷酰胺、环孢素等免疫抑制剂虽然有效,但对身体损害较大,故难以推广。中药联合糖皮质激素的中西医结合治疗原则具有明显提高缓解率、降低复发率、缩短糖皮质激素用药时间、降低糖皮质激素毒副作用的特点。但中医缺乏辨证的规范性，无论是辨病论治或辨证论治，都缺乏多中心、大样本、可重复性的临床研究。对于病情危重的急性ITP患者，中医药由于剂型研究未跟上，往往缓不应急。如果利用西医学的发展，更加深入地研究中医，能更好地挖掘中医药在治疗免疫性疾病中的优势，就可以让中医达到配合西医治疗本病相互取长补短的疗效。

六、经典著作赏析

（一）学术源流

中医虽无明确提出免疫性血小板减少症的病名，但是对本病的描述却早有记载。由于本病以出血为主要临床症状，许多医家将ITP归属为中医的"葡萄疫""紫癜风""血证""发斑"等范畴，如《外科正宗·葡萄疫》曰："感受四时不正之气，郁于皮肤不散，结成大小青紫斑点，色若葡萄，发于遍体头面……"《医宗金鉴·失血总括》云："皮肤出血曰肌衄……"《灵枢·百病始生》曰："起居不节，用力过度，则络脉伤，阳络伤则血外溢，血外溢则衄血；阴络伤则血内溢，血内溢则后血。"《景岳全书·血证》对血证的内容做了比较系统的归纳，将引起出血的病机提纲挈领地概括为"火盛"及"气伤"2个方面。

（二）治法方药

张机在《金匮要略·百合狐惑阴阳毒病证治》中指出以证候病位分阴阳，阳毒是由于血热郁于上焦气分，残暴其血中清阳，气分属阳而受毒，表现为"面赤斑斑如锦纹"，出血颜色鲜艳。提出清热解毒散瘀代表方——升麻鳖甲汤。《金匮要略·血痹虚劳病脉证并治》曰："五劳虚极羸瘦，腹满不能饮食，食伤、忧伤、饮伤、房室伤、饥伤、劳伤、经络营卫气伤，内有干血，肌肤甲错，两目黯黑，缓中补虚，大黄䗪虫丸主之。"《金匮要略·惊悸吐衄下血胸满瘀血病脉证治》中提出"吐血不止者，柏叶汤主之"，"下血，先便后血，此远血也，黄土汤主之；下血，先血后便，此近血也，赤小豆当归散主之。心气不足，吐血，衄血，泻心汤主之"。清代名医叶桂在《温热论》中提出"入血就恐耗血动血，直须凉血散血"，治用犀角地黄汤（《备急千金要方》）以凉血散血。唐宗海的《血证论》是一部论述血证的专著，在该书中提出了止血、消瘀、宁血、补血的治血四法，成为通治血证的大纲。

七、病案分析

刘某，女性，5岁。

主诉：周身间断散在新鲜出血点2年余，加重1周。

症见：神清，精神可，面部及双下肢散在出血点，色鲜红，压之不退色，纳呆，寐可，二便调。舌质红，苔薄，脉数。患者于外院行骨髓穿刺诊断为"免疫性血小板减少症"，应用甲泼尼龙片4mg、丙种球蛋白0.5g、环孢素软胶囊10mg，血小板计数低于20×10^9/L，就诊时查血常规示白细胞：12.45×10^9/L，血红蛋白：119g/L，血小板计数：12×10^9/L。

西医诊断：慢性难治性ITP。

中医诊断：紫癜病，阴虚火旺证。

治疗：滋阴凉血止血。自拟处方：侧柏叶炭20g，浙贝母20g，醋龟甲20g，女贞子20g，墨旱莲20g，牡丹皮12g，三七粉6g，茜草20g，白茅根30g，仙鹤草30g，砂仁6g，乌贼骨20g，茯苓15g，山药15g。7剂，每日1剂，水煎服，每次150ml，日2次。西医治疗：维持甲泼尼龙片4mg，2片/d，配合瑞巴派特0.1g 1片/d，钙片1片/d口服。

二诊：患者家属代诉未见新鲜出血点，腹泻。舌质淡，苔薄白，脉弱。查血常规示血小板计数：27×10^9/L。激素用量同前，患者久病体弱，脾虚不能运化水谷，治疗应益气健脾，兼以止血，上方减侧柏炭、女贞子，加芡实 15g，炒白术 12g，陈皮 10g，用法用量同前。

三诊：患者腹泻好转，感冒 2 天，伴咽干、口渴、咳痰，皮肤散在出血点。舌质红，苔薄，脉数。查血常规示血小板计数 40×10^9/L。患者外感实邪，根据急则治标原则，治疗以祛风清热解毒为主，兼以健脾益气止血，上方减芡实、陈皮，加女贞子 15g，山茱萸 15g，金银花 15g，用法用量同前。激素用量同前。

四诊：患者周身未见明显出血点，未诉明显不适，纳少。舌质红，苔白，脉数。查血常规示血小板计数 92×10^9/L。调整激素用量，改为甲泼尼龙片 2 片、1 片交替服用，患者脾虚不欲食，治疗须益气健脾，中药减女贞子、玄参，加鸡内金、炒薏苡仁各 15g。逐渐减至每周甲泼尼龙片 3 片，血小板计数 155×10^9/L，后停用激素，每周随访，随访 1 年，血小板计数升至 265×10^9/L。

按语：本案中西医结合治疗 ITP 临床疗效显著。按照分部、分层治疗，全程服用中药汤剂的基础上，西药首选激素治疗 ITP，激素减停规律：根据血小板计数及临床症状，以判断减药速度及剂量，剂量越小，减药速度相对较慢。应用激素时注意保胃补钙，必要时配合使用保护胃黏膜的药物，若激素无效或血小板极度减少，出血严重，可予丙种球蛋白冲击治疗，待血小板计数恢复后停药；复发性或难治性 ITP 可选择环孢素治疗，用量不宜过大，每日 50mg，2 次/d；再加入保肝药物，以免损伤肝肾功能，并定期监测肝肾功能情况；若血小板极度减少，出血倾向明显难以控制者可予输注血小板悬液。本案进一步证实中西医结合治疗 ITP 可相互增效，提高血小板治疗效果。

主要参考文献

[1] 中华医学会血液学分会血栓与止血学组. 成人原发免疫性血小板减少症诊断与治疗中国专家共识（2012 年版）[J]. 中华血液学杂志，2012，33（11）：975-977.

[2] NEUNERT C，LIRA W，CROWTHER M，et al. 美国血液学会免疫性血小板减少症循证实践指南（2011 版）[J]. 国际输血及血液学杂志，2012，35（3）：271-285.

[3] 杨仁池. 免疫性血小板减少症的命名、定义与疗效评价的标准化——关于 ITP 国际工作组报告的解读[J]. 中华血液学杂志，2009，30（3）：215-216.

[4] RODEGHIERO F，STASI R，GERNSHEIMER T，et al. Standardization of terminology, definitions and outcome criteria in immune thrombocytopenic purpura of adults and children: report from an international working group[J]. Blood，2009，113（11）：2386-2393.

[5] 杨小猛. 特发性血小板减少性紫癜病因学研究进展[J]. 中国小儿血液，2004，9（3）：139.

[6] 侯明. 成人原发免疫性血小板减少症的治疗进展[J]. 临床血液学杂志，2011，24（7）：377-378.

[7] 王益平，王剑飞. 名中医治疗血小板减少性紫癜的经验及思路探析[J]. 现代中医药，2009，29（6）：53-55.

（史哲新）

第七章　内分泌系统疾病

第一节　甲状腺功能亢进症

甲状腺功能亢进症（hyperthyroidism；简称甲亢）是由甲状腺激素（thyroid hormone）合成或分泌过多所引起以神经、循环、消化等系统兴奋性增高和代谢亢进为主要表现的一组疾病的总称。其病因包括毒性弥漫性甲状腺肿［又称格雷夫斯病（Graves disease，GD）］、结节性毒性甲状腺肿和甲状腺自主性高功能腺瘤等。临床上以 GD 最常见，为本节讨论的重点。本病女性多发，男女比为 1∶（4~6），以 20~40 岁多见。甲亢的病因和发病机制至今尚未完全阐明，其发病与遗传、社会环境、精神心理、饮食及地理环境等多因素有关。随着社会的高速发展，工作生活压力的增加，饮食结构的变化，甲亢的发病率逐年增高。

在临床实践中应注意甲亢与甲状腺毒症（thyrotoxicosis）相区别。甲状腺毒症指组织暴露于过量的甲状腺激素而引起的特殊的代谢变化和组织功能的病理生理改变。甲亢则指甲状腺组织产生和释放过多，而甲状腺毒症更强调其产生的后果。摄入过量的外源性甲状腺激素可以导致甲状腺毒症，但甲状腺功能无亢进。

一、中医概述

中医将本病归于"瘿病"范畴。战国时期的《庄子·德充符》即有"瘿"的病名。隋代巢元方《诸病源候论·瘿候》认为："瘿者由忧恚气结所生"，"饮沙水，沙随气入于脉，搏颈下而成之"，指出了瘿病的病因主要是情志内伤及水土因素。目前中医学认为，甲亢初起多实，以肝郁、痰凝为主，继之郁而化火，肝火旺盛，内炽伤阴，阴虚又复阳亢。久则气阴两伤，由实转虚。中医药治疗瘿病方面起步较早，《神农本草经》最早出现关于含碘中药海藻治疗甲状腺疾病的记载。唐代孙思邈的《备急千金要方》和《千金翼方》中包含治疗甲状腺肿的 19个方剂，其中包含了海藻、昆布等中药。明代李时珍《本草纲目》明确指出黄药子有"凉血降火，消瘿解毒"的功效。陈实功在《外科正宗·瘿瘤候论》中采用"行散气血""行痰顺气""活血消坚"的治法，所载的"海藻玉壶汤"方，至今仍为临床习用。中医辨证治疗：肝郁气滞证，治以疏肝解郁，理气消瘿，方用柴胡疏肝散加减；肝火亢盛证，治以泻肝平阳，凉血清热，方用龙胆泻肝汤加减；肝肾阴虚证，治以滋补肝肾，养阴清热，方用一贯煎加减；气阴两虚证，治以益气养阴，化痰消瘿，方用二至丸合四君子汤。

二、西医概述

GD 的确切病因目前尚不完全清楚,但近年来的研究提示 GD 为一种器官特异性自身免疫性疾病。患者的 B 淋巴细胞产生抗体,其中一些可以与甲状腺滤泡细胞上的 TSH 受体结合并使受体活化,刺激甲状腺增长并产生过多的甲状腺激素,引起甲状腺组织的增生和功能亢进。甲状腺滤泡细胞上的 TSH 受体为抗体结合的位点,抗体与其结合后,能模拟 TSH 的功能,刺激甲状腺产生过多的甲状腺激素,这些 TSH 受体抗体(TSH receptor antibody,TRAb),在甲亢治疗后,可持续阳性,从而导致甲亢的复发。临床以高代谢综合征,甲状腺肿和眼征为主要表现。常见并发症:①甲状腺危象,为甲亢危及生命的严重表现,通常见于较重甲亢未予治疗或治疗不充分者,常见诱因有感染、手术、创伤、精神刺激等;②甲亢性心脏病,多发生在老年患者,临床症状不典型,主要表现为心房颤动和心力衰竭。治疗包括抗甲状腺药物、放射性同位素碘和手术治疗等。

三、诊治要点

典型病例依靠高代谢综合征,甲状腺肿和眼征可诊断。不典型病例,尤其小儿、老年或伴有其他疾病的轻型甲亢,需借相关的实验室检查确定诊断。

(一)诊断要点

1. 症状 ①精神、神经系统:怕热,多汗,皮肤温湿,易激动,焦虑,多动,失眠,双手和舌细颤等;②心血管系统:心慌,胸闷,心动过速,心音增强,甚至心律不齐(以早搏和房颤为主),脉压增大,严重者可见心衰的表现;③消化系统:纳亢易饥,大便次数增多,大便质地松散,体重下降,消瘦;④其他:女性患者可伴有月经减少,甚至闭经;男性患者可出现阳痿。

2. 体征 大多数患者甲状腺呈对称弥漫性肿大,一般无压痛和结节,局部触诊有震颤感,听诊可闻及血管杂音。部分患者有非浸润性或浸润性突眼,少数患者伴胫前局部黏液性水肿。

3. 辅助检查 ①实验室检查:GD 早期及治疗后复发时,血清游离三碘甲状腺原氨酸(free triiodothyronine,FT_3)和游离甲状腺素(free thyroxine,FT_4)水平升高,TSH 水平低于正常。甲状腺摄 ^{131}I 率增高,T_3 抑制试验不受抑制,促甲状腺激素释放激素(thyrotropin-releasing hormone,TRH)兴奋试验无反应,TRAb 阳性。②超声检查:甲状腺腺体呈弥漫性或局灶性回声减低,在回声减低处血流信号明显增加,甲状腺上动脉和腺体内动脉血流速度明显加快。

(二)鉴别诊断

1. 单纯性甲状腺肿 除甲状腺肿大外,无上述症状和体征;三碘甲状腺原氨酸(triiodothyronine,T_3)抑制试验可抑制,TRAb 阴性。

2. 神经官能症 实验室检查均正常。

3. 自主性高功能性甲状腺结节 甲状腺扫描为单个吸碘亢进的热结节,周围的甲状腺组织受抑制,不吸收。

4. 其他 结核病和风湿病常有低热、多汗、心动过速等。以腹泻为主要表现者常被误诊为慢性结肠炎。老年甲亢的表现多不典型,常有淡漠、厌食、明显消瘦,容易被误诊为癌症。单侧浸润性突眼症需与眶内和颅底肿瘤鉴别。甲亢伴有肌病者,需与家族性周期性瘫痪和重症肌无力鉴别。

(三)中西医结合治疗要点

1. 治疗原则 西医学目前尚无有效的针对病因及发病机制的根治方案,对症治疗主要是控制高代谢症状,促进器官特异性自身免疫的消退。抗甲状腺药物治疗,常出现白细胞严重减少,中毒性肝病等情况,复发率也较高。^{131}I治疗和手术治疗容易并发甲减和甲状腺危象。传统中医药根据病因病机,分型辨证论治,整体调节,治疗甲亢,无明显的不良反应,可较快改善症状和患者自身免疫状态,并可减少抗甲状腺药物用量,降低甲亢复发率。还可通过补虚扶正,调整机体状态,为手术治疗创造机会。因此甲亢诊治现多遵循西医方法来确诊,中医理论指导治疗的原则,以中药配合小剂量西药治疗,同时利用现代化的实验室检查及特殊检查来客观评价疗效和分阶段治疗。

2. 西医治疗

(1)抗甲状腺药物(antithyroid drug, ATD):治疗常用丙硫氧嘧啶(propylthiouracil, PTU)和甲巯咪唑(methimazole, MMI)。初始丙硫氧嘧啶300~400mg,分3次服用。甲巯咪唑30~40mg,分2~3次服用。患者症状减轻,T_3、甲状腺素(thyroxine, T_4)接近正常,逐渐减少药物用量,每次减少丙硫氧嘧啶50mg或甲巯咪唑5mg,不宜减量过快。用治疗剂量的1/3或更少维持1~2年。治疗期间不主张伍用左甲状腺激素。不良反应主要有粒细胞减少、药疹、药物性肝炎等。

(2)手术治疗。

(3)放射性碘治疗。

(4)介入栓塞治疗:近些年,少数学者开展了介入栓塞治疗GD的临床研究,短期疗效满意,为GD的治疗开辟了一条新途径。

四、中西医结合治疗研究

(一)思路与方法

甲亢症状明显期:这一阶段甲亢的各种临床表现明显。早期,多数有甲状腺肿大,T_3、T_4升高,TSH低于正常,但无突眼,患者饮食明显增加,但体重下降,自觉乏力,但尚能坚持工作。治疗:用丙硫氧嘧啶或甲巯咪唑抑制T_3、T_4的合成。如果心率过快,加服β受体拮抗剂。中医辨证论治一般以疏肝清热为主,肝郁化火以龙胆草、夏枯草、栀子、黄芩为主清泻肝火,海藻、牡蛎化痰软坚、消瘿散结,柴胡、香附理气解郁。阴虚火旺一般以生地、玄参、麦冬养阴清热,火旺甚者用夏枯草、黄芩、黄连清之,鳖甲滋阴潜阳,软坚散结。甲亢症状一般在10~15天明显好转,1个月左右自觉症状基本消失。

甲亢症状消除期:这个时期一般T_3、T_4趋于正常,TSH基本偏低,患者自觉症状基本消失,体重回升,但不能中断治疗。治疗原则以调整人体阴阳平衡为主。丙硫氧嘧啶、甲巯咪唑等继续应用,要适当减量,并注意白细胞和肝功能的变化。中医辨证论治多用益气养阴法,人参、麦冬、五味子、白术、黄芪、白芍、何首乌为主药。对于肿大的甲状腺和突眼症还一时不能消除的情况,可选用莪术、泽泻、郁金等活血化淤、软坚散结之药。一般要用2个月左右。

巩固期:T_3、T_4正常范围,TSH有所回升,自觉正常。肿大的甲状腺缩小,突眼症得到改善。一般以益气补肾为主,可选择一些中成药,如逍遥丸,六味地黄丸,补中益气丸等,并可根据临床症状合用一些软坚散结的药物。西药以小剂量继续服用 1~2 年。

（二）临证经验

1. 甲亢眼病的治疗　甲状腺相关性眼病（thyroid-associated ophthalmopathy，TAO），是 GD 常见并发症之一,病因和发病机制尚不明确。西医学认为,其治疗关键在于有效地抑制免疫反应,阻止疾病进程,恢复受损眼肌,改善眼外观及眼肌功能。针对其免疫环节,主要予免疫抑制剂治疗,配合局部放疗及手术治疗等。中医学认为,该病的发生多责之于肝,与脾肾有关,其病理产物为"瘀""痰"。中药辨证施治,治法多以清肝明目为主,同时佐以滋肾养肝,涤痰散结,活血通络之品。且已证实许多单味中药或复方具有改善突眼的作用。针灸和中药结合,还可结合熏蒸,局部用药等,以内外并治,提高疗效。中药联合小剂量糖皮质激素治疗瘿病眼病,其疗效与西医大剂量糖皮质激素治疗相近,此疗法不仅明显减轻了糖皮质激素的副作用,且很好地防止了糖皮质激素停用后的反跳作用。针对患者个体情况予以合适的治疗方案,如参考病程长短,突眼程度,实验室指标等,结合中西疗法,配合使用,可使症状改善明显,减少不良反应。

2. 甲亢伴肝功能损害　甲亢随着病情的变化可累及肝,引起肝功能异常、肝大、黄疸等。甲亢合并肝损害颇常见,抗甲状腺药物也常引起肝损害。西医以控制甲亢为主,辅以保肝药物治疗。中医药临床治疗及研究方面取得一定的成效,治则上主要以清利湿热与益气养阴为主,所用药物多为茵陈、栀子、半枝莲、黄芪、生地黄、白芍、夏枯草、麦冬、丹参等。既减轻甲亢合并肝损害的临床症状和体征,又可预防西药带来的肝损害。戚国勇运用清热化痰为基本治疗原则,并辨证加减配合西药,治疗甲亢肝病。基本方药:茵陈、栀子、虎杖根、蒲公英、败酱草、广郁金、生白芍、丹参、甘草,同时予足量抗甲状腺西药,疗效明显。

3. 甲亢合并白细胞减少　甲亢累及血液系统,主要表现为白细胞总数和粒细胞数目的减少。抗甲状腺药物在临床应用中最严重的不良反应主要是外周血白细胞减少,甚至粒细胞缺乏。甲亢合并白细胞减少易引起感染、败血症等,对临床治疗和预后造成许多不良影响。西医在服抗甲状腺药物同时服用升白药利血生、鲨肝醇等,重度患者停用抗甲状腺药物,予糖皮质激素和粒细胞集落刺激因子。甲亢合并白细胞减少的防治用药有待进一步研究。中医尚无甲亢合并白细胞减少的病名,其病机主要是气阴两虚,痰火夹瘀。治法以益气养阴、清热、化痰祛瘀为主,方用黄芪、生地黄、黄芩、夏枯草、浙贝母、香附、丹参,配合小剂量抗甲亢西药控制甲状腺功能,取两药优势,促进病情的改善。

五、中西医结合诊疗前沿与研究展望

近年经过众多中医药学者的不懈努力,产生了较多的抗甲亢新药和新的治疗方案,切实提高了临床疗效,并且在一定程度上揭示了中医药治疗甲亢的作用机制。但从整体上讲,中医药对于甲亢的发病和治疗作用机制尚无重大突破。同时在具体的辨证治疗过程中,辨证分型差异较大,各医家都是根据各自的临床经验,运用不同的辨证分型,这样很难就辨证分型达成一致,形成规范进而推广应用。而且也存在疗效标准缺乏客观性评价指标的问题。西医治疗甲亢能够及时控制甲亢症状,但因缺乏病因学治疗方法而致疗程长和易反复。应加强中医药学与现代科学的融合,结合生化、免疫、分子生物等学科的新方法、新技术,加强对甲亢中医发病机制、治疗作用机制、综合治疗思路、疗效评定标准的研究,不断完善中医药治疗甲亢的系统化方案,该方面研究应该成为今后临床研究的努力方向。

六、经典著作赏析

路志正教授认为本病病因与水土饮食、精神情志、先天禀赋、外感邪毒有关,在病机上路志正教授强调"以肝郁为中心,与五脏失调皆相关",指出"痰浊瘀血之形成在于脏腑之失调"。强调分期治疗:①早期证属肝郁胃热,治以理气解郁,清肝泻火,方用逍遥散和龙胆泻肝汤之类;②中期证属气阴两虚,治以益气养阴、软坚散结,常用生脉散;③后期病机虚实相兼,复杂不一,治疗上宜分清标本轻重缓急而兼顾正邪两面,治以健脾补肾,化痰祛瘀散结,健脾方选参苓白术散。此外路志正教授认为本病病位偏上,故常用桔梗等引经药。

刘公望教授采用针药并施,能在短时间内起到显著效果。其针灸采用远近配穴法,近取以颈部穴位为主,如天容穴,同时采用甲状腺周围局部透皮浅刺法,远端多采用肝胆经穴位,如丘墟、阳陵泉等。

邵荣世教授认为甲亢属于"瘿病"范畴,但亦与心悸、少寐有关,病因多为长期精神抑郁、情志不遂,或猝暴恐怒,致使肝失疏泄、肝气郁结,然肝郁、肝火仅为甲亢一过性表现,阴虚火旺才是甲亢的基本病理,故治疗上多采用养阴清热平肝法,配伍理气化痰散结之品。

许芝银教授认为甲亢的发生与情志刺激及体质因素有关,病机为阴虚、郁火、痰浊和瘀血,病位在心、肝、胃,同时创立一套治法:清热养阴为主,配以疏肝理气、清热泻火、活血化瘀、化痰软坚散结,基本组方为:黄芩、夏枯草、生地黄、牡丹皮、赤芍、白芍、五味子、白芥子、茯苓、丹参、牡蛎、生甘草;胸闷不适加香附、郁金;手足震颤加钩藤、珍珠母、龙骨;眼睛突出加石决明、决明子,若严重者配合外用药,桃仁、蒲公英煎水外洗。

李赛美教授认为甲亢病机为阳虚,阴虚,气虚与气、血、痰、火郁虚实共见。在临床上把甲亢分为:①初期:肝郁气滞,胃热炽盛,治以疏肝解郁,清热泻火,方用白虎汤、白虎加人参汤合四逆散加减;②中期:肝郁气滞,痰瘀互结,治以疏肝理气,化痰散结,活血化瘀,方用小柴胡汤、柴胡加龙骨牡蛎汤加减;③后期:脾肾两虚,治以健脾益气,补肾养阴,方用四君子汤合六味地黄丸加减。

黄祥武教授认为甲亢属于"瘿气""瘿瘤""瘿囊"范畴,病因为情志异常、环境因素,病机是气滞、肝火、痰凝、血瘀、阴虚,病位在肝、心、脾、肾等脏。辨证为:①气滞痰瘀证:理气化痰、活血散结,方取四海舒郁丸和海藻玉壶汤加减;②肝火旺盛证:清肝泻火、养心安神,方用龙胆泻肝汤加减;③心肝阴虚证:养心安神、滋阴柔肝,方用天王补心丹合一贯煎加减。

主要参考文献

[1] 陈灏珠,钟南山,陆再英. 内科学[M]. 8版. 北京:人民卫生出版社,2013.

[2] 陈灏珠,林果为,王吉耀. 实用内科学[M]. 14版. 上海:人民卫生出版社,2013.

[3] 江杨清. 中西医结合临床内科学[M]. 北京:人民卫生出版社,2012.

[4] 肖万泽. 内分泌代谢疾病中西医结合诊断与治疗 [M]. 北京：人民军医出版社，2014.

[5] 中华医学会内分泌学分会《中国甲状腺疾病诊治指南》编写组. 中国甲状腺疾病诊治指南——甲状腺功能亢进症 [J]. 中华内科杂志，2007，46（10）：876-882.

[6] 陈可冀. 实用中西医结合内科学 [M]. 北京：北京医科大学中国协和医科大学联合出版社，1998.

（齐晓云）

第二节 甲状腺炎

甲状腺炎（thyroiditis）是指甲状腺组织发生变性、渗出、坏死、增生等炎症病理改变而导致的一系列病症，具体可分为：急性甲状腺炎、无痛性甲状腺炎、亚急性甲状腺炎、慢性淋巴细胞性甲状腺炎等，各类型之间病因不同，病理过程各异，无直接联系，其中临床以亚急性甲状腺炎和慢性淋巴细胞性甲状腺炎较多见，本节主要对这2个疾病进行论述。

一、亚急性甲状腺炎

亚急性甲状腺炎是一种自限性非化脓性甲状腺炎症性疾病，发病与病毒感染有关，临床表现各异，可自行缓解，一般不遗留甲状腺功能障碍。本病的发病率约占甲状腺疾病的5%，多见于40~50岁的女性，夏季为发病高峰，复发率为2%。

（一）中医概述

中医学无"亚急性甲状腺炎"命名。根据其临床表现，多将其归属于"瘿痈""瘿瘤""肉瘿"范畴。赵进喜认为本病以颈前疼痛为特殊表现，故病名以"瘿痈"比较合适。

本病多由外感风温、情志内伤所致，病机涉及气滞血瘀痰凝。外感风温，客于肺卫，邪入经络，气血凝滞；七情内伤，肝脾失调，肝经郁热，复感风温，内外合邪而生。本病的病变脏腑以肺、肝、脾为主。亦有因素体阳虚，外感风寒，阳虚寒凝，痰浊瘀滞所致者。中医辨证分为：外感风热证，银翘散加减；肝经郁热证，丹栀逍遥散加减；肝热痰凝证，柴胡疏肝散加减；阴虚火旺证，清骨散加减；阳虚痰凝证，阳和汤加减。

（二）西医概述

本病病因尚不明确，与病毒感染有关：①发病前数周多有病毒感染的病史；②甲状腺组织中可发现感染病毒（如流感病毒、柯萨奇病毒、腺病毒、腮腺炎病毒等），或在患者血清中发现这些病毒抗体。另外，还发现部分亚洲患者的发病与 HLA-Bw35 相关，提示本病患者对于病毒的易感性具有遗传因素。

本病患者发病后甲状腺多出现轻到中度肿大，病变多仅累及一叶，少数对称地累及双叶。镜下可见亚急性、慢性和肉芽肿性炎症表现，并伴有腺体实质的破坏和纤维的增生。甲状腺滤泡结构破坏，组织内存在较多的巨噬细胞。

本病发病较急。典型病例发病前 1~3 周常有病毒性咽炎、腮腺炎、麻疹或其他病毒感染的症状。早期往往先出现头痛、全身乏力、发热、肌肉酸痛等症状。体检可发现甲状腺触痛明显，可向下颌部、枕骨部、牙齿、耳部放射，可因咳嗽、吞咽、转头而加剧。甲状腺出现轻度肿大，少数为中度肿大，质地较硬，表面光滑，活动度好，周围淋巴结无肿大。病情可自行或经治疗后缓解,又可出现复发,整个病程3~6周。

根据实验室检查可分为三期:①甲状腺毒症期:可出现本病特征性的甲状腺激素与甲状腺摄碘能力"分离现象",即血清 T_3、T_4 升高,TSH 降低,^{131}I 摄取率下降。此期血沉加快,可 > 100mm/h。②甲减期:储存的甲状腺激素释放殆尽,血清 T_3、T_4 低于正常水平,TSH 高于正常值,^{131}I 摄取率逐渐回升。③恢复期:甲状腺功能恢复至正常水平,血清 T_3、T_4、TSH 及 ^{131}I 恢复至正常水平。

本病的治疗主要是针对症状及甲状腺功能的异常,症状轻者可给予 NSAID,重者可给予激素;对于一过性甲亢不用抗甲状腺药物,甲减可给予甲状腺激素。

(三)诊治要点

1. 诊断要点　诊断依据:①急性炎症的全身症状;②甲状腺轻、中度肿大,中等硬度,触痛显著;③典型患者实验室检查出现上述三期表现。但是根据患者就诊时间和病程的差异,实验室检查结果各异。

2. 诊断思路(图7-1)

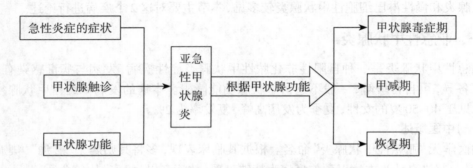

图7-1　亚急性甲状腺炎诊断思路

3. 鉴别诊断

(1)急性化脓性甲状腺炎:其发热、甲状腺肿痛等症状似亚急性甲状腺炎,但前者全身症状重,白细胞计数升高。甲状腺区红、肿、热、痛,化脓者有波动感,不似后者全身症状轻,局部皮色不变。

(2)慢性淋巴细胞性甲状腺炎:其甲状腺触诊较硬,部分甲状腺肿痛者似亚急性甲状腺炎。但前者发病慢,一般早期无全身症状,大多数无甲状腺疼痛,实验室检查甲状腺过氧化物酶抗体(thyroid peroxidase antibody,TPO-Ab)和甲状腺球蛋白抗体(thyroglobulin antibody,TgAb)滴度显著增高。

4. 中西医结合治疗要点

(1)治疗原则:治疗目标为控制症状,消除甲状腺肿大,防止复发。目前西医的治疗方法疗效确切,但存在着诸多的缺点,如糖皮质激素虽见效快,但不促进其好转或改善预后;且所需剂量较大,患者可出现轻重不等的不良反应,易引起复发。在西药治疗的同时,应尽早辨证使用中药,可以减少激素的用量,甚至不用激素,缩短病程,减少复发,提高疗效。

(2)西药治疗

1)NSAID:如阿司匹林、布洛芬、吲哚美辛等。

适应证:轻型患者仅需使用 NSAID。

不利作用:可出现胃肠道不适,甚至出现胃肠道溃疡、出血等,多见于既往有胃肠道疾病的患者。

不良反应:可引起转氨酶升高、头痛、耳鸣、视力模糊、下肢水肿等。对此类药物过敏者、孕妇及哺乳期妇女、严重心肝肾功能不全者禁用。

2)泼尼松

适应证:中、重型患者可给予泼尼松每日 20~40mg,分 3 次口服,能明显缓解甲状腺疼痛,8~10 天后逐渐减量,维持 4 周。

不利作用:大剂量使用可出现糖尿病、消化道溃疡及类库欣综合征症状。

不良反应:并发感染为其主要的不良反应。高血压、血栓症、胃与十二指肠溃疡、电解质代谢异常、心肌梗死等患者不宜使用。

3)左甲状腺素

适应证:针对甲状腺功能减退,可适当给予左甲状腺素替代,一般为每天 60~120mg,可抑制 TSH 的分泌,有利于甲状腺肿和结节的缩小。

不利作用:可出现心动过速、心绞痛、头痛、震颤、失眠、多汗、体重下降等,临床使用时应注意从小剂量开始,逐步增加服用剂量。

不良反应:按照医嘱服药并监测临床和实验室指标,不会出现不良反应。

(四)中西医结合治疗研究

1. 思路与方法

(1)早期诊断及治疗:本病早期若症状典型,一般容易确诊。但对于不典型病例,则会延迟诊断,甚至误诊,增加治疗难度,降低治疗效果。应注意发现早期的症状,仔细询问病史,完善检查,以达到早期诊断及治疗的目的。

(2)注意非药物治疗:①避风寒、畅情志:本病发病与外感病邪,内伤情志有关,因此应注意避风寒、调畅情志;②饮食调理:注意清淡饮食,避免使用辛辣油炸刺激之品。

(3)中西医结合治疗:本病通过激素治疗可较快地消除症状,但激素的副作用明显,停用后容易复发。合理地应用中西医结合治疗可以提高疗效、减少复发。早期可以先使用激素控制病情,同时使用中药,这样既见效快,也可以巩固疗效,减轻激素的副作用,待病情控制后,逐渐将激素减量,坚持中药治疗。

2. 临证经验

(1)分期论治:①甲状腺毒症期:风热邪毒内侵,与痰瘀互结阻于瘿络,气血壅滞。应以清热解毒、化痰散结为主。可分为热毒壅盛、肝胃郁热及肝胆湿热三型。②甲减期:初期阳热太盛,耗气伤津,或肝木郁久,必克脾土,致脾虚失运,水湿痰饮内停。宜温补脾肾、化气行水。③恢复期:此期以正虚为主,兼有痰瘀。证属肝郁脾虚证,治宜疏肝解郁、养血健脾。

(2)甲状腺毒症期的治法:①首重解毒,清疏并用:早期外感风热火毒,邪热搏结血分,瘀血阻滞、经络不通,可致咽痛、颈部疼痛。故在清热凉血的同时,多加用活血药。②重视养阴扶正,清养并用:早期大剂清热药物的使用,有伤气伤阴之弊,应注意清热而养阴。

(3)注意顾护正气:"虚""痰""气""瘀"为本病复发的潜在"夙根",本病症状缓解后存在复发可能,与"正气不足"相关。因此,在祛除内邪的同时,应注意顾护正气,方能减少复发。

（五）中西医结合诊疗前沿与研究展望

1. 中医药联合西药治疗亚急性甲状腺炎　莫钧婷等采用夏枯草片联合激素治疗亚急性甲状腺炎，证实两者联用疗程明显缩短，总有效率提高，同时不良反应较少。把永忠等采用中医内服外敷法治疗亚急性甲状腺炎，对照组采用泼尼松和吲哚美辛治疗，证实治疗总有效率提高。

2. 治疗新进展　探讨现代指标与中医证候的相关性，有助于中医证候的标准化，对临床有一定的指导意义。研究显示风热痰凝型亚急性甲状腺炎甲状腺彩超示甲状腺肿大阳性率高于气阴两虚兼痰凝型及肝郁气虚型，风热痰凝型低回声区周边血流信号丰富的阳性率高于气阴两虚兼痰凝型及肝郁气虚型。

（六）经典著作赏析

1. 学术源流　宋代陈言《三因极一病证方论·瘿瘤证治》中将瘿病分为五瘿，为石瘿、肉瘿、筋瘿、血瘿、气瘿，并做详细论述："瘿多着于肩项，瘤则随气凝结，此等皆年数深远……随忧愁消长者，名气瘿。"亚急性甲状腺炎隶属于"瘿瘤""肉瘿"范畴。《诸病源候论》提及"瘿者由忧恚气结所生"。

2. 治法方药　《医宗金鉴·外科心法要诀》中提到："凡瘿多生于肩项两颐，瘤则随处有之。夫肝统筋，怒气动肝……清肝芦荟丸主之。心主血，暴戾太甚……芩连二母丸主之。脾主肌肉，郁结伤脾……加味归脾丸主之。肺主气，劳伤元气……通气散坚丸主之。肾主骨，恣欲伤肾……调元肾气丸主之。"强调从五脏来论治瘿瘤，对于本病的治疗具有指导意义。

二、慢性淋巴细胞性甲状腺炎

慢性淋巴细胞性甲状腺炎属于自身免疫性甲状腺炎，为自身免疫性甲状腺疾病的一种，又称桥本甲状腺炎。本病以甲状腺组织的弥漫性病变和 TgAb、TPO-Ab 的升高为主要诊断依据。女性发病率为男性的 3~4 倍，高发年龄在 30~50 岁。

（一）中医概述

中医学中根据本病甲状腺弥漫性、无痛性肿大，质地坚硬的特点，将其归属于"瘿病"中气瘿、肉瘿或石瘿的范畴。病因多与禀赋不足、情志内伤有关，病机多为肝气郁结，失于条达，气滞、血瘀、痰凝，阻于颈前。病位属于肝经循行部位，日久影响至心、脾、肾三脏。具体而言，辨证分型如下：气郁痰阻证，柴胡疏肝散合四海舒郁丸加减；肝郁脾壅型，逍遥散加减；痰结血瘀型，海藻玉壶汤加减；心肝火旺型，龙胆泻肝汤合藻药散加减；气阴两虚型，生脉散合二至丸加减；肝肾阴虚型，杞菊地黄丸加减；脾肾阳虚型，右归饮加减。

（二）西医概述

目前本病的病因尚不明确，多认为本病为遗传因素和多种内外环境因素影响所致。患者甲状腺组织病理可见甲状腺坚硬，肿大，正常的滤泡结构广泛的存在大量的淋巴细胞浸润，同时血清中抗甲状腺抗体含量常明显增高，参与甲状腺细胞的损伤。

本病起病隐匿，早期可无症状，少数患者自觉乏力和颈部轻度不适，病变晚期可出现甲状腺功能减退的症状。

本病的治疗主要针对甲减及甲状腺肿的压迫症状，仅有甲状腺肿（无压迫症状）而无甲减者一般不需要治疗。

（三）诊治要点

1. 诊断要点　①甲状腺肿大、质地较硬，有时甲状腺峡部肿大或不对称，或伴结节；② FT_3、FT_4、TSH 的变化随甲状腺功能状态的不同而不同，^{131}I 可降低、增高或正常；③血清 TPO-Ab、TgAb 滴度显著增高；④甲状腺穿刺活检是本病确诊的重要手段。

2. 诊断思路　临床上凡是弥漫性甲状腺肿大，特别是伴峡部锥体叶肿大，不论甲状腺功能正常与否，均应怀疑本病。如血清 TPO-Ab 和 TgAb 显著增高，诊断即可成立。

3. 鉴别诊断

（1）甲状腺癌：慢性淋巴细胞性甲状腺炎患者甲状腺肿大轻重不一，并可出现结节，质地较硬，易误诊为甲状腺癌。但前者服用甲状腺激素治疗可使甲状腺缩小，两者可以鉴别。

（2）甲状腺腺瘤：甲状腺腺瘤多见于青年和中老年女性，单发结节居多，边缘清楚，生长缓慢，有时突然增大疼痛，见于囊内出血。

4. 中西医结合治疗要点

（1）治疗原则：目前对于本病治疗主要针对甲减及甲状腺肿的压迫症状，甲减者给予左甲状腺激素替代治疗；肿大者给予激素治疗，必要时可行手术切除。虽然可以改善症状，但对于机体的免疫异常无作用，不能阻断疾病的发展，同时又存在着较多的副作用。在西医学治疗的同时，辨证使用中药治疗，不仅可以改善临床症状，同时还可以不同程度地降低患者血清中的抗甲状腺自身抗体水平，改善免疫功能。

（2）西药治疗

1）早期患者症状不明显，一般无特殊用药。

2）甲状腺制剂：左甲状腺素（$L-T_4$）片。

适应证：当患者出现甲状腺功能减退时，即使无症状，也应给予甲状腺制剂治疗。

不利作用：大量使用此类药物会增加心血管疾病的风险，应从小剂量开始使用（25~50μg/d）。

不良反应：见上述。

3）泼尼松

适应证：当甲状腺迅速肿大或伴有发热疼痛、突眼、压迫症状明显时，可使用糖皮质激素（泼尼松 30mg/d，分 3 次口服，症状缓解后减量）缓解症状。

不利作用：大剂量使用本品会出现糖尿病、消化道溃疡及库欣综合征症状。

不良反应：见上述。

4）压迫症状明显、药物治疗后不缓解者，可考虑手术治疗。

（四）中西医结合治疗研究

1. 思路与方法

（1）早期预防：①调畅情志：本病多以情志不畅为病因。应注意移情易性，保持心情舒畅；②低碘饮食：调查显示高碘饮食患者本病的发病率较高，可能是诱发本病的主要环境因素。

（2）早期诊断与治疗：本病患者早期临床症状不典型，甲状腺功能多在正常范围。治疗应早期干预，预防本病的发生、发展。

（3）中西医结合治疗：①早期症状不明显，无甲状腺功能减退，西医学无治疗措施，中医也无证可辨，但可筛选潜在病理体质的高危人群，通过调理体质，早期预防；②出现一过性甲亢、甲减及甲状腺肿大明显者，辨证使用中药，可减少甲状腺制剂及激素的用量；③本病缓解后，人体功能尚未完全恢复，可应用中医药预防其复发，防止出现并发症。

2. 临证经验　本病的分期治疗：①中医病机分期：许芝银教授认为本病初起多实，病久则由实致虚，而成虚实夹杂之证。可将本病三期病程分为3个基本证型：早期痰气交阻型，中期痰瘀互结型，后期脾肾阳虚型。②甲状腺功能分期：甲亢期：极少数患者会在早期出现短暂的甲状腺毒症。多表现为阴虚阳亢，治疗应滋阴潜阳，可用杞菊地黄汤加减。甲状腺功能正常期：该期为疾病中期，多表现为痰瘀互结，治疗应以化痰散瘀、软坚散结为法，选用自拟软坚散结汤加减治疗。甲减期：患者多表现为以阴阳两虚为本，痰瘀互结为标的正虚邪实证，治拟补益脾肾、调和气血阴阳，佐以软坚散结为法，可用自拟三和汤加减治疗。

（五）中西医结合诊疗前沿与研究展望

1. 中医药联合西药治疗慢性淋巴细胞性甲状腺炎　王素美证实扶正愈瘿合剂配合左甲状腺素钠片治疗本病在改善症状和体征、血清 TgAb 和 TPO-Ab 水平、甲状腺体积方面优于单独西药治疗。张育瑛等证实隔附子饼灸可使降低 TPO-Ab、TgAb 的有效率提高，中医证候改善。

2. 诊疗新进展　目前本病的治疗更加关注患者的生活质量的改善。夏勇等证实艾灸配合药物治疗对本病患者生活质量有改善作用。灸药并用不仅在改善临床症状和眼征计分上优于单纯口服西药，而且在治疗时间上也有着很大的优势，可迅速改善临床症状，提高生活质量。

（六）经典著作赏析

1. 学术源流　《圣济总录·瘿瘤门》中论述到"忧恚劳气，郁而不散。若或婴之，此瘿所为作也"，提出了瘿的发病与情志不畅相关。清代沈金鳌《杂病源流犀浊·瘿瘤》则谓："瘿瘤者，气血凝滞，年数深远，渐长渐大之症。"以上论述提出了瘿瘤的发病与气滞、痰浊、瘀血内生密切相关。

2. 治法方药　明代陈实功《外科正宗》将瘿分为初起之实证与病久之虚证，"初起自无表里之证相兼，但结成形者，宜行散气血。已成无痛无痒，或软或硬色白者，补肾气，活血消坚"，并按照此原则拟订了海藻玉壶汤、活血消瘿汤、十全流气饮等方。

主要参考文献

[1] 熊曼琪，邓兆智. 内分泌科专病与风湿病中医临床诊治 [M]. 2 版. 北京：人民卫生出版社，2005.

[2] 黄贵心，庄日喜. 内分泌疾病中西医结合诊治 [M]. 北京：人民卫生出版社，2002.

[3] 陈灏珠，钟南山，陆再英. 内科学 [M]. 8 版. 北京：人民卫生出版社，2013.

[4] 罗志昂，许芝银. 许芝银教授治疗亚急性甲状腺炎临证思辨特点 [J]. 中华中医药杂志，2014，29（12）：3736-3738.

[5] 许芝银. 甲状腺疾病中医治疗 [M]. 南京：江苏科学技术出版社，2002.

[6] 孙勤国，刘学耀. 内分泌代谢病中医治疗学 [M]. 北京：中国医药科技出版社，2002.

[7] 庞洁，伍锐敏. 桥本氏病的中医治疗 [J]. 中医杂志，1999，40（9）：564-567.

[8] 王颜刚，阎胜利，赵世华，等. 山东沿海居民桥本甲状腺炎与尿碘水平的关系 [J]. 中华内分泌代谢杂志，2004，20（4）：337-338.

（戎靖枫）

第三节 甲状腺结节

甲状腺结节（thyroid nodule）是指各种因素导致甲状腺内出现 1 个或多个结构的异常团块。流行病学研究发现富碘地区人群中约 5% 的女性和 1% 的男性可扪及甲状腺结节，高分辨率超声检查可在 19%~67% 随机人群中探及甲状腺结节。

甲状腺结节在中医学中属于"瘿"病范畴。

一、中医概述

瘿在古代文献中按脏腑归属有五瘿之分，宋代陈言的《三因极一病证方论·瘿瘤证治》中载："坚硬不可移者，名曰石瘿；皮色不变，即名肉瘿；筋脉露结者，名筋瘿；赤脉交络者，名血瘿；随忧愁消长者，名气瘿。"古代文献无记载"瘿痈"之说，因其临床具有局部肿胀质硬、色红、灼热、疼痛等特点，与西医甲状腺炎相似，故而定名。瘿病的病因病机为在致病因素作用下导致脏腑经络功能失调，气滞、血瘀、痰凝结于颈部，肾阴不足，肝失所养，冲任不调，逐渐形成瘿病，发病与肝、肾脏腑关系密切。本病的中医辨证分型主要为：肝郁气滞证，治以四海舒郁丸以疏肝解郁；气阴两虚证，治以生脉散和海藻玉壶汤以养阴散结；痰热内结证，治以海藻玉壶汤合桃红四物汤以解郁化痰，活血消坚。

二、西医概述

甲状腺结节常见于以下几种疾病。

（一）单纯性甲状腺肿

单纯性甲状腺肿是指非炎症或肿瘤原因导致的甲状腺代偿性肿大，是引起结节性甲状腺肿最常见的原因。由缺碘、致甲状腺肿物质或相关酶缺陷等原因所致，缺碘为其主要病因。甲状腺素合成过程中因单个或多个因素受损时，甲状腺素合成和分泌能力下降，致 TSH 升高，导致甲状腺组织代偿性增生，腺体肿大。其病史一般较长，往往在无知觉中长大，常于体检时发现。腺体在增生和代偿过程中形成结节，多呈多结节性甲状腺肿，少数为单个结节性。大部分结节为胶性，也有因出血、坏死而形成囊肿；久病者部分区域内可有较多纤维化或钙化，甚至骨化。甲状腺功能一般在正常范围。

（二）甲状腺炎

1. 亚急性甲状腺炎　常继发于病毒性上呼吸道感染，是颈前肿块的常见原因。病毒感染可能使部分甲状腺滤泡破坏和上皮脱落引起甲状腺异物反应和多形核白细胞、淋巴细胞及异物巨细胞浸润，出现巨细胞性肉芽肿。结节的大小视病变范围而定，质地常较硬。有典型的病史，包括起病较急，发热、咽痛及显著甲状腺区疼痛和压痛等表现。急性期，甲状腺摄 ^{131}I 率降低，ECT 显像多呈"冷结节"，血清 T_3 和 T_4 升高，呈"分离"显像。

2. 慢性淋巴细胞性甲状腺炎　又称桥本甲状腺炎。由于自身抗体的损害，病变甲状腺组织被大量淋巴细胞、浆细胞和纤维化替代。多为无结节的对称弥漫性甲状腺肿，有时由于肿大不对称和表面有分叶，可状似结节，硬如橡皮，无压痛。此病起病缓慢，呈慢性过程，但与甲状腺癌可同时并发，临床上不易做出鉴别，须引起注意。通常 TPO-Ab 和 TgAb 滴度升高。甲状腺细针穿吸细胞学检查有助诊断。

3. 侵袭性纤维性甲状腺炎 侵袭性纤维性甲状腺炎是一种自限性疾病,因组织学特征为致密纤维组织增生,这种硬化性纤维性病变常侵入或超出甲状腺固有膜,使甲状腺与周围组织粘连紧密。临床表现如甲状腺癌,需临床重视。结节坚硬且与腺体外邻近组织黏着固定。起病和发展过程缓慢,可有局部隐痛和压痛,伴以明显压迫症状,但局部淋巴结不大,摄 ^{131}I 正常或偏低。

(三)甲状腺腺瘤

甲状腺腺瘤是甲状腺滤泡上皮发生的一种良性肿瘤。由甲状腺腺瘤或多发的胶性结节所致。可单个或多个,也可与甲状腺肿并存或单独出现。腺瘤一般呈圆或椭圆形,直径常在 3cm 以内,质地大多比周围的甲状腺组织硬,无压痛。在核素扫描图上提示功能为正常、增加或减低,分别为"温结节""热结节"和"冷结节"。腺瘤发展慢,临床上大多无症状,部分患者可发生功能亢进症状。

(四)甲状腺囊肿

甲状腺囊肿是一种地方性流行疾病,主要由于缺碘,引起甲状腺增生肿大出现甲状腺囊肿,退行性病变。囊肿内含血液或清澈液体,与周围甲状腺组织分界清楚,一般质地坚硬,直径很少大于 3~4cm,一般无压痛,无摄 ^{131}I 能力,故在核素扫描图上系一种"冷结节",B 超检查显示无回声区,常有助诊断。临床上除甲状腺肿大和结节外,大多无功能方面的改变。

(五)甲状腺癌

甲状腺癌的病因不是十分明确,可能与饮食因素(高碘或缺碘饮食),放射线接触史,雌激素分泌增加,遗传因素,或其他由甲状腺良性疾病如结节性甲状腺肿、甲亢、甲状腺腺瘤特别是慢性淋巴细胞性甲状腺炎演变而来。可见于任何年龄,多见于 49~69 岁的年龄段,女∶男为 3∶1。病理分型为以下几种。

1. 乳头状癌 见于各种年龄,为低度恶性癌,生长慢。患者多因肿大的颈淋巴结(转移性癌)前来就诊,此时甲状腺内的原发性癌肿可不显著。

2. 滤泡细胞癌 多见于中、老年者,趋向于血流转移,故多见远处转移,颈淋巴结转移不多见。恶性程度低,可相似于一般的腺瘤,历 10~20 年而不发生转移。

3. 未分化癌 主要见于老年。常为一侧甲状腺块状物,无压痛,表面不规则,坚硬,活动度小,边界不清。恶性程度高,生长快,常浸润至邻近颈部结构,并向颈淋巴结、肺、骨等处转移。

4. 髓样癌 可见于各种年龄,较小的肿瘤几乎总是位于一叶的上后部分。此癌好发生钙化,此外,测到血清降钙素升高,有助诊断。

除此以外,还包括手术后或 ^{131}I 治疗后甲状腺残余组织的瘢痕和增生,单叶甲状腺发育不全导致对侧叶增生等。

甲状腺结节的诊断主要依靠甲状腺超声。即使触诊发现的甲状腺结节也需要通过甲状腺超声证实。进一步良恶性评估需结合病史、临床表现和辅助检查。

三、诊治要点

(一)诊断要点

甲状腺结节根据临床表现和超声影像往往不难发现,在临床上区别良、恶性也很重要。

以下几点可供临床参考。

1. **甲状腺癌的危险因素** ①有甲状腺癌的既往史或家族史；②全身放射治疗史；③童年期头颈部放射线照射史和放射性尘埃接触史；④结节生长迅速；⑤男性；⑥结节形状不规则，与周围组织粘连固定；⑦伴持续性声音嘶哑、发音困难；⑧伴吞咽困难或呼吸困难；⑨伴颈部淋巴结病理性肿大。

2. **血清学检查** 如果血清 TSH 减低，提示结节可能自主分泌过多甲状腺激素。应进一步做甲状腺核素扫描，检查结节是否具有自主功能（"热结节"），有则提示结节为恶性的可能性极小，细胞学检查可不作为必需。如果血清 TSH 增高，应进一步检测甲状腺自身抗体并推荐甲状腺细针抽吸细胞学检查。血清降钙素升高，常见于髓样癌；TPO-Ab 和 TgAb 滴度升高有利于诊断慢性淋巴细胞性甲状腺炎，具有相对特异性。

3. **甲状腺超声检查** 以下超声征象提示甲状腺癌的可能性大：①低回声结节；②结节内血供丰富（TSH 正常情况下）；③结节形态和边缘不规则，晕圈阙如；④微小钙化，针尖样弥散分布或簇状分布的钙化；⑤伴有颈部淋巴结超声影像异常。

4. **甲状腺核素扫描** 甲状腺核素扫描示单个"热结节"，常为良性伴功能亢进；"温结节"常为良性肿瘤，但由于受显像仪器分辨率的影响或其表面有正常甲状腺组织覆盖，小且位置深的"冷结节"，在显像图上有时会显示"温结节"，造成假象。

5. **甲状腺细针抽吸细胞学检查**（fine-needle aspiration biopsy，FNAB） 选择具有癌性征象的结节进行超声引导下的 FNAB。

（二）诊疗思路（流程图）（图 7-2）

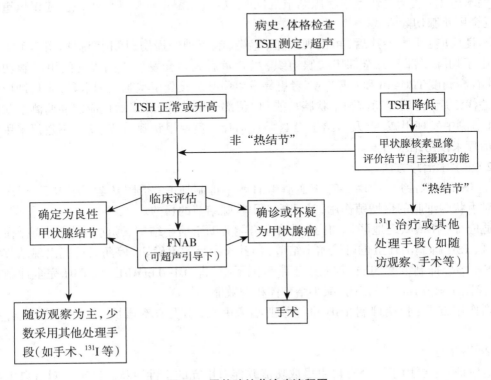

图 7-2 甲状腺结节诊疗流程图

（三）鉴别诊断

甲状腺结节的鉴别诊断主要针对其性质而言，目的是排除和发现甲状腺恶性结节，此在诊断要点中已有详述。

（四）中西医结合治疗要点

1. 治疗原则　根据 2013 版《中国甲状腺疾病诊治指南》，治疗方法的选择应依据超声检查报告和 FNAB 的结果而定。诊断为恶性的甲状腺结节，绝大多数首选手术治疗。术后患者可服中药防止复发或增强体质。甲状腺未分化癌由于恶性度极高，诊断时几乎都有远处转移，单纯手术难以达到治疗目的，可选用中西医结合的综合治疗方法。甲状腺淋巴瘤对化疗和放疗敏感，一旦确诊应采用化疗或放疗。良性结节患者一般不需要特殊治疗，可每 6~12 个月随诊 1 次，必要时可重复 FNAB。随诊期间，可服用中药稳定病情。只有少数良性结节患者需要药物（L-T$_4$ 抑制治疗）、超声引导下经皮乙醇注射（percutaneous ethanol injection，PEI）、手术等治疗。

2. 西医治疗

（1）良性甲状腺结节：多数良性甲状腺结节仅需定期随访，无需特殊治疗。少数情况下，可选择手术治疗、TSH 抑制治疗、^{131}I 治疗等。

1）手术治疗

适应证：①出现与结节明显相关的局部压迫症状；②合并甲状腺功能亢进，内科治疗无效者；③肿物位于胸骨后或纵隔内；④结节进行性生长，临床考虑有恶变倾向或合并甲状腺癌高危因素。

手术原则：在彻底切除甲状腺结节的同时，尽量保留正常甲状腺组织。建议慎重使用全/近全甲状腺切除术式。

不良反应：手术治疗后，可出现出血、感染、喉返神经损伤、甲状旁腺损伤等手术并发症。由于切除了部分或全部甲状腺组织，患者术后大多会发生不同程度的甲状腺功能减退，伴有高滴度 TPO-Ab 和/或 TgAb 者更易发生甲减。接受甲状腺全切术者，术后即应开始 L-T$_4$ 替代治疗，此后定期监测甲状腺功能；保留部分甲状腺者，术后也应定期监测甲状腺功能，如监测中发现甲减，要及时给予 L-T$_4$ 替代治疗。良性甲状腺结节术后，不建议采用 TSH 抑制治疗来预防结节再发。

2）非手术治疗方法

① TSH 抑制治疗：应用 L-T$_4$ 将血清 TSH 水平抑制到正常低限甚至低限以下，以求抑制 TSH 对甲状腺细胞的促增殖作用，达到缩小甲状腺结节的目的。

适应证：在碘缺乏地区，TSH 抑制治疗可能有助于缩小结节、预防新结节出现；在非缺碘地区，TSH 抑制治疗虽也可能缩小结节，但其长期疗效不确切，停药后可能出现结节再生长；TSH 部分抑制方案（TSH 控制于正常范围下限，即 0.4~0.6mU/L）与 TSH 完全抑制方案（TSH 控制于＜ 0.1mU/L）相比，减小结节体积的效能相似。

副作用方面：长期抑制 TSH 可导致亚临床甲亢，引发心率增快、心房颤动、左心室增大等。

② ^{131}I 治疗

适应证：主要用于治疗有自主摄取功能并伴有甲亢的良性甲状腺结节。对有自主摄取功能但不伴甲亢的结节，^{131}I 可作为治疗选择之一。^{131}I 治疗后 2~3 个月，有自主功能的结节可逐渐缩小,甲状腺体积可平均减少 40%;伴有甲亢者在结节缩小的同时,甲亢症状、体征和相关并发症可逐渐改善,甲状腺功能指标可逐渐恢复正常。如 ^{131}I 治疗 4~6 个月后甲亢仍未缓解、结节无缩小,应结合患者的临床表现、相关实验室检查和甲状腺核素显像复查结果,考虑再次予 ^{131}I 治疗。

禁忌证:妊娠期或哺乳期患者是 ^{131}I 治疗的绝对禁忌证。出现压迫症状或位于胸骨后的甲状腺结节,不推荐 ^{131}I 治疗。

不良反应:约 10% 的患者于 5 年内发生甲减,随时间延长甲减发生率逐渐增加。因此,建议治疗后每年至少检测 1 次甲状腺功能。

其他治疗良性甲状腺结节的非手术方法包括:超声引导下经皮无水乙醇注射(PEI)、经皮激光消融术(percutaneous laser ablation,PLA)和射频消融(RFA)等。

(2)恶性甲状腺结节的治疗方法:主要包括:手术治疗、术后 ^{131}I 治疗和 TSH 抑制治疗。其中,手术治疗最常用也最为重要。恶性甲状腺结节治疗的总体发展趋势是个体化的综合治疗。

四、中西医结合治疗研究

(一)思路与方法

1. 提倡中药进行早期预防　甲状腺结节是由多种综合因素形成的。由于不同的致病因素,作用于不同体质的个体,产生的症状和证候也各有差别。所以在治疗甲状腺疾病过程中,特别是在有甲状腺肿大的情况下,通过辨证论治,尽早运用中药进行干预,可能会改善肿大的症状,同时预防甲状腺结节的形成。

2. 谨守"三因制宜"的治则治疗甲状腺结节　古代医家多采用含碘丰富的方药,如海藻丸、昆布丸、海藻玉壶丹等治疗瘿瘤,这与当时碘缺乏有关。自 1996 年我国开始实行全民食盐碘化法规以后,现在基本消除了碘缺乏病,而且有的地方还存在碘过量的问题。调查结果显示,碘不足和碘过量都会对甲状腺产生不利影响,特别是对易感人群,比如孕妇,学龄期儿童等。故目前治疗甲状腺结节不可完全循古方。我国地域辽阔,各地的环境、条件、生活习惯不同,各人致病因素不同,而所有的甲状腺疾病都可能以结节的形式存在,很难以一方一法来治疗甲状腺结节,所以在辨证施治过程中,一定要详察病因,精辨病机,谨守因时、因地、因人制宜的治疗原则。

(二)临证经验

对于甲状腺结节的辨证分型,不同医疗单位,不同地区学者意见不尽一致。但甲状腺结节具有其自身发生、发展及演变的规律,其是在正气亏虚,脏腑功能失调的基础上,由气滞、痰凝、血瘀而为病。其主要病理产物和致病因素是气滞、痰凝、血瘀;其病理特点是本虚标实,虚实夹杂。在脏腑辨证的基础上,审证求因,精辨病机,仔细辨别邪正阴阳盛衰、气血精液失常,合理运用软坚散结、活血化瘀以及攻坚破积之品。现代中医在古代中医理论和经验的基础上,得出甲状腺结节病的常见证型有:肝郁气滞、脾虚痰湿、肾阴不足、脾肾阳虚、气虚痰瘀,最终导致气血郁滞、痰瘀互结而成瘿瘤。肝郁气滞证治以疏肝理气,解郁消肿,方选四海舒郁丸。脾虚痰湿治以健脾利湿,化痰软坚,方选海藻玉壶汤加减。肾阴不足,治以滋阴补肾,方选一贯煎合六味地黄丸加减。脾肾阳虚证治法温中健脾,扶阳补肾,方选右归丸加减。气虚痰瘀证治以益气化痰,消瘿散结,方中可加黄芪、太子参、茯苓、浙贝母、当归、穿山甲、三棱、桃仁等。兼有阴虚火旺者加生地、北沙参；阳虚明显者加桂枝、附子；结节质地硬者加山慈菇。并且，中成药如小金胶囊、夏枯草口服液、内消瘰疬丸在缩减甲状腺结节中起明显效果，而且联合中药外敷、穴位针刺效果更明显。

五、中西医结合诊疗前沿与研究展望

甲状腺结节的临床治疗上以中西医相结合，内外兼治相结合，诊断关键在于判断甲状腺结节的良恶性。2013 年中华医学会内分泌分会发表的《甲状腺结节和分化型甲状腺癌诊治指南》强力推荐：甲状腺结节的评估要点是良恶性鉴别，并且所有甲状腺结节患者均应检测血清促甲状腺激素水平及颈部超声检查，直径＞1cm 且伴有血清 TSH 降低的甲状腺结节，应行甲状腺核素显像，判断结节是否有自主摄取功能，术前评估甲状腺结节良恶性时，FNAB 是灵敏性和特异性最高的方法。多种现代医学检查方法的运用在判定甲状腺结节性质方面功不可没，而临床诊断中肿瘤标志物还存在敏感性不理想、特异性不强等问题，对于进行早期诊断和预后监测依然任重道远。2014 年美国甲状腺学会（American Thyroid Association，ATA）发布的《2014 年分化型甲状腺癌和甲状腺结节诊治指南》放宽了甲状腺单叶切除指征，即甲状腺癌直径在 1~4cm，没有甲状腺外浸润，也没有任何淋巴结转移证据，可予甲状腺单叶切除。

六、经典著作赏析

（一）学术源流

战国时期《吕氏春秋·尽数》云："轻水所，多秃与瘿人"，说明当时已观察到瘿的发病与地理环境有关。晋代张华的《博物志》中说："山居多瘿"，隋代巢元方《诸病源候论·瘿候》指出："瘿者由忧恚气结所生，亦曰饮沙水，沙随气入于脉，搏颈下而成之。"《养生方》云："诸山水黑土中，出泉流者，不可久居，常食令人作瘿病，动气增患。"宋代陈言在《三因极一病证方论·瘿瘤证治》中一谓之："此乃因喜怒忧思有所郁而成也"，"随忧愁消长"。金代张从正《儒门事亲》有云："颈如险而瘿，水土之使然也。"明代陈实功在《外科正宗·瘿瘤论》称："夫人生瘿瘤之症，非阴阳正气结肿，乃五脏瘀血、浊气、痰滞而成。"提出了余血、痰浊的病因，为后世治疗瘤病扩展了思路。清代沈金鳌在《杂病源流犀烛·瘿瘤》中进一步指出："瘿瘤者，气血凝滞，年数深远，渐大之证。"明清时代的《医学入门》《医宗金鉴》等指出本病与肾气亏虚、正气不足有关。即与患者的个人体质有密切关系。清代高秉钧《疡科心得集》曰："瘿瘤者，非阴阳正气所结肿，乃五脏瘀血浊气痰滞而成也"，同时提出其发病机制不同，所以临床表现亦各不相同，如"怒动肝火，血涸而筋挛者，自筋肿起，按之如筋；或因劳役火动，阴血沸腾，外邪所搏而为肿者；或郁结伤脾，肌肉消薄；或劳伤肺气，腠理不密；或因劳伤肾水，不能荣骨而为肿者"。从古代文献中，不难看出古代医家对于瘿病的认识已较为全面，既认识到瘿病与居处环境、水土因素有关的同时，也注意到情志因素可影响其预后转归。

（二）治法方药

古代医家认为瘿病大多为痰作祟，化痰软坚、消瘿散结类药物是古代医家治疗瘿病的主药，常用海藻、海带、昆布、浙贝母、夏枯草、半夏等，如海藻丸、昆布丸、海藻玉壶汤等。《神农本草经》提出海藻"主瘿瘤气"，《本草经疏》中记载昆布"瘿坚如石者，非此不除，正咸能软坚也"。晋代葛洪的《肘后方》首先谈及海藻、昆布治疗瘿病。唐代孙思邈的《备急千金要方》中,记载了许多特效方药,如海藻、昆布、羊靥等治疗瘿瘤。

从"肝"论,长期愤懑恼怒或忧思过虑,肝气失于条达,气滞痰凝壅结颈前而成瘿,是瘿病的另一重要原因,而历代医家无不以疏肝理气、消瘿散结为治疗瘿病的另一大法而选方用药。如《外台秘要》深师苏子膏疗气瘿方、疗瘿细气方中所用之陈皮,《外科正宗》活血散瘿汤、海藻玉壶汤中所用之青皮,治疗"忧郁伤肝,思虑伤脾",而"生气瘿肉瘤"的十全流气饮中更有乌药、陈皮、香附、木香、青皮等多味疏肝理气类药物。

从"痰瘀"论,痰凝气滞日久,使血液运行受阻而引起血脉瘀滞,则可致瘿肿较硬或有结节,肿块经久不消。《外科正宗》中的海藻玉壶汤为治疗痰结血瘀型瘿病的主要方剂。方中当归、川芎养血活血,与海藻、昆布、青皮、陈皮等理气化痰药合用共同起到理气化痰、活血消瘿的作用。

从"痰火"论,痰气壅结,忧患郁怒,气滞血瘀,郁久极易化火,因此古代医家多运用龙胆草、黄芩、栀子、夏枯草等苦寒药物以泻其火,用以治疗肝火旺盛,烦躁易怒,汗出型瘿病。如《外台秘要》中5个治瘿的方剂和《圣济总录》中4个方剂都运用了龙胆草等清肝泻火的药物。

从"阴虚"论,瘿病痰气郁结日久化火,火热耗伤阴精而导致阴虚火旺,其中尤以肝、心两脏阴虚火旺的病变更为突出。如《证类本草》有"玄参,使,一名逐马,味苦……散瘤瘿瘰疬病。"

七、病案分析

李某,女,39岁,职员。主以"颈部不适1周"为主诉,于2009年7月16日初诊。患者1周前无明显诱因出现颈部不适,伴心烦胸闷,食欲不佳。时于当地医院就诊,查血、尿、便常规均正常,甲状腺功能正常,甲状腺彩超:甲状腺左叶内散在分布数个低回声结节,大者约13.5mm×10.0mm,小者约4.6mm×3.8mm,右叶内散在分布多个低回声结节,大者约为8.9mm×11.6mm。提示甲状腺多发结节。诊断为甲状腺结节,为求中医治疗遂来就诊。

刻下:症见颈部不适,无疼痛,心烦胸闷,胃纳欠佳,二便正常,夜寐尚可。

查体:甲状腺不大,双侧甲状腺可扪及多个小结节,质软,柔韧,无压痛,边界清楚,活动度良好。舌质淡红,苔薄腻,脉弦滑。

西医诊断:甲状腺结节。

中医诊断:瘿病。

中医辨证为痰气互结。治以理气化痰,软坚散结。处方以半夏厚朴汤合消瘰丸加减。药用夏枯草30g,玄参15g,生牡蛎3g,浙贝母30g,郁金10g,紫苏20g,厚朴10g,制鳖甲35g,陈皮15g,法半夏12g,柴胡10g,内金10g。7剂,每日1剂,水煎日3次服。

二诊:服上方7剂后颈部不适感减轻,心烦胸闷稍缓解,食欲渐增,二便正常,夜眠可。舌质淡红,苔薄腻,脉弦滑。患者仍时有心烦胸闷症状,上方加川芎10g,7剂,煎服法同上,并嘱其调畅情志。

三诊:服上方7剂后无明显颈部不适感,心烦胸闷缓解,饮食正常,二便调,夜寐佳。舌质淡红,苔薄白,脉滑略弦。上方减内金,制鳖甲改为30g,浙贝母改为20g。继服7剂。复查甲状腺彩超提示:甲状腺左叶内散在分布数个低回声结节,大者约10.5mm×9.7mm,右叶内散在分布多个低回声结节,大者约为 8.3mm×9.9mm。双侧甲状腺内结节缩小。

按语:本例甲状腺结节,无甲功异常。根据临床症状,心烦胸闷,胃纳欠佳,及其结节质地柔韧,活动度好,舌质淡红,苔薄腻,脉弦滑。中医辨证为痰气互结,属实证。治以半夏厚朴汤合消瘰丸加减。全方理气化痰,软坚散结,并配合调畅情志,疗效显著。中医讲究对疾病的防治,包括未病先防和既病防传,多数患者不够重视,病情由实转虚,虚实夹杂时已错过最佳治疗时期。此例患者诊疗及时,临床效佳。

主要参考文献

[1] 陈灏珠. 实用内科学 [M]. 12 版. 北京:人民卫生出版社,2005.

[2] 葛均波,徐永健. 内科学 [M]. 8 版. 北京:人民卫生出版社,2013.

[3] 陈孝平,汪建平. 外科学 [M]. 8 版. 北京:人民卫生出版社,2013.

[4] 姜玉新,王志刚. 医学超声影像学 [M]. 北京:人民卫生出版社,2010.

[5] 李曰庆. 中医外科学 [M]. 北京:中国中医药出版社,2002.

(姚定国)

第八章　代谢疾病与营养疾病

第一节　糖　尿　病

糖尿病(diabetes mellitus, DM)是一组以慢性血葡萄糖(简称为血糖)水平增高为主要特征的代谢性疾病,主要因胰岛素分泌减少和/或作用缺陷所引起。长期碳水化合物、脂肪及蛋白质代谢紊乱可引起多系统损害,导致眼、肾、血管、心脏、神经等组织器官慢性进行性病变、功能减退及衰竭。若病变严重或应激状态,则可发生严重代谢紊乱,如高血糖高渗综合征(hyperglycemic hyperosmolar syndrome, HHS)、糖尿病酮症酸中毒(diabetic ketoacidosis, DKA)等。目前,DM 是发达国家继心血管病和肿瘤之后威胁人们生命健康的第三大非传染性疾病。

DM 在中医学中分属于"消渴"范畴。

一、中医概述

消渴之名,首现于《素问·奇病论》,根据病机及症状不同,《黄帝内经》还记载有消瘅、肺消、膈消、消中等名称。《证治准绳·消瘅》曰:"渴而多饮为上消(经谓膈消),消谷善饥为中消(经谓消中),渴而便数有膏为下消(经谓肾消)。"本病病因主要有饮食失节、情志失调、禀赋不足、劳欲过度等,病变脏腑主要是肺、胃、肾,且以肾最为关键,导致阴津亏损,燥热偏胜,出现多饮多尿多食、乏力消瘦为特征的临床表现。本病主要以阴虚为本,燥热为标,两者常互为因果,且阴愈虚而燥热愈盛,燥热愈盛则阴愈虚。本病的中医辨证分型如下:上消——肺热津伤证,治以消渴方以清热润肺生津止渴;中消——胃热炽盛证则治以玉女煎以清胃泻火养阴增液,气阴亏虚证则治以七味白术散以益气健脾生津止渴;下消——肾阴亏虚证治以六味地黄丸以滋阴固肾,阴阳两虚证则治以金匮肾气丸以滋阴温阳,补肾固涩。

二、西医概述

WHO 糖尿病专家委员会分型为:1 型糖尿病(type 1 diabetes mellitus, T1DM)、2 型糖尿病(type 2 diabetes mellitus, T2DM)、其他特殊类型糖尿病、妊娠糖尿病(gestational diabetes mellitus, GDM)。临床上主要以 T1DM 和 T2DM 多见。

DM 的病因及发病机制极其复杂,不同类型 DM 病因不尽相同,遗传因素、自身免疫和环境因素共同参与发病过程。DM 的基本临床表现为代谢紊乱引起的"三多一少"症状群,包括多饮、多尿、多食和体重减轻。随着 DM 的进一步发展，慢性并发症的出现可表现出各种不同的临床症状，如疲乏无力、月经失调、性欲减退、腰腿麻木、疼痛（针刺样、烧灼样或触电样）、皮肤干燥、瘙痒、皮肤蚁行感、阳痿、顽固性腹泻、便秘、心悸、直立性低血压、出汗、视物模糊、黑蒙、多发及难治性疖肿、足部破溃等。DM 并发症有以下几种。

（1）急性严重代谢紊乱：包括糖尿病酮症酸中毒（DKA）和高血糖高渗综合征（HHS）。

（2）感染：DM 患者常发生疖、痈等皮肤化脓性感染，常反复发作，有时可引起败血症或脓毒血症。

（3）低血糖症：DM 患者尤其是老年和合并肾功能不全者，降糖药物应用剂量过大、用法不当、摄食不足和不适当运动时，易发生低血糖。DM 患者血糖小于或等于 2.8mmol/L 作为糖尿病低血糖的标准，临床上以交感神经兴奋和脑细胞缺糖为主要特点。

（4）慢性并发症：可遍及全身各重要器官。包括：①大血管病变：主要指主动脉、冠状动脉、脑动脉、肾动脉和肢体外周动脉等动脉粥样硬化。②微血管病变：是 DM 的特异性并发症，主要表现在视网膜、肾、神经和心肌组织，尤以糖尿病肾病和视网膜病变为重要。③神经系统并发症：可累及中枢神经系统、周围神经和自主神经，其中以周围神经病变最为常见。④糖尿病足：与下肢远端神经异常和不同程度周围血管病变相关的足部溃疡、感染和 / 或深层组织破坏。糖尿病足是截肢、致残的主要原因。

三、诊治要点

DM 诊断以血糖异常升高作为依据，诊断时注意是否符合 DM 诊断标准以及分型、有无并发症和伴发病或加重 DM 的因素存在；治疗采用营养治疗、运动疗法、血糖监测、药物治疗和 DM 教育结合的方法。

（一）诊断要点

1. 辅助检查

（1）尿糖测定：尿糖阳性是诊断 DM 的重要线索。一般情况下，当血糖值超过肾糖阈（大约 10mmol/L）时才出现尿糖阳性，因而尿糖阴性不能排除 DM 可能。

（2）血糖测定和口服葡萄糖耐量试验（oral glucose tolerance test, OGTT）：血糖升高是诊断 DM 的主要依据，也是判断 DM 病情和控制情况的主要指标。当血糖高于正常范围而又未达到诊断 DM 标准时，必须进行 OGTT。OGTT 应在无摄入任何热量 8 小时后，清晨空腹进行，成人以 75g 无水葡萄糖，溶于 250~300ml 水中，且于 5~10 分钟内饮完，空腹及开始饮葡萄糖水后 2 小时监测静脉血浆葡萄糖。

（3）糖化血红蛋白 A1（GHbA1）和糖化血浆白蛋白：GHbA1 分 a、b、c3 种，尤以 GHbA1c（HbA1c）最为主要。血糖控制不良则出现 HbA1c 升高，并与血糖升高的程度及持续时间相关。HbA1c 反映患者近 8~12 周平均血糖水平。而血浆蛋白（主要为白蛋白）因与葡萄糖发生非酶催化的糖化反应形成果糖胺（fructosamine, FA），反映患者近 2~3 周内平均血糖水平。

（4）胰岛素释放试验：正常人空腹基础血浆胰岛素为 35~145pmol/L（5~20mU/L），口服 75g 无水葡萄糖（或 100g 标准面粉制作的馒头）后，血浆胰岛素在 30~60 分钟上升至高峰，峰值为基础值的 5~10 倍，3~4 小时恢复到基础水平。本试验主要反映基础和葡萄糖介导的胰岛素释放功能。

（5）C 肽释放试验：方法同上。正常人空腹基础值最小约为 400pmol/L，高峰时间同上，峰值为基础值的 5~6 倍。同样反映基础和葡萄糖介导的胰岛素释放功能。

（6）β 细胞功能的其他检测方法：根据患者的具体情况和检查目的选用。若了解胰岛素释放第一时相，可选静脉注射葡萄糖 - 胰岛素释放试验和高糖钳夹试验等。

（7）胰岛素相关抗体检查：包括胰岛细胞抗体（ICA）、胰岛素抗体（IAA）、谷氨酸脱羧酶自身抗体（GADA）、蛋白酪氨酸磷酸酶抗体（IA-2A）。其中以 GADA 的价值最大。

2. 诊断标准

（1）WHO 于 1999 年公布的 DM 诊断标准是目前使用的 DM 诊断标准。如表 8-1 所述。

表 8-1　1999 年 WHO 糖尿病诊断标准

1. 糖尿病症状加随机静脉血浆葡萄糖 ≥ 11.1mmol/L（200mg/dl） 　糖尿病症状：多尿、多饮、多食和无原因体重减轻 　随机血糖：不考虑上次进食时间的任一时相血糖
2. 空腹静脉血浆葡萄糖（FPG）≥ 7.0mmol/L（126mg/dl） 　空腹：禁热卡摄入至少 8 小时
3. OGTT 2 小时静脉血浆葡萄糖（2hPG）≥ 11.1mmol/L（200mg/dl） 　以上 3 项中至少符合 1 项

（2）若患者血糖测定未达到 DM 诊断标准，但空腹血糖或负荷后血糖高于正常范围，称为糖调节受损（impaired glucose regulation，IGR），包括空腹血糖受损（impaired fasting glucose，IFG）和 / 或糖耐量减低（impaired glucose tolerance，IGT），两者可同时存在，如表 8-2。

表 8-2　IGR 诊断标准

	正常	IFG	IGT
FPG	3.9~6.0mmol/L	6.1~6.9mmol/L	< 7.0mmol/L（如有检测）
OGTT 2hPG	< 7.8mmol/L	< 7.8mmol/L（如有检测）	7.8~11.0mmol/L

注：此所标注血糖浓度为静脉血浆血糖；mmol/L 转换为 mg/dl 则乘以换算系数 18。2003 年 11 月国际糖尿病专家委员会建议将 IFG 的界限值修订为 5.6~6.9mmol/L。对于无 DM 症状、仅 1 次血糖值达到 DM 诊断标准者，必须在另一天复查再确定诊断；如复查结果未达 DM 诊断标准，应定期复查。严重疾病或应激情况时，会发生应激性高血糖，不能据此时血糖诊断 DM。

（3）儿童糖尿病诊断标准与成人相同。

（4）妊娠糖尿病：对于具有高危因素的孕妇（肥胖、尿糖阳性或 DM 家族史者），孕期首次产检时，使用普通 DM 诊断标准筛查孕前未诊断的 T2DM，如达到 DM 诊断标准即可判断孕前就患有 DM。若初次检查结果正常，则在孕 24~28 周行 75g OGTT，筛查有无 GDM。达到或超过下列 1 项指标：FPG ≥ 5.1mmol/L，1hPG ≥ 10.0mmol/L 和 / 或 2hPG ≥ 8.5mmol/L 即诊断为 GDM。

3. 分型　T1DM 多发于儿童及青少年，"三多一少"症状较 T2DM 明显，发病初期有较明显的体重下降，且起病迅速，常伴酮症倾向，以致酮症酸中毒，具有特征性的临床表现为呼气中有烂苹果味（丙酮）。T2DM 一般起病缓慢，病程长，早期症状一般轻或无，而重症及有并发症者则症状明显并较典型。由于无症状期难于估计,直至发生心脑血管等严重并发症或在临终前不久才发现有 DM 基础。

特殊类型糖尿病中的青年人中成年发病型糖尿病(maturity-onset diabetes of the young, MODY)常有家族史,并符合常染色体显性遗传规律;发病年龄多小于 25 岁,无酮症倾向,至少病程 5 年内不需胰岛素治疗。线粒体基因突变型糖尿病常为母系遗传,发病较早,胰岛 β 细胞功能减退,自身抗体常为阴性,身材多消瘦,常伴神经性耳聋或其他神经肌肉症状。成人晚发自身免疫性糖尿病(latent autoimmune diabetes in adults, LADA)常起病缓慢,早期临床表现不明显,发病 6 个月内无酮症,短期内不需胰岛素治疗,而自起病半年至数年后,出现胰岛 β 细胞功能进行性损伤,最终要靠胰岛素治疗并出现酮症倾向。

诸多内分泌系统疾病,如肢端肥大症(或巨人症)、库欣综合征、嗜铬细胞瘤可分别因生长激素、皮质醇、儿茶酚胺分泌过多,而拮抗胰岛素,引发继发性 DM。

4. 并发症和伴发症的诊断　DM 诊断尚需查明有无各种并发症和伴随症,并估计其病情轻重、类型、发展阶段和主要脏器功能状态等。

(二)诊断思路(流程图)(图 8-1)

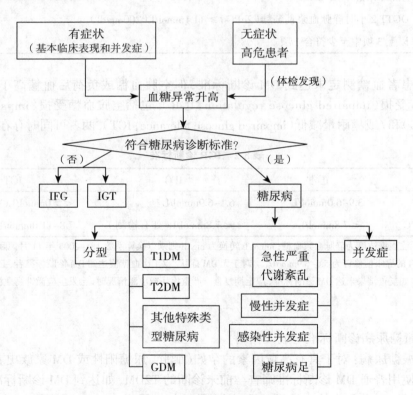

图 8-1　糖尿病诊断思路

(三)鉴别诊断

鉴别诊断方面须除外下列几种情况。

1. 非葡萄糖尿　乳糖尿主要见于哺乳期妇女、孕妇及幼婴。果糖及戊糖尿偶见于进食大量水果后,为罕见的先天性疾患。发现尿糖阳性后,应联系临床情况进行分析判断,不宜立即诊断为 DM。

2. 非糖尿病性葡萄糖尿

（1）饥饿性糖尿：当饥饿多天后，忽然进食大量糖类食物，胰岛素分泌一时不能适应，产生糖尿及葡萄糖耐量异常，鉴别时应注意分析病情，注意饮食史、进食总量，空腹血糖常正常甚至偏低，必要时重复葡萄糖耐量试验。

（2）食后糖尿：糖尿发生于摄食大量糖类食物后，可能因吸收太快，血糖浓度升高并暂时超过肾糖阈从而发生糖尿。但空腹血糖及葡萄糖耐量试验均可正常。常发生于甲状腺功能亢进症、胃肠吻合术后、弥漫性肝病患者。

（3）肾性糖尿：由于肾小管重吸收糖的能力减低，肾糖阈下降，血糖虽正常但仍有糖尿，主要见于少数妊娠妇女。肾炎、肾病等也可因肾小管重吸收功能障碍而发生肾性糖尿。其他如范科尼综合征，为肾小管酶系缺乏，颇为罕见。

（4）应激性糖尿：常见于大量消化道出血、脑出血、脑瘤、颅骨骨折、麻醉、窒息，胰岛素拮抗激素（如生长激素、肾上腺皮质激素和肾上腺素）分泌增加，可使糖耐量下降，有时血糖呈一过性升高伴糖尿，应激过后可恢复正常。

（四）中西医结合治疗要点

1. 治疗原则　DM 的治疗强调早期、长期、积极理性以及治疗措施个体化原则。治疗目标为纠正代谢紊乱，缓减症状，防止和延缓并发症发生，维持良好健康状态和学习劳动能力，保障儿童生长发育，延长寿命，降低病死率，提高患者生活质量。DM 的 5 个治疗要点为：DM 教育、运动疗法、营养治疗、血糖监测和药物治疗。西药降糖效果好且起效快，而中药改善症状好，两者合用既可提高疗效，又能有效防止慢性并发症的发生发展，提高患者生存质量。

2. 西医治疗

（1）非药物治疗：DM 非药物治疗包括糖尿病健康教育、营养治疗、运动疗法、血糖监测。营养治疗是一项重要的基础治疗措施。对于 T1DM 患者，合理食物成分、热量、餐次安排，配合药物治疗有利于控制高血糖及防止低血糖发生。DM 患者应定期监测血糖，每 3~6 个月定期复查 HbA1c，了解血糖总体控制情况，及时调整治疗方案。

（2）药物治疗

1）磺脲类：为促胰岛素分泌剂，其降血糖作用依赖于尚存相当数量（30% 以上）有功能的胰岛 β 细胞。适应证：经饮食及运动血糖仍不能控制良好的非肥胖 T2DM 患者；或肥胖 T2DM 患者应用双胍类降糖药血糖控制仍不理想，或者存在胃肠道反应不能耐受，可加用或改用磺脲类降糖药物；或磺脲类继发性失效后可与胰岛素联合。禁忌证：T1DM；T2DM 合并严重慢性、急性并发症；急性严重感染、手术、创伤等应激；严重肝、肾功能不全；儿童；孕妇、哺乳期妇女，全胰腺切除术后；对磺脲类过敏或有严重不良反应者。

不良反应：主要有高胰岛素血症、低血糖、体重增加，其余少见副作用有胃肠道反应、皮肤反应（如皮肤瘙痒、红斑、剥脱性皮炎等）、血液系统疾病（白细胞减少、粒细胞缺乏、贫血、血小板减少等）、中毒性肝炎等。

2）格列奈类：主要控制餐后血糖，能模拟人胰岛素的生理分泌模式快速促进胰岛素释放。目前临床应用主要有瑞格列奈和那格列奈 2 种。适应证：适用于经饮食控制、减重及运动尚不能有效控制血糖的 T2DM 患者，其中新诊断的非肥胖者可作为首选。对餐后血糖增高者更适合。禁忌证：T1DM，DKA；严重肝、肾功能不全者；12岁以下儿童、孕妇和哺乳期妇女；75岁以上老年人。

不良反应：主要有低血糖，消化系统症状如恶心呕吐、腹痛腹泻、便秘等。

3）双胍类：双胍类可降低肝糖异生和肝糖输出，促使无氧糖酵解，促使肌肉等外周组织对葡萄糖的摄取及利用，增加非胰岛素依赖组织对葡萄糖的利用，延缓葡萄糖在胃肠道吸收，从而改善糖代谢。还能增加纤溶、调整胆固醇生物合成及贮存，降低血脂水平。适应证：T2DM，尤其是超重或肥胖患者以及伴血脂异常、高血压或高胰岛素血症患者；T1DM，与胰岛素合用能减少胰岛素用量及血糖波动。禁忌证：慢性胃肠病、慢性营养不良及消瘦者；心、肺、肝、肾功能减退及高热患者；T1DM者不可单独用药；T2DM合并急性严重代谢紊乱并发症、严重感染、外伤、大手术；孕妇和哺乳期妇女；对药物过敏或有严重不良反应者；酗酒者；肌酐清除率＜60ml/min者。

不良反应：主要有消化道反应、皮肤过敏反应及乳酸性酸中毒，尤以乳酸酸中毒最为严重。

4）噻唑烷二酮类（TZDs）：可改善胰岛素抵抗，促进葡萄糖吸收及脂肪分解，轻度减少肝葡萄糖输出，保护胰岛β细胞功能，减轻血管炎症反应。适应证：主要适用于T2DM，尤其是存在明显胰岛素抵抗者；可单独使用，也可与其他口服降糖药或胰岛素联合应用。禁忌证：T1DM；T2DM合并DKA者。

不良反应：常见有头痛头晕乏力、恶心腹泻；少见轻度至中度贫血、水肿、体重增加等。

5）α-糖苷酶抑制剂（AGI）：降低餐后血糖及餐后高血糖对胰岛β细胞的刺激作用，避免餐后高胰岛素血症。适应证：T2DM，单独应用可降低餐后血糖和血浆胰岛素水平；需联合磺脲类、双胍类治疗T2DM；T1DM患者或胰岛素治疗的T2DM患者，可加用本药改善血糖，减少胰岛素用量；糖耐量异常的患者，降低餐后血糖。禁忌证：18岁以下患者、孕妇及哺乳期妇女；有明显消化及吸收障碍的慢性胃肠功能紊乱者；严重疝、肠梗阻、肠溃疡等可因肠胀气而可能恶化患者；肌酐清除率＜25ml/min。

不良反应：常见胃肠道不良反应，如腹胀腹泻、排气增多、胃肠痉挛性疼痛、顽固性便秘、肠鸣音亢进等。

6）二肽基肽酶Ⅳ（DPP-Ⅳ）抑制剂：抑制DPP-Ⅳ活性而减少胰高血糖素样肽-1（GLP-1）的活性，提高内源性GLP-1水平。肾功能不全的患者应注意减少药物剂量。适应证：单药使用，或与二甲双胍联合应用治疗T2DM。禁忌证：禁用于孕妇、儿童和对DPP-Ⅳ抑制剂有超敏反应者。不推荐用于重度肝肾功能不全、T1DM或DKA患者。

不良反应：可出现头痛、上呼吸道感染、超敏反应、肝酶升高、胰腺炎等不良反应，多可耐受。

7）钠-葡萄糖同向转运体2抑制剂（SGLT-2抑制剂）：通过选择性抑制肾小管上皮细胞膜上的SGLT-2，减少肾小管对葡萄糖的重吸收，增加葡萄糖排泄，从而降低血糖；同时，由于减少了钠的重吸收及伴随着钠丢失所产生的利尿样作用，SGLT-2抑制剂可能有助于控制患者血压。目前达格列净已经进入Ⅲ期临床研究。

8）胰岛素治疗：胰岛素是控制高血糖的重要治疗手段。适应证：T1DM；各种严重的糖尿病急性或慢性并发症；手术、妊娠和分娩前严格血糖控制；新发病且与T1DM鉴别困难的消瘦DM患者；新诊断T2DM伴有明显高血糖；或在DM病程中无明显诱因出现体重显著下降者；T2DM 胰岛 β 细胞功能明显减退者；某些特殊类型 DM。

抗药性和不良反应：各种胰岛素制剂及类似物均有抗原性及致敏性。主要不良反应为低血糖，常与剂量过大和 / 或饮食失调有关。胰岛素治疗初期可因水钠潴留而发生轻度水肿，能自行缓解；部分患者可出现视物模糊，为晶状体屈光改变，可于数周内自然恢复。胰岛素过敏反应常表现为注射部位疼挛或荨麻疹样皮疹，严重过敏反应罕见。脂肪营养不良为注射部位皮下脂肪萎缩或增生。

9）GLP-1 受体激动剂：通过激动 GLP-1 受体发挥降糖作用。适应证：可单独使用或与其他降糖药物合用治疗 T2DM，尤其是肥胖、胰岛素抵抗明显者。禁忌证或不适应证：不用于 T1DM 或 DKA 的治疗。有胰腺炎病史者禁用。艾塞那肽禁用于 GFR < 30ml/min 的患者；利拉鲁肽不适用于既往有甲状腺髓样癌史或家族史患者。

不良反应：主要是胃肠道不良反应，如恶心、呕吐等，多为轻到中度。

（3）DM 的其他治疗手段：近年证实减重手术可明显改善肥胖 T2DM 患者的血糖控制，甚至可使部分 DM 患者"缓解"。单独胰腺移植或胰、肾联合移植可解除对胰岛素依赖。同种异体胰岛移植可使部分 T1DM 患者血糖水平维持正常达数年。

四、中西医结合治疗研究

（一）思路与方法

1. 重视中西医结合进行三级预防 中西医结合在 DM 的三级预防中发挥着重大作用。中医运用整体观念、辨证论治和治未病法则，发挥中药内服和外治、中医针灸和穴位按摩等作用，最大限度改善生活状态。

2. 中、西医治疗相得益彰 西医治疗 DM 主要从提高体内胰岛素水平及胰岛素作用入手，并且降低葡萄糖在肠内的吸收速度以减轻胰岛靶细胞负担，改善糖代谢紊乱等体内多种代谢紊乱综合征。降血糖作用快且效果强，并可防治 DM 急、慢性并发症。中医治疗 DM 是以整体观念、辨证论治为核心和出发点，多采用益气养阴、清热活血、健脾益肾等综合治疗措施，调整人体内环境，改善患者代谢紊乱状态，极少引起低血糖。

（二）临证经验

在 DM 早期，"阴津亏耗，燥热偏盛"是主要特点，其基本病机为阴虚为本，燥热为标，两者常相互影响，互为因果。其病变部位与五脏有关，但尤以肺、脾（胃）、肾三脏最为重要，且三脏之间常相互影响。治疗大法以清燥泄热，养阴生津为主。

至病变中期，病机特点则以"气阴两伤，脉络瘀阻"为主。因病久燥热伤阴耗气致使气阴两虚，同时脏腑功能失调，津液代谢障碍，气血运行不畅，痰浊瘀血内生，脉络瘀阻，相应的脏腑及器官失去气血濡养而变生诸多并发症。治疗大法上以益气养阴，活血化瘀为主。

在病变后期，消渴病迁延日久，阴损及阳，或因治疗不当，过用苦寒伤阳之品，终致阴阳俱虚。脾阳亏虚，肾阳衰微，水湿潴留，浊毒内停，壅塞三焦则出现各种严重并发症，甚者出现心阳欲脱、大汗淋漓、四肢厥逆、气急倚息、脉微欲绝等危候；若肝肾阴竭，五脏之气衰败，虚阳外脱，则可出现猝然昏仆、目合口张、鼻鼾息微、手撒肢冷、神志不清、二便自遗等阴阳离决之象。故消渴病晚期大多因并发心、脑、肾等严重病变而死亡。另有少数消渴病患者起病急骤，病情危重，可迅速导致阴津极度损耗，致使阴不敛阳，虚阳浮越，出现面赤烦躁，皮肤干燥，目眶下陷，唇舌干红，呼吸深长，头疼呕吐，有烂苹果样气味。若不及时抢救则真阴耗竭,阴绝阳亡,昏迷死亡。治疗上以补阴助阳为主,方可选用生脉散、三甲复脉汤或参附汤等。

五、中西医结合诊疗前沿与研究展望

由于 DM 的持续流行,迫切需要早期发现 DM 和采取预防管理措施。国际糖尿病和妊娠研究组协会(The International Association of Diabetes and Pregnancy Study Groups,IADPSG)于 2010 年发布了《妊娠高血糖诊断和分类建议》,将妊娠首次发现高血糖的患者分为妊娠期显性糖尿病(ODDP)和 GDM。2015 ADA 标准将孕早期达到 DM 诊断标准者即归为 T2DM,限制孕中、晚期而非整个孕期达到 GDM 诊断标准的为 GDM。HbA1c 能稳定和可靠地反映患者的预后。ADA 已经把 HbA1c ≥ 6.5% 作为 DM 的诊断标准,WHO 也建议在条件成熟的地方采用 HbA1c 作为糖尿病的诊断指标。

中医药在 DM 及其并发症的治疗作用越来越引起广泛的关注。中医药辅助西医治疗DM 及其并发症的优势集中表现为改善临床症状,减轻西药治疗中的毒副作用,增强疗效,提高机体免疫功能等。生脉散原方古朴精练,为益气养阴代表方剂。研究表明,在运用西药降糖药的同时配合使用加味生脉散能增加疗效,改善症状。DM 应以润燥清热与增液养阴为其治疗大法。白虎汤源于《伤寒论》,原为阳明经证中大热大渴、脉洪大及汗大出而设。诸药配伍共奏通络活血、清热滋阴、止渴生津之功。六味地黄丸具有三补三泻的配伍特点,能标本兼治,加五味子、枸杞子能清热润肺、生津止渴。八仙长寿丸以六味地黄丸为基础滋补肾阴;配以五味子滋肾、敛收肺气;配麦冬以清养肺阴、解热除烦。研究表明,古方"八仙长寿汤"在常规降糖西药基础上治疗肺肾阴亏型 T2DM 疗效肯定,中西医结合有协同降糖的效果。

六、经典著作赏析

(一)学术源流

"消瘅"一词首次出现于《黄帝内经》中,而"消渴"之名,首见于《素问·奇病论》:"此肥美之所发也,此人必数食甘美而多肥也,肥者令人内热,甘者令人中满,故其气上溢,转为消渴。""消渴""消瘅"是古代对 DM 的通称。叶桂《临证指南医案·三消》亦曰:"心境愁郁,内火自燃,乃消症大病。"说明五志过极,肝气郁结,情志失调是消渴病发病的重要因素。正气不足,则温化滋养无力,致五脏柔弱,五脏柔弱则藏精不利而致阴虚。正如《灵枢·五变》所言:"五脏皆柔弱者,善病消瘅。"王焘《外台秘要·消渴消中》曰:"房室过度,致令肾主虚耗,下焦生热,热则肾燥,肾燥则渴。"《证治准绳·消瘅》在前人论述的基础上,对三消的临床分类做了规范,"渴而多饮为上消(经谓膈消),消谷善饥为中消(经谓消中),渴而便数有膏为下消(经谓肾消)",提出消渴的病位主要在肺、胃、肾。

(二)治法方药

《黄帝内经》认为消渴是膏粱厚味所引起,《素问·奇病论》主张"治之以兰"以消除肥甘厚味和郁结之气。汉代《金匮要略·消渴小便不利淋病脉证并治》开始用寒热不同的白虎加人参汤和肾气丸治疗消渴,为后世辨证论治奠定基础。唐宋时期,《备急千金要方》《外台秘要》及《圣济总录》等经书收集大量治消渴的方药,如孙思邈在《备急千金要方》中创制黄连丸一直沿用至今。金元时期,医家们重视在辨证论治时重视清热润燥,《三消论》谓:"治消渴者,补肾水阴寒之虚,而泻心火阳热之实,除胃肠燥热之甚,济一身津液之衰,使道路散而不结,津液生而不枯,气血利而不涩,则病日已矣。"而《丹溪心法·消渴》云:"消渴,养肺、降火、生血为主。"书中提出"三消皆禁用半夏","天花粉,消渴神药也"。至明清时期,消渴病的辨证论治已臻完善,肺胃肾三脏腑各有侧重。养阴清热与益气温阳互相兼顾,更有化痰利湿、活血化瘀之发挥。明代《医学入门·消渴论》曰:"治渴初宜养肺清心,久则滋肾养脾。"该书记载门冬饮子、四物汤合生脉散、钱氏白术散等,指出"肾气丸为消渴良方"。《景岳全书·三消干渴》记载:"阴虚之消,治宜壮水,固有言之者矣。阳虚之消,谓宜补火,则人必不信。不知釜底加薪,氤氲彻顶,稿禾得雨,生意归巅,此无他,皆阳气之使然也。"并指出上消、中消皆由实火所致者,用白虎汤;中消火证可用调胃承气汤及三黄丸;下消用大补阴丸和六味地黄丸。《石室秘录·内伤门》亦谓:"消渴之证,虽有上中下之分,其实皆肾水之不足也。倘用泻火止渴之药,愈消其阴,必至更助其火,有渴甚而死者矣。治法必须补肾中之水,水足而火自消,然而此火非实火也,实火可以寒消,虚火必须火引,又须补肾中之火,火温于命门,下热而上热顿除矣。"唐宗海《血证论·发渴》开近代活血化瘀药治消渴病之先河,"瘀血发渴者,以津液之生,其根出于肾水,水与血交会转运,皆在胞中,胞中有瘀血,则气为血阻,不得上升,水津因不能随气上布。但去下焦之癖,则水津上布而渴自止"。

主要参考文献

[1] 陈灏珠,林果为,王吉耀. 实用内科学[M]. 14版. 北京:人民卫生出版社,2013.

[2] 葛均波,徐永健. 内科学[M]. 8版. 北京:人民卫生出版社,2013.

[3] 周仲英. 中医内科学[M]. 2版. 北京:中国中医药出版社,2007.

[4] 余邵源,刘茂才,罗云坚. 中西医结合内科学[M]. 北京:科学出版社,2003.

(姚定国)

第二节　血脂异常

　　血脂异常(dyslipidemia)属于代谢紊乱疾病,通常指血浆中的某种特定的脂蛋白成分的升高,俗称高脂血症(hyperlipidemia)。主要表现为血液中总胆固醇(TC)和/或低密度脂蛋白胆固醇(LDL-C)升高,或同时存在高密度脂蛋白胆固醇(HDL-C)的降低或甘油三酯(triglyceride,TG)升高。血脂异常是动脉粥样硬化和心脑血管疾病发生的重要危险因素,有效地防治血脂异常是防治心脑血管疾病的重要途径。

　　血脂异常属于中医学"痰浊""血瘀""眩晕"等范畴。中医学认为本虚标实,肝脾失调是其基本病机。

一、中医概述

　　《灵枢·卫气失常》说:"人有脂,有膏,有肉。"《礼义·同则》曰:"凝者为脂,释者为膏。"《石室秘录》云:"肥人多痰及气虚也,虚则气不能运,故痰生之。"本病的外因为嗜食肥甘厚腻、膏粱厚味,内因为脾肾运化输布失调,肝胆疏泄调畅失司,与肝、脾、肾三脏关系十分密切。饮食失节,酿生痰浊,加之过逸脾滞,湿聚成痰,或情志不畅,津液失调,痰浊内生,痰浊内阻日久,气机运行受阻,则气滞血瘀,瘀血进一步阻碍气机运行,加重津液输布障碍,致痰浊内生更盛,终致肝、脾、肾三脏功能失调,气血津液代谢障碍,形成了以眩晕耳鸣、头重如裹,甚则胸闷心悸、呕恶痰涎等为主要表现的疾病。本病的主要病理环节为痰、瘀、虚。基本病机为本虚标实,肝脾失调。

二、西医概述

血脂异常的病因包括原发性因素和继发性因素2个方面。原发性因素是指由于基因突变或基因缺陷导致低密度脂蛋白和甘油三酯合成及清除障碍。大多数成人血脂异常常为继发性因素,诸多不良生活习惯,如超重和肥胖、高热量饮食、吸烟、饮酒、情绪紧张、缺乏运动和锻炼等均为继发血脂异常重要原因。

血脂异常治疗最主要目的是为了防治动脉粥样硬化性心血管疾病,所以应根据是否已有动脉粥样硬化性心血管疾病以及有无心血管疾病危险因素,结合血脂水平进行全面综合评价,以决定治疗措施及血脂的目标水平。由于血脂异常与饮食和生活方式有密切关系,所以饮食治疗和改善生活方式是血脂异常治疗的基础措施,无论是否进行药物调脂治疗都必须坚持控制饮食和改善生活方式。

三、诊治要点

(一)诊断要点

危险因素评估根据心血管病发病的综合危险大小来决定干预的强度,是国内外相关指南所共同采纳的原则。因此,全面评价心血管疾病的综合危险是预防和治疗血脂异常的必要前提。我国人群流行病学长期队列随访资料表明,高血压对我国人群的致病作用明显强于其他心血管病危险因素。建议按照有无冠心病及其等危症、有无高血压、其他心血管危险因素的多少,结合血脂水平来综合评估心血管病的发病危险,将人群进行危险性高低分类,此种分类也可用于指导临床开展血脂异常的干预。血脂异常危险分层方案见表8-3。

表8-3 血脂异常危险分层方案

危险分层	TC 5.18~6.19mmol/L(200~239mg/dl)或 LDL-C 3.37~4.14mmol/L(130~159mg/dl)	TC ≥ 6.19mmol/L(240mg/dl)或 LDL-C ≥ 4.14mmol/L(160mg/dl)
无高血压且其他危险因素<3	低危	低危
高血压或其他危险因素≥3	低危	中危
高血压且其他危险因素≥1	中危	高危
冠心病及其等危症	高危	高危

危险评估包括的其他心血管病主要危险因素:用于评价心血管病综合危险的因素除血脂异常外还包括下列具有独立作用的主要危险因素:①高血压[血压≥ 140/90mmHg(1mmHg=0.133kPa)或接受降压药物治疗];②吸烟;③低 HDL-C 血症[1.04mmol/L(40mg/dl)];④肥胖[体重指数(BMI)≥ 28kg/m²];⑤早发缺血性心血管病家族史(一级男性亲属发病

时 < 55 岁,一级女性亲属发病时 < 65 岁);⑥年龄(男性 ≥ 45 岁,女性 ≥ 55 岁)。

(二)诊断及分型

成人血脂异常诊断标准参考 2007 年《中国成人血脂异常防治指南》,见表 8-4。

表 8-4　成人血脂异常诊断及分层标准

分层	TC	LDL-C	HDL-C	TG
合适范围	< 5.18mmol/L (200mg/dl)	< 3.37mmol/L (130mg/dl)	≥ 1.04mmol/L (40mg/dl)	< 1.70mmol/L (150mg/dl)
边缘升高	5.18~6.19mmol/L (200~239mg/dl)	3.37~4.12mmol/L (130~159mg/dl)	≥ 1.55mmol/L (60mg/dl)	1.7~2.25mmol/L (150~199mg/dl)
升高	≥ 6.22mmol/L (240mg/dl)	≥ 4.14mmol/L (160mg/dl)		≥ 2.26mmol/L (200mg/dl)
降低			< 1.04mmol/L (40mg/dl)	

临床分型包括 2 种,WHO 制订了高脂蛋白血症分型,共分为六型,如 Ⅰ 、Ⅱ a、Ⅱ b、Ⅲ 、Ⅳ 和 Ⅴ 型。这种分型方法对指导临床诊疗高脂血症有很大的帮助,但也存在不足之处,其最明显的缺点是过于繁杂,从实用角度出发,更为简便的临床分型分为四型,即单纯高胆固醇血症、高甘油三酯血症、混合型高脂血症、低高密度胆固醇血症。详见表 8-5。

表 8-5　成人血脂异常临床分型

分型	TC	TG	HDL-C	相当于 WHO 表型
高胆固醇血症	增高			Ⅱa
高甘油三酯血症		增高		Ⅳ、Ⅰ
混合型高脂血症	增高	增高		Ⅱb、Ⅲ、Ⅳ、Ⅴ
低高密度胆固醇血症			降低	

(三)诊疗思路

根据患者既往病史,临床症状、体征,危险因素评估包括年龄、吸烟、低 HDL-C、肥胖和早发缺血性心血管病家族史,结合空腹血脂全套检查,可明确诊断血脂异常。在排除继发性因素引起的高脂血症的情况后,才能考虑原发性因素引起的家族性高脂血症。明确诊断血脂异常后,应根据血脂异常的类型及治疗需要达到的目的,选择合适的调脂药物。

(四)鉴别诊断

1. 梗阻性肝病

(1)症状 / 体征鉴别:肝病的皮肤表现诸如黄疸和腹部压痛,胆红素升高表现为皮肤瘙痒。

(2)检验鉴别:肝功能异常如谷丙转氨酶、谷草转氨酶、γ谷氨酰胺转移酶、碱性磷酸酶、胆红素升高等。影像检查包括腹部超声或 CT、MRI 扫描可能发现胆管扩张,找到梗阻的原因。

2. 肾病综合征

(1)症状/体征鉴别:高脂血症的反应至少部分是由于血浆胶体渗透压引起的,高脂血症的严重程度与血浆胶体渗透压的降低密切相关,而且成负相关。自发的或药物诱导的肾病综合征的消退可以逆转高脂血症。

(2)检验鉴别:主要表现血浆胆固醇水平升高,较少见甘油三酯和脂蛋白 a 升高,HDL-C 通常是正常或降低,血清肌酐、尿素氮以及白蛋白水平异常,24 小时尿蛋白增加。

(五)中西医结合治疗要点

1. 治疗原则 由于血脂异常与饮食和生活方式有密切关系,所以饮食治疗和改善生活方式是血脂异常治疗的基础措施,无论是否进行药物调脂治疗都必须坚持控制饮食和改善生活方式。"未病先防,既病防变"的"治未病"观点是目前血脂异常中医基本治疗原则,强调个体化治疗,辨证论治,病证结合,因此,充分发挥中西医结合治疗的优势,采取综合措施,降低其导致心脑血管疾病的危险性是血脂异常的重要防治原则。

2. 西医治疗要点

(1)血脂异常对象的检出。

(2)判断血脂水平及类型。

(3)根据临床上是否已有冠心病或其他部位动脉粥样硬化性疾病及有无危险因素,结合血脂水平,全面评价,决定治疗措施及血脂的目标水平。

(4)分清原发性或继发性高脂血症,属后者则诊治其原发病。

(5)决定饮食治疗和生活方式调节的方法并给予指导。

(6)决定是否需要药物治疗及药物选择。

(7)防治进程的监测。

当生活方式改变无效时开始药物治疗,LDL-C 极高的患者及心血管高危人群药物治疗与饮食控制、运动均是起始治疗途径。血脂的理想水平控制在 TG < 1.70mmol/L(150mg/dl),HDL-C ≥ 1.04mmol/L(40mg/dl)。

首选降脂治疗药物:他汀类药物。

其他降脂治疗药物:①烟酸;②胆酸螯合剂;③依折麦布;④贝特衍生物等。

3. 中医治疗要点 中医认为痰浊与瘀血是本病的两大病理基础,本病的病机为素体脾虚或肝肾亏虚,导致痰湿内聚,阻遏气机,痰浊瘀血互结而为病,因此,本病的治疗要点在于痰瘀同治。

本病的中医辨证分型为:痰浊阻遏证,治以燥湿祛痰,方用二陈汤合胃苓汤加减;气滞血瘀证,治以行气活血,方用血府逐瘀汤加减;脾肾阳虚证,治以补脾益肾,方用附子理中汤合苓桂术甘汤加减;肝肾阴虚证,治以滋补肝肾,方用杞菊地黄丸加减。

中西结合治疗血脂异常,能够更加有效地改善血脂状况,达到减少心脑血管事件发生的目的,并减少西药副作用。临床应用中,只有根据疾病不同发展时期,不同临床表现,合理规范辨证,与西药联合使用,并在治疗过程中,症状与硬性指标结合,作为疗效判定标准,才能发挥中西结合治疗血脂异常的真正作用。

四、中西医结合治疗研究

(一)思路与方法

血脂异常是动脉粥样硬化和心脑血管疾病发生的重要危险因素,有效地防治血脂异常是防治心脑血管疾病的重要途径。调脂治疗的益处已被很多实验与临床研究证实,目前已有多种西药降脂药在临床广泛应用,但大多存在一定副作用,如转氨酶增高、肌肉损害、停药后反跳等,尤其血脂异常合并肝功能异常更是西药应用的禁忌。因此根据我国国情,充分发挥中西医结合的优势,采取综合措施,降低其导致心脑血管疾病的危险性是我国心血管疾病研究的一个重要方面。中医药治疗高脂血症具有标本同治,安全有效等特点,充分发挥中医特色和中药毒副作用少的优势,应用中药复方制剂或单味中药治疗高脂血症,是中西结合治疗血脂异常等的重要思路方法。

中药对于血脂异常的作用可能为通过调节血脂代谢,改善血液流变学特性,保护血管内皮功能而发挥降脂作用。应用中西医结合的方法治疗血脂异常可提高疗效,减少西药用量而达到降低其副作用的目的,因此对于更好地应用中西医结合治疗血脂异常的研究是极具理论指导意义和临床实用价值的。

(二)临证经验

本病的基本病机为本虚标实,肝脾失调。实证治以活血化痰,通络降脂为主,虚则治以滋补肝肾,阴虚兼以补脾和胃。

众多医家对于本病的治疗各有所长,异曲同工,临证经验总结如下。

1. 痰浊阻遏证　主症:形体肥胖,头重如裹,胸闷,呕恶痰涎,肢麻沉重。次症:心悸,失眠,口淡,食少。舌脉:舌胖,苔滑腻,脉弦滑。治疗原则:燥湿祛痰。方药:《太平惠民和剂局方》二陈汤合《丹溪心法》胃苓汤加减:陈皮10g,半夏10g,茯苓10g,薏苡仁20g,苍术10g,白术10g,猪苓10g,莱菔子10g,厚朴10g,泽泻10g。加减:如见眩晕较甚者,加竹茹12g,天麻10g;脘闷纳差者,加砂仁4g,白蔻仁10g,焦山楂30g;痰郁化火者,加莲子心10g,黄连10g;胸闷者,加瓜蒌20g,薤白10g;麻木者,加胆南星6g,僵蚕10g。

2. 气滞血瘀证　主症:胸胁胀闷,走窜疼痛,心前区刺痛。次症:心烦不安。舌脉:舌尖边有瘀点或瘀斑,脉沉涩。治疗原则:行气活血。方药:《医林改错》血府逐瘀汤加减:桃仁10g,红花10g,当归15g,川芎10g,赤芍10g,生地10g,牛膝15g,柴胡10g,枳壳10g,郁金10g,桔梗6g。加减:如见心痛者,加丹参30g,延胡索10g;眩晕较甚者,加代赭石30g,旋覆花10g;耳鸣者,加菊花10g,枸杞子10g;瘀血甚者,加水蛭3~5g,桃仁10g,赤芍10g。

3. 脾肾阳虚证　主症:畏寒肢冷,眩晕,倦怠乏力,便溏。次症:食少,脘腹作胀,面肢浮肿。舌脉:舌淡质嫩,苔白,脉沉细。治疗原则:健脾益肾。方药:《太平惠民和剂局方》附子理中汤合《伤寒论》苓桂术甘汤加减:制附子(先煎)10g,人参(另煎兑服)10g,白术15g,炮姜10g,炙甘草10g,茯苓10g,桂枝9g。加减:气短乏力者,用生黄芪20g;腹胀纳呆者,加薏苡仁10g,扁豆10g;见形寒肢冷者,可加干姜5g;见少寐健忘者,可加合欢皮10g,夜交藤30g;肾阳虚明显者,加巴戟天10g,肉桂3g;见下肢浮肿,加生黄芪30g,茯苓10g。

4. 肝肾阴虚证　主症:眩晕耳鸣,腰酸膝软,五心烦热。次症:口干,健忘,失眠。舌脉:舌质红,少苔,脉细数。治疗原则:滋补肝肾。方药:《医级》杞菊地黄丸加减:生地黄10g,山药15g,茯苓10g,山茱萸10g,牡丹皮10g,泽泻10g,枸杞15g,制首乌10g。加减:见心烦易怒,目赤者,加龙胆草 15g,菊花 10g;若口干目干明显,加枸杞子 30g,首乌 20g,知母 10g,黄柏 10g;若见目赤便秘者,可选用决明子 20g;若麻木或震颤,夜寐不安者,加生龙骨 30g,生牡蛎 30g,酸枣仁 10g,柏子仁 10g。

五、中西医结合诊疗前沿与研究展望

(一)加强高脂血症中医药理研究

中国传统药物应用历史悠久,资源丰富,毒副作用小,从中药中寻找新型、多功能调脂药物有广阔的前景。目前降脂中药众多,既有单味,又有复方,不少药物兼有抗动脉粥样硬化作用,需加以总结整理,结合中医理论,多学科、多途径,对调脂药物的作用机制深入研究,对某些代表方进行综合性药效评价,努力寻找、研究和开发有调整脂质代谢,升高 HDL,降低 LDL 作用的方药,使我国传统调脂中药的研究达到国际先进水平。

(二)加强高脂血症辨证论治的研究

目前研究多集中于单味、单方,而辨证论治的报道较少。高脂血症既可为独立本病,又可为他病的兼病,有必要以中医理论为指导,结合西医学对高脂血症的认识和药理研究的成果,辨证与辨病相结合,探讨本病与兼病论治的规律,统一临床辨证分型,使辨证论治有章可循。

六、经典著作赏析

(一)学术源流

中医学虽无高脂血症的病名,但历代医家对高脂血症的临床症状和体征均有详细的描述,多把高脂血症归属于"血浊"等病的范畴。《难经·五十六难》曰:"肝之积,曰肥气。"李杲《脾胃论》说:"肝木妄行,胸胁痛,口苦舌干,往来寒热而呕,多怒,四肢满闭,淋溲便难",已认识到肝对血脂代谢的影响。

(二)治法方药

詹忠辉将降脂方法归为八类:活血化瘀法——复元活血汤,滋阴养血法——芝乌丸,祛痰化浊法——温胆汤,疏肝平肝法——柴胡疏肝散,利湿清热法——二妙散,温经通阳法——参附龙牡汤,补气益元法——六君子汤,消食导滞法——保和丸。陈文垲在《高脂血症的中医防治》一书中论述了降脂九法,其中八法与詹忠辉基本相同,增加了通腑泻热法——麻仁丸加减,概括面颇广。故此认为补虚、治痰、理血是治疗高脂血症与冠心病的有效措施。顾维超将高脂血症辨证分为六型治疗:痰湿内阻,治宜健脾温化,方用二陈汤加味;脾肾阳虚,治宜益火补土,方用附子理中汤加味;肝肾阴虚,治宜滋养肝肾,方用杞菊地黄丸加减;痰热腑实,治宜清化通腑,予小陷胸汤合增液承气汤加减;肝郁脾虚,治宜疏肝调脾,方选逍遥散加减;痰瘀交阻,治宜宣痹通脉,方用瓜蒌半夏汤合桃红四物汤加减。将阴虚分为心肝阴虚型与肝肾阴虚型。阴虚型治以滋阴化浊,养心汤加味,肝肾阴虚型治宜补肝肾,益阴养血,方如二至丸合杞菊地黄丸加减。

主要参考文献

[1] 中国成人血脂异常防治指南制定联合委员会. 中国成人血脂异常防治指南 [J]. 中华心血管病杂志, 2007, 35(5): 390-409.

[2] 陈灏珠. 我国人群血脂水平现状和高脂血症的治疗 [J]. 中西医结合学报, 2004, 2（2）: 81-82.
[3] 张沛然, 郭改会. 高脂血症的发病机制及分类 [J]. 中国临床医生, 2012, 40（3）: 18-20.
[4] 张学智. 血脂异常中医诊疗标准 [J]. 中华中医药杂志, 2008, 23（80）: 716-719.
[5] 周泽, 陈晓虎. 中医药治疗高脂血症研究进展述要 [J]. 实用中医内科杂志, 2011, 25（3）: 24-25.

（叶穗林）

第三节　痛　风

　　痛风（gout）是由于嘌呤代谢紊乱所致的一组慢性代谢性疾病，其临床特点为高尿酸血症（hyperuricemia）及由此而引起的反复发作性痛风性急性关节炎、痛风石沉积、痛风石性慢性关节炎和关节畸形，常累及肾脏引起慢性间质性肾炎和尿酸肾结石形成。临床上常伴发其他代谢综合征，如腹型肥胖、高脂血症、高血压、2 型糖尿病以及心血管疾病等。

　　痛风属于中医学"痹证""历节""白虎""痛风"等范畴，痛风的发生与外感六淫、内伤七情关系密切，其基本病机是寒、湿、热、痰、瘀等邪气滞留人体筋、脉、关节，阻滞经脉，不通则痛。

一、中医概述

　　痹证的论述首见于《素问·痹论》："风寒湿三气杂至，合而为痹。"金元四大家之一朱震亨创立"痛风"病名，其《格致余论·痛风论》云："彼痛风者，大率因血受热，已自沸腾，其后或涉冷水，或立湿地，或扇取凉，或卧当风，寒凉外搏，热血得寒，汗浊凝涩，所以作痛，夜则痛甚，行于阴也。"综上所述，痛风的病因大多为过食膏粱厚味，导致脾失运化，肾失泌清浊之功，湿热浊毒内生或禀赋不足，外感风、寒、湿邪，日久郁而化热，凝滞为痰，阻滞经络。病机为湿热痰浊痹阻经络，气血不畅，不通则痛。痛风急性发作期以风湿热痹，痰瘀阻络为主，痛风间歇期及慢性期湿、痰、浊、瘀交相为害，污浊凝聚，受累脏腑以肝脾肾为甚；浊、痰、瘀是病之标，肝、脾、肾功能失常是病之本。

二、西医概述

　　痛风主要分为原发性和继发性两大类。原发性痛风患者有不到 1% 患者为酶缺陷所致，如因次黄嘌呤鸟嘌呤磷酸核苷转移酶（hypoxanthine-guanine phosphoribosyltransferase, HGPRT）完全缺乏所造成的，余大多原因不明，此类常伴有高脂血症、肥胖、糖尿病、高血压、动脉硬化和冠心病等，继发性者可由肾脏病、血液病及药物多种原因引起。

　　除因遗传因素导致尿酸沉积，引起高尿酸血症而引发痛风外，各种肾脏疾病及高血压性肾病晚期，肾功能失代偿，肾小球的滤过减少，或肾小管对尿酸盐的再吸收增加，或肾小管排泌尿酸盐减少时，均可引起尿酸盐的减少，导致高尿酸血症。在酗酒、剧烈运动、手术、外伤及危重患者由于消耗大量 ATP 也可产生高尿酸血症。

　　痛风的临床特征主要有以下几个方面。

（一）发病情况

痛风患病率在性别有差异，多见于男性，男女之比为 20∶1，女性很少发病，如有发病大多在绝经期后，并且年龄越高痛风的发病也随之增高。国外报告不少病例有阳性家族史，多属常染色体遗传，少数属伴性遗传。脑力劳动者及经济条件良好阶层发病较多。

（二）临床分期

根据痛风患者的自然病程及临床表现大致可分为四期：①无症状高尿酸血症期；②急性痛风性关节炎发作期；③痛风发作间隙期；④慢性痛风石性关节期。

1. 无症状高尿酸血症　男性在发育年龄后即可发生高尿酸血症，而女性往往发生于绝经期后。不少高尿酸血症可以持续终身不发生症状，称为无症状高尿酸血症，只有在发生关节炎时才称为痛风。但并非所有高尿酸血症患者都发生痛风，只有 5%~12% 的高尿酸血症的患者最终表现为痛风发作。

2. 急性痛风性关节炎　是原发性痛风最常见的首发症状，好发于下肢关节，典型发作起病急骤，患者可以在上床睡觉时还很健康，但到了半夜因脚痛而惊醒，数小时内症状发展至高峰，关节及周围软组织出现明显的红肿热痛，痛甚剧烈，甚至不能忍受被褥的覆盖。大关节受累时可有关节渗液，并可伴有头痛、发热、白细胞增高等全身症状。多数患者在发病前无前驱症状，但部分患者于发病前有疲乏、周身不适及关节局部刺痛等先兆。

3. 痛风发作间隙期　痛风发作持续数天至数周可自然缓解，关节活动可完全恢复，仅留下炎症区皮肤色泽改变等痕迹，而后出现无症状阶段，即所谓间隙期，历时数月、数年甚至十余年，多数患者于 1 年内复发，此后每年发作数次或数年发 1 次，偶有终身仅发作 1 次者，相当一部分患者有越发越频的趋势，受累关节也越来越多，引起慢性关节炎及关节畸形，只有极少数患者自初次发作后没有间隙期，直接延续发展到慢性关节炎。

4. 慢性痛风石性关节期　在未经治疗患者，尿酸盐在关节内沉积增多，引起关节骨质侵蚀缺损及周围组织纤维化，使关节发生僵硬畸形、活动受限，形成痛风石。痛风石是痛风的特征性病变，小如芝麻，大如鸡蛋或更大，常发生于关节软骨、滑囊、耳轮、腱鞘、关节周围组织、皮下组织和肾脏间质等处，引起相应症状。

痛风的治疗应迅速有效地缓解和消除急性发作症状，预防急性关节炎复发，纠正高尿酸血症，促使组织中沉积的尿酸盐晶体溶解，并防止新的晶体形成，从而逆转和治愈痛风，同时应治疗其他伴发的相关疾病。

三、诊治要点

（一）诊断要点

中年以上的男性，突然发生足趾、跖、踝、膝等处单关节红肿热痛，伴或不伴血尿酸盐增高，即应考虑痛风可能。如秋水仙碱治疗有特效则可诊断为痛风；如在滑囊液检查找到尿酸盐结晶即可确立诊断。

1. 询问病史　痛风性关节炎为痛风的主要临床表现，常为首发症状，多在午夜或清晨突然起病，多呈剧痛，数小时内出现受累关节的红肿热痛和功能障碍，单侧拇指及第 1 跖趾关节最常见。初次发作常呈自限性，数日内自行缓解，此后受累关节局部皮肤出现脱屑和瘙痒，为本病临床特有表现。部分患者发作前存在明确的诱因，包括进食高嘌呤食物、酗酒、饥饿、疲劳、受凉、外伤、手术等。

2. 体格检查 急性发作期可出现关节及周围软组织皮肤红肿热痛，间歇期及慢性发作期于关节软骨、滑囊、耳轮、腱鞘、关节周围组织、皮下组织和肾脏间质等处可见多处痛风石，小如芝麻，大如鸡蛋甚至更大，部分患者在关节附近易磨损处出现结节，破溃后可形成瘘管，瘘管周围组织呈慢性炎症性肉芽肿。

3. 辅助检查

（1）血清尿酸盐测定：血清尿酸（serum uric acid，sUA）正常值：男性 237.9~356.9μmol/L（4~6mg/dl），女性 178.4~297.4μmol/L（3~5mg/dl）。正常嘌呤饮食状态下，非同日 2 次空腹血尿酸水平，男性 > 420μmol/L，女性 > 360μmol/L，可诊断为高尿酸血症（hyperuricemia，HUA）。痛风患者都伴有血尿酸盐的增高，但由于尿酸本身的波动性如急性发作时肾上腺皮质激素分泌增多，利尿酸作用加强，以及进水利尿和药物等因素影响，有时检测血尿酸盐可正常，须反复检查才能免于漏诊。

（2）尿液尿酸测定：正常饮食 24 小时尿酸排泄量 < 600mg。患者低嘌呤饮食 5 天后，留取 24 小时尿检查尿酸水平，尿酸排泄量 > 600mg 提示尿酸生成过多型（约占 10%）；< 300mg 提示尿酸排泄不良型（约占 90%），但不能除外同时存在两方面缺陷的情况。

（3）滑囊液检查：急性期如踝、膝等较大关节肿胀时可抽取滑囊液进行旋光显微镜检查，于白细胞内可见双折光的针形尿酸钠结晶，有诊断意义。光学显微镜检查的阳性率仅及旋光显微镜的半数；滑囊液分析也有帮助，白细胞计数一般在 1×10^9/L~7×10^9/L，可达 50×10^9/L，主要是分叶核粒细胞。有时需与感染性关节炎相鉴别。

（4）X 线检查：早期急性关节炎除软组织肿胀外，关节显影正常，反复发作后才有骨质改变，首先为关节软骨缘破坏，关节面不规则，关节间隙狭窄，病变发展则在软骨下骨质及骨髓内均可见痛风石沉积，骨质呈凿孔样缺损，无论缺损范围大小，其边缘均锐利，缺损呈半圆形或连续弧形的形态，骨质边缘可有增生反应。

（二）诊疗思路

一旦确诊痛风，即应区分为急性发作期或间歇期及慢性期，按照相应临床阶段进行治疗。

1. 急性期治疗 24 小时内服用 NSAID、COX-2 抑制剂、秋水仙碱、类固醇药物，急性期立即或症状缓解（≥ 2 周）后开始降尿酸治疗。痛风急性发作期的预防：小剂量秋水仙碱和/或 NSAID 连续服用 6 个月，无效或不能耐受或有禁忌证改用小剂量泼尼松或泼尼松龙，连续服用 6 个月，同时应持续降尿酸治疗。

2. 降尿酸治疗 药物治疗指征：①痛风急性期过后（已服用降尿酸药物出现急性发作者，无需停药）；② 2 期以上的慢性肾脏病；③既往有尿路结石病史。

尿酸排泄不良型：苯溴马隆、丙磺舒；尿酸合成过多型：别嘌醇、非布索坦；混合型：以上药物单用或联合使用。

血清尿酸控制的目标：sUA 最低控制目标为 < 360μmol/L，sUA < 300μmol/L 更有利于控制痛风的症状和体征。

（三）鉴别诊断

1. 类风湿关节炎 多见于青、中年女性，好发于手指近端指间关节和腕、膝、踝等关节，伴明显晨僵，可引起关节僵硬畸形。在慢性病变基础上反复急性发作，易和痛风混淆，但血尿酸不高，高滴度的类风湿因子，伴有免疫球蛋白增高，X 线检查示关节面粗糙，关节间隙狭窄，甚至关节面融合，与痛风性凿孔样缺损有明显不同。

2. 化脓性关节炎与创伤性关节炎 痛风初发时常易与化脓性关节炎或创伤性关节炎混淆，但后两者血尿酸盐不高，滑囊液检查无尿酸盐结晶，创伤性关节炎常有较重受伤史，化脓性关节炎滑囊液内含大量白细胞，培养可得致病菌，可做鉴别。

3. 蜂窝织炎 痛风急性发作时，关节周围软组织常呈明显红肿，如忽视关节本身的症状，极易误诊为蜂窝织炎，后者血尿酸盐不高，畏寒发热及白细胞增高等全身症状更为突出，而关节疼痛往往不甚明显，注意鉴别不难诊断。

（四）中西医结合治疗要点

1. 治疗原则 本病的防治，不论原发性或继发性，除少数由于药物引起者可停用外，大多缺乏病因治疗，因此不能根治。临床治疗要求达到以下 4 个目的：①尽快终止急性关节炎发作；②防止关节炎复发；③纠正高尿酸血症，防治尿酸盐沉积于肾脏、关节等所引起的并发症；④防止尿酸肾结石形成。痛风急性发作期以风湿热痹，痰瘀阻络为主，痛风间歇期及慢性期湿、痰、浊、瘀交相为害，污浊凝聚，受累脏腑以肝脾肾为甚；浊、痰、瘀是病之标，肝、脾、肾功能失常是病之本。故痛风急性发作期，治疗的重点以清热解毒除痹，利湿通络止痛为主，以阻止疾病的进一步发展。在慢性期阶段，又需针对夹痰、夹瘀的不同，而采用化痰逐瘀通络之法，同时还要针对患者阴阳气血的不足，注意培元固本，补益气血，调补肝脾肾等。

2. 西医治疗 急性发作期治疗患者应卧床休息，抬高患肢，一般应休息至关节痛缓解72 小时后始可恢复活动。药物治疗越早越好，早期治疗可使症状迅速缓解，而延迟治疗则炎症不易控制。常用药物有秋水仙碱、NSAID。间隙期及慢性期治疗则为了预防痛风急性发作，防止各种并发症的发生，在此阶段仍须积极治疗。

一般处理饮食控制很重要，避免进食高嘌呤食物。动物内脏、骨髓、海味、虾蟹最丰富；鱼虾类、肉类、豌豆、菠菜等也含一定量嘌呤；蔬菜、水果、牛奶、鸡蛋等则少含嘌呤。但严格的饮食控制也只能使血尿酸下降 1~2mg/dl。故目前多鼓励低嘌呤饮食，综合防治。肥胖患者必须减少热卡的摄入，降低体重。宜多饮水以利尿酸排出，每日尿量在 2 000ml 以上，慎用抑制尿酸排泄的药物如利尿剂、小剂量阿司匹林，严格戒酒。避免过度劳累、紧张、饮酒、受冷、受湿及关节损伤等诱发因素。

3. 中医治疗 痛风急性发作期，治疗的重点以清热解毒除痹，利湿通络止痛为主，以阻止疾病的进一步发展，方以四妙散加减。在慢性期阶段，又需针对夹痰、夹瘀的不同，而采用化痰逐瘀通络之法，方以化痰逐瘀汤加减，同时还要针对患者阴阳气血的不足，注意培元固本，补益气血，调补肝脾肾等，方以独活寄生汤加减。

四、中西医结合治疗研究

（一）思路与方法

目前临床上有许多防治痛风的药物，应用这些药物使痛风的症状得到了一定的改善，但由于药物的适应证限制及服用药物后的不良反应较多，导致痛风不能得到很好的治疗。中医药治疗痛风方法多样，与西医相比各有所长，西医在缓解急性期症状方面疗效较快，而中医在延缓病程进展、改善关节功能方面疗效显著，不良反应少。西医对于痛风目前还没有根治的方法，因此，结合中西医各种治疗方法的长处用于痛风患者才能给其带来最好的疗效。

（二）临证经验

1. 湿热痹阻证　症见关节剧痛多在夜间突然发作，关节局部红肿热痛，得冷则舒，痛不可触，或兼有发热、恶寒、口渴、烦躁不安或头痛汗出，大便秘结，小便黄赤，舌质红，苔黄腻，脉弦滑数。治宜清热解毒，利湿止痛。方用四妙散加味。苍术15g，黄柏12g，川牛膝15g，薏苡仁30g，忍冬藤90g，蚕砂15g，木瓜15g，土茯苓30g。加减：热盛者加生石膏60g，知母15g，栀子10g以清热；湿浊重者加茵陈蒿30g，藿香10g，车前子30g，防己10g以增强利水化湿之力；阴液耗伤者加生地黄30g，玄参30g，麦冬30g以养阴增液。

2. 痰瘀痹阻证　症见关节疼痛反复发作，日久不愈，多呈刺痛或胀痛、固定不移，时轻时重，关节肿大，甚至强直变形，屈伸不利，可见痛风石，触之不痛，或皮色紫黯，或皮肤溃破，舌质黯红或有瘀斑，苔厚腻，脉弦或沉涩或沉滑。治宜活血化瘀，化痰散结。方用化痰逐瘀汤。桃仁10g，红花10g，当归10g，川芎10g，生地黄30g，白芍15g，制南星10g，僵蚕10g，土鳖虫10g，地龙10g，鸡血藤30g。加减：皮下结节者，加皂刺10g，白芥子10g；关节疼痛甚者，加乳香9g，没药9g，延胡索15g；关节肿甚者，加防己10g，土茯苓30g，泽兰15g。

3. 肝肾亏虚证　症见关节疼痛，反复发作，日久不愈，时轻时重，甚则关节僵硬变形，屈伸不利，冷感明显，面色少华，形寒肢冷，腰膝酸软，或伴盗汗，头晕，耳鸣，尿多便溏，舌淡，苔白，脉沉细。治宜补益肝肾，除湿通络。方用独活寄生汤加味。独活30g，桑寄生30g，防风10g，秦艽10g，细辛8g，党参15g，茯苓10g，当归10g，白芍15g，熟地15g，杜仲15g，川牛膝15g，肉桂6g，甘草6g。加减：偏于阳虚，关节冷痛明显者，加制附子10g，干姜10g以温阳散寒；偏于阴虚者，加制首乌30g，枸杞子15g以养阴增液。

4. 外治法　对于痛风急性发作期，常辅以外治法，如采用加味金黄散外敷，以清热解毒，活血消肿、通络止痛。药物组成：白芷160g，天花粉60g，生栀子、姜黄、生大黄、黄柏各30g，苍术、厚朴、陈皮、生甘草、生天南星各10g。上药共为细面，用蜂蜜或凡士林调成膏状，外敷于疼痛关节处，12小时后取下，每天1次，常可明显提高疗效。

五、中西医结合诊疗前沿与研究展望

随着痛风发病机制的揭示，人们发现了尿酸转运体，利用此靶点研发药效明显、毒副作用低的抗痛风新药是今后抗痛风药物研发的新方向。但目前，缺乏根治痛风的中药和方剂，所以，如何借鉴西医，做好中西医结合，更好地治疗痛风仍然是今后中医药研究的重要课题。另外，中医对痛风的论述历史悠久，而且范围远超出西医学中痛风的概念。中医古典医籍应行进一步研究探讨，使研究痛风的中医药理论更加完善。

六、经典著作赏析

历代医家对痛风的临床症状和体征均有详细的描述，多把痛风归属于"痹证""历节""白虎"等病的范畴。《黄帝内经》中多篇论痹，痹证包括的范围相当广泛。其中对后世贡献最大的内容当指以关节、肌肉酸痛、拘急为主症的一类疾病的定义。而且认为此痹证病因有二：一为外感之邪，痹证与六淫之风寒湿甚为相关，故名为行、痛、着痹。《素问·痹论》说："风寒湿三气杂至，合而为痹。"又云："其热者，阳气多，阴气少，病气胜，阳遭阴，故为痹热。"二为脏腑损伤，"此亦其饮食居处为其病本也""诸痹不已，亦益内""风寒湿气中其俞，而食饮应之，循俞而入，各舍其府""五脏皆有舍，病之而不去者，内舍于其合也"。

主要参考文献

[1] 伍沪生. 重视原发性痛风的完整诊断及药物治疗[J]. 中华风湿病学杂志, 2002, 6(5): 307-308.

[2] ROTT K J, AGUDELO C A. Gout[J]. JAMA, 2003, 289(21): 2857-2860.

[3] KIM K Y, SCHUMACHER H R, HUNSCHE E, et al. A literature review of the epidemiology and treatment of acute gout[J]. Clin Ther, 2003, 25(6): 1593-1617.

[4] LI E K. Grout: a review of its aetiology and treatment[J]. Hong Kong Med J, 2004, 10(4): 216-270.

[5] 陆妍, 孟凤仙, 刘慧. 中医痛风相关病名的演变与发展[J]. 世界中药, 2015, 10(4): 609-612.

[6] 高立珍, 孟彪. 痛风辨治心得[J]. 中国中医急症, 2015, 24(5): 939-940.

（叶穗林）

第九章　风湿免疫系统疾病

第一节　类风湿关节炎

类风湿关节炎（rheumatoid arthritis，RA），是一种以累及周围关节为主的多系统炎症性自身免疫性疾病。其特征为慢性、对称性、进行性多关节炎；本病呈全球性分布，是造成人类丧失劳动力和致残的主要原因之一。

本病与中医学的"痹证"相似，属于"尪痹""痛风""历节"等范畴。

一、中医概述

《黄帝内经》最早提出了痹证病名，并专辟"痹论"篇，对其病因、发病、证候分类及演变均有记载，为后世认识痹证奠定了基础。本病的发生主要由于正气不足，卫外不固，或先天禀赋不足，感受风、寒、湿、热之邪而致病。病邪留注筋骨、关节，形成经络壅塞，气血运行不畅，肢体筋脉拘急、失养为本病的基本病机。病位在关节、经络，与肝肾有关。急性期以标实为主，多为寒湿、湿热、痰浊、瘀血内阻；缓解期以肝肾不足为主，或虚实夹杂。本病的中医辨证分型为：风湿痹阻证，治用羌活胜湿汤加减祛风除湿、通络止痛；寒湿痹阻证，治用乌头汤合防己黄芪汤加减以温经散寒、除湿通络；湿热痹阻证，治用宣痹汤合四妙丸加减以清热除湿、祛风通络；痰瘀互结证，治用小活络丹加减以活血化瘀、祛痰通络；气血两虚证，治用八珍汤合蠲痹汤加减益气养血，活络祛邪；肝肾亏虚证，治用独活寄生汤加减以补益肝肾、蠲痹通络等。

二、西医概述

RA 的病因尚未完全明确，可能与下列多种因素有关：①环境因素；②遗传易感性；③免疫紊乱。

RA 的基本病理改变是滑膜炎，急性期滑膜表现为渗出性和细胞浸润性。

RA 的临床表现多样，从主要的关节症状到关节外多系统受累。①关节表现：关节受累的特点：小关节，尤以手指近端指间关节、掌指关节最易受累；对称性发作为特点；病变常呈持续性，大于 6 周以上。②关节外表现：有 20%~30% 的患者出现类风湿结节；RA 肺部表现多为肺间质病变、结节样改变、胸膜炎；通过超声心动图检查约 30% 出现少量心包积液；偶有轻微膜性肾病、肾小球肾炎等表现；30%~40%RA 患者出现干燥综合征；RA 患者出现小细胞低色素性贫血。

三、诊治要点

(一)诊断要点

美国风湿病学会 / 欧洲抗风湿联盟(ACR/EULAR)2009 年的 RA 诊断标准,分 4 个部分(表 9-1),4 个部分总得分 6 分以上可确诊 RA。

表 9-1   ACR/EULAR 2009 年的 RA 诊断标准

受累关节数(0~5)		
1	中大关节	0
2~10	中大关节	1
1~3	小关节	2
4~10	小关节	3
> 10	至少 1 个为小关节	5
血清学抗体检测(0~3)		
类风湿因子(RF)或抗环瓜氨酸肽抗体(抗 CCP)均阴性		0
RF 或抗 CCP 至少 1 项低滴度阳性		2
RF 或抗 CCP 至少 1 项高滴度阳性		3
滑膜炎持续时间(0~1)		
< 6 周		0
≥ 6 周		1
急性期反应物(0~1)		
C 反应蛋白(CRP)或红细胞沉降率(ESR)均正常		0
CRP 或 ESR 增高		1

(二)实验室及其他辅助检查

1. 血常规   有轻到中度贫血,活动期血小板可增高,白细胞及分类正常。

2. 炎性标志物   血沉(ESR)和 C 反应蛋白(CRP)常升高,且与疾病的活动度相关,其中 CRP 的升高还和骨破坏有一定的相关性。

3. 自身抗体   RA 患者自身抗体的检出使得 RA 有别于其他炎性关节炎,继类风湿因子(RF)后不断有新的抗体被发现,其中部分抗体的特异性较 RF 有明显的提高(表 9-2)。

表 9-2   类风湿关节炎血清中的主要自身抗体

抗体	敏感型 %	特异性 %
类风湿因子(RF)	60~70	76~86
抗环瓜氨酸肽抗体(抗 CCP)	42~72	97~99
抗角蛋白抗体(AKA)	33~73	87~95
抗核周因子抗体(APF)	49~86	78~90
抗突变型瓜氨酸波形蛋白抗体(MCV)	70~82	91~95

结合 RF 与上述抗体的检测能极大地提高 RA 的早期诊断率。抗 CCP 通过 ELISA 法检测,具有满意的敏感性和特异性,因此,抗 CCP 抗体是目前所知应用于 RA 早期诊断最广泛的一个自身抗体。

(三)鉴别诊断

1. **骨关节炎**　为退行性骨关节病,该病多见于 50 岁以上者。主要累及膝、脊柱等负重关节。活动时关节痛加重,可有关节肿、积液。骨关节炎通常无游走性疼痛,大多数患者血沉正常,RF 阴性或低滴度阳性。X 线检查示关节间隙狭窄、关节边缘呈唇样增生或骨疣形成。

2. **强直性脊柱炎**　主要侵犯脊柱,周围关节受累,特别是以膝、踝、髋关节为首发症状者,需与 RA 相鉴别。强直性脊柱炎多见于青壮年男性,外周关节受累以非对称性的、下肢、大关节炎为主,极少累及手关节。骶髂关节炎具典型的 X 线或 CT 改变,可有家族史,90%以上患者 HLA-B27 阳性,血清 RF 阴性。

3. **银屑病关节炎**　该病多发生于皮肤银屑病后若干年,其中 30%~50% 的患者表现为对称性多关节炎,与 RA 极为相似。其不同点为该病累及远端指关节处更明显,且表现为该关节的附着端炎和手指炎。同时可有骶髂关节炎和脊柱炎,血清 RF 多阴性。

4. **系统性红斑狼疮**　部分患者手指关节肿痛为首发症状,且 RF 阳性,而被误诊为 RA。然而该病的关节病变较 RA 轻,一般为非侵蚀性,且关节外的系统性症状如蝶形红斑、脱发、蛋白尿等较突出,血清抗核抗体(antinuclear antibody, ANA)、抗双链 DNA(double-stranded DNA, dsDNA)抗体等多种自身抗体阳性。

5. **其他病因的关节炎**　风湿热的关节炎,肠道感染后或结核感染后反应性关节炎,均各有其原发病特点。

(四)中西医结合治疗要点

1. **治疗原则**　本病治疗目标为减轻关节症状,延缓病情进展,防治和减少关节破坏,保护关节功能,提高患者生活质量。应强调早期诊断、早期治疗、联合用药和个体化治疗的原则。RA 的治疗应以中西医结合治疗为主,急性期以 NSAID 控制关节肿痛,以改善病情,抗风湿药联合应用具有清热解毒、消肿止痛作用的中药汤剂控制疾病的进展;缓解期抗风湿药与中药联合,以控制病情及防止复发;RA 患者无论是早期应用 NSAID,还是治疗过程中应用改善病情抗风湿药,以及一些非正规治疗患者长期应用"毒性"药物,这些药物的副作用都会导致多数患者合并胃肠道的损害,甚则消化道溃疡,不利于坚持内服药物控制病情,中医药在改善胃肠症状,治疗胃肠疾病有独特的优势,为患者持续治疗提供有力的保障。中药外治法也对改善患者症状、减轻痛苦起到辅助作用。晚期有畸形与关节功能障碍者,可考虑手术治疗。非活动期患者可以通过功能锻炼、太极拳、气功等保持关节功能,提高生活质量。

2. **西医治疗**　治疗措施包括:一般性治疗、药物治疗、外科手术治疗,其中以药物治疗最为重要。

(1)一般性治疗:包括休息、关节制动(急性期)、关节功能锻炼(恢复期)、物理疗法等。卧床休息适用于急性期、发热以及内脏受累的患者。

(2)药物治疗:根据药物性能,常用药物分为四大类,即 NSAID、改善病情抗风湿药(disease-modifying antirheumatic drugs, DMARDs)、糖皮质激素(glucocorticoid)和生物制剂。

1)NSAID:NSAID 具镇痛消肿作用,是改善关节炎症状的常用药,但不能控制病情,必须与 DMARDs 同服。常用 NSAID:布洛芬、洛索洛芬钠、双氯芬酸等。

2)抗风湿药:该类药物较 NSAID 发挥作用慢,临床症状的明显改善需 1~6 个月,有延缓病情进展的作用,RA 一经诊断,应早期应用 DMARDs 药物,药物的选择和应用的方案要根据患者病情活动性、严重性和进展而定,视病情可单用也可采用 2 种及以上 DMARDs 药物联合使用(表 9-3)。甲氨蝶呤(methotrexate,MTX)应作为 RA 的首选药物,并将它作为联合用药的基本药物,若 MTX 无效或不能耐受,可选其他 DMARDs 药物。各个 DMARDs 药物有其不同的作用机制和不良反应(表 9-4),在应用时应谨慎监测。

表 9-3 DMARDs 联合用药方案

DMARDs 联合用药方案
MTX+ 柳氮磺吡啶
MTX+ 羟氯喹
MTX+ 植物药
MTX+ 来氟米特
如果 MTX 不能耐受可改用来氟米特 + 其他 DMARDs
重症难治性 RA 可用 MTX+ 来氟米特或多种 DMARDs 联合治疗
依那西普 +MTX
英夫利西单抗 +MTX

表 9-4 DMARDs 药物起效时间、给药途径、常用剂量、毒性反应

药物	给药途径	常用剂量(mg)	起效时间(月)	毒性反应
羟氯喹	口服	200 1~2 次 /d	2~4	视神经损害
柳氮磺吡啶	口服	1 000 2~3 次 /d	1~2	骨髓抑制,性腺损害
甲氨蝶呤	口服、静脉	7.5~15 次 / 周	1~2	骨髓抑制,肺间质病变,胃肠反应,肝功损害
来氟米特	口服	10~20 1 次 /d	1~2	腹泻,脱发,骨髓抑制,胃肠反应,肝功损害
环磷酰胺	口服、静脉	50 2 次 /d	3~6	胃肠反应,肝功损害,骨髓抑制,脱发,出血性膀胱炎
环孢素	口服	3~5mg/(kg·d)	2	肾功能不全,贫血,高血压
依那西普	皮下	25 2 次 / 周	几天	未肯定,评估感染或感染的风险
英夫利西单抗	静脉	3~10mg/kg,在 0、2、6 周各 1 次,之后每 4~8 周 1 次,剂量 3mg/kg	几天	未肯定,评估感染或感染的风险

3）糖皮质激素：本药有强大的抗炎作用，在关节炎急性发作时可给予中效激素，其剂量依病情严重程度而调整，泼尼松每日一般应不超过20mg。早期应用激素对改善预后有利，但疗程尽量控制在半年。激素在DMARDs类药物尚未起效前起到"桥"作用；关节腔注射激素有利于减轻关节炎症状，改善关节功能，但1年内不能超过3次；多种药物无效，或因多种疾病或其他原因不能耐受DMARDs药物，小剂量激素为一种选择。

4）生物制剂：可治疗RA的生物制剂主要有TNF-α拮抗剂、IL-1拮抗剂、IL-6拮抗剂、CD20单克隆抗体以及T细胞共刺激信号抑制剂等。临床试验提示它们有抗炎及防止骨破坏的作用。其主要副作用包括注射部位局部皮疹或输液反应，感染（尤其是结核感染）和肿瘤。用药前应进行结核筛查，除外活动性感染和肿瘤。为增加疗效和减少不良反应，本类生物制剂宜与MTX联合应用。TNF-α拮抗剂包括依那西普、英夫利西单抗和阿达木单抗等，此类药物起效快，能抑制骨破坏。依那西普的用法是25mg皮下注射，每周2次；英夫利西单抗的用法是3~10mg/kg，在0、2、6周各1次，之后每4~8周1次，剂量3mg/kg，静脉输注；IL-6拮抗剂、妥珠单抗主要用于中重度RA，对TNF-α拮抗剂反应欠佳的患者可能有效，推荐的用法是4~8mg/kg，静脉输注，每4周1次。

（3）外科手术治疗：包括关节置换和滑膜切除手术，前者适用于晚期有畸形并失去功能的关节。滑膜切除术可以使病情得到一定的缓解，但当滑膜再次增生时病情又趋复发，所以必须同时应用DMARDs。

四、中西医结合治疗研究

（一）思路与方法

1. 重视类风湿的治疗策略　RA是自身免疫病，西药仍为主要治疗手段，并要重视RA的治疗策略。不能被根治的情况下，防止关节破坏，保护关节功能，最大限度地提高患者的生活质量，因此，治疗时机非常重要。早期积极、合理使用DMARDs治疗是减少致残的关键。尽管NSAID可以减轻症状，但关节炎症和破坏仍可发生或进展。因此，药物的选择要符合安全、有效、经济和简便原则。推荐首选常用药物为MTX、柳氮磺胺吡啶（SSZ）、羟氯喹（HCQ）。一般对单用一种DMARDs疗效不好，或进展性、预后不良和难治性RA患者可采用机制不同的DMARDs联合治疗，推荐有条件的患者早期应用生物制剂。联合用药时，可适当减少其中每种药物的剂量，如MTX可选用7.5~15mg/周和SSZ 1.0~3.0g/d。评价治疗反应除比较治疗前后的关节压痛、肿胀程度和关节数、受累关节放射学改变外，还应包括功能状态的评价，对所有患者都应监测病情的活动性。依据病情逐渐减量维持治疗，直至最终停用。大多数RA患者病程迁延，RA前2~3年的致残率较高，如不及早合理治疗，3年内关节破坏达70%。积极、正确的治疗可使80%以上的RA患者病情缓解，只有少数最终致残。

临床上RA患者在西药治疗后出现不良反应，或不能耐受，或经西药治疗效果不理想，可考虑应用中药治疗，所以探讨中西医结合治疗RA是临床的需要。

2. 中药与西药的配伍更好控制病情，改善预后

（1）RA强调目标治疗：判断RA疾病活动性指标为，晨僵时间、关节肿胀数、关节压痛数、ESR、CRP。指标不正常即为不达标。在西药不能达标时应用中药帮助达标。一般活动期临床表现以邪实为主，多使用祛邪的方药，稳定期临床表现以正虚为主，使用祛邪扶正或

扶正的方药。

（2）RA是终身疾病，病程较长：治疗RA的药物，无论是早期的NSAID，还是主要用药DMARDs，都有消化道的副作用。胃肠功能不好的患者，早期不能耐受；胃肠功能好的患者随着病程及用药的延长，出现消化道的不耐受，有时被迫停药，导致疾病再次活动。在辨证的前提下，应用四君子汤、香砂养胃丸等保护脾胃，帮助西药的继续维持。

（3）RA的血管炎、肺间质纤维化需结合中医辨证使用活血化瘀、搜风通络的药物。

（4）如果规范治疗后病情稳定，可通过调整全身气血阴阳的平衡，改善症状，防止疾病重新活动。

（二）临证经验

1. 中药改善症状，辅助达标

（1）证候多寒热夹杂，治疗当温清并施：在临床上治疗痹证时常见寒热错杂之证，这是由于感受风寒日久，寒从热化或邪郁化热，但寒邪尚未完全祛除；或病邪偏寒，机体阳气偏盛；或病邪偏热，而机体阴气偏盛，均易产生寒热错杂证。其症见畏寒喜暖，关节疼痛肿胀或变形，局部触之发热或不热，或自觉发热；有时上肢不温，下肢发热；或上肢发冷，下肢灼热；舌红苔黄，或黄白相兼，脉弦数或细数。故治疗要清热温阳并用，清热不伤阳，温阳不助热。常用方有桂枝芍药知母汤、越婢汤、小续命汤等。

（2）风为病因之首，治必祛风为先：痹证离不开风邪，或风寒、风湿、风热，或风寒湿、风湿热，因此，治疗必须以祛风为先。"治风先治血，血行风自灭"，祛风方药常与养血、活血方药同用。养血祛风常用当归、熟地黄、鸡血藤、威灵仙、防风等；祛风活血常用川芎、桃仁、红花等，以"血中气药"川芎为佳。

痹证日久，邪气久羁，循经入骨，久之则血凝滞不行，变生痰湿瘀浊，经络闭塞不通，非草木之品所能宣达，必借虫蚁之类搜剔窜透，方能浊去凝开，气通血和，经行络畅。所谓"风邪深入骨骱，如油入面，非用虫蚁搜剔不可为功"。虫类药功用也同中有异，应注意各药的特性，辨证选用。如活血行瘀常用炮穿山甲、地鳖虫，而穿山甲"其走窜之性无微不至"，尤善疗痹；搜风剔络，用全蝎、蜈蚣，而蜈蚣对僵挛肿痛又胜一筹；祛风除湿，用乌梢蛇、白花蛇，乌梢蛇效虽略逊，而性平无毒；此外，僵蚕祛风痰，地龙清络热，露蜂房祛风毒，蚂蚁温补强壮等，亦为临床所常用。由于虫类药性多燥，在临床应用时应配以生地黄、石斛等养血滋阴之品，以制其偏性而增强疗效。在用法上，除煎服外，还可焙干研末吞服，既可减少药物用量，又能提高临床疗效。实践证明，虫类药如能应用得当，对缓解疼痛、改善关节功能确有裨益。应注意，这些药物多偏辛温，作用较猛，也有一定毒性，故用量不可太大，不宜久服。

（3）痹久当化痰祛瘀：痹证后期关节肿大、变形、僵硬，多有痰瘀的存在，此时应选用化痰祛瘀的方法，代表方如桃红饮、双合汤等，常用药物如白芥子、胆南星、半夏、僵蚕、桃仁、红花等。对于痰阻经络，皮下结块者，可用化痰软坚法，药用牡蛎、僵蚕、血竭、象贝、昆布、海藻等。痰湿停聚关节致关节肿胀难消者，可用逐水化痰法，药用商陆、白芥子、防己、茯苓、椒目、葶苈子等。

（4）注重通经活络：痹证治疗除针对病因辨证论治外，还需辅以通经活络法。枝藤类药物大多有通络引经，增强药效的作用。因此结合药性辨证选用疗效更佳，如祛风通络用青风藤、海风藤、络石藤、丝瓜络；清热通络用忍冬藤、桑枝；补虚和血通络用石楠藤、鸡血藤、天仙藤；祛湿消肿用松节、天仙藤。

（5）注重扶正祛邪：明代李中梓在《医宗必读·痹》云："治外者，散邪为急，治藏者，养正为先。治行痹者，散风为主，御寒利湿仍不可废，大抵参以补血之剂，盖治风先治血，血行风自灭也。治痛痹者，散寒为主，疏风燥湿，仍不可缺，大抵参以补火之剂，非大辛大温，不能释其凝寒之害也。治着痹者，利湿为主，祛风散寒，亦不可缺，大抵参以补脾补气之剂。盖土强可以胜湿，而气足自无顽麻也。"《备急千金要方》之独活寄生汤是扶正祛邪法的代表方。临床上对于痹证的治疗也多是以祛风、散寒、除湿、清热等祛邪法，及补气血、补肝肾等扶正法，以标本虚实兼顾。

痹证的治疗必须以辨证为基础。风寒湿阻证多见于类风湿关节炎的慢性活动期，治疗重在温经散寒、通络止痛，可用薏苡仁汤、乌头汤加减。风湿热痹证多见于类风湿关节炎活动期，治疗重在清热通络，方用白虎桂枝汤、四妙丸加减。寒热夹杂证多表现为病情不稳定，易于反复发作，治疗应温凉并用，宜用桂枝芍药知母汤加减，但临证时应注意辨别寒热的孰轻孰重，或以温散为主，或以清热为要。痰瘀痹阻证多见于类风湿关节炎晚期关节僵硬畸形阶段，每与风寒湿阻证或风湿热痹证合并出现，治疗以化痰祛瘀为主，方用桃红饮加减。正虚邪恋、阴虚络热和阳虚寒凝3个证型多见于类风湿关节炎慢性期病情相对稳定阶段，临床表现正虚较为突出，治疗以扶正固本为主，兼顾祛邪。扶正药物有增强体质、抵御外邪，促进疾病康复的作用。正虚邪恋证可用独活寄生汤、黄芪桂枝五物汤加减；阴虚络热证宜育阴清络，药用生地黄、牡丹皮、赤芍、羚羊角、玄参、桃仁、地龙、鳖甲、龟甲、秦艽、橘络、甘草等；阳虚寒凝证可用阳和汤加味。

痹证初期或急性发作阶段则多以邪实为主，患者肢体关节疼痛肿胀较为剧烈，乃邪气痹阻所致，所谓"诸痛为实"也，"痹者，闭也，以气血为邪所闭，不得通行而病也。"因此，治疗重点在于祛邪通络，邪气一去，络脉舒通，则痹痛自除。祛邪要根据病邪的特点。如风邪偏盛，疼痛游走不定者，用防风、白芷、寻骨风；湿邪偏盛，肢体漫肿者，用防己、晚蚕沙、萆薢；寒邪偏盛，冷痛恶寒者，用制川草乌、熟附片、麻黄、桂枝、细辛。

痹证日久，正气耗伤日渐明显，此时治疗当以攻补兼施，绝不可一味祛邪，或单投扶正之品。阳气偏虚者常用黄芪、党参、鹿角片、仙灵脾、肉桂等。阴血不足者，多配入生地黄、熟地黄、当归等。久用糖皮质激素者，多呈阴虚阳亢之象，如面赤、烦热、口干、形瘦等，治疗时可加用鳖甲、龟甲等滋阴潜阳之品。

2. 中成药的治疗

（1）雷公藤总苷：10~20mg，3次/d，饭后服。不良反应：性腺抑制、胃肠道反应、骨髓抑制、可逆性肝酶升高。

（2）白芍总苷：600mg，2~3次/d，口服。不良反应：大便次数增多，轻度纳差等。

（3）青藤碱：20~80mg，3次/d，饭前口服。常见不良反应：皮肤瘙痒、皮疹等过敏反应，少数患者出现白细胞减少。

（4）昆明山海棠：每次2片，每日3次。能清热除湿，祛风通络，适应于类风湿关节炎属湿热阻络证者。

（5）火把花根片：每次4~5片，每日3次。能祛风除湿，舒筋和络，清热解毒，适应于类风湿关节炎属湿热阻络证者。

3. 外治法　药物熏洗或外敷处方：蜂房180g，生川乌、生草乌、生南星、生半夏各60g，用 60% 乙醇 1 500ml 浸泡 2 周，去渣，200ml 分装，用棉签蘸擦肿痛处，每日 3~4 次，适应于寒湿痹证，热痹禁用。或用生南星 30g、生半夏 30g、丁香 9g、乳香 6g、没药 6g、肉桂 6g、冰片 6g 煎汤熏洗，每次 30~40 分钟，每日 2 次。

五、中西医结合诊疗前沿与研究展望

目前国外学者根据循证医学证据提出目标治疗和严格控制策略 2 个新概念。目标治疗是每例患者尽早达到疾病缓解状态，已达临床缓解的患者维持长期稳定，以最大程度保持患者正常机体功能和社会角色。为达目标，需要采取严格控制的治疗策略，即早期使用有效的 DMARDs 药物进行强化治疗，应用合理的病情检查指标评价疾病活动度，并依此调整治疗方案，最大程度改善 RA 患者的预后。

作为 RA 治疗的基石药物，MTX 应为 DMARDs 的首选，且在联合治疗方案中作为核心药物与其他 DMARDs 或生物制剂联用。

随着 RA 治疗的研究进展，目前已有多种生物制剂应用于临床，如英夫利西单抗（infliximab）、依那西普（etanercept）、阿达木单抗（adalimumab）、赛妥珠单抗（certolizumab pegol），白细胞介素家族类，IL-1 受体拮抗剂 anakinra、IL-6 受体拮抗剂 tocilizumab，CD 单抗类，CD20 单抗 rituximab，T 细胞抑制剂 abatacept 等。其中肿瘤坏死因子拮抗剂是临床使用最广泛的一类生物制剂。其优势在于选择性针对 RA 发病过程免疫反应中某一致病因素进行靶向治疗，而不产生全身性免疫抑制。当然，生物制剂也有其缺陷，如需要胃肠外给药、有与输注相关的毒性反应，少数发生与免疫原性相关的快速耐受等。目前主张联合非生物制剂 DMARDs（尤其是 MTX）以延缓骨质破坏，但并不主张生物制剂之间联合使用。更多的生物制剂的出现，为 RA 患者带来了福音。

许多中药制剂的抗风湿作用越来越多地被发现或更好地利用，中药雷公藤、青风藤等的有效成分更好地被提取，会成为中医药对类风湿关节炎的更大贡献。

六、经典著作赏析

《黄帝内经》最早提出痹证病名，并专辟"痹论"篇，对其病因、发病、证候分类及演变均有记载，为后世认识痹证奠定了基础。如《论病因说》指出"所谓痹者，各以其时，重感于风寒湿之气也"，《论证候分类说》谓"其风气甚者为行痹；寒气甚者为痛痹；湿气甚者为着痹也"。

《金匮要略·中风历节病脉证并治》提出："寸口脉沉而弱，沉即主骨，弱即主筋，沉即为肾，弱即为肝。汗出入水中，如水伤心，历节黄汗出，故曰历节。"从病位上，认为在肝肾；病因是由于风寒湿合而为邪，伤及血脉，水湿浸淫筋骨关节所致。金代张从正在《儒门事亲》提出"痹证以湿热为源，风寒为兼，三气合而为痹"的观点。金代李杲在《兰室秘藏》则认为"痛风"的病因主要是血虚，而朱震亨则认为有血虚、血热、风、湿、痰、瘀之异。

明代张介宾在《景岳全书》提出痹证"寒证多而热证少"。清代温热学家于此颇多非议，吴瑭在《温病条辨》提出，痹证"因于寒者固多，痹之兼乎热者亦复不少"。清代喻昌在《医门法律》指出小儿鹤膝风，"非必为风寒湿所痹，多因先天所禀肾气衰薄，阴寒凝聚于腰膝而不解"。清代程钟龄在《医学心悟》则谓痹证由"三阴本亏，恶邪袭于经络"所致。清代叶桂在《临证指南医案》对于热痹的病机有精辟的论述："从来痹证，每以风寒湿三气杂感主治，召恙之不同,由于暑暍外加之湿热,水谷内蕴之湿热;外来之邪,着于经络,内受之邪,着于腑络。"明确指出湿热痹与风寒湿痹病因各异。清代顾松园所著《医镜》则认为热痹不仅可由感受湿热之邪而引起,还可因风寒湿痹"邪郁病久,风变为火,寒变为热,湿变为痰,亦为热痹"。

主要参考文献

[1] FAUCI A S, LANGFORD C A. 哈里森风湿病学 [M]. 北京:人民卫生出版社,2009.

[2] 王承德,沈丕安,胡荫奇. 实用中医风湿病学 [M]. 2 版. 北京:人民卫生出版社,2009.

[3] 爱德华 D,哈利. 凯利风湿病学 [M]. 7 版. 左晓霞,译. 北京:人民卫生出版社,2006.

[4] 栗占国,张奉春,曾小峰. 风湿免疫学高级教程 [M]. 北京:人民军医出版社,2013.

[5] 刘维. 中西医结合风湿免疫病学 [M]. 武汉:华中科技大学出版社,2009.

[6] 栗占国,张奉春,鲍春德. 类风湿关节炎 [M]. 北京:人民卫生出版社,2009.

（刘春莹）

第二节　系统性红斑狼疮

系统性红斑狼疮(systemic lupus erythematosus,SLE)是一种多因素参与的自身免疫病,血清中出现以抗核抗体为代表的多种自身抗体和多系统受累是 SLE 的 2 个主要临床特征。本病病程以病情缓解和急性发作交替为特点。有内脏(肾、中枢神经)损害者预后较差。在我国的患病率为 70/10 万人,以女性多见,20~40 岁的育龄女性则高达 113/10 万人。通过早期诊断及综合治疗,本病的预后较前明显改善。

本病与中医学的"阴阳毒"相似,可归属于"鬼脸疮""红蝴蝶""蝶疮流注""周痹""虚劳"等范畴。

一、中医概述

本病的基本病机为素体禀赋不足,肝肾亏虚,复感六淫之邪,或因劳累、情志所伤、阳光、生产等,以致真阴不足,瘀热内盛,痹阻脉络,外侵肌肤,内损脏腑。病位在经络血脉,以三焦为主,与心、脾、肾密切相关,可及肝、肺、脑、皮肤、肌肉、关节、营血,遍及全身各个部位和脏腑。本病的性质是本虚标实,脾肾阴虚、血虚为本,晚期则五脏与气血阴阳俱虚;热毒、风湿、瘀滞、水湿为标。本病初起在表,四肢脉络痹阻,先表后里,由表入里,由四肢脉络入内而损及脏腑之脉络,再损脏腑之本体。在内先在上焦由上而下,渐至中焦再及下焦,由轻渐重,由浅渐深。若表里上下多脏同病,当为重症,如再由下而上弥漫三焦,五脏六腑俱虚,上入巅脑最为危重。本病的中医辨证分型为:热毒血瘀证,治用犀角地黄汤(《备急千金要方》)合四妙勇安汤加减以凉血解毒、祛瘀消斑;风湿痹阻证,治用大秦艽汤加减以祛风除湿、通络止痛;气血亏虚证,治用归脾汤加减以益气补脾、养血活血;肝肾阴虚证,治用青蒿鳖甲汤加减以滋养肝肾养阴清热等。

二、西医概述

(一)病因病理

SLE 的病因和发病机制尚未明确,目前认为与遗传因素、环境因素、体内激素水平的变化等因素有关。主要病理改变为炎症反应和血管异常,它可以出现在身体任何器官。

(二)临床表现

本病涉及多个系统损害,临床症状多样,患者之间临床表现差异较大。

1. 全身症状　活动期患者大多数有全身症状。出现各种热型的发热,尤以低、中度热为常见,此外尚可有疲倦、乏力、体重下降等。

2. 皮肤与黏膜　80% 患者在病程中出现皮疹,包括颊部呈蝶形分布的红斑、盘状红斑、指掌部和甲周红斑、指端缺血、面部及躯干皮疹,其中以颊部蝶形红斑最具特征性。

3. 浆膜炎　半数以上患者在急性发作期出现多发性浆膜炎,包括双侧中小量胸腔积液,中小量心包积液。

4. 肌肉骨骼　关节痛是常见的症状之一,常出现指、腕、膝关节等对称性多关节疼痛、肿。其特点是非侵蚀性关节炎,通常不引起骨质破坏。可以出现肌痛和肌无力,5%~10% 出现肌炎。

5. 肾　中国 SLE 患者以肾脏受累为首发表现的约为 25.8%,肾脏受累的主要表现为蛋白尿、血尿、管型尿、水肿、高血压,乃至肾衰竭。

6. 心血管　常出现心包炎。

7. 肺　约 35% 的患者有胸腔积液,多为中小量、双侧性。可发生狼疮肺炎、肺间质病变、肺动脉高压等。

8. 神经系统　轻者仅有偏头痛、性格改变、记忆力减退或轻度认知障碍;重者可表现为脑血管意外、昏迷、癫痫持续状态等。

9. 消化系统表现　约 30% 患者有食欲减退、腹痛、呕吐、腹泻或腹水等。约 40% 患者血清转氨酶升高。少数可并发急腹症,如胰腺炎、肠坏死、肠梗阻,这些往往与 SLE 活动性相关。

10. 血液系统表现　活动性 SLE 中血红蛋白下降、白细胞和 / 或血小板减少常见。

11. 抗磷脂抗体综合征(antiphospholipid antibody syndrome, APS)　可以出现在 SLE 的活动期,其临床表现为动脉和 / 或静脉血栓形成,习惯性自发性流产,血小板减少,患者血清不止一次出现抗磷脂抗体。

12. 干燥综合征　有约 30% 的 SLE 有继发性干燥综合征。

13. 眼　约 15% 患者有眼底变化,如出血、视盘水肿、视网膜渗出物等。

(三)免疫学异常

患者血清中可以查到多种自身抗体,其临床意义是 SLE 诊断的标记、疾病活动性的指标及提示可能出现的临床亚型。①抗核抗体是 SLE 的筛选检查。②抗双链 DNA 抗体,是诊断 SLE 的标记抗体之一,多出现在疾病的活动期,滴度与疾病活动性密切相关。③抗 Sm 抗体:诊断 SLE 的标记抗体之一,特异性高达 99%,但敏感性仅 25%,与疾病活动性无明显关系。④抗核小体抗体、抗核糖体 P 蛋白抗体、抗组蛋白、抗 U1RNP、抗 SSA 抗体和抗 SSB 抗体等也可出现于 SLE 的血清中。还有与抗磷脂抗体综合征有关的抗磷脂抗体(包括抗心磷脂抗体、狼疮抗凝物等）；与溶血性贫血有关的抗红细胞抗体；与血小板减少有关的抗血小板抗体等。⑤另外，还常出现血清类风湿因子阳性，低补体血症。狼疮肾肾脏免疫荧光多呈现多种免疫球蛋白和补体成分沉积，称为"满堂亮"。

三、诊治要点

（一）诊断要点

SLE 临床表现多样，血清学和免疫学指标变异性很大，不典型 SLE 的诊断仍然是临床工作的难点，多个学术组织相继制订了 SLE 的诊断标准。为满足临床和研究的需要，系统性狼疮国际协作组（SLICC）2009 年重新制订了 SLE 的诊断标准（表 9-5）。

表 9-5　SLICC 制订的 2009 年最新 SLE 诊断标准

SLE 诊断标准

临床诊断标准

1. 急性或亚急性皮肤狼疮

2. 慢性皮肤狼疮

3. 口腔或鼻咽部溃疡

4. 非瘢痕形成引起的脱发

5. 炎性滑膜炎　医生观察到的 2 个或以上肿胀关节或伴有晨僵的压痛关节

6. 浆膜炎　胸膜炎或心包炎

7. 肾脏损害　尿蛋白与肌酐比值异常或（或 24 小时尿蛋白）> 500mg/24h 或红细胞管型

8. 神经系统损害　癫痫发作、精神异常、多发性单神经炎、脊髓炎、外周颅神经病、脑炎（急性精神错乱状态）

9. 溶血性贫血

10. 白细胞减少（< 4×10^9/L 至少 1 次）或淋巴细胞减少（< 1×10^9/L 至少 1 次）

11. 血小板减少（< 100×10^9/L 至少 1 次）

免疫学诊断标准

1. ANA 水平超过实验室参考值

2. 抗 dsDNA 水平超过实验室参考值

3. 抗 Sm 抗体阳性

4. 抗磷脂抗体阳性，符合以下任 1 项即可

　（1）狼疮抗凝物阳性

　（2）梅毒试验假阳性

　（3）抗心磷脂抗体水平中或高滴度升高（IgA、IgG 或 IgM）

　（4）抗 β2- 糖蛋白 I 抗体阳性（IgA、IgG 或 IgM）

5. 低补体：C3、C4、CH50

6. 直接 Coombs 试验阳性（非溶血性贫血）

诊断标准是累积的，无需同时符合；患者必须满足至少 4 项诊断标准，其中包括至少 1 项临床诊断标准和至少 1 项免疫学诊断标准；或患者经肾活检证实为狼疮性肾炎伴抗核抗体或抗 dsDNA 抗体阳性。

经过验证，SLICC 诊断标准较 1997 年 ACR 诊断标准敏感度更高，误诊率更低。

（二）鉴别诊断

1. 类风湿关节炎　部分 SLE 发病初期以对称性多关节滑膜炎为突出表现，RF 可能阳性，但是 SLE 不遗留关节畸形，且多伴有特征性的皮疹、口腔溃疡以及肾脏、血液、中枢神经等多系统的损害，抗 dsDNA 抗体、抗 Sm 抗体阳性和高滴度的 ANA 阳性。

2. 心包炎与心肌炎　以浆膜炎为突出表现的 SLE 易被误诊为病毒性心肌炎或心包炎，需反复检测抗核抗体、抗 dsDNA 抗体，抗 Sm 抗体，必要时抽吸浆膜腔积液进行检测。

3. 肾小球肾炎与肾病综合征　对有面部蝶形红斑或颊部红色斑丘疹等典型皮损的狼疮性肾炎，临床不难鉴别。SLE 除肾脏损害外，往往具有多系统和多脏器受累的表现，且某些免疫学检查，如抗核抗体、抗 dsDNA 抗体、抗 Sm 抗体等，对早期不典型临床难以确诊者，必要时可进行肾活检鉴别。

4. 原发性血小板减少性紫癜　部分 SLE 血液系统异常比较突出，贫血、白细胞减少、血小板减少，且伴发血管炎，酷似原发性血小板减少性紫癜，而 ANA、抗 dsDNA 抗体、抗 Sm 抗体等可能为阳性，两者不难鉴别。

（三）SLE 病情的严重程度及狼疮危象

1. 轻型 SLE　指 SLE 诊断明确，重要器官（包括肾脏、血液、呼吸、心血管、消化、中枢神经系统）未受累。

2. 中、重型 SLE　指有重要脏器受累并影响功能。包括肾脏、血液、神经、消化、呼吸、心血管系统受累以及皮肤血管炎、严重皮肤损伤、肌炎等。

3. 狼疮危象　危及生命的急重症 SLE 称为狼疮危象。主要临床表现包括：①急进性肾小球肾炎；②严重中枢神经系统损坏；③严重溶血性贫血；④严重血小板减少性紫癜；⑤严重粒细胞缺乏症；⑥严重心脏损坏；⑦严重狼疮性肺炎或肺泡出血；⑧严重狼疮性肝炎；⑨严重血管炎。

（四）中西医结合治疗要点

1. 治疗原则　本病目前没有根治的办法，但经合理治疗可使大多数患者达到临床长期缓解。强调早期诊断和早期治疗，以避免或延缓不可逆的组织脏器的病理损害。SLE 推荐达标治疗，力求 SLE 的完全缓解或低疾病活动度，并最低剂量（甚至停药）糖皮质激素／免疫抑制剂。一般认为在急性活动期应用西药能迅速有效地控制病情，而中药在改善症状、减少西药的副作用、防止复发、保护脏器功能、提高生活质量、促进体质的恢复等方面具有一定的优势。对治疗后病情渐趋于稳定的患者，在激素减至半量以下时可逐渐以中药治疗为主，当减至最小维持量并获得长年缓解后，可逐渐撤除或长期用维持量激素配合中药治疗。治疗用药遵循分级治疗、个体化原则和方法，也是提高疗效和减少不良反应的手段。

2. 西医治疗　由于其高度异质性，强调治疗的个体化。糖皮质激素加免疫抑制剂是主要的治疗方案。治疗原则为：急性期积极用药诱导缓解，尽快控制病情活动；病情缓解后，调整药物，维持缓解；保护重要脏器功能并减少药物副作用；重视并发症的预防及治疗。加强患者及家属的教育。临床医生应根据病情的轻重程度，掌握好治疗的风险与效益之比。既要清楚药物的不良反应，又要认识到药物给患者带来的生机。

（1）轻型 SLE 的治疗

1）轻型 SLE 的治疗，激素并非首选治疗药物。

2）首选 NSAID、羟氯喹等，治疗无效，可考虑使用激素。

3）治疗皮肤黏膜病变可短期局部应用激素，但面部避免使用强效激素类外用药，即使使用也不应超过 1 周。

4）小剂量糖皮质激素（泼尼松＜10mg/d）有助于控制病情，通常副作用较小。

（2）中、重度活动型 SLE 的治疗：活动程度较高，病情较严重，患者每有发热、乏力、多汗等全身症状，实验室检查有明显异常。

1）治疗一般分为 2 个阶段，即诱导缓解和维持缓解治疗。中度建议激素联合免疫抑制剂治疗；重度强调个体化方案，并需要联合其他免疫抑制剂。

2）诱导缓解治疗：糖皮质激素（简称激素）通常泼尼松剂量 0.5~1mg/（kg·d）[甲泼尼龙 0.4~0.8mg/（kg·d）]，晨起顿服。一般需同时加用免疫抑制剂；重型 SLE 激素通常泼尼松剂量 1mg/（kg·d）[甲泼尼龙 0.8mg/（kg·d）]，晨起顿服。同时选用免疫抑制剂如环磷酰胺、吗替麦考酚酯、环孢素、他克莫司、硫唑嘌呤、甲氨蝶呤等。

3）维持缓解治疗：诱导缓解治疗 4~8 周后，激素以每 1~2 周减原剂量的 10% 的速度缓慢减量，减至半量后减药速度依病情适当减慢。一般选用泼尼松或甲泼尼龙。对于急性暴发性危重 SLE，如急进性肾衰竭、神经精神狼疮的癫痫发作或明显精神症状、严重溶血性贫血等，可用激素冲击疗法，即用甲泼尼龙 500~1 000mg，缓慢静脉滴注每天 1 次，连用 3 天为 1 个疗程。接着使用如上所述的剂量泼尼松 [1mg/（kg·d）]；如病情需要，1 周后可重复使用，这样能较快控制 SLE 病情活动，达到诱导缓解。

（3）狼疮危象的治疗：通常需大剂量甲泼尼龙冲击治疗，以帮助度过危象。

（4）免疫抑制剂：大多数 SLE 患者尤其是病情活动时需加用免疫抑制剂联合治疗。加用免疫抑制剂有利于更好地控制 SLE 活动，保护重要脏器功能，减少复发，以及减少激素的需要量和副作用。在有重要脏器受累的 SLE 患者中，诱导缓解建议首选环磷酰胺或吗替麦考酚酯，如无明显副作用，建议至少应用 6 个月以上。在维持治疗中，可根据病情选择 1~2 种免疫抑制剂长期维持。羟氯喹作为 SLE 的基础治疗，可长期应用。

1）环磷酰胺（CTX）：目前常用 CTX 冲击疗法，1.0g/ 月，连用 6 次；后 1.0g/ 次，3 个月 1 次，连用 2 年。CTX 有胃肠道反应、脱发、肝损害等不良反应，尤其是血白细胞减少，应定期检查，当血白细胞＜3×10^9/L 时，暂停使用。

2）吗替麦考酚酯：1.5~2.0g/d。对白细胞、肝肾功能影响较小。

3）环孢素：3~5mg/d。其主要不良反应为肾损害，使用期间应予以监测血药浓度。在需用 CTX 的病例，由于血白细胞减少或功能损害而暂不能使用者，亦可用本药暂时替代。

4）他克莫司：3~6mg/d。可与吗替麦考酚酯联合，多靶点治疗难治性 SLE。副作用有高血压、胃肠反应、肾损害、高血糖等。

5）硫唑嘌呤：适用于中度严重病例，脏器功能恶化缓慢者或维持缓解。

（5）静脉注射大剂量免疫球蛋白（IVIG）：适用于某些病情严重和 / 或并发全身性严重

感染者,对重症血小板减少性紫癜有效,一般每日 0.4g/kg,静脉滴注,连续 3~5 天为 1 个疗程。

(6)生物制剂:目前用于临床和临床试验主要有抗 CD20 单抗[利妥昔单抗(rituximab)]和 CTLA-4。报道或研究多为小样本量,还需大规模、长期随访研究。可能开创 SLE 治疗的无激素时代。

(7)血浆置换:通过清除血浆中循环免疫复合物、游离的抗体、免疫球蛋白及补体成分,使血浆中抗体滴度减低,并改善网状内皮系统的吞噬功能,对于危重患者或经多种治疗无效的患者有迅速缓解病情的功效。

(8)人造血干细胞移植:是通过异体或自体的造血干细胞植入受体内而获得造血和免疫功能重建的医疗手段。多项研究已经证实,人造血干细胞移植可以使传统免疫抑制剂治疗无效的患者病情得以缓解,但移植后复发是自体干细胞移植的突出问题,其远期疗效尚待长期随访后确定。

四、中西医结合治疗研究

(一)思路与方法

1. SLE 活动期以西医治疗为主,中药治疗为辅　鉴于糖皮质激素、免疫抑制剂仍是目前控制狼疮活动最确切的药物,因此针对狼疮活动患者应根据病情及时选用激素、免疫抑制剂等药物。其中狼疮危象,应及时给予激素及环磷酰胺冲击治疗,以尽快控制狼疮活动,减轻脏器损害。同时针对上述药物用药过程中出现的不良反应及其他临床症状,在综合考虑患者体质、病程、疾病演变规律以及激素、免疫抑制剂用药过程中中医证候的演变规律等因素的基础上,在辨证施治的指导下,进行组方用药。一方面,预防西药的不良反应,体现"未病先防,既病防变"的预防思想;另一方面,发挥协同作用,提高西药疗效,并及时改善用药过程中出现的胃肠道等一系列临床症状,确保西药疗程的顺利完成。

2. SLE 活动期、缓解期不同的治疗目标　活动期应尽快达标缓解,缓解期应尽量保持狼疮不复发。狼疮活动控制及激素等西药减量阶段,及时调整中药用药原则,预防激素等撤减过程中可能出现的反跳及复发。另外,对于体质羸弱,抵抗力低,易出现反复呼吸道感染等并发症患者,给予玉屏风散等益气固表,扶正固本的中药,提高机体抵抗力,减少感染发生次数,更利于疾病的控制。

对于狼疮恢复期病情稳定的患者,应仔细辨证,根据气虚、阴虚、气阴两虚、阴阳两虚的不同,可给予四君子汤、六味地黄丸、金匮肾气丸、补中益气汤等加减中药、冬虫夏草及其制剂等调理善后。

3. 不容忽视中药制剂的作用　在西药控制欠佳,又不能耐受或因其他原因不能再加或再换其他免疫抑制剂时,适当加用以下中药制剂有事半功倍的作用,能够更好地控制病情。

(1)雷公藤总苷:10~20mg,3 次/d,饭后服。不良反应:性腺抑制、胃肠道反应、骨髓抑制、可逆性肝酶升高。

(2)白芍总苷:600mg,2~3 次/d,口服。不良反应:大便次数增多,轻度纳差等。

(3)青藤碱(正清风痛宁):20~80mg,3 次/d,饭前口服。常见不良反应有皮肤瘙痒、皮疹等过敏反应,少数患者出现白细胞减少。

（4）昆明山海棠：每次 2 片，3 次 /d。功能清热除湿，祛风通络，适应于证属湿热阻络证者。

（5）火把花根片：每次 4~5 片，3 次 /d。功能祛风除湿，舒筋活络，清热解毒，适应于证属湿热阻络证者。

（二）临证经验

1. 中西医结合治疗提高疗效　西药治疗 SLE 疗效确切，中药治疗作用不可忽视，特别是在狼疮肾的治疗中。临床实践表明，中西医结合比单纯西药治疗在控制 SLE 活动、缓解症状、改善肾功能、延缓肾损害等方面具有更多优势。清热解毒、凉血活血的方药如犀角地黄汤（《备急千金要方》）、金银花、黄芩、青蒿、大青叶、水牛角、牡丹皮、大黄等，以及具有调节免疫作用的中药如苦参、穿心莲、山豆根、红花等已被证实具有增强疗效的作用；药理研究表明单味中药具有较强的调节免疫功能的作用，如黄芪、淫羊藿、生地、玄参、冬虫夏草等。特别是对一些难治性病例，可根据不同证型分别选用，既符合辨证论治和中药配伍原则，又具有调节机体免疫功能的中药或中药制剂，进行合理组方，以期达到提高疗效的目的。

2. 减少激素、免疫抑制剂的副作用　在西药应用的不同阶段，伍以恰当的中医药治疗可以有效地避免或减轻西药的不良反应，从而在维持或提高原有疗效的基础上保证用药的可持续性。SLE 的初期或活动期，表现为热毒炽盛或阴虚火旺证候时，辅以中药滋阴清热、凉血活血之法，减轻激素副作用；激素减至半量后，出现气阴两虚表现，加黄芪、炒白术、太子参、山药等益气养阴之品；激素减至维持量，出现皮质功能减退表现为肾阳虚者，加温补脾肾的党参、淫羊藿、肉苁蓉、菟丝子、巴戟天、锁阳等，加用这些中药，可促进体内糖皮质激素的分泌，减轻激素撤减综合征，能减少撤药反跳现象和帮助巩固疗效。对于免疫抑制剂引起的胃肠道的副反应，应用健脾和胃的香砂养胃丸、六君子汤、半夏泻心汤以及和胃止呕的姜半夏、黄连、竹茹、苏梗、砂仁等，改善胃肠道及全身情况，帮助治疗顺利完成。

3. 巩固疗效、减少复发　由于激素及免疫抑制剂的长期应用，多数患者表现为身体羸弱，汗多，畏风，免疫力极低，极易发生上呼吸道感染，对疾病恢复不利，此时应将玉屏风散贯穿其中。长期稳定患者，自觉无特殊不适，可选择药性平和的药物补益脾肾。同时嘱患者一定避免劳累、避免情绪刺激、避免光照等诱发因素。也可用香砂六君子丸、参芪地黄丸、补中益气汤等。

五、中西医结合诊疗前沿与研究展望

辨证论治是中医药治疗的精华。SLE 病情复杂，临床表现差异大，给中医辨证分型的规范带来很大的难度，目前仍未形成一个公认的辨证分型体系。2002 年卫生部药政局《中药新药临床指导原则》将 SLE 分为毒热炽盛型、阴虚内热型、肝肾阴虚或肾阴亏损型、邪热（或瘀热）伤肝型、脾肾阳虚型及风湿热痹型 6 种，但众多研究的表述极不一致，导致许多 SLE 的中医研究缺乏可比性，缺乏一些客观、微观的定性和定量指标，严重制约了 SLE 中医治疗研究的规范化、科学化。影响了临床疗效的衡量、确定和推广。辨证论治具有多靶点、多环节、全面兼顾和个体化治疗的优势。如何更好地规范辨证体系是中医进一步深入研究 SLE

的关键点。

西医学发展迅速，人白细胞抗原（HLA）、T 细胞表面抗原受体（TCR）基因、免疫球蛋白基因、TNF 基因、Fc 受体基因（*FCGRZA*、*FCGR3A*、*FCGR3B* 和 *FCGR2B*）、补体基因、PDCD1（或 PD-1）基因、PARP 基因、细胞凋亡相关基因、Fas 基因和 Fas 配体（FasL）基因、bc-l2 基因、Ro52 基因、IFIT1、细胞毒性 T 淋巴细胞相关抗原 4（CTLA4）等众多基因在 SLE 的发病中具有至关重要的作用。目前国内外利用基因芯片技术研究 SLE 发病机制的初步研究结果表明，SLE 的发生是由多基因共同作用的结果。在各种致病因素的作用下，多基因的活化或抑制，共同决定了 SLE 的产生、临床特征及转归。在全基因组水平上整体性研究 SLE 的中医辨证诊治的微观机制，可能为 SLE 的中医研究打开新局面。

一些对 SLE 诊断特异性和敏感性更高的生物标志物的发现和加入，如 IFN 指纹等，使 SLE 的诊断由"主观"为主发展至"客观"为主；SLE 亚型标准可能产生，如遗传 - 细胞因子 - 血清学 - 临床的分类标准，有利于对其本质的深入认识及提高诊治水平；理想中的 SLE 诊断标准最终可能成为现实。

随着生物制剂的更多更快的发展，SLE 治疗的无激素时代可能成为现实。

六、经典著作赏析

汉代张机《金匮要略》一书中有阴阳毒病篇。阴毒病和阳毒病合称阴阳毒病，主要临床表现为面部有赤斑或彩色的花纹斑以及全身疼痛，即所载："阳毒之为病，面赤斑斑如锦纹，咽喉痛，唾脓血，五日可治，七日不可治，升麻鳖甲汤主之"，"阴毒之为病，面目青，身痛如被杖，咽喉痛，五日可治，七日不可治，升麻鳖甲汤去雄黄、蜀椒主之"，其论述与 SLE 皮疹、关节痛、发热、面部红斑等表现相似；隋代巢元方《诸病源候论·伤寒阴阳毒候》更进一步指出："夫欲辨阴阳毒病者，始得病时，可看手足指，冷者是阴，不冷者是阳"；"阴阳毒病无常也。或初得病，便有毒，或服汤药，经五、六日以上，或十余日不瘥，变成毒者。其候身重背强，咽喉痛、糜粥不下，毒气攻心，心腹烦痛、短气、四肢厥逆、呕吐，体如被打发斑，此皆其候。重过三日则难治"，形象地描述 SLE 由病初的手足雷诺现象、皮肤和肌肉关节病变逐渐累及全身多个脏器，直至发生循环衰竭的病情演变过程。《诸病源候论·时气阴阳毒候》还对阴毒和阳毒的特点做了区别：认为"若病身重腰膝痛，烦闷，面赤斑出，咽喉痛，或下利狂走，此为阳毒"；"若身重背强，短气呕逆，唇青面黑，四肢逆冷，为阴毒"。王叔和《脉经》指出："或由伤寒一二日便结成毒，或服药六七日变成毒"，提示阴阳毒与伤寒热病有密切联系。宋代朱肱《类证活人书》将阴阳毒与伤寒的关系进一步发挥为"伤寒阳气独盛，阴气暴绝，则为阳毒；若阴气独盛，而阳气暴绝，则为阴毒"。治疗上，王叔和、朱肱均弃仲景升麻鳖甲汤，而自拟升麻汤、阳毒升麻汤、大黄散、栀子仁汤等治阳毒，药皆辛散苦寒之品；习用甘草散、附子散、白术散、肉桂散等治阴毒，药皆大辛大热之类。

主要参考文献

[1] FAUCI A S, LANGFORD C A. 哈里森风湿病学 [M]. 北京：人民卫生出版社，2009.

[2] 王承德，沈丕安，胡荫奇. 实用中医风湿病学 [M]. 2 版. 北京：人民卫生出版社，2009.

[3] 爱德华 D. 哈利. 凯利风湿病学 [M]. 7 版. 左晓霞, 陶立坚, 高洁生, 译. 北京: 人民卫生出版社, 2006.

[4] 栗占国, 张奉春, 曾小峰. 风湿免疫学高级教程 [M]. 北京: 人民军医出版社, 2013.

[5] 刘维. 中西医结合风湿免疫病学 [M]. 武汉: 华中科技大学出版社, 2009.

[6] 沈庆法. 现代中医肾脏病理论与临床 [M]. 上海: 同济大学出版社, 2008.

（刘春莹）

第三节　强直性脊柱炎

强直性脊柱炎（ankylosing spondylitis, AS）是血清阴性脊柱关节病的一种, 以中轴脊柱骨关节受累为主的慢性、系统性、炎性疾病; 外周关节以及韧带和肌腱末端在骨的附着点也是常见的受累部位, 有明显的家族聚集现象, 中青年男性多发。常因治疗不当或治疗不及时而发生功能减退、关节畸形, 甚至失能。

强直性脊柱炎在中医学中称"鹅颈""驼背""柱状腰""腰痛"等, 属于"痹证"的范畴。

一、中医概述

痹证的病名最早见于《黄帝内经》。《素问·痹论》提出: "风寒湿三气杂至, 合而为痹。其风气胜者为行痹, 寒气胜者为痛痹, 湿气胜者为着痹也。"本病的病因为感受风寒湿邪、风湿热邪、劳逸不当及久病体虚, 邪气滞留肢体筋脉、关节、肌肉, 经络闭阻, 不通则痛, 形成了肢体关节、肌肉疼痛, 屈伸不利, 甚至关节剧痛、肿大、僵硬、变形等临床表现。本病的基本病机为风、寒、湿、热、痰、瘀痹阻经络气血。本病的中医辨证分型为: 行痹, 治用防风汤加减以祛风通络, 散寒除湿; 痛痹, 治用乌头汤加减以温经散寒止痛; 着痹, 治用薏苡仁汤加减以健脾祛湿, 发散风寒; 风湿热痹, 治用白虎加桂枝汤合宣痹汤加减以清热宣痹; 痰瘀痹阻证, 治用双合汤加减以活血化瘀, 祛痰通络。肝肾亏虚证, 治用独活寄生汤加减以益肝肾、补气血、祛风湿、止痹痛。

二、西医概述

（一）病因、发病机制及病理改变

强直性脊柱炎的病因和发病机制可分为遗传因素、环境因素、机体的免疫异常等, 其发病机制尚未定论。

1. 遗传因素　遗传因素在 AS 的发病过程中发挥重要作用, 我国 AS 患者 HLA-B27 阳性率为 90%, 家族中一级亲属 HLA-B27 阳性者患病的风险比一般人群高 20~40 倍。

2. 环境因素　主要与感染、外伤、甲状旁腺疾病、肺结核、铅中毒、上呼吸道感染、淋病等相关。此外, 衣原体、沙门菌、志贺菌、耶尔森菌和弯曲菌等可以诱发 HLA-B27 相关反应性关节炎。

3. 免疫学异常　患者可有血清免疫球蛋白、循环免疫复合物、IL-10、IL-6、IL-17 等炎症细胞因子水平的增高。

(二)临床表现

本病起病大多缓慢而隐匿,男性较多见,且一般比女性严重。

1. 症状 本病的关节表现以腰背痛及外周关节炎为主。隐袭起病的慢性下腰痛是最具特征性的早期症状,为难以定位的钝痛,少数患者以颈、胸痛为首发表现。症状在静止、休息时加重,活动后减轻。关节外表现是急性前色素膜炎(急性虹膜炎)。

2. 体征 常见体征为骶髂关节压痛,4 字试验阳性;脊柱前屈、后伸、侧弯受限及胸廓活动度减少,Schober 试验阳性,枕墙距 > 0cm。

3. 实验室检查及影像学检查 RF 阴性,活动期时血沉、C 反应蛋白、免疫球蛋白升高。90% 左右患者 HLA-B27 阳性;X 线检查可见受累部位韧带钙化、脊柱"竹节样"变、椎体方形变、椎小关节和脊柱生理曲度改变等。CT 与 MRI 检查有利于早期诊断。

三、诊治要点

(一)诊断要点

腰背痛,脊柱活动受限,胸廓活动受限,骶髂关节炎。

2010 年中华医学会风湿病学分会制订的《强直性脊柱炎诊断及治疗指南》推荐 1984 年修订的 AS 纽约标准。对一些早期暂时不符合上述标准者,可参考有关脊柱关节病(SpA)的分类标准,主要包括欧洲脊柱关节病研究组(ESSG)和 2009 年国际 AS 评估工作组(ASAS)推荐的中轴型 SpA 的分类标准。

1. 1984 年修订的 AS 纽约标准 ①下腰背痛持续至少 3 个月,疼痛随活动改善,但休息不减轻;②腰椎在前后和侧屈方向活动受限;③胸廓扩展范围小于同年龄和性别的正常值;④双侧骶髂关节炎 Ⅱ~Ⅳ 级,或单侧骶髂关节炎 Ⅲ~Ⅳ 级。如患者具备④并分别附加①~③条中的任何 1 条可确诊为 AS。

2. ESSG 诊断标准 炎性脊柱痛或非对称性以下肢关节为主的滑膜炎,并附加以下任何 1 项,即:①阳性家族史;②银屑病;③炎性肠病;④关节炎前 1 个月内的尿道炎、宫颈炎或急性腹泻;⑤双侧臀部交替疼痛;⑥肌腱端病;⑦骶髂关节炎。符合者列入此类进行诊断和治疗,并随访观察。

3. 2009 年 ASAS 推荐的中轴型 SpA 的分类标准 起病年龄 < 45 岁和腰背痛 ≥ 3 个月的患者,加上符合下述中 1 种标准:①影像学提示骶髂关节炎加上至少 1 个下述的 SpA 临床特征;② HLA-B27 阳性加上伴有至少 2 项其他的 SpA 特征。其中影像学提示骶髂关节炎指的是:① X 线检查可见的骶髂关节炎,符合 1984 年修订的纽约标准双侧 Ⅱ~Ⅳ 级病变或单侧 Ⅲ~Ⅳ 级病变;② MRI 检查提示的活动性骶髂关节炎,即明确的骨髓水肿及骨炎。SpA 临床特征包括:①炎性背痛;②关节炎;③起止点炎(跟腱);④眼葡萄膜炎;⑤指(趾)炎;⑥银屑病;⑦克罗恩病,溃疡性结肠炎;⑧对 NSAID 反应良好;⑨SpA 家族史;⑩ HLA-B27 阳性;⑪CRP 升高。

骶髂关节炎 X 线分级:0 级,正常;Ⅰ 级,可疑或极轻微的骶髂关节病变;Ⅱ 级,轻度异常,可见局限性侵蚀、硬化,关节间隙无改变;Ⅲ 级,明显异常,至少伴有以下 1 项改变:近关节区硬化、关节间隙变窄或增宽、部分强直;Ⅳ 级,重度异常,关节间隙消失。

（二）诊断思路（流程图）（图9-1）

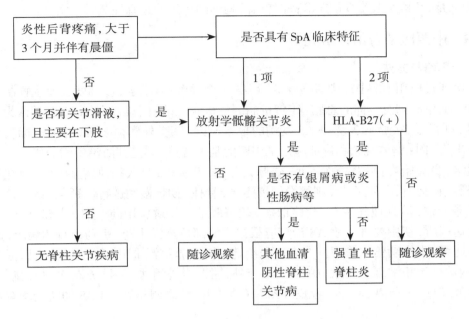

图9-1 强直性脊柱炎诊断思路

（三）中西医结合治疗要点

1. 治疗原则 强直性脊柱炎的治疗目的应是有效地减缓疼痛、保护关节功能和延缓病情进展。一般治疗强调进行颈腰胸椎活动度的锻炼，睡硬板床、低枕仰卧位，避免促进屈曲畸形的体位。配合超短波、中频脉冲、脉冲磁疗等理疗，缓解关节及软组织疼痛。在西药治疗的基础上给予中医药疗法，一般采用温肾强督，通经活络等方药，或采用针刺、电针、放血及灸法，使预后更佳。

2. 西医治疗

（1）NSAID治疗：目前强直性脊柱炎的主要治疗药物仍是NSAID。炎性下腰痛、外周关节炎及肌腱端炎均应选用NSAID，使用时应注意个体化，每一位患者对不同种类的NSAID反应性可能不同，初始使用剂量要足量，使用4~7天后决定该药是否有效，避免同时使用2种或者2种以上的NSAID，并应随着症状的缓解减少NSAID的剂量，或者换用作用时间较长的缓释剂型。使用任何一种NSAID都应注意可能出现的胃肠道、肝肾不良反应，尽可能根据患者以往用药的情况和目前状况，选用最易耐受的NSAID，并定期复查，监测各种不良反应。

（2）传统改善病情药物治疗：病情改善药物主要用于缓解疼痛、改善晨僵、改善功能和脊柱活动度。该类药物可以阻止疾病的进展，最终达到控制疾病，改善预后的目的。常用的改善病情药物包括柳氮磺吡啶（SSZ）、甲氨蝶呤（MTX）、沙利度胺和来氟米特（LFF）等。

（3）生物制剂治疗：目前用于治疗强直性脊柱炎的生物制剂包括4种：依那西普、英夫利西单抗、阿达木单抗和戈利木单抗。治疗AS疗效比较确切。

（4）手术治疗：手术治疗的目的是矫正畸形，缓解疼痛，改善功能。髋、膝关节的手术包括：滑膜切除术和人工关节置换术；驼背后凸畸形的矫正通过脊柱截骨来实现。

四、中西医结合治疗研究

（一）思路与方法

西医通过应用 NSAID、柳氮磺吡啶、甲氨蝶呤、糖皮质激素、沙利度胺及生物制剂等来治疗 AS，而中医则有不同的思路：①辨析病因病机病位，强调益肾强督：中医学认为先天禀赋不足、肝肾亏虚、督脉失养是 AS 发病的根本原因，感受外邪，侵袭经脉为病标。②辨证施治，调节阴阳：整体观念和辨证施治是中医的基本特点，亦是其防治疾病的优势。③祛痰化瘀通络，贯穿始终：肝肾精血不足，督脉失养，外邪侵入，日久痰浊瘀血内生，流注筋络骨节，阻滞气血运行，不通不荣，则腰脊僵硬疼痛，脊柱、韧带慢性进行性钙化，认为这是痰浊瘀血阻滞所致，治宜理气活血、化痰散瘀、软坚散结。④辨位用药，引经达节：引经药可使药物直达病所，切中要害。故 AS 治疗应根据疼痛部位辨经用药，引药力直达病所，起到引经报使通络、事半功倍的作用。⑤多途径给药，多方位治疗，促进疾病向愈：中医强调整体观念，内治外治相结合。故除内服中药治疗外，常配合外治法，如针灸推拿、药物罐、刮痧、中药熏蒸透敷、中药离子导入、经皮导药、气功导引、情志调养等，对 AS 的防治均有着积极作用。

（二）临证经验

中医认为，AS 的病位与督脉、足太阳膀胱经和肾相关。《难经·二十八难》说："督脉者，起于下极之俞，并于脊里，上至风府，入属于脑。"督脉循行贯穿于整个脊柱，而本病病变部位主要在腰脊，因此督脉病变与本病密切相关。①肾虚是强直性脊柱炎发病的根本原因：《素问·脉要精微论》说："腰者肾之府，转摇不能，肾将惫矣。"AS 病位在骨属肾，肾精不足，督脉空虚为其本。肾为先天之本，主骨生髓，主藏精，肾中精气充足，骨髓充盈，骨骼才能发育正常，坚固有力，否则反之。②风、寒、湿则是强直性脊柱炎发病的重要诱因：《素问·痹论》云："风寒湿三气杂至，合而为痹也。"风为百病之长，易夹邪入侵，AS 患者多由风夹湿、夹寒侵袭人体而发病，贯穿于疾病始终。③痰、瘀是强直性脊柱炎发病的关键病因：AS 患者由于肾虚阳气不足，则气血津液运行失常而致体内痰浊内生，瘀血形成。痰、瘀流注于督脉、经络、脊柱、关节、骨髓，则脊柱强直转侧不能。

1. 药物治疗　对 AS 的中医药治疗，应区分活动期、慢性期及稳定期的治疗。

活动期炎症发展迅速剧烈，病情较重，应中西药联合，以攻为主。慢性期炎症剧烈程度有所减缓，变质、渗出与增生性修复同时并存，病程迁延缠绵，机体气血及肝肾精华消耗较大，正气虚弱逐步显现，在祛邪时要顾及补虚扶正。稳定期病情处于缓解状况，为避免死灰复燃，加强扶正，巩固治疗，故重点在补肾强督。

而在辨证论治方面，国内学者认为，本病辨证要点为辨虚实。初期感受外邪，多属实；久病迁延，素体亏虚，肝肾精血不足而发病者，多属虚；而见偻曲不伸，弓背畸形，乃属正气不足，肾精不足，病邪深入骨髓，属虚实夹杂之证。其将本病分为 4 个证型：①风湿痹阻：主脊督游走疼痛，身重，兼项强头痛，腰脊疼痛，难以转侧，舌淡，苔薄白，脉滑。方药如下：独活、威灵仙、千年健、钻地风、川牛膝、木瓜、薏苡仁、丹参、白芍、生地、香附、甘草、防风、藁本、桑寄生、狗脊等加减。②肝肾阴虚：主脊部酸痛，腰膝酸软，潮热盗汗，兼关节烦疼，昼轻夜重，头晕目眩，形体消瘦，口燥舌干，精神不振，舌淡红，苔少，脉细数。方用左归丸加减。若项背常热而痛者，阴虚也，六味丸加鹿茸。③阳虚督寒：主脊督冷痛，畏寒肢冷，兼背冷恶寒，晨起僵痛，甚者强硬弯曲，遇寒加重，舌淡，苔薄白，脉沉弦或细弱。方用独活寄生汤加减。④瘀血痹阻：主脊部刺痛，痛有定处，兼痛时不能转侧，痛处拒按，时轻时重，舌黯有瘀斑，苔薄，脉沉涩或沉弦。方用身痛逐瘀汤加减。若腰脊痛，因跌仆伤损令人腰脊疼，从高坠下，瘀血凝滞，宜地龙散。

2. 非药物治疗　①对患者及其家属进行疾病知识的教育。②劝导患者要谨慎而不间断地进行体育锻炼。③站立时应尽量保持挺胸、收腹和双眼平视前方的姿势。坐位也应保持胸部直立。应睡硬板床、多取仰卧位，避免促进屈曲畸形的体位。枕头要矮，一旦出现上胸或颈椎受累应停用枕头。④减少或避免引起持续性疼痛的体力活动，定期测量身高。⑤炎性关节炎或其他软组织的疼痛可选择必要的物理治疗。⑥戒烟酒，注意饮食调节和卫生，保持良好的生活习惯。

（1）针灸治疗选穴：①活动期：主穴取大椎至骶椎两侧华佗夹脊穴，每次取穴均包括胸、腰、骶段穴位各1~2对，交替取穴。并随证配穴，口苦咽干配太溪、太冲；髂胫束紧张配风市、环跳；疼痛沿坐骨神经放射配承扶、殷门、委中；膝关节受累配内外膝眼、足三里、三阴交、阳陵泉；骶髂关节疼痛明显配环跳、阴廉、阿是穴。②缓解期：主穴以夹脊穴、督脉穴、八会穴为主；配穴：风池、风府、环跳、委中、承山、昆仑。

（2）推拿疗法操作方法：患者俯卧位，术者采用㨰、揉法放松腰背部肌肉后，以单手食、中两指从胸椎向骶椎方向点按两侧夹脊穴，反复做5~7遍。或以左、右手拇指相叠，从大椎至骶椎，按压一侧华佗夹脊穴5~7遍，两侧交替进行。分推手法是以两手大鱼际按压在脊柱两侧夹脊穴上，从上向下分推两侧竖脊肌，直到骶椎两旁，反复操作5~7遍，再将双手呈扇形向两侧背肋间、腰臀间分推，反复做5~7遍。最后用空掌从上向下轻轻叩击督脉1~3遍以结束手法。每日1次，10次为1个疗程。

（3）外治法：①熏蒸疗法：熏蒸可使药物蒸气中的有效成分以离子状态渗入肌肤，其温热作用可促进血液循环和新陈代谢，松弛肌肉，降低末梢神经兴奋性，又有利于中药有效成分的快速吸收。处方：羌活、独活、川芎、白芷、徐长卿、青木香、苏木、桂枝、当归、制乳香、制没药、细辛各等分，冰片少许。②脐疗：脐贴固本舒督散4g与适量米酒或蜂蜜调成糊敷贴脐（神阙穴）部，表面用油皮纸覆盖，以固定带固定，24小时换药1次。

五、中西医结合治疗前沿与研究展望

（一）强直性脊柱炎中医辨证分型与免疫炎症指标及脂质组学的相关性研究

有研究发现，AS患者的病情活动程度、免疫功能状态与中医证候存在关联。AS患者中肾虚督寒证较肾虚湿热证的年龄大、病程长。湿热证AS患者的ESR、hs-CRP、TNF-α水平均显著高于血瘀证和督寒证AS患者，督寒证AS患者的$CD4^+$、$CD25^+$、$CD127^-$、Treg水平均显著低于血瘀证和湿热证AS患者，提示ESR、hs-CRP、TNF-α、$CD4^+$、$CD25^+$、$CD127^-$、Treg水平不仅反映AS患者的病情活动程度和免疫功能状态，而且与其中医证型间存在着一定联系，可以作为AS患者中医辨证的微观指标。

而对于风湿性疾病的湿热证则有更进一步的研究。湿热证作为中医证型的一种，有着一组特定的外候信息与之相对应,而作为承载人体生命活动终端信息、与外候联系最紧密的小分子代谢物,亦必然与湿热证候存在联系。有学者研究发现,α-羟基丁酸、磷酸、甘露糖在湿热证组血清中均明显升高,而乙醇胺则明显下降。考虑血清 α-羟基丁酸、磷酸、甘露糖和乙醇胺可能为风湿性疾病湿热证的共性代谢物组特征。殷婷婷、赵春杰等人对脂质组学研究发现,部分甘油磷脂酰胆碱(GPC)和甘油三酯(TG)类代谢物可能为 AS 湿热证脂质代谢的特异性本质,而 Lyso-GPC(18∶2)、Lyso-GPC(16∶0)和 Lyso-GPC(18∶1)可能为风湿性疾病湿热证脂质代谢的共性实质,为风湿性疾病湿热证实质的探讨提供了新的依据。

(二)遗传因素研究的线索

AS 是遗传相关的复杂疾病,其中遗传因素在复杂性疾病的发生中起重要作用,可能还有多个微效基因参与其中。

近年来,全基因组关联研究(Genome-wide association study,GWAS)方法被广泛应用到多种复杂疾病的遗传学研究中。目前 GWAS 发现的一些 AS 疾病/性状的相关变异多数位于基因组的非编码区。但是 GWAS 只提示某些基因与疾病性状具有关联性,为疾病/性状机制的研究提供启示。若在进行 GWAS 同时结合基因组学研究,可能会起到更好的启示作用。因为 AS 是复杂疾病,可有不同的表型,包括数量表型及疾病亚型。一个基因可影响多个性状,称为基因的多效性。GWAS 在其他疾病的研究已发现,不少变异能影响多个性状。因此,基于对中国人 GWAS 的结果和不同临床表型的基因相关进行分析研究,将为今后明确致病的遗传基因基础提供依据。

目前除了 HLA-B27 外,AS 的国外报道的非 MHC 区的疾病易感基因主要是 *ERAP1* 和 *IL-23R*,中山大学附属第三医院古洁若带领的研究团队 2012 年发表在《自然遗传》杂志报道了我国 *ANO6* 等基因的致病易感线索,这些易感基因的因素可增加罹患 AS 的风险并在其发病中起作用。而近年来,该团队发现一个罕见的亚型——HLA-B2715 的 AS 患者及家系;对HLA-B2704 和 HLA-B2705 等 AS 患者的 HLA-B27 风险亚型与临床 AS 患者的临床表型的关系分析提示,AS 的发病年龄、眼炎等表型与 HLA-B2704 相关。

六、经典著作赏析

强直性脊柱炎属中医学"痹证""尪痹""大偻"等范畴。

大偻病的来历是范欧阳根据中医经典《素问·生气通天论》所说的"阳气者,精则养神,柔则养筋,开阖不得,寒气从之,乃生大偻"而确立病名。肾督阳虚是本病的内因,寒邪入侵是其外因,内外合邪,阳气不化,寒邪内盛,影响筋骨的荣养而致脊柱伛偻,形成大偻。

焦树德教授认为病因病机是肾督不足为先,风寒湿邪侵入肾、督,造成骨损、筋挛、腰脊僵痛。而渐成"尻以代踵,脊以代头"的疾患;治以补肾督、祛寒湿为大法,辅以养肝荣筋,祛瘀通络,调护脾胃,以顾后天。

而对于本病,许多古籍均有记载。《素问·脉要精微论》曰:"腰者肾之府,转摇不能,肾将惫矣。"《素问·风论》曰:"肾风之状……脊痛不能正立";《素问·至真要大论》曰:"太阳在泉,寒复内余,则腰尻痛,屈伸不利,股胫足膝中痛";《素问·至真要大论》载:"太阴司天,湿淫所胜……腰脊头项痛";《备急千金要方》曰:"腰背痛者皆是肾气虚弱";《医学入门》曰:

"腰痛新久总肾虚";《医学衷中参西录》载："凡人之腰痛,皆脊梁处作痛,此实督脉主之……肾虚者,其督脉必虚,是以腰疼";《本草汇言》载："如肝肾阴虚,而无风湿病,乃因精乏髓枯,血燥液干而成痿痹,成伛偻,以致俯仰屈伸不用者";《景岳全书》曰："湿之为病……在经络则为痹,为重,为筋骨疼痛,为腰痛不能转侧,为四肢痿弱酸痛";《张氏医通》曰："寒湿流注于足少阳之经络,则为腰胯痛";《证治准绳》曰："若因伤于寒湿,流注经络,结滞骨节,气血不和,而致腰胯脊疼痛";《医学启源》载："湿热为病,肢节烦痛,肩背沉重,胸膈不利,遍身疼,下注于胫,肿痛不可忍";《诸病源候论》曰："肾主腰脚,肾虚弱,则为风邪所乘,风冷客于髋枢之间,故痛也";"肝主筋而藏血,血为阴,气为阳,阳气,精则养神,柔则养筋。阴阳和同,则气血调适,共相荣养也,邪不能伤。若虚则受风,风寒搏于脊膂之筋,冷则挛急,故令背偻";《药性论》曰："肾冷臀腰痛,腰病人虚而身强直,风也";《类证治裁》曰："多因先天肾气衰薄,阴寒凝聚于腰膝";《本草经疏》曰："肝脾肾虚,则寒湿之邪客之而成痹,及病四肢拘挛,膝痛不可屈伸";"关节重者,血虚兼有湿也";"脊强,腰似折,项似拔,此足太阳经气郁不行"。

主要参考文献

杨志敏,马宏杰. 强直性脊柱炎的中医药防治思路探讨[J]. 中国药物经济学,2014,S2:80-81.

(张 杰)

第四节 干燥综合征

干燥综合征(Sjögren's syndrome, SS)是一个主要累及外分泌腺体的慢性炎症性自身免疫病,临床除有唾液腺和泪腺功能下降而出现口干、眼干外,尚有其他外分泌腺及腺体外其他器官的受累而出现多系统损害的症状。其血清中则有多种自身抗体和高免疫球蛋白血症。干燥综合征分为原发性和继发性两类。

干燥综合征在中医文献中无相似的病名记载,大多数医家根据其"燥象丛生"的临床表现将其归入"燥证"范畴。也有人将其命名为"燥痹""虚劳""痹证""燥毒证"。

一、中医概述

在中医古代文献中至今尚未查到可与干燥综合征相对应的特定病名,但对其复杂多变的临床证候及其诊治,则多散见于历代有关中医文献中,以口舌干燥,眼睛干燥,关节疼痛等为主症,主要内容包含在了广义的"燥证"或"痹证"的讨论范畴中。早在《灵枢·经脉》中就有相关记载:"大肠手阳明之脉……是主津液所生病者,目黄口干……""肾手少阴之脉……是主肾所生病者,口热舌干,咽肿上气"。口干之症与肾、大肠相联系。遵《黄帝内经》"燥者润之,濡之"的法则,治疗多用甘润之品以缓其燥。对于干燥综合征患者来说,禀赋有不同,体质有强弱,阴阳有偏胜,针对不同证型辨证论治。

二、西医概述

（一）病因、发病机制及病理改变

大多学者认为是感染因素、遗传因素、内分泌因素等多种因素相互作用的结果。在遗传因素方面，文献报道干燥综合征与 *HLA-B28*、*DR3*、*DW52* 密切相关，但这种相关性可能因种族不同而异。

现一般认为 SS 主要的病理改变有两种：一种是在柱状上皮细胞组成的外分泌腺体间质中有大量淋巴细胞包括单核及浆细胞的浸润，往往形成淋巴滤泡样结构，进一步使局部腺体萎缩、纤维组织增生，最终导致功能丧失；另一种病变为血管炎，往往因冷球蛋白血症、高球蛋白血症或免疫复合物沉积而引起。它们是干燥综合征并发周围和中枢神经病变、肾小球肾炎、皮疹、雷诺现象的病理基础。

（二）临床表现

临床表现多样，主要表现与外分泌腺体功能减退有关。局部表现为口干燥症，出现口干、猖獗性龋齿、腮腺炎、舌痛、口腔黏膜出现溃疡或继发感染。干燥性角、结膜炎，严重者可致角膜溃疡。系统表现可出现乏力、低热等，关节痛较为常见，可出现肾小管酸中毒、萎缩性胃炎等非特异性症状。本病淋巴肿瘤的发生率远远高于正常人群。

三、诊治要点

（一）诊断要点

1. 症状及体征

（1）口腔症状：①持续 3 个月以上感到口干，需频频饮水、半夜起床饮水等；②成人期后有腮腺反复或持续肿大；③吞咽干性食物困难，必须饮水帮助吞咽；④有猖獗性龋齿，舌干裂，口腔往往继发有真菌感染。

（2）眼部症状：①每日感到不能忍受的眼干持续 3 个月以上；②有反复的沙子进眼或沙磨感觉；③每日需用人工泪液 3 次或 3 次以上。

（3）其他：有阴道干涩、皮肤干痒、临床或亚临床型肾小管酸中毒或上述其他系统症状。

2. 辅助检查

（1）眼部：①希尔默试验（Schirmer test）（+）：即 ≤ 5mm/5min（健康人为 > 5mm/5min）；②角膜染色（+）：双眼各自的染点 > 10 个；③泪膜破碎时间（+）：即 ≤ 10 秒（健康人 > 10 秒）。

（2）口腔：①涎液流率（+）：即 15 分钟内收集到自然流出的涎液 ≤ 1.5ml（健康人 > 1.5ml）；②腮腺造影（+）：即可见末端腺体造影剂外溢呈点状、球状的阴影；③涎腺核素检查（+）：即涎腺吸收、浓聚、排出核素功能差；④唇腺活检组织学检查（+）：即在 4mm² 组织内有50 个淋巴细胞聚集则称为 1 个灶，凡是有淋巴细胞灶 ≥ 1 者为（+）。

（3）尿：尿 pH 多次 > 6 则有必要进一步检查肾小管酸中毒相关指标。

（4）周围血检测：20% 患者出现贫血，多为正细胞正色素型，16% 出现白细胞减低，13%出现血小板减少。60%~70% 患者血沉增快，C 反应蛋白也可增高。

（5）自身抗体：45.7% 的患者 ANA 滴度升高，抗 SSA、抗 SSB 抗体阳性率分别为 70%和 40%，对诊断有意义，前者敏感性高，后者特异性较强，有系统性损害的患者两者阳性率更高。抗 U1RNP 抗体、抗着丝点抗体（anti-centromere antibody，ACA）的阳性率均约为

5%~10%。43% 的患者类风湿因子（RF）阳性，约 20% 的患者抗心磷脂抗体（anticardiolipin antibody，ACA）阳性。

（6）高球蛋白血症：以 IgG 升高为主，为多克隆性，少数患者出现巨球蛋白血症或单克隆性高免疫球蛋白血症。

3. 诊断标准　2002 年干燥综合征国际分类（诊断）标准，见表 9-6、表 9-7。

表 9-6　2002 年干燥综合征国际分类（诊断）标准

Ⅰ. 口腔症状：3 项中有 1 项或 1 项以上

1. 每日感口干持续 3 个月以上

2. 成年后腮腺反复或持续肿大

3. 吞咽干性食物时需用水帮助

Ⅱ. 眼部症状：3 项中有 1 项或 1 项以上

1. 每日感到不能忍受的眼干持续 3 个月以上

2. 有反复的沙子进眼或沙磨感觉

3. 每日需用人工泪液 3 次或 3 次以上

Ⅲ. 眼部体征：下述检查任 1 项或 1 项以上阳性

1. 希尔默试验（Schirmer test）（+）（≤ 5mm/5min）

2. 角膜染色（+）（≥ 4 van Bijsterveld 计分法）

Ⅳ. 组织学检查：下唇腺病理示淋巴细胞灶 ≥ 1（指一 $4mm^2$ 组织内至少有 50 个淋巴细胞聚集于唇腺间质者为 1 个灶）

Ⅴ. 唾液腺受损：下述检查任 1 项或 1 项以上阳性

1. 唾液流率（+）（≤ 1.5ml/15min）

2. 腮腺造影（+）

3. 唾液腺放射性核素检查（+）

Ⅵ. 自身抗体：抗 SSA 或抗 SSB（+）（双扩散法）

表 9-7　2002 年干燥综合征国际分类标准具体分类

1. 原发性干燥综合征　无任何潜在疾病的情况下，有下述 2 条之一则可诊断

（1）符合上表中 4 条或 4 条以上，但必须含有条目Ⅳ（组织学检查）和 / 或条目Ⅵ（自身抗体）

（2）条目Ⅲ、Ⅳ、Ⅴ、Ⅵ 4 条中任 3 条阳性

2. 继发性干燥综合征　患者有潜在的疾病（如任一结缔组织病，符合表 9-6 条目Ⅰ和Ⅱ中任 1 条，同时符合条目Ⅲ、Ⅳ、Ⅴ中任 2 条

3. 必须除外颈头面部放疗史，丙肝病毒感染，获得性免疫缺陷综合征（acquired immunodeficiency syndrome，AIDS），淋巴瘤，结节病，移植物抗宿主病（graft versus host disease，GVHD），抗乙酰胆碱药的应用（如阿托品、莨菪碱、溴丙胺太林、颠茄等）

(二)诊断思路(流程图)(图 9-2)

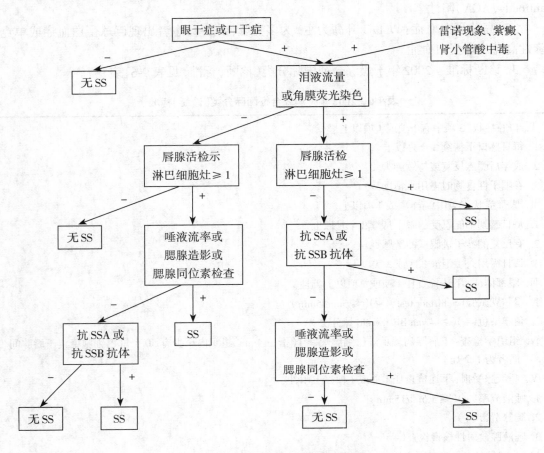

图 9-2 干燥综合征诊断流程图

(三)中西医结合治疗要点

目前尚无根治方法,主要是采取措施改善症状,控制和延缓因免疫反应而引起的组织器官损害的进展以及继发性感染。中医在治疗过程中具有一定的优势。

1. 西医治疗 ①减轻口干症状,停止吸烟、饮酒及避免服用引起口干的药物如阿托品等。②干燥性角、结膜炎:人工泪液滴眼,减轻眼干症状并预防角膜损伤。有些眼膏也可用于保护角膜。③肌肉、关节痛者可用 NSAID 以及羟氯喹。④低钾血症:纠正低钾血症的麻痹发作可采用静脉补钾(氯化钾),待病情平稳后改口服钾盐液或片。⑤系统损害者应以受损器官及严重度而进行相应治疗。对合并有神经系统、肾小球肾炎、肺间质病变、肝脏损害、血细胞低下尤其是血小板减少、肌炎等则要给予糖皮质激素,剂量与其他结缔组织病治疗用法相同。对于病情进展迅速者可合用免疫抑制剂如环磷酰胺、硫唑嘌呤等。出现有恶性淋巴瘤者宜积极、及时地进行联合化疗。

2. 中医治疗 因干燥综合征系统表现不同,中医药治疗干燥综合征,除燥证的一般规律之外,还必须结合个体情况整体辨证施治。中医治疗总不出"滋润",但在很多情况下,单纯以治燥常法治疗干燥综合征多难奏效。津液滞涩或因血虚,或因瘀阻,或因气病,或因毒蕴，或因络痹，不一而足。单纯滋养濡润，难中肯綮。清代喻昌"但以润治燥不求病情，不适病所，犹未免涉于粗疏耳"之论足堪借鉴。此外，对于干燥综合征患者来说，禀赋有不同，体质有强弱，阴阳有偏胜，因而同属一病临床表现纷繁复杂，有属热属寒之殊，在气在血之异，亦需详加参合，知常达变，灵活处之。阴虚内热证：治以滋阴生津，清热润燥，以一贯煎合六味地黄丸加减治疗。气阴两虚证：治以益气生津，方用一贯煎配合补中益气汤治疗。脾阳虚损证：治以温阳益气，佐以生津润燥，方用附子理中汤合益胃汤加减。邪犯上焦，燥热内灼：治以清宣上焦，养阴清热，桑杏汤合沙参麦冬汤加减。津涸血虚，肝肾阴虚：治以滋阴降火，方用大补阴丸或大定风珠加减。气血两虚证：治以补气养血，方用补中益气汤合沙参麦冬汤加减。

应用辨证论治原则是治疗干燥综合征的基础，但由于辨证论治原则在治疗干燥综合征方面存在某些局限，而西医研究成果的突破可供参考和借鉴。所以，采取辨病与辨证相结合，辨证论治与专方专药相结合，可提高治疗效果。

四、中西医结合治疗研究

（一）思路与方法

中医中药在增强疗效、改善症状、提高生存质量、避免不良作用等方面具有一定的优势，在目前西医缺乏有效方法的情况下，发挥在整体观念指导下的中医中药治疗的优势大有可为。

1. 早期干预，整体调节 中医对 SS 早期临床症状的改善，发挥独特的优势。在阻断或延缓 SS 发展成为全身多系统、多器官的损伤方面，中医的干预起到先锋和贯穿始终作用。

中医治疗以滋阴祛邪贯穿始终。肾为一身阴液之根本，肾藏精，在液为唾；肝藏血，在液为泪，肝肾同源，当以滋补肝肾之阴为主，兼以濡养五脏。针对燥毒、血瘀之邪，分别予以润燥解毒、活血化瘀之法。中医治疗本病不应单纯致力于改善口、眼干燥等症状，而是谨守病机，着眼于整体调节，针对 SS 发病的各个环节起作用。除观察对临床症状的改善外，适当探讨对 SS 免疫指标、疾病相关易感基因表达及表达调控产物的影响，还能抑制体液免疫，消除自身抗体；解毒中药可以调节 TH 和 TS 细胞的功能和比例等，为治疗 SS 这一自身免疫性疾病开拓了思路。

2. 中西医结合疗法减毒增效 中医治疗干燥综合征的疗效肯定，与西药合用，可达到协同作用，提高疗效。西医对于干燥症状，采用外部湿润替代疗法、药物促进体内内源性分泌等毒蕈碱受体药物，对有哮喘、闭角型青光眼、急性虹膜炎、严重的心血管疾病、胆囊疾病、肾结石病、腹泻和溃疡病的患者使用受到一定限制，因为毒蕈碱受体作用于人体产生毒蕈碱样作用，对心肌、平滑肌和腺体产生刺激作用。此时可从中医的"虚""毒""瘀"角度来辨证论治，以遣方组药，改善口干、眼干等干燥症状。如患者出现多系统损害，需应用糖皮质激素或加用免疫抑制剂，但长时间、大剂量应用上述药物，可产生一系列副作用，中医通过审症求因，在辨证的基础上配伍中药达到减缓副作用、改善症状的目的。而且在激素的撤减过程中，容易发生反跳现象，此时运用中药的关键目的在于防止反跳和巩固已经取得的疗效，减少激素的用量。

（二）临证经验

1. 探求病机真谛 探求病机是治病的基础。燥毒症病机的关键在于本虚标实，禀赋不足是发病的先决条件,后天因素是致病的关键,正所谓"正气存内,邪不可干;邪之所凑,其气必虚"。津伤液燥是本病的病理基础,阴虚体质、毒邪蕴袭耗伤阴津、津布之途障碍,均出现阴虚燥胜之象。津布障碍责之虚损和血瘀,其中虚损可有气虚、阴虚之分。可见"毒、虚、瘀"交相为患,是本病发病的关键所在。

2. 治法要旨 辨证论治是中医精髓,对于干燥综合征遵循辨病和辨证相结合的原则。《黄帝内经》记载"燥者濡之",本病责之阴亏燥盛,故而养阴润燥贯穿治疗的整个过程,但具体治法需结合寒热虚实阴阳脏腑等。如某些患者以反复的口舌干燥、腮腺肿痛、牙龈溃痛、发热、舌红苔黄燥等为主要症状,治疗就应以清热解毒、生津润燥、软坚散结为主,常用犀角地黄汤(《备急千金要方》)、三黄汤合增液汤等加减;若以口咽干燥,但欲漱水不欲咽,肌肤甲错、皮下结节或红斑触痛、皮肤紫癜、腮腺肿大、肝脾肿大,舌质紫黯,有瘀斑瘀点,舌下脉络瘀曲,脉细涩为主要症状,应以活血化瘀、养阴生津为治则,常用桃红四物汤、血府逐瘀汤或大黄䗪虫丸等化裁。

干燥综合征是多系统、多脏器受累的疾病,故对干燥综合征的治疗绝不可孤立看待"干燥"一证,而应分析导致"干燥"的内在原因——脏腑。通过脏腑辨证以期达到调整脏腑的功能,是中医治疗的着重点。病在肝,以黄疸、胁痛为主要表现,治以疏肝、活血、养阴,予柴胡疏肝散、复元活血汤、一贯煎等加减;病在心,以心悸、怔忡为主要表现,治以清燥解毒、益气养阴、宁心,予清营汤、生脉饮、天王补心丹等加减;病在脾,以纳呆、腹泻、便秘为多见,治以益气健脾、养阴生津、祛瘀安络,予参苓白术散、增液汤合麻子仁丸、通幽汤等加减;病在肺,以咳痰喘多见,治以清燥宣肺、活血通络、补肺益肾、止咳平喘,予桑杏汤、桃红四物汤、七味都气丸等加减;病在肾,以尿痛、尿血、小便浊、痿证多见;治以滋阴泻火、补肺益肾、解毒祛瘀,予知柏地黄汤、无比山药丸、小蓟饮子等加减。

病程、病势亦为重要因素,活动期、疾病初期、起病急者,以实证为主或虚实夹杂,治宜清燥解毒等以祛邪为主,如燥毒证用犀角地黄汤(《备急千金要方》)等以清燥解毒、泄热降火;缓解期、起病缓者虚证为多或虚中夹实,治宜益气养阴等以扶正为主,如阴虚证用增液汤等以滋阴润燥。

干燥综合征病程长、病变广、反复难愈,所以治疗疗程应适当延长。

3. 配以其他疗法 经络内连脏腑,外络肢节,以通畅为顺,采用针刺方法可通畅经络,增强水液代谢通路(肺、脾、肾等),使津液得生,燥病可除。按摩、穴位注射也可缓解干燥症状。

五、中西医结合诊疗前沿与研究展望

(一)诊疗前沿

互补 DNA(complementary DNA,cDNA)在 1948 年第 1 次被证实存在,在正常人的血清或血浆中可检测到。健康者的 cDNA 是由细胞凋亡生成的 DNA 的小片段,而癌症患者的 cDNA 源于细胞坏死、自噬或有丝分裂。cDNA 通过识别靶细胞表面结合的寡脱氧核糖核苷酸(ODN)类似物起免疫调节活性作用,干燥综合征患者 cDNA 浓度值与干燥综合征活动指数(SSDAI)、IgG 成正相关性,因此 cDNA 可作为干燥综合征疾病活动性的生物学指标之一。

唾液由腮腺、颌下腺、舌下腺,还有数以百计的小唾液腺的分泌物及牙龈龈沟液等组成,其成分复杂,包括各种蛋白质、酶类及细胞碎片等各类小分子。近年来,唾液检测的重点放在了基因组学研究方面,尤其是转录组学,其敏感度和特异性方面取得了重大的发展。有学者发现原发性 SS 患者唾液样本中发现有 162 个 mRNA 差异性表达。其中 37 个基因都曾被验证为干扰素诱导基因,支持了 IFN-1 通路在干燥综合征中所起的核心作用。Ⅰ 类主要组织相容性复合体的上调基因亦被发现在 SS 患者的唾液和唾液腺中。但在基因组学方面大部分报告都只是初步的,在临床水平测试之前需进一步测试。

抗 CCP 抗体是环状聚丝蛋白的多肽片段,是以 IgG 型为主的抗体,主要识别患者血清中对应抗原细胞角蛋白丝凝集素中的主要抗原决定簇即瓜氨酸。抗 CCP 抗体是 RA 的特异性抗体,但对于其他的自身免疫性疾病也具有一定的临床意义。在干燥综合征患者的血清中,也会检测到抗 CCP 抗体,抗 CCP 抗体阳性的患者更易出现关节炎,且关节炎的程度更重,所以对干燥综合征患者检测抗 CCP 抗体,有助于预测关节受累情况和疾病转归,早期积极进行有效干预,可降低不良结局发生率。

人工唾液和泪液可改善口干和眼干的症状,含自身血清的泪液对重症干燥性角、结膜炎治疗有效,可减少眼表感染的发生。M3 受体激动剂已成为新一代改善眼干、口干的药物,pilocarpine 和 cevimeline 耐受性好,不良反应少。局部基因治疗是针对干燥综合征受累唾液腺和泪腺组织的特异性靶向治疗,但目前处于动物试验阶段。

(二)研究展望

加大干燥综合征自身免疫机制的研究,进一步完善其发病机制,T 淋巴细胞新亚群的功能研究是干燥综合征自身免疫机制研究的新方向。AQP 在外分泌腺的异常表达被认为与 SS 的发病机制相关,有研究者发现抗 AQP 4 抗体与 SS 的神经损伤有关,SS 患者体内存在针对抗胆碱酯酶 3 受体(M3R)N 末端及 3 个胞外环的自身抗体,且可阻断钙离子内流引起腺上皮细胞的分泌功能低下。只有对干燥综合征更多地研究,才能促进人类对其更多地认知,做到有的放矢,为干燥综合征的治疗找到确切出路,得以提高患者的寿命和生存质量。

六、经典著作赏析

(一)学术源流

中医对干燥综合征的记载和论述最早可追溯到春秋战国时代之《黄帝内经》,称之为"燥"。《素问·至真要大论》曰:"夫百病之生也,皆生于风寒暑湿燥火。"《素问·气交变大论》曰:"岁金太过,燥气流行,肝木受邪,民病两胁下少腹痛,目赤痛,眦疡,耳无所闻。"指出了燥邪致病的病位和致病特点。金元时期,刘完素在《素问玄机原病式》中对其病机进行了补充:"诸涩干涸,干劲皴裂,皆属于燥。涩枯者,气衰血少,不荣于皮肉,气不通利,则皮肤皴揭而涩也,及甚则麻痹不仁";并自注云:"涩,物湿则滑泽,干则涩滞,燥湿相反故也。如遍身中外涩滞,皆属燥金之化,故秋脉涩。""枯,不荣王也。涸,无水液也。干,不滋润也。劲,不柔合也;皴揭,皮肤开裂也……如地湿则纵缓滑泽,干则紧敛燥涩,皴揭之理,明可见焉。"此谓刘完素对燥证临床表现的描述,并且把燥证分两大类,其一为寒燥,其二是热燥。李杲曰:"气少作燥,甚则口中无涎。泪亦津液,赖气之升提敷布,使能达其所,溢其窍。今气虚津不供奉,则泪液少也,口眼干燥之症作矣。"对燥之万千征象做了最完备的描述。至明清时期,随着温病学说的发展,对燥邪致病又有了较深的认识。《金匮要略》曰:"病人胸满,唇痿舌青,口燥,但欲漱水,不欲咽,无寒热,脉微大来迟,腹不满,病人言我满,为有瘀血",最早提出了瘀血致燥的病机。明代李梴《医学入门》云:"燥分内外。外因:时值阳明燥令……内因：七情火燥，或大便不利，亡津，或金石燥血，或房室竭精，或饥饱劳逸损胃……皆能偏助火邪，消烁血液。"

（二）治法方药

春秋战国时期，《素问·阴阳应象大论》有"燥者濡之"的记载，提出燥的基本治则。《素问·脏气法时论》又云："肾苦燥，急食辛以润之，开腠理，致津液，通气也。"明确提出辛散辛通之品，可以宣通阳气，开达腠理，布散津液，使燥证解除，使之润泽。金元时期，《丹溪心法》云："燥结血少，不能润泽，理宜养阴。"提出了燥证的治法。清代叶桂有"上燥治气，下燥治血，慎勿用苦燥之品，以免劫烁胃津"之说。唐宗海《血证论》首次论述了血瘀所致"血渴"的特征，最早萌发瘀血致燥之说，开创祛瘀治燥先河。

七、病案分析

邓某，女，56 岁。因口眼干燥 10 年加重伴双膝关节酸痛 1 个月于 1993 年 7 月 19 日以"干燥综合征"收入院。入院后予以羟氯喹口服，加用中药治疗。症见：口干，眼干涩，视力模糊，双下肢关节痛，大便干结，舌质红，干裂无苔，脉细数。中医辨证为肾阴虚，治以滋补肝肾。方用杞菊地黄汤加减：枸杞 12g，菊花 12g，生熟地各 15g，北沙参 15g，麦冬 10g，山萸肉 12g，怀山药 15g，墨旱莲 12g，何首乌 15g，太子参 20g，当归 10g，甘草 6g，黄芪 12g，西洋参 3g。日 1 剂。服用 20 剂后，口眼干燥、大便干结明显好转，血沉由 194mm/h 下降至 25mm/h，血清蛋白电泳 γ 球蛋白由 46.5% 下降至 21.9%，于 8 月 27 日明显好转出院。随访 2 年未复发。

按语：干燥综合征患者多以阴津亏虚、燥热内生为主。患者就诊时口干眼干症状明显，在口服羟氯喹基础上加以中医中药治疗，可以快速改善症状。干燥综合征患者病程较长，中医辨证为肝肾阴虚，兼杂正气不足是干燥综合征发生的内在原因，主要与肺、脾、肝三脏亏虚有关，其病机特点是本虚标实，本虚以阴液亏损、脏腑不荣、津液输布失常为主，日久阴虚生热，反又耗灼津液，故见口鼻干燥明显。《证治准绳·伤燥》云："阴中伏火，日渐煎熬，血液衰耗，使燥热转为诸病，在外则皮肤皱揭，在上则咽鼻焦干，在中则水液衰少而烦渴，在下则肠胃枯涸，津不润而便难，在手足则痿弱无力。"本例患者主要采用滋补肝肾，扶正固本的中药兼以清热治疗，如北沙参、麦冬、何首乌、生地、熟地、枸杞子等，以滋补肝肾之阴，现代药理研究认为此类药物都含有生物活性的多糖体，能调动机体的免疫力，提高机体免疫功能，对自身免疫性疾病的治疗有一定疗效。本病患者以热、燥为标，故加以天花粉、栀子滋阴清热除烦。标本共治，清热而不伤阴，养阴而不滋腻，疗效佳。

主要参考文献

[1] 中华医学会风湿病学分会. 干燥综合征诊断及治疗指南[J]. 中华风湿病学杂志. 2010, 14(11): 766-768.

[2] 刘永年. 干燥综合征的中医诊治与研究[M]. 北京：人民卫生出版社，2006.

[3]（美）菲尔斯坦编. 凯利风湿病学[M]. 8 版. 粟占国，唐福林，译. 北京：北京大学医学出版社. 2011.

[4] 中华医学会风湿病学分会. 干燥综合征诊治指南（草案）[J]. 中华风湿病学杂志，2003, 7(7): 446-448.

（张　杰）

第十章　神经系统疾病及精神疾病

第一节　三叉神经痛

三叉神经痛（trigeminal neuralgia）又称痛性抽搐（tic douloureux），系指三叉神经分布区内短暂反复发作的撕裂样疼痛。三叉神经痛的年患病率约为 45.5/10 万，发病率为 5.5/10 万 ～ 15.5/10 万。发病原因尚不明确者称为原发性三叉神经痛，凡由三叉神经行径中的肿瘤、炎症、脱髓鞘性疾病、血管性疾病及颅骨疾病等病因所致者，称继发性三叉神经痛。

中医典籍无"三叉神经痛"病名，其属于"头痛""头风""面痛""颊痛""厥头痛""偏头痛"与"偏头风"等范畴。

一、中医概述

本病多为三阳经络受邪所致，病因主要有风、火、痰、瘀、虚，其中初起以风、火多见，病久则兼夹痰、瘀、虚。本病的中医辨证分型与治法分别为：风热型予芎芷石膏汤加减以疏风泄热；风寒型予川芎茶调散加减以祛风散寒；胃火上攻型予清胃散加减以清胃泻火；阴虚阳亢型予镇肝熄风汤加减以滋阴潜阳，息风通络；肝火上炎型予龙胆泻肝汤加减以清肝泻火；风痰阻络型予芎辛导痰汤加减以化痰祛风，通络止痛；瘀血内阻型予通窍活血汤加减以活血化瘀，通络止痛。

二、西医概述

原发性三叉神经痛的病因及发病机制尚不明确，病因有：①中枢病因如三叉神经脊束核内病变；②周围病因如三叉神经脱髓鞘；③血管压迫椎基底动脉、三叉小脑动脉、小脑上动脉、小脑下前动脉、小脑下后动脉的扭曲和不规则走行，导致了三叉神经的压迫；④缺血学说：高血压使供应神经血运的动脉硬化，以及血管张力的破坏等导致三叉神经节的神经细胞反复缺血也可导致本病的发生；⑤免疫因素说：许多中枢神经系统的脱髓鞘病变与免疫因素有关；⑥神经肽学说：神经肽、神经递质与神经痛关系密切。

继发性三叉神经痛的病因：研究发现三叉神经系统所属部位或邻近部位的各种病灶的刺激或压迫，均可引起三叉神经痛。

本病各种年龄均可发病，发病年龄多 40 岁以上，女性略高于男性。多为单侧发病，只有极少数病例为双侧发病。绝大多数病例的疼痛位于一侧三叉神经分布区的第 2 支（上颌神经)或第 3 支(下颌神经),只有少数病例(< 5%)位于第 1 支(眼神经)。疼痛常呈刀割样、撕裂样、电灼样或针刺样。疼痛呈发作性,常突然开始,骤然终止,每次发作持续数秒至 1 分钟不等。疼痛常由某一痛点开始,并沿受累神经分布区放散,偶尔可从三叉神经的一支扩散至另一支的分布区。

疼痛无先兆,大约半数病例在病侧鼻部、口角、颊、唇、舌或齿根部有疼痛的触发点,或称"扳机点",可因进食、咀嚼、洗脸、刷牙、剃须、说话、咳嗽等活动诱发。常因恐惧疼痛发作,不敢做上述动作。严重患者伴有面部肌肉反射性抽搐,口角牵向患侧,故又称为痛性抽搐。

常见的伴发症状有:疼痛发作时可出现面部潮红、球结膜和鼻黏膜充血、流泪和流涕等症状。因颜面的反复搓揉以缓解疼痛,可出现病侧面部皮肤粗糙、擦伤和眉毛脱落。吮唇、咀嚼等亦可使部分病例缓解疼痛。有的病例受累区域感觉过敏或面部痉挛,反复发作及疗效不佳者多伴有情绪障碍,如抑郁和焦虑等。

病程可呈反复发作,间歇期完全正常。发作初期,发作次数较少,数日发作 1 次,间歇期亦长。大多随病程延长,发作渐频繁,间歇期变短。可呈周期性发作,每次发作可持续数天、数周至数月,缓解期数天至数年不等,很少自愈。一般神经系统检查无阳性体征。

三、诊治要点

(一)诊断要点

主要根据病史及症状做出诊断,其要点如下。

1. 有阵发性面部剧痛史,性质可如刀割、灼烧、电击、撕裂样。常无先兆,突发突止,每次发作的时间常为 1~2 秒至 1~2 分钟,间歇期一切如常,病程延长,发作的时间亦延长。

2. 疼痛局限于面部三叉神经分布区,发作形式固定刻板。

3. 有"扳机点"(触发点),多在鼻外侧或上唇,或表现为牙痛,常有拔牙史,可因触碰、刷牙、说话、吃饭而诱发。

4. 神经系统检查正常,没有三叉神经损害的体征,无感觉支分布的面部感觉减退、角膜反射消失、运动支受累的咀嚼肌萎缩和张口下颌偏斜等。如有神经系统受累体征,应疑为继发性三叉神经痛。

5. 应用卡马西平等抗癫痫药物有效,但病程延长疗效渐差。

(二)鉴别诊断

原发性三叉神经痛的诊断主要依靠病史和体格检查,确诊必须与下列疾病鉴别。

1. 三叉神经炎　常因病毒感染如单纯疱疹病毒Ⅰ型(HSV-Ⅰ)、鼻窦炎、下颌骨骨髓炎、酒精中毒、三氯乙烯及铅中毒等所致,疼痛多呈持续性,压迫神经分支可使疼痛加剧,有三叉神经受累体征。

2. 舌咽神经痛　疼痛常位于病侧舌根、软腭、扁桃体、咽部及外耳道等处,可向下面部发散。进食、说话和吞咽等活动可诱发疼痛发作,扁桃体可有压力痛,1% 的利多卡因溶液在咽部、扁桃体及舌根部喷涂可缓解疼痛。

3. 牙痛　多有牙病史,受累牙及相邻部位有叩痛和 / 或压痛,咀嚼、进食冷或热的食物可加剧疼痛。多呈持续性钝痛,口腔检查和 X 线摄片有助诊断。

（三）中西医结合治疗要点

三叉神经痛由于病因不明，发病机制不十分清楚，治疗有一定困难。西药作用肯定，但因为毒副作用大，难以长期坚持治疗。若配合中医治疗，在临证中紧扣病因和发病机制的变化规律，分析疼痛局部与整体阴阳失衡的关系，从而调整阴阳，平衡气血，可以获得良好疗效。三叉神经痛中西医结合治疗的思路是发作期以消除和控制疼痛的发作为基本目标，采取"急则治其标"的原则，以西药为主，或配合针灸和神经干封闭等综合治疗措施止痛。缓解期以中药治本为主，针对不同病机，采用疏风、清热、散寒、化痰、祛瘀、通络、补虚等治法，使经脉调畅，气血和顺，从而缓解疼痛，减少复发，争取根治。常用的治疗方法如下。

1. 药物治疗

（1）抗癫痫药物

1）卡马西平：是首选的一线药物，首剂 200mg/d，以后每天增加 100mg，根据症状逐步调整剂量（最大 1 000mg/d）。典型的维持剂量 300~800mg/d。起始有效率约 80%，随着卡马西平的自身诱导，剂量需要继续增加，但有效性会降至大约 50%。常因皮疹、头晕、肝脏损害、共济失调、造血功能障碍等不良反应停用，有报道卡马西平的不良反应发生率高达 61%。

2）奥卡西平：起始剂量 150mg，每日 2 次，可每隔 3~4 天增加 300mg，最高不超过 2 400mg/d，最小有效剂量维持治疗，一般为 300~600mg，每日 2 次。奥卡西平起效时间较卡马西平更早，不良反应发生率更少。

3）苯妥英钠：起始 100mg，每日 3 次，如无效可逐渐加量（最大 600mg/d）。也可出现头晕、步态不稳、齿龈增生等较明显的不良反应。

4）加巴喷丁：起始剂量 300mg/d，可以每 2~3 天增加 300mg 直至症状缓解。不良反应有：嗜睡、共济失调、无力、眩晕，有报道称发生率约为 22%。疗效似卡马西平，但副作用减少。

5）普瑞巴林：有效剂量为 150~600mg/d，分 2~3 次服用。普瑞巴林的疗效和不良反应与剂量相关，推荐起始剂量为 150mg/d，根据患者对普瑞巴林的应答和耐受性，日剂量可最大增至 600mg。不良反应有无力、复视、视力模糊、思维异常、恶心、震颤、眩晕、头痛和思维混乱，与加巴喷丁相比，本品具有剂量低、毒副作用少的优势。

6）托吡酯：起始剂量 25mg，每日 2 次，每周增加 25mg，直至控制发作为止，最大剂量 400mg。不良反应有头晕、嗜睡、食欲缺乏等。托吡酯比卡马西平起效略慢，可能与托吡酯加量过程较缓慢有关。

7）拉莫三嗪：主要用于治疗难治性三叉神经痛。在卡马西平等的基础上添加拉莫三嗪治疗，起始剂量 25mg/d，逐渐加至 400mg/d 维持，以获得较好的复合疗效指数。不良反应有头晕、恶心、视物模糊、共济失调、皮疹等。

8）氯硝西泮：初始剂量 1mg/d，逐渐加量至 4~8mg/d。不良反应有嗜睡、头昏、乏力、步态不稳等，老年人用药尤其需要注意。

（2）非抗癫痫药物

1）巴氯芬（氯苯氨丁酸）：多用于对卡马西平和奥卡西平无效者，5~10mg，每日 3 次。主要的不良反应有乏力（肌松作用）、嗜睡、头晕、胃肠道反应等。

2）替扎尼定：起始剂量 2mg/d，逐步调整 4mg，每日 3 次，起效时间、止痛效果较卡马西平略有逊色。

3)抗抑郁药(见抑郁症节):三叉神经痛患者大多伴有疼痛所致的焦虑和抑郁,且互为影响,形成恶性循环,使病程延长。多数抗抑郁药有抗抑郁和抗焦虑的双重作用,通过抑制NE和5-HT的再摄取,增强涉及痛觉的感觉神经元的抑制程度,起到镇痛、改善抑郁和焦虑发作的作用。抗抑郁药与卡马西平联用,疗效明显优于单用卡马西平,且起效快,患者的依从性好,大大降低了卡马西平的剂量。

4)其他:维生素 B_{12} 联合卡马西平可提高疗效。用法:0.5mg,每日 3 次,4 周为 1 个疗程。

研究显示经鼻涂抹利多卡因凝胶或鼻内喷 0.8% 的利多卡因对三叉神经第 2 支神经痛有较好的效果。

另外局部用辣椒素、葛根素等提取药物临床证实也有不同程度的疗效。

阿片类药物的应用目前仍有争议。

2. 射频热凝疗法 采用立体定向控温技术,对三叉神经根或三叉神经半月节行加热凝固,破坏三叉神经的痛觉纤维,产生镇痛作用。适用于经药物治疗失败或难以耐受药物的不良反应者。

3. 手术治疗 包括三叉神经脊髓束切断术、三叉神经感觉根部分切断术、颅内或颅外三叉神经周围支切断术及三叉神经微血管减压术等。三叉神经微血管减压术缓解疼痛的效果可达 70%,常用于药物治疗效果不佳时,特别是晚期病例。

4. 神经阻滞治疗 将化学药物(如无水乙醇、无水甘油、阿霉素、链霉素、维生素 B_{12}、复方倍他米松等)注射到受累三叉神经周围支、神经干或半月神经节内,使注射部位神经组织发生凝固性坏死,以阻断神经传导功能,或者抑制炎症反应,调节代谢,促进受损神经恢复,从而达到止痛目的。本法适用于年老体弱,不愿接受手术或有手术禁忌者,但存在定位不精确、神经传导阻断不完全、缓解期短、复发率高等缺点。

四、中西医结合治疗研究

(一)思路与方法

1. 中西医结合治疗 应该中西医扬长避短,优势互补,首先利用西医学检查手段,明确诊断,无论是原发性还是继发性,均采用辨病与辨证结合的原则,根据患者的具体情况,综合运用中药、西药、针灸、射频热凝疗法、手术治疗,神经阻滞治疗及伽马刀等,以达到止痛和防止复发的目的。对中西医结合保守治疗无效或频繁复发者,则应酌情选择手术治疗。对术后患者进一步辨证论治,最大限度地减少复发。

中医学以整体观念和辨证论治为指导,在"面痛"的诊治方面,积累了丰富的经验。但其在迅速止痛方面疗效欠佳,尚缺乏能迅速有效地控制三叉神经痛发作的高效、速效、服用方便的止痛中成药或汤剂。由于西药疗效不持久且有较多副作用,加之复发率高,相比而言,患者更愿意接受副作用少、疗效可靠的中医药治疗。中医药治疗三叉神经痛是根据不通则痛,通则不痛等中医理论,用标本兼治的治疗法则,疏通面部经脉,使三叉神经恢复正常的生理功能,从而达到长期止痛的效果。此外,中医治疗三叉神经痛还有不少有效的专方。

目前,西医利用外科治疗三叉神经痛的手段已趋多样化,且已取得了可靠的疗效,但正如前述,各种方法均有其局限性,问题主要集中在术后的远期复发率及术后并发症上。对于病程较长、疼痛剧烈的三叉神经痛患者单纯依靠药物难以获得有效的控制疼痛的效果，多需联合治疗。对于经内科保守治疗效果不佳的三叉神经痛患者，外科治疗仍为首选的治疗方法。

2. 重视三叉神经痛的心理治疗　三叉神经痛作为一个慢性疼痛综合征，其发生发展常与心理因素如抑郁、焦虑等情绪障碍同时存在。用心理治疗（如放松）与生物反馈、认知与行为、催眠止痛、行为疗法、关怀模式等配合综合治疗，有利于改善患者的病情。

3. 三叉神经痛的针灸治疗　WHO公布了治疗三叉神经痛的选穴方案，选取合谷、太冲、太阳、下关、翳风等为主要穴位。此外，第1支痛可加配攒竹、头维，第2支痛可加配迎香、上关，第3支痛可加配颊车、大迎、承浆等穴。

外治法：中药外治法常作为辅助治疗方法在临床工作中大量使用，目前常用有：穴位注射加闪罐、药物涂擦法、药膏点眼法、药物贴敷法，药物外敷法，中药离子导入法，鼻腔用药法，药液足浴法、药物熏耳法、药物敷脐法、药枕疗法等。

（二）临证经验

三叉神经痛以实证为主，六淫之邪外袭直犯清空，或循经络上行；痰浊瘀血闭阻，经气不畅；气血不足，经脉失养；或情志郁遏，郁而化火均可导致本病的发生。本病的病位在头面部，多由头面部三阳经络受病所致。头为诸阳之会、清阳之府，面为阳明所主，五脏六腑气血精华皆上注于头面。由于头面部位易感风邪，故与风的关系密切。三叉神经痛有5~7个证型，各型在临床上都常见。本病无论哪个证型，疼痛为其主症，且常兼面部肌肉抽搐，故治疗上一是止痛为首要，二是勿忘治风，在辨证基础上常配用搜风通络止痛的药物，如全蝎、蜈蚣、僵蚕、地龙等。

利用传统经方或单方治疗三叉神经痛亦取得良好疗效。五虎追风散加减治疗本病疗效明显。乌头汤是治疗痹证的首选方剂，有人用此方治疗三叉神经痛24例，服药10~25剂后疼痛全部缓解，其中随访1年未复发者18例。也有应用大剂量芍药甘草汤临证加减治疗三叉神经痛42例，结果总有效率100%。

五、中西医结合诊疗前沿与研究展望

（一）闸门控制学说

许多学者认为三叉神经脊束核尾侧亚核是面部伤害性传导通路的二级神经元。由于三叉神经脊束核尾侧亚核在生理学上和解剖学上与颈髓背角相似，故其板层结构同样适用于三叉神经脊束核。因此，有学者认为初级传入纤维（Aβ纤维）的冲动能抑制细胞初级传入纤维（Aδ和C纤维）的痛信息继续上传，Aβ纤维是非痛觉传入纤维，Aδ和C纤维是痛觉传入纤维。所有来自皮肤的冲动，一方面抵达脊髓后角Ⅰ、Ⅴ板层的感觉传递二级细胞（T细胞），另一方面又与胶状质（相当于板层Ⅱ）内中间神经元（即闸门细胞）建立突触联系，T细胞的树突也伸向闸门细胞，与其形成突触联系。闸门细胞对初级传入纤维终末产生突触前抑制效应，因此阻止初级信息向二级感受神经元（T细胞）传递，这样就减少了向脑传递痛信息的量。三叉神经脊束核的损伤，破坏了闸门细胞，减弱了对T细胞的抑制作用，T细胞活动加强，即破坏了对传入的疼痛刺激的调节作用，失去了对传入冲动的闸门作用，使传入冲动很快达到总和，继而引起疼痛发作。

（二）诊疗新进展

目前，基因治疗是研究的热门方向。基因治疗是通过上调抗痛基因或下调疼痛基因的表达来实现。前者利用基因重组技术将抗痛基因、调控因子基因以及疼痛相关受体基因插入载体，再将该重组的载体导入中枢神经系统内，作用于初级传入神经和脊髓背角产生镇痛效果；后者利用反义寡核苷酸下调神经内源性疼痛基因的表达或下调疼痛作用位点：蛋白激酶 C、N- 甲基 -D- 天冬氨酸受体和神经素 1 受体等产生镇痛效果。基因治疗主要包括：①镇痛基因的选择；②镇痛基因的扩增、测序；③镇痛基因转移传递系统的选择；④镇痛基因靶组织的选择；⑤镇痛基因表达的调控；⑥试验疗效及安全性评价等。

六、经典著作赏析

（一）学术源流

在中医典籍中关于头面疼痛的描述久远而详尽，《素问·奇病论》中有这样的描述："帝曰：人有病头痛，以数岁不已，此安得之？……岐伯曰：当有所犯大寒，内至骨髓，髓者以脑为主，脑逆故令头痛，齿亦痛，病名曰厥逆"。此处所谓"厥逆"的病因、主症和本病较为相似，可以说是对本病的最早记述。手三阳经的支脉在头面部的循行，近似于三叉神经的分布走行，正如《难经》中所记载："手三阳之脉，受风寒，伏留而不去者，则名厥头痛，入连在脑者，名真头痛"。宋朝许叔微在《普济本事方》中提到："脑逆故会头痛，齿亦痛，乃厥逆头痛也。邪气逆上阳经而作痛，甚则发厥，头痛，齿亦痛"。明代王肯堂《证治准绳》中记有"患颊车痛，每多言伤气，不寐伤神则大发……皆如针刺火灼，不可手触，乃至口不得开，言语饮食并废，自觉火光如闪电，寻常涎唾稠粘，如丝不断，每劳与饿则甚，得卧则稍安"。这些记载对本病的症状描述甚为详尽。清代张璐《张氏医通》对面痛的认识更为生动具体，"鼻间痛或麻木不仁，如是数年，忽一日，连口唇、颊车、发际皆痛，不能开口言语，饮食皆妨，在额与颊上常如糊，手触之则痛。"历代诸多典籍中对面痛的描述已有较为具体的积淀，这为后来医家诊治本病提供了宝贵经验。

（二）治法方药

《灵枢·经脉》曰："三焦手少阳之脉……是主气所生病者，汗出，目锐眦痛，颊痛"，《灵枢·杂病》又曰："颇痛，刺手阳明与颇之盛脉出血"，除明确阐述疼痛的症状外，还具体提出针灸治疗的原则、方法。晋代皇甫谧继之，以颜痛、颔痛立论，认为系足太阴脾经、足阳明胃经病，提倡针治，曰："颔痛，刺足阳明曲周动脉见血，立已；不已，按经刺人迎，立已"（《针灸甲乙经·大寒内薄骨髓阳逆发头痛》）。明代龚信认为面痛为胃脉病，曰："面痛专属胃，手足六阳之经虽皆上至头，而足阳明胃之脉，起鼻交额中，入齿中，挟口还唇，循颊车，上耳前，过客主人穴，维络于面，故面痛专属于胃"（《古今医鉴》）。王肯堂则谓面痛系火邪为患，曰："面痛皆属火，盖诸阳之会皆在于面，而火阳类也。心者，生之本，神之变，其华在面。而心君火也。暴痛多实，久痛多虚"（《证治准绳·面痛》）。治疗提倡"高者抑之，郁者开之，血热者凉血，气虚者补气，不可专以苦寒泻火为事"。清代医家，对面痛的典型特征，有扼要的论述，如张璐曰："面痛……不能开口言语，手触之即痛"（《张氏医通·面痛》）。又病因之说，明确提出三因为患，曰："老人过劳"，"郁结胃热"，"恼怒伤肝，肝胆火逆"。针灸治疗，吴谦取阳谷治面痛；吴崑强调针治应"知其内外表里，随其阴阳而调之"（《针方六集》）；严振循经考穴，远取合谷，近取承泣、巨髎、地仓等穴治面痛，都很有实际意义。

主要参考文献

[1] 秦泗佳,王福. 经典三叉神经痛的治疗新进展[J]. 大连医科大学学报,2015,37(1),85-88.
[2] 孟永鹏,张新定. 原发性三叉神经痛发病机制的研究现状[J]. 立体定向和功能性神经外科杂志,2013,26(5):317-320.

（宋炜熙）

第二节 短暂性脑缺血发作

短暂性脑缺血发作(transient ischemic attack,TIA)是由颈动脉或椎基底动脉系统病变引起的一过性血液供应不足,出现短暂性、可逆性的脑、脊髓或视网膜功能障碍。短暂性脑缺血发作不遗留神经功能缺损症状和体征,可反复发作,影像学(CT、MRI)检查无责任病灶。

TIA 在历代文献中有"微风""小中风""中风先兆"等称谓。

一、中医概述

中风先兆古代医家早有论述,最早可追溯到《素问·调经论》将中风先兆称为"微风",指出"形有余则腹胀,泾溲不利,不足则四肢不用,血气未并,五脏安定,肌肉蠕动,命曰微风。"这是开中风先兆之先河,而且也是中风先兆内风致病的早期认识。刘完素首先提出"中风先兆"之名,在《素问病机气宜保命集》指出:"中风者,俱有先兆之证",至此中风先兆之名正式创立。并进一步指出"凡人如觉大拇指及次指麻木不仁,或手足不用,或肌肉蠕动者,本年内必有大风之至",对中风先兆的病名、病因病机、症状均进行了翔实的论述。清代李用粹《论证汇补》也指出"平人手指麻木,不时眩晕乃脑卒中先兆也"。1993年全国脑病学术会议正式统一这类疾病称谓为中风先兆,因此中医学称 TIA 为中风先兆,亦称之为小中风。中风先兆其辨证分型主要为:肝阳上亢证,治用天麻钩藤饮以平肝潜阳;风痰阻络证,治用半夏白术天麻汤以息风化痰;痰热腑实证,治用承气汤以通腑泻热;气虚血瘀证,治用补阳还五汤以活血通络,补益气血;阴虚风动证,治用镇肝熄风汤以滋补肝肾,行气通瘀。

二、西医概述

(一)短暂性脑缺血发作的病因和发病机制

1. 血流动力学改变 在脑血管动脉粥样硬化或管腔狭窄的基础上,当一过性血压降低或血压波动时,引起病变血管的血流减少,发生脑缺血症状,当血压回升或平稳后,局部脑血流恢复正常,短暂性脑缺血发作的症状消失。

2. 微栓塞 微栓子主要来源于颈动脉和颅内大动脉的不稳定斑块、附壁血栓,微栓子脱落可引起颅内相应动脉闭塞,出现局部缺血症状。当微栓子破裂或经酶的作用而分解,或向血管远端移动后,局部血供恢复,症状便消失。

3. 血管痉挛 当脑动脉粥样硬化时,管腔狭窄,管壁不平形成湍流,如湍流加速,即可刺激血管壁致血管痉挛或受压,引起脑缺血发作。

4. 血液成分改变 如真性红细胞增多症，红细胞在微循环中淤积、高凝时微血管阻塞均可引起短暂性脑缺血发作。血液系统其他疾病如贫血、异常蛋白血症、抗磷脂抗体综合征、特发性血小板增多症和各种原因所致的血液高凝状态等所引起的血流动力学改变都可能引起 TIA。

（二）短暂性脑缺血发作的临床表现

短暂性脑缺血发作的临床特点：①好发于中老年人，男性多于女性；②多伴有高血压、糖尿病、心脏病、动脉粥样硬化和血脂异常等脑血管病的危险因素；③起病突然，迅速出现局灶性神经系统或视网膜的功能缺损，历时短暂，典型临床症状持续时间不超过 1 小时，症状恢复相对完全，不遗留神经功能缺损；④常反复发作。椎基底动脉系统短暂性脑缺血较颈动脉系统更易反复发作。

1. 颈内动脉系统短暂性脑缺血发作 包括大脑半球及眼部受累的表现，前者症状出现在病灶对侧，后者出现在病灶同侧。大脑半球受累常表现为发作性偏瘫或肢体单瘫，也可出现偏身感觉减退、偏盲或偏身忽视，主侧半球病变常出现失语。眼部受累表现为短暂性单侧视物模糊或一过性黑矇，为颈内动脉系统短暂性脑缺血发作特征性症状。

2. 椎基底动脉系统短暂性脑缺血发作 常见症状为发作性眩晕，同时伴恶心、呕吐，耳鸣出现较少。大脑后动脉供血不足可出现一侧或双侧皮质性盲或视野缺损。如果小脑、脑干受累则可出现复视、眼球震颤、吞咽困难、构音障碍、平衡障碍、共济失调及交叉瘫等。椎基底动脉系统短暂性脑缺血发作有 3 种特殊表现的临床综合征：①猝倒发作：表现为患者迅速转头或仰头时，双下肢突然无力而跌倒，意识清楚，可很快自行站起，可能由于脑干网状结构缺血使肌张力减低所致；②短暂性全面遗忘症：其特点为突然出现短暂性近记忆障碍，自知力和人格保存，谈话、书写、计算力保持良好，无其他神经系统异常，是大脑后动脉颞支缺血累及边缘系统的颞叶海马、海马旁回和穹窿引起；③双眼视力障碍发作：双侧大脑后动脉距状支缺血导致枕叶视皮质受累，引起暂时性皮质盲。

（三）TIA 的危险因素

TIA 的危险因素包括可预防和不可预防两类，应积极控制可预防的危险因素，减少 TIA 的发生或复发。下面重点介绍可以干预的危险因素。

（1）高血压：高血压是 TIA 的最主要的独立危险因素。流行病学研究调查表明，当血压增高时，脑血管病的发病率也相对增加。

（2）脂代谢异常：低密度脂蛋白水平是 TIA 发作的重要危险因素。降低低密度脂蛋白水平可以减少短暂性脑缺血发作的发生、复发和死亡。血脂升高可促进动脉硬化形成，动脉硬化为 TIA 的危险因素。

（3）糖代谢异常和糖尿病：在缺血性卒中患者中，60%~70% 存在糖代谢异常或糖尿病。糖尿病是 TIA 的危险因素，糖尿病患者血小板的聚集性增高，容易形成血栓，导致脑血管疾病的发生。

（4）吸烟：吸烟和被动吸烟均为首次脑卒中的明确危险因素。吸烟是 TIA 的 1 个主要的独立的危险因素。戒烟有助于脑卒中风险的下降。

（5）睡眠呼吸暂停：阻塞性睡眠呼吸暂停是脑卒中的危险因素。

（6）高同型半胱氨酸血症：高同型半胱氨酸血症（空腹血浆水平 ≥ 16μmol/L）可使脑卒中的风险增加，研究显示高同型半胱氨酸血症可使脑卒中的风险增加 2 倍左右。每日给予

维生素 B_6、维生素 B_{12} 和叶酸口服可以降低同型半胱氨酸水平。

（7）心脏病：心脏病（包括风湿性心脏病、缺血性心脏病以及二尖瓣脱垂、心脏黏液瘤等）可增加脑卒中的危险性。房颤患者左心耳形成栓子，栓子脱落可随血液循环进入颅内血管，进而导致缺血性脑血管病的发生，心房颤动可大大增加脑卒中发生的风险。

三、诊治要点

（一）诊断要点

1. 中医诊断标准　符合《中风先兆诊断与疗效评定标准》。主症：阵发性眩晕、发作性偏身麻木、短暂性语言謇涩、一过性偏身软瘫、晕厥发作、瞬时性视歧昏瞀。次症：头胀痛、手指麻、健忘、筋惕肉瞤、神情呆滞、倦怠嗜卧、步履不正。

中年以上患者，具有 2 项主症以上，结合次症、实验室检查即可诊断。必要时可做 CT、MRI 等检查，以确定诊断。

2. 短暂性脑缺血发作的诊断要点　①短暂性、发作性、局灶性而又可逆性的神经功能障碍，可反复发作，多与动脉粥样硬化有关，也可以是脑梗死的前驱发作；②可表现为颈内动脉系统和 / 或椎基底动脉系统的症状和体征；③每次发作持续时间通常在数分钟至 1 小时左右，典型临床症状持续时间不超过 1 小时；④多在中老年人发病；⑤ CT 或 MRI 检查能排除其他脑部疾病。

（二）鉴别诊断

1. 癫痫的部分性发作　表现为脑皮质刺激性症状，一般表现为局部肢体抽动，多起自一侧口角，然后扩展到面部或一侧肢体，或者表现为肢体麻木感和针刺感等，脑电图可有局限性异常或痫样放电。部分性癫痫常继发于脑部局灶性病变，头部 CT 和 MRI 检查可能发现病灶。

2. 梅尼埃病　好发于中年人，表现为反复发作性眩晕，伴恶心、呕吐，每次持续数小时，一般超过 24 小时，一侧耳鸣，随着发作次数的增多，逐渐出现听力减退。该病除自发性眼震外，中枢神经系统检查多无阳性体征，冷热水试验可见前庭功能减退或消失，且发病年龄较轻。

3. 偏头痛　首次发病在青年或成人早期，多有家族史。头痛前可有视觉先兆，可有视野中暗点、偏盲、亮点、闪光等，先兆消退后出现头痛。神经系统无阳性体征。

4. 晕厥　心律失常、心肌梗死伴血压过低、心力衰竭、直立性低血压等可引起短暂全面供血不足，有意识障碍，神经系统体征不明显，应注意血压、脉搏、心律和心电图检查等，可资鉴别。

5. 其他　某些疾病也可出现发作性症状，如多发性硬化的发作性症状可有构音障碍、共济失调等，类似于短暂性脑缺血发作；癔病性发作、严重的焦虑症、过度换气综合征等神经功能紊乱，有时类似某些颅内接近皮质或皮质内的占位性病变，如脑膜瘤和脑转移瘤等，也会引起近似于短暂性脑缺血发作的症状；低血糖、低血压、慢性硬膜下血肿和小灶性脑出血也可以出现短暂性脑缺血发作的症状，对这些疾病要注意鉴别。

（三）中西医结合治疗要点

1. 治疗原则　短暂性脑缺血发作应控制发作，治疗病因，预防复发。TIA 是卒中的高危因素，需积极进行治疗，应遵循个体化和整体化原则。TIA 的治疗一般采取病因治疗、药物治疗及手术。

2. 西医治疗

（1）控制危险因素及针对病因治疗：应积极控制存在的血管危险因素，如高血压、心脏病、糖尿病、高脂血症、吸烟、过量饮酒、缺乏体力活动、肥胖、不良饮食习惯，防止病情进展。对有明确病因者，如血管炎、血液病等，应对因治疗。病因治疗是预防 TIA 复发的关键。

（2）药物治疗

1）脑血管扩张剂及扩容剂：由脑供血动脉狭窄所致的低血流动力学 TIA 患者，可应用羟乙基淀粉、右旋糖酐 40 或羟乙基淀粉 40 扩容治疗，但可能加重脑水肿、诱发心功能衰竭等。口服有倍他司汀、烟酸等药物。

2）抗血小板聚集剂：该类药物已证实对有卒中危险因素的患者能有效预防卒中。抗血小板药物以单药治疗为主，对有急性冠脉疾病或近期有支架成形术的患者，推荐联合应用氯吡格雷和阿司匹林。

3）抗凝药物：主要包括肝素、低分子肝素和华法林。抗凝治疗不应作为 TIA 的常规治疗，对心源性栓子脱落导致的短暂性脑缺血发作患者，推荐口服华法林治疗，治疗目的为国际标准化比值（INR）达到 2~3 或凝血酶原时间（PT）为正常值的 1.5 倍。对频繁发作的短暂性脑缺血发作患者，如抗血小板聚集剂治疗无效，可考虑低分子肝素皮下注射抗凝治疗。在应用抗凝剂期间，应动态监测凝血功能，根据结果调整用药量。有出血倾向、溃疡病、严重高血压及肝肾疾病的患者禁忌抗凝治疗。

4）CCB：能阻止细胞内钙超载，防止血管痉挛，增加血流量，改善微循环。尼莫地平是 CCB 类的一种代表性药物。其常用剂量为 20~40mg，每日 3 次口服。

（3）血管介入治疗

1）经皮血管成形术：是指经股动脉穿刺将带有扩张球囊的微导管导入动脉的病变部位，进行反复球囊的充盈，扩张狭窄的动脉，达到改善供血的目的。适应证为：①动脉管腔狭窄在 70% 以上；②最大限度的抗凝治疗后仍有短暂性脑缺血发作频繁发作；③动脉狭窄是由于动脉粥样硬化所致。缺点如下：①不能治疗完全闭塞的动脉；②多支多段的动脉病变不宜进行。

2）颈动脉内支架置入术：通过导丝引导将支架置入狭窄的颈动脉管腔内，达到持久扩张狭窄动脉的作用。适应证：①有症状或无症状性颈动脉狭窄 70% 以上，经抗血小板聚集治疗和／或抗凝治疗效果不佳或病情有恶化趋势者；②颈动脉内膜切除术后再狭窄者。缺点：①支架内再狭窄；②价格昂贵。

（4）外科治疗：导致短暂性脑缺血发作的严重动脉狭窄和闭塞，为防止以后发展为完全性卒中，可选择手术治疗。方法有颈动脉内膜切除术、椎基底动脉手术治疗等。对于有或无症状，单侧颈动脉狭窄＞70% 或经药物治疗无效者，可考虑行手术治疗。

四、中西医结合治疗研究

（一）思路与方法

中医药在 TIA 的防治中广泛应用，许多药物具有抗血小板聚集、降血脂、改善微循环的功效，并且多种中药组方应用，联合作用于多个危险因素、多个靶点，在 TIA 的防治中有其优势。在 TIA 治疗过程中，发挥中医药优势，运用中药、针灸等治疗手段减轻 TIA 患者的临床症状，减少发病频率，降低卒中的发病率，是研究的新方向。

对于 TIA 患者，运用西医治疗与中医综合干预相结合的方式治疗，可以大大提高 TIA 的临床疗效，降低 TIA 发病频率，缩短发病时间，减少 TIA 患者脑卒中的发生率。中西医结合治疗 TIA，可以针对个体，从多个方面综合治疗，使 TIA 的临床症状得到有效控制，降低发生中风的风险，在很大程度上提高了 TIA 患者的生活及生存质量。

(二)临证经验

临床中有诸多学者用中药联合西药来治疗短暂性脑缺血发作。徐昕宇的临床试验研究选择 TIA 患者随机分为治疗组和对照组，对照组给予活血、营养脑细胞等西医治疗，治疗组在对照组治疗基础上进行辨证施治中西医结合治疗。结果提示：治疗组总有效率明显高于对照组，有显著性差异（$P < 0.05$）。刘颖等将 TIA 患者随机分为对照组和治疗组，两组常规给予低盐低脂饮食，并针对基础病进行控制血压血糖等治疗，对照组加用复方丹参注射液，治疗组加用丹红注射液联合依达拉奉。研究结果表明：两组患者总有效率比较治疗组显著高于对照组（$P < 0.05$），脑梗死发生率治疗组明显比对照组低，两组比较有显著差异（$P < 0.05$）。

五、中西医结合诊疗前沿与研究展望

因频繁发作的 TIA 为脑梗死最严重的危险因素，所有诊断为短暂性脑缺血发作的患者均需尽快进行卒中风险评估。目前公认的较为成熟有效的临床风险评估量表有 3 种：加利福尼亚评分、ABCD 评分以及综合上述两者特色的 ABCD2 评分。最新的研究表明：ABCD2 是目前最有效的预测系统，并且提示新模型可帮助医师鉴别高危患者，以便采取最佳的卒中预防措施。ABCD2 评分基础上增加 TIA 发作频率与影像学检查，能有效地评估 TIA 患者的早期脑卒中风险。

对于伴有严重颈动脉狭窄的 TIA 患者，有可能从颈动脉内膜切除术（carotid endarterectomy）中获益。可根据指南建议：症状性颈动脉狭窄 70%~99% 的患者，推荐实施 CEA；症状性颈动脉狭窄 50%~69% 的患者，根据患者的年龄、性别、伴发疾病及首发症状严重程度等实施 CEA，可能最适用于近期（2 周内）出现半球症状、男性、年龄 ≥ 75 岁的患者；建议在最近 1 次缺血事件发生后 2 周内施行 CEA；不建议给颈动脉狭窄 < 50% 的患者实施 CEA；建议术后继续抗血小板治疗、他汀类治疗和危险因素控制。

研究展望：临床实践中，中医药疗法往往只是作为综合干预（复杂干预）的一部分，这种综合干预通常包括标准化西医的联合治疗以及饮食和生活方式干预等，这些干预同时实施，也可以先后实施。在综合干预临床研究中，要根据目的选择不同的设计方法，如要评价中医药联合治疗的整体疗效，且西药的使用符合相应的指南或规范，可采用加载设计（对照组在西药的基础上设立中药的安慰剂组），此类设计可采用随机双盲对照试验。

六、经典著作赏析

(一)学术源流

《证治汇补·中风》说："平人手指麻木，不时眩晕，乃中风先兆，须预防之，宜慎起居，节饮食，远房帏，调情志。"宋代王怀隐等对中风先兆的描述则较为翔实，指出"凡人未中风时，一两月前，或三五个月前，非时足胫上忽发酸重顽痹，良久方解，此乃将中风之候也"。金元时期对中风先兆的认识有了进一步的发展，朱震亨提出"眩晕者，脑卒中之渐"。清代汪宏的望诊专著《望诊遵经》记载"瞳黄唇白，面红中有青点者，中风之先兆也"及"汗出偏沮者，使人偏枯之先兆"的先兆之症。晚清张锡纯《医学衷中参西录》中分别归纳出脑中风先兆的症状表现，如头重目眩、精神昏聩、心悸、短气、面黄唇白、头胀痛等为脑中风先兆；脉象弦硬而长、头目眩晕、胃中不适、心中烦躁、言语不利、口眼㖞斜、半身麻木、腿脚软弱等为脑中风先兆。

（二）治法方药

《临证指南医案·眩晕门》华岫云按："经云诸风掉眩，皆属于肝，头为六阳之首，耳目口鼻皆系清空之窍，所患眩晕者，非外来之邪，乃肝胆之风阳上冒耳，甚则有昏厥跌仆之虞。其症有夹痰、夹火、中虚、下虚、治胆、治胃、治肝之分。火盛者，先生用羚羊、山栀、连翘、花粉、玄参、鲜生地、丹皮、桑叶、以清泄上焦窍络之热，此先从胆治也。痰多者必理阳明，消痰如竹沥、姜汁、菖蒲、橘红、二陈汤之类。中虚则兼用人参，外台茯苓饮是也。下虚者，必从肝治，补肾滋肝，育阴潜阳，镇摄之治是也。至于天麻、钩藤、菊花之属，皆系熄风之品，可随证加入。此症之原，本之肝风，当与肝风、中风、头风门合而参之。"

七、病案分析

患者刘某，男性，58岁。因发作性短暂右侧肢体活动不利及言语笨拙5天来诊。

现病史：患者于5天前无明显诱因突然出现右侧肢体活动不利，表现为右上肢抬举无力，行走困难，同时伴有言语笨拙症状，上述症状未经任何处理，5~8分钟后自行缓解。2天前及3小时前，分别再次出现上述症状，每次持续约15分钟自行缓解，为明确诊治来诊。现症见：发作性右侧肢体活动不利、语言不利，急躁易怒，口苦，少寐多梦，纳可，二便正常。患者发病以来无头痛、头晕及饮水呛咳，无四肢抽搐及意识障碍，无尿便障碍，发作间歇期无明显不适。

既往史及过敏史：高血压史8年，血压最高达180/110mmHg，间断不规律口服苯磺酸氨氯地平片（络活喜），血压控制不理想；糖尿病病史5年，用诺和灵30R注射液皮下注射控制血糖，空腹血糖8mmol/L左右，餐后2小时血糖9~15mmol/L。吸烟史30年，20支/d。否认药物食物过敏史。

体格检查：体温36.2℃，脉搏77次/min，呼吸18次/min，血压170/90mmHg。内科查体无异常。神经系统查体：神志清楚，语言流利，计算力、记忆力及定向力等高级皮质功能均正常。视力视野粗测正常。双眼球活动自如，无眼震及复视。双侧瞳孔等大同圆，D=3.0mm，对光反射灵敏。无面部感觉障碍，张口下颌居中，双侧角膜反射灵敏。双侧额纹对称，鼻唇沟等深，示齿口角不偏。听力粗测正常，Rinnie试验阳性，Weber试验居中。双侧软腭抬举有力，悬雍垂居中，咽反射存在。双侧转头耸肩有力。伸舌居中，未见舌肌萎缩及束颤。四肢肌力5级，肌张力正常，四肢共济运动正常。深浅感觉无异常。生理反射存在，病理反射未引出。颈无抵抗，脑膜刺激征阴性。舌质红，苔黄，脉弦。

辅助检查：头MRI（平扫及DWI）：未见异常。肺CT：双肺平扫CT未见确切异常，请结合临床；主动脉及冠脉钙化。心电图：窦性心律，心率77次/min，大致正常心电图。经颅多普勒超声（TCD）示左侧大脑中动脉血流速度增快。即刻血糖14.7mmol/L。血脂：

LDL3.67mmol/L、TG4.5mmol/L、HDL0.81mmol/L、CHOL6.81mmol/L。血常规、尿常规、血生化、凝血五项、血流变均在正常范围。脑电图正常。脑血管CTA：左侧大脑中动脉狭窄。

病例分析

1. 病例特点

（1）中老年男性，急性起病，反复发作。

（2）主要表现为发作性右侧肢体活动不利及言语笨拙，患者发病以来无头痛、头晕、恶心呕吐及饮水呛咳，无抽搐及意识障碍，无尿便障碍。每次发作持续5~10分钟，共发作3次，发作间歇期无明显不适。

（3）既往高血压、糖尿病病史。

（4）查体未见神经系统阳性体征

（5）辅助检查：头MRI（平扫及DWI）：未见异常。肺CT：双肺平扫CT未见确切异常；主动脉及冠脉钙化。心电图：窦性心律，心率77次/min，大致正常心电图。即刻血糖14.7mmol/L。TCD示左侧大脑中动脉血流速度增快。脑血管CTA：左侧大脑中动脉狭窄。

2. 中医辨证辨病依据　中老年男性，"人年过四十阴气自半"，肝阴亏虚，阴不敛阳，肝阳上亢，上冒清空，清窍失养，风阳内动，走窜经络，脉络不畅，故出现肢体活动不利、言语笨拙，肝火旺则急躁易怒，肝火扰动心神，故少寐多梦，舌质红，苔黄，脉弦为肝阳上亢之象，综合四诊，辨病为中风先兆，证属肝阳上亢，本病病位在清窍，涉及肝肾，属本虚标实之证。

3. 诊断

中医诊断：中风先兆　肝阳上亢证。

西医诊断：短暂性脑缺血发作（颈内动脉系统）；原发性高血压3级（极高危）；2型糖尿病；混合性高脂血症。

定位诊断：根据发作性右侧肢体活动不利伴言语笨拙，无头晕等症状，初步定位为左侧大脑半球。TCD示左侧大脑中动脉血流速度增快。脑血管CTA：左侧大脑中动脉狭窄。考虑病变血管为左侧颈内动脉系统。

定性诊断：根据患者为中年男性，既往有高血压、糖尿病史，有动脉硬化的基础，此次急性起病，表现为反复出现的阵发性局限性神经功能缺损，症状持续数分钟缓解，查体未见神经系统阳性定位体征，头颅影像学检查无异常，TCD示左侧大脑中动脉血流速度增快，脑血管CTA：左侧大脑中动脉狭窄，故诊断考虑为颈内动脉系统TIA。

4. 鉴别诊断

（1）部分性癫痫：单纯部分性发作可表现为持续数秒至数分钟的肢体抽搐，部分病例可遗留短时间的患肢无力（托德瘫痪，Todd paralysis），该患者无肢体抽搐，且脑电图未见异常，基本可排除此诊断。

（2）脑梗死：可表现为偏侧肢体瘫痪和失语，但症状持续时间长，影像学检查多可发现责任病灶。而该患者每次症状发作均在10分钟左右缓解，且影像学检查无阳性发现，故可排除此诊断。

5. 治疗计划

（1）中医治疗以"平肝潜阳，滋养肝肾"为治则，方用天麻钩藤饮方加减。

天麻9g	白术15g	钩藤10g	红花15g

鸡血藤 15g　　　　石决明 10g　　　　杜仲 10g　　　　地龙 15g

牛膝 15g　　　　　茯苓 30g　　　　　陈皮 15g　　　　栀子 10g

黄芩 15g　　　　　桑寄生 15g

上方加水 1 000ml，煎取 300ml，100ml/ 次，日 3 次口服。

（2）西医治疗

1）抗血小板聚集：阿司匹林肠溶片 300mg 日 1 次口服，3 天后改为 100mg 日 1 次口服。

2）予他汀类调脂药物，调脂，稳定动脉粥样硬化斑块，延缓动脉粥样硬化和狭窄。

3）控制血压：规律口服降压药，监测血压调整用药。可选择 CCB 如苯磺酸氨氯地平 5mg 日 1 次口服、非洛地平片 5mg 日 1 次口服；或选择 ACEI、ARB 类降压药。

4）降糖：诺和灵 50R 笔芯注射液早 22U、晚 18U 餐前 30 分钟皮下注射。

5）改善脑循环：0.9% 氯化钠注射液 250ml+ 舒血宁注射液 15ml，日 1 次静脉滴注。

6）清除自由基：依达拉奉注射液 30mg 加入 0.9% 氯化钠注射液 100ml 日 2 次静脉滴注。

6. 住院经过及其转归　　该患者入院经 14 天系统治疗，未再出现 TIA 发作，血压控制在（130~140）/（80~90）mmHg 范围，血脂、血糖基本降至正常范围。患者出院后，嘱低盐低脂糖尿病饮食，辨证服用中药 1 周，长期口服阿司匹林 100mg/d 或氯吡格雷 75mg/d，控制并监测血压、血糖、血脂，长期服用他汀类调脂药，定期随诊。

7. 重点讨论　　短暂性脑缺血发作和脑梗死同属急性缺血性脑血管病，两者的主要区别是神经局灶症状和体征持续时间长短不同，TIA 也是需要急诊处理的疾病。TIA 持续时间的界定以及缺血性卒中溶栓治疗时间窗概念的提出，使得如何在超早期对 TIA 和脑梗死进行鉴别显得尤为重要。1975 年美国国立卫生研究院（National Institutes of Health，NIH）的疾病分类正式以 24 小时界限的标准定义短暂性脑缺血发作，但该传统 TIA 的定义是在神经影像学发展之前制订的，它推测性地将时间界限定义为 24 小时，缺乏必要的病理生理学基础。2002 年《新英格兰医学杂志》发表了 Albers 等建议的短暂性脑缺血发作新定义：TIA 是由于局部脑或视网膜缺血所引起的短暂性的神经功能缺损发作，典型的临床症状持续时间不超过 1 小时，且在影像学上没有急性脑梗死的证据。新定义更强调是否有持续脑损伤，而不是强调时间，它是以有无脑梗死的组织病理学改变为基础的，从而避免了时间所造成的错误判断，有利于临床医生及时进行评价及干预。2009 年 6 月，美国卒中学会又在 *Stroke* 杂志上发布了短暂性脑缺血发作的新定义：脑、脊髓或视网膜局灶性缺血所致的、未伴发急性脑梗死的短暂性神经功能障碍。这一定义认为有无组织学损害是诊断短暂性脑缺血发作的唯一依据，并没有提及短暂性脑缺血发作的症状持续时间。TIA 治疗的目的是消除病因，减少及预防复发。患者应保持清淡饮食，适量运动，积极纠正不良的生活习惯，戒烟限酒。

主要参考文献

[1] 贾建平. 神经病学 [M]. 6 版. 北京：人民卫生出版社，2008.

[2] 中华医学会神经病学分会，中华医学会神经病学分会脑血管病学组. 中国缺血性脑卒中和短暂性脑缺血发作二级预防指南 2014[J]. 中华神经科杂志，2015，48（4）：258-273.

[3] 徐昕宇. 中西医结合治疗短暂性脑缺血发作疗效观察[J]. 中国医药导报，2008，5（15）：75-76.

[4] 刘颖,袁培铎,周正森,等. 丹红注射液联合依达拉奉治疗短暂性脑缺血发作的疗效观察[J]. 临床合理用药,2013,6(8A):5-6.

[5] 董佐亭,解青芳,姚贤娥. 中风先兆的辨证治疗[J],实用医技杂志,2007,14(28):3933.

（马　进）

第三节　脑　梗　死

脑梗死(cerebral infarction, CI),是指因脑部血液供应障碍,缺血、缺氧所致的局限性脑组织的缺血性坏死或软化,出现相应的神经功能受损表现。大部分患者均为急性起病。临床表现为急性出现相应的脑功能缺损的症状和体征,如偏瘫、偏身感觉障碍等。

由于本病发生突然,起病急,证见多端,"如矢石之中的,若暴风之疾速"与自然界"风性善行而数变"的特征相似,故古代医家取类比象而名之为"中风"。

一、中医概述

中风是以猝然昏仆,不省人事,半身不遂,口眼㖞斜,语言不利为主症的病证。病轻者可无昏仆而仅见半身不遂及口眼㖞斜等症状。中风病,病机总属阴阳失调,气血逆乱。其病因,以内伤积损为主,即脏腑失调,阴阳偏盛。真中是由脉络空虚,风邪入中经络引起;类中是由阳化风动,气血上逆,夹痰夹火,流窜经络,蒙蔽清窍而成。本病多见于年迈之人,年过四十以后,阴气自半,气血上逆,气血渐衰,偶因将息失宜,或情志所伤等诱因。病理基础则为肝肾阴虚。中风之发生,病机虽较复杂,但归纳起来不外虚(阴虚、气虚)、火(肝火、心火)、风(肝风、外风)、痰(风痰、湿痰)、气(气逆)、血(血瘀)六端,其中以肝肾阴虚为其根本。

中风分为中经络和中脏腑。中经络分为三证,风痰入络证,治法祛风化痰通络,方选真方白丸子加减;风阳上扰证,治法平肝潜阳,活血通络,方选天麻钩藤饮加减;阴虚风动证,治法滋阴潜阳,息风通络,方选镇肝熄风汤加减。中脏腑分为闭证和脱证。闭证又分为痰热腑实证,治法通腑泻热,息风化痰,方选桃仁承气汤加减;痰火瘀闭证,治法息风化痰,豁痰开窍,方选羚角钩藤汤加减;痰浊瘀闭证,治法化痰息风,宣郁开窍,方选涤痰汤加减。脱证(阴竭阳亡)治法回阳救逆,益气固脱,方选参附汤合生脉散加味。恢复期分为三证,风痰瘀阻证,治法搜风化痰,行瘀通络,方选解语丹加减;气虚络瘀证,治法益气养血,化瘀通络,方选补阳还五汤加减;肝肾亏虚证,治法滋养肝肾,方选左归丸合地黄饮子加减。

二、西医概述

脑梗死最常见的病因是动脉粥样硬化,其次为高血压、糖尿病和血脂异常等高危因素。脑动脉粥样硬化性闭塞或附壁血栓形成,是造成动脉粥样硬化性脑梗死的核心环节。脑血管中血流的改变,如切力、涡流分离可引起脑血栓形成。血栓形成基础有3个方面的因素即血管壁、血流状态和血液成分。血管内膜损害,血流变慢,血小板及凝血因子的质、量改变时,易形成血栓。血栓成分有纤维蛋白及血液中有形成分如血小板、红细胞、白细胞。白色血栓以血小板为主,好发生于脑血管。红色血栓以纤维蛋白成分为主,好发生于心壁及心瓣膜处。在动脉粥样硬化的基础上,当血压下降、脱水、严重心律失常及心功能不全时,可导致脑灌注压下降,脑血流量减少,有利于血栓形成。

缺血性卒中的分型方法很多,当前国际广泛使用 TOAST 病因分型,将缺血性脑卒中分为:大动脉粥样硬化型、心源性栓塞型、小动脉闭塞型、其他明确病因型和不明原因型 5 种类型卒中。对缺血性卒中患者进行 TOAST 分型有助于临床医师对分属于不同亚型的缺血性脑卒中患者判断预后、指导治疗和选择二级预防措施。2011 年 2 月,北京天坛医院高山、王拥军教授等发表了中国缺血性卒中分型(Chinese Ischemic Stroke Subclassfication, CISS)。该分型依据为:血管病危险因素、梗死灶分型和辅助检查。CISS 分型不仅有病因诊断,还有发病机制诊断。在病因诊断中将主动脉弓粥样硬化归类到大动脉粥样硬化,这更加符合真正的病理改变。在病因诊断中提出了穿支动脉疾病,将粥样病变正式引入到穿支动脉的病因诊断中。将大动脉粥样硬化性梗死的发病机制区分为能够用现代影像技术识别的载体动脉斑块或血栓堵塞穿支、动脉到动脉栓塞或低灌注/栓子清除下降及混合型。

脑梗死是缺血性卒中的总称,包括脑血栓形成、脑栓塞和腔隙性脑梗死等。

三、诊治要点

(一)临床表现

多见于 50 岁以上中老年患者,男性稍多于女性,病前多有脑梗死的危险因素,如糖尿病、冠心病、高血压及血脂异常等病史。常在安静状态下或睡眠中起病,部分患者在发病前可有 TIA 发作。梗死灶的大小和部位决定临床表现,主要表现为局灶性神经功能缺损的症状和体征,如偏瘫、偏身感觉障碍、偏盲、失语、共济失调等,部分可有头痛、恶心呕吐、昏迷等全脑症状。患者大多起病时意识清楚,在发生基底动脉血栓或大面积脑梗死时,病情严重,出现嗜睡或昏迷,甚至有脑疝形成,最终导致患者死亡。

1. 颈内动脉系统(前循环)脑梗死

(1)颈内动脉血栓形成:颈内动脉闭塞的临床表现差异较大。如果侧支循环代偿良好,可不出现任何临床症状。如侧支循环不良,可引起短暂性脑缺血发作,也可表现为大脑中动脉及/或大脑前动脉缺血症状,或分水岭梗死(位于大脑前、中动脉或大脑中、后动脉之间)。临床表现可有同侧霍纳综合征(Horner syndrome),对侧偏瘫、偏身感觉障碍、双眼对侧同向性偏盲,优势半球病变可出现失语、失算、失读、失写等言语障碍;非优势半球受累可有体象障碍。当眼动脉受累时,可出现同侧单眼一过性失明,偶尔成为永久性视力丧失。颈部触诊发现颈内动脉搏动减弱或消失,听诊可闻及血管杂音。少数患者颈内动脉主干发生管腔严重狭窄或闭塞,使一侧大脑半球缺血导致严重脑水肿,严重时可发生海马沟回疝,表现为病灶同侧眼裂变小,瞳孔散大,眼球外展位,病灶对侧上下肢瘫痪,患者处于深昏迷,呼吸障碍,如不及时抢救则于短时间内死亡。

(2)大脑中动脉血栓形成:是脑血栓最常见的部位。大脑中动脉主干闭塞可出现对侧偏瘫、偏身感觉障碍和/或同向性偏盲,即"三偏征"。可伴有双眼向病灶侧凝视,优势半球受累可出现失语、失算、失读、失写等障碍,非优势半球受累可有体象障碍。由于主干闭塞引起大面积的脑梗死,患者多有不同程度的意识障碍,脑水肿严重时可导致脑疝形成,严重者死亡。大脑中动脉皮层支闭塞引起的偏瘫及偏身感觉障碍,以面部和上肢为重,累及优势半球可有失语、失读和失用等，意识水平不受影响。深穿支闭塞更为常见，表现为对侧偏瘫，肢体、面和舌的受累程度均等，对侧偏身感觉障碍，可伴有偏盲、失语等。不同的皮层支闭塞其临床表现各异。①顶后动脉闭塞，表现为失用及皮质感觉障碍、定向障碍或同向性偏盲，此因缘上回及顶上小叶回受累所致。②角回动脉闭塞，可表现为失读、失认、命名性失语及格斯特曼综合征（Gerstmann syndrome），非优势半球受累可出现体象障碍及感觉忽略征。③颞后动脉闭塞，常出现感觉性失语（颞上回后部）、健忘性失语（颞中下回后部），也可出现同向性偏盲。

（3）大脑前动脉血栓形成：大脑前动脉近段阻塞时由于前交通动脉的代偿，可全无症状。非近段闭塞时，对侧偏瘫，以下肢为重，有轻度感觉障碍，优势半球病变可有表达性失语（expressive aphasia，又称 Broca's aphasia），可伴有尿失禁（旁中央小叶受损）及对侧强握反射等。深穿支闭塞，出现对侧面、舌瘫及上肢轻瘫（内囊膝部及部分内囊前肢）并以近端为重，有的可有不随意运动及额叶性共济失调。偶见双侧大脑前动脉由一条主干发出，当其闭塞时，可出现反应迟钝、淡漠、欣快等精神症状，双下肢瘫痪，尿潴留或尿失禁，强握及摸索等原始发射。

2. 椎基底动脉系统（后循环）脑梗死

（1）大脑后动脉血栓形成：大脑后动脉闭塞引起的临床症状变异很大，动脉的闭塞位置和基底动脉环的代偿功能在很大程度上决定脑梗死的范围和严重程度。

1）主干闭塞：表现为对侧同向性偏盲、偏瘫及偏身感觉障碍，丘脑综合征，优势半球受累可伴有失读症。

2）皮质支闭塞：出现双眼对侧视野同向偏盲，伴黄斑回避，偶为象限盲，可伴有视幻觉、视物变形和视觉失认等，优势半球受累可表现为失读及命名性失语等症状，非优势半球受累可有体象障碍。基底动脉上端闭塞，尤其是双侧后动脉异常细小时，会引起双侧大脑后动脉皮层支闭塞则引起皮质盲，表现为双眼全盲（黄斑回避），对光反射保存，有时伴有不成形的幻视发作；累及颞叶的下内侧时，会出现严重的记忆缺失。

3）深穿支闭塞的表现：可出现以下综合征：①丘脑膝状体动脉闭塞出现丘脑综合征：表现为对侧偏身感觉障碍，以深感觉障碍为主，丘脑自发性疼痛，感觉过度，轻偏瘫，共济失调，舞蹈样或手足徐动。②丘脑穿动脉闭塞出现红核丘脑综合征：表现为病灶侧舞蹈样不自主运动、肢体意向性震颤、小脑性共济失调，对侧偏身感觉障碍。③中脑脚间支闭塞出现韦伯综合征（Weber syndrome）：表现为同侧动眼神经麻痹，对侧中枢性面舌瘫和上下肢瘫；或贝内迪克特综合征（Benedikt syndrome）：表现为同侧动眼神经麻痹，对侧不自主运动，对侧偏身深感觉和精细触觉障碍。

（2）椎动脉血栓形成：若两侧椎动脉的粗细差别不大，当一侧闭塞时，通过对侧椎动脉的代偿作用，可以无明显的症状。约 10% 的患者一侧椎动脉细小，脑干仅由另一侧椎动脉供血，此时供血动脉闭塞引起的病变范围等同于基底动脉或双侧椎动脉阻塞后的梗死区域，症状较为严重。椎动脉及其不同的分支的血栓形成可引起以下几种临床综合征。

1）延髓背外侧综合征：在小脑后下动脉，或椎动脉供应延髓外侧的分支闭塞时发生。临床表现为眩晕、恶心、呕吐和眼球震颤（前庭神经核受损）；声音嘶哑、吞咽困难及饮水呛咳（舌咽、迷走神经，疑核受累）；病灶侧小脑性共济失调（绳状体或小脑损伤）；交叉性感觉障碍：即病灶同侧面部痛、温觉减退或消失（三叉神经脊束核受损），病灶对侧偏身痛、温觉减退或消失（对侧交叉的脊髓丘脑束受损）；病灶同侧霍纳综合征（交感神经下行纤维损伤）。由于小脑后下动脉的解剖变异很大，除上述症状外，还可能有一些不典型的临床表现，需仔细识别。一般没有锥体束受损的症状。

2）延髓内侧综合征：延髓内侧综合征是椎动脉或其分支、脊前动脉分支或基底动脉下部分支供应区缺血的表现。可出现病变同侧周围性舌下神经麻痹，对侧上下肢瘫痪（不包括面肌、上肢重）及上半身的触觉、震动觉、位置觉障碍。

3）延髓半侧综合征：由椎动脉闭塞造成，为上述 2 种综合征，即延髓内侧综合征和延髓背外侧综合征的部分或全部症状表现。

（3）基底动脉血栓形成：基底动脉主干闭塞，表现为眩晕、恶心、呕吐及眼球震颤、复视、构音障碍、吞咽困难及共济失调等，病情进展迅速而出现延髓麻痹、四肢瘫、昏迷、中枢性高热、应激性溃疡，常导致死亡。

基底动脉分支的闭塞会引起脑干和小脑的梗死，表现为各种临床综合征，下面介绍几种常见的类型。

1）脑桥前下部综合征：米亚尔 - 居布勒综合征（Millard-Gubler syndrome）时基底动脉的短旋支闭塞，表现为同侧面神经和展神经麻痹，对侧偏瘫；福维尔综合征（Foville syndrome）是基底动脉的旁正中支闭塞，表现为两眼不能向病灶侧同向运动，病灶侧面神经和展神经麻痹，对侧偏瘫。

2）闭锁综合征：脑桥基底部双侧梗死，表现为双侧面瘫、四肢瘫、延髓麻痹、不能讲话，但因脑干网状结构未受累，患者意识清楚，能随意睁闭眼，可通过睁闭眼或眼球上下运动来表达自己的意愿。

3）基底动脉尖综合征（top of basilar syndrome，TOBS）：基底动脉顶端 2cm 内包括双侧大脑后动脉、小脑上动脉和基底动脉顶端，供血区域包括脑干、丘脑、小脑上部、颞叶内侧和枕叶。临床表现为眼球运动障碍，瞳孔异常，觉醒和行为障碍，可伴有记忆力丧失，病灶对侧偏盲、皮质盲、视觉失用，视物变形，行为异常，运动和感觉障碍。

（二）诊断要点

1. 急性脑梗死诊断标准　①急性起病；②局灶神经功能缺损（一侧面部或肢体无力或麻木，语言障碍等），少数为全面神经功能缺损；③症状或体征持续时间不限（当影像学显示有责任缺血性病灶时），或持续 24 小时以上（当缺乏影像学责任病灶时）；④排除非血管性病因；⑤脑 CT/MRI 检查排除脑出血。

2. 诊断流程　急性缺血性脑卒中诊断流程应包括如下 5 个步骤。

第一步，是否为脑卒中？排除非血管性疾病。

第二步，是否为缺血性脑卒中？进行脑 CT/MRI 检查排除出血性脑卒中。

第三步，卒中严重程度。根据神经功能缺损量表评估。

第四步，能否进行溶栓治疗？核对适应证和禁忌证。

第五步，病因分型，参考 TOAST 标准，结合病史、实验室检查、脑病变和血管病变等影像学检查资料确定病因。

3. 鉴别诊断

（1）脑出血：多在活动中或情绪激动时忽然发生，有高血压病史而且血压波动较大，起病急，头痛、呕吐，意识障碍较多见，临床症状常在数分钟至数小时内达到高峰，脑 CT 扫描可见高密度出血灶。

（2）颅内占位：某些硬膜下血肿、颅内肿瘤、脑脓肿等可呈卒中样发病，出现偏瘫、失语等症状及体征，多伴有颅内压增高的表现。可行头颅 CT 或 MRI 鉴别。

（三）中西医结合治疗要点

急性脑梗死的处理应强调早期诊断、早期治疗、早期康复和早期预防再发。

1. 一般处理

（1）保持呼吸道通畅与吸氧：低氧血症患者应吸氧，应维持动脉血氧饱和度＞94%。气道功能严重障碍者应给予气道支持及辅助呼吸。

（2）心脏监测与心脏病变处理：脑梗死后应常规进行心电图检查，根据病情，有条件时进行持续心电监护 24 小时以上，以便早期发现心房颤动或严重心律失常等心脏病变。

（3）血压控制：准备溶栓者，血压应控制在 180/100mmHg 以下。缺血性脑卒中后 24 小时内血压升高的患者应谨慎处理。血压持续升高，收缩压 ≥ 200mmHg 或舒张压 ≥ 110mmHg，或伴有严重心功能不全、主动脉夹层、高血压脑病的患者，可予降压治疗，同时严密观察血压变化。卒中后若病情稳定，血压持续 ≥ 140/90mmHg，无禁忌证，可于起病数天后恢复使用发病前服用的降压药物或开始启动降压治疗。卒中后低血压的患者应积极寻找和处理原因，必要时可予扩容升压措施。

（4）血糖：血糖超过 10mmol/L 时给予胰岛素治疗。应加强监测血糖，血糖值控制在 7.7~10mmol/L。血糖低于 3.3mmol/L 时，可给予 10%~20% 葡萄糖注射液口服或静脉注射治疗。

2. 改善脑血循环　溶栓治疗是目前最重要的恢复血流措施，组织型纤溶酶原激活物（rtPA）和尿激酶是我国目前使用的主要溶栓药，现认为有效抢救半暗带组织的时间窗为 4.5 小时或 6 小时以内。

3. 抗血小板聚集　对于不符合溶栓适应证且无禁忌证的缺血性脑卒中患者应在发病后尽早给予口服阿司匹林 150~300mg/d。急性期后改为预防剂量（50~150mg/d）。对不能耐受阿司匹林者，可考虑选用氯吡格雷等抗血小板治疗。

4. 抗凝　对大多数急性脑梗死患者，不推荐无选择地早期进行抗凝治疗。关于少数特殊患者的抗凝治疗，可在谨慎评估风险/效益比后慎重选择。

5. 扩容　对一般脑梗死患者，不推荐扩容。对于低血压或脑血流低灌注所致的急性脑梗死如分水岭梗死可考虑扩容治疗，但要注意可能会加重脑水肿、心功能衰竭等并发症。

6. 中医中药　一些中药如丹参、川芎、三七、银杏叶制剂等具有降低血小板聚集、抗凝、改善脑血流、降低血液黏稠度等作用。

7. 早期康复　脑梗死后在病情稳定的情况下应尽早开始坐、站、走等活动。卧床者病情允许时应注意良姿位摆放。应重视语言、运动和心理等多方面的康复训练，目的是尽早恢复日常生活自理能力。

四、中西医结合治疗研究

（一）思路与方法

缺血性脑血管疾病的治疗必须跨越脑缺血后单一细胞损害的理念，应将神经元、血管内皮细胞以及维持脑组织完整性的细胞外基质作为一个统一体，被称为神经血管单元，脑缺血后各种神经保护措施针对神经血管单元这一整体，进行综合治疗，才能起到作用。

（二）临证经验

醒脑开窍法治疗缺血性中风（脑梗死），已经取得了良好的临床疗效。醒脑开窍针刺法由中国工程院石学敏院士首创，重在开窍启闭，改变元神之府的生理机能，治疗原则以醒脑开窍、滋补肝肾为主，疏通经络为辅，是针对中风病的基本病机为瘀血、肝风、痰浊等病理因素蒙蔽脑窍"窍闭神匿，神不导气"而提出的治疗法则和针刺方法。选穴以督脉和阴经穴为主，在操作手法上强调针刺手法量学规范，不同于传统的取穴和针刺疗法。临床研究表明，醒脑开窍针刺法具有镇静、解痉、改善脑供血及改变血液黏稠度等作用。实验研究表明，醒脑开窍法能通过恢复微丝、微管等细胞的"骨架"来修复病变的神经元，这是醒脑开窍法对缺血性脑血管病脑损伤保护作用的机制。

五、中西医结合诊疗前沿与研究展望

运用西医理论和现代检查技术优势，明确脑梗死诊断，同时运用中医理论，根据辨证要点，明确中医辨证分型，最后形成"西医疾病诊断＋中医辨证分型"的中西医结合诊断。这种病证相结合的诊疗模式，适合脑梗死复杂多态的情况。根据脑梗死不同阶段（急性期、恢复期、后遗症期）中、西医的不同特征进行分期分型诊断，促进脑梗死中西医治疗的有机结合。

（一）血管内介入治疗

发病 6 小时内由大脑中动脉闭塞导致的严重卒中且不适合静脉溶栓的患者，经过严格选择后可在有条件的医院进行动脉溶栓。动脉溶栓越早，效果越好，应尽早实施治疗；动脉溶栓有益于经严格选择的患者，适用于发病 6 小时内的大脑中动脉供血区的急性缺血性脑卒中；发病 24 小时内、后循环大血管闭塞的重症脑卒中患者，经过严格评估可行动脉溶栓；静脉 - 动脉序贯溶栓治疗是一种可供选择的方法；动脉溶栓要求在有条件的医院进行。介入治疗技术已经成为神经外科、神经内科治疗脑血管病的重要力量，并逐渐发展成为一门独立的学科。

（二）颈部动脉夹层

颈部动脉夹层（cervical artery dissection，CAD）是指颈部动脉内膜撕裂导致血液流入其管壁内形成壁内血肿，继而引起动脉狭窄、闭塞或动脉瘤样改变，主要为颈内动脉夹层（internal carotid artery dissection，ICAD）和椎动脉夹层（vertebral artery dissection，VAD）。尽管发生率较低，但 CAD 是青年卒中的重要病因。CAD 临床表现多样，局部症状以脑神经受累多见，继发的脑血管病可导致严重神经功能缺损，缺血性卒中是 CAD 患者最常见的脑血管病变类型。临床症状与其他病因所致脑神经麻痹和脑血管病症状无差异。50%~95% 的 ICAD 患者出现脑或视网膜缺血性症状。临床症状与病变血管部位有关，可表现为肢体无力、言语不清、黑蒙 / 视力减退、口角歪斜、复视等，严重时可致昏迷。缺血症状常在颈部疼痛数分钟或数周后出现，但一般不超过 1 个月。典型的 VAD 可表现为在后颈部或头部疼痛之后出现的后循环缺血症状，如脑干（以延髓背外侧综合征常见）、丘脑、颞顶叶和小脑半球的表现，通常间隔时间为 2 周。CAD 的诊断很大程度上依赖医学影像学技术的运用。常用技术包括超声、CT、MRI 及脑血管数字减影血管造影（digital subtraction angiography，DSA）。

（三）卒中单元

卒中单元是指改善住院卒中患者医疗管理模式、提高疗效的系统，为卒中患者提供药物治疗、肢体康复、语言训练、心理康复和健康教育。卒中单元强调的是及早、多学科协作及二级预防,这与中医学的未病先防、既病防变及整体观念、辨证论治有相似之处。在卒中治疗上,对疾病的某一阶段或某一环节中医、西医各有优势,两者相互为用。在卒中单元的建设上,要建立融入中医的中西医结合卒中单元,充分发挥中医治疗的优点以便于更好地促进患者的康复。中西医结合卒中单元应辨病论治与辨证论治有机结合,体现中医的特色精华及现代卒中单元理念,故而在中国建立符合中国临床实际的中西医结合的卒中单元模式有很大的优越性。

(四)研究展望

中西医结合治疗脑血管病的切入点和优势在于以下几个方面:充分发挥中医药多环节、多靶点、多系统的治疗优势和结合中医"治未病""未病先防"的治疗思想,开展大规模的中西医结合防治中风临床试验,是近年来脑血管病临床研究的趋势;在中医整体观念的指导下,具有中医特色的中西医结合以及卒中单元是治疗脑血管病的未来医学发展方向;中西医结合脑血管病围手术期各种并发症的预防和治疗,提高远期疗效已成为国内医学领域的重点研究课题;脑血管病的康复治疗仍然是中西医结合研究的热点;以循证医学为指导的中西医结合多学科联合治疗方法学研究和中医证候研究已取得了可喜的成果;与中医辨证论治理论相结合,中成药的个体化治疗和相关药物基因组学的研究,可以丰富中医辨证论治理论,以指导临床治疗,进一步提高疗效,减少毒副作用的发生,从而科学规范中成药的使用。中医药与中西医结合临床研究方案的设计,一般需要考虑以下内容:立题依据、明确临床研究目的、制订临床研究方案、确定适宜的目标受试人群、明确干预措施及其对照、选择有效和安全的评价指标、建立临床研究质量控制措施等。中西医结合研究应重视综合干预(复杂干预)的研究特点,进行方法学设计。

六、经典著作赏析

(一)学术源流

《灵枢·刺节真邪》记载:"虚邪偏客于身半,其入深,内居荣卫,荣卫稍衰,则真气去,邪气独留,发为偏枯。"《素问·风论》说:"风之伤人……或为偏枯。"刘完素开"内风"立论之先河,叶桂阐明"精血衰耗,水不涵木……肝阳偏亢,内风时起"。李杲提出"正虚血瘀",认为气虚可以生痰,又有导致痰瘀。王清任认为"元气亏虚,气必不能达于血管,血管无气,必停而为瘀"。《金匮要略·中风历节病脉证并治》云:"寸口脉浮而紧,紧则为寒,浮则为虚,寒虚相搏,邪在皮肤;浮者血虚,脉络空虚;贼邪不泻,或左或右;邪气反缓,正气即急,正气引邪,㖞僻不遂。邪在于络,肌肤不仁,邪在于经,即重不胜;邪入于腑,即不识人;邪入于脏,舌即难言,口吐涎。"

(二)治法方药

《医经溯洄集·中风辨》说:"中风者,非外来风邪,乃本气自病也。凡人年逾四旬,气衰之际,或因忧喜忿怒,伤其气者,多有此疾。壮岁之时无有也,若肥盛则间有之,亦是形盛气衰而如此。""……殊不知因于风者,真中风也。因于火、因于气、因于湿者,类中风,而非中风也……辨之为风,则从昔人以治。辨之为火、气、湿,则从三子以治,如此庶乎析理而用法当矣"。《临证指南医案·中风》记载:华岫云按:"今叶氏发明内风,乃身中阳气之变动。肝为风脏,因精血衰耗,水不涵木,木少滋荣,故肝阳偏亢,内风时起,治以滋液熄风,濡养营络,补阴潜阳……或风阳上僭,痰火阻窍,神识不清,则有至宝丹芳香宣窍,或辛凉清上痰火……至于审证之法,有身体缓纵不收,耳聋目瞀,口开眼合,撒手遗尿,失音鼾睡。此本实先拨,阴阳枢纽不交,与暴脱无异,并非外中之风,乃纯虚证也。故先生急用大剂参附以回阳,恐纯刚难受,必佐阴药,以挽回万一。若肢体拘挛,半身不遂,口眼㖞斜,舌强言謇,二便不爽,此本体先虚,风阳夹痰火壅塞,以致营卫脉络失和,治法急则先用开关,继则益气养血,佐以消痰清火,宣通经隧之药,气充血盈,脉络通利,则病可痊愈。"

主要参考文献

[1] 中华医学会神经病学分会,中华医学会神经病学分会脑血管病学组. 中国急性缺血性脑卒中诊治指南2014[J]. 中华神经科杂志. 2015,48(4),246-257.

[2] 周仲英. 中医内科学[M]. 2版. 北京:中国中医药出版社,2007.

[3] 吴江. 神经病学[M]. 2版. 北京:人民卫生出版社,2010.

[4] 李忠. 缺血性脑血管疾病[M]. 北京:北京科学技术出版社,2002.

[5] 中华医学会神经病学分会,中华医学会神经病学分会脑血管病学组. 中国颈部动脉夹层诊治指南2015[J]. 中华神经科杂志,2015,48(8):644-651.

[6] 中国医师协会中西医结合医师分会,中国中西医结合学会循证医学专业委员会. 中医药与中西医结合临床研究方法指南2015[J]. 中国中西医结合杂志,2015,35(8):901-932.

[7] 陈怀珍. 急性缺血性脑血管病中西医诊疗指南解读[J]. 中医药临床杂志,2013,25(11):949-954.

（马　进）

第四节　脑　出　血

脑出血(intracerebral hemorrhage,ICH)是指原发性非外伤性脑实质内的出血,故又称为原发性或自发性脑出血。高血压伴发微小动脉瘤破裂是本病最常见的原因,脑淀粉样血管病、动静脉畸形、动脉瘤、血液病、凝血功能异常、脑动脉炎、药物滥用,以及肿瘤和脑梗死为其他脑内出血原因。脑出血部位以壳核最多见,其次为丘脑、尾状核、半球白质、脑桥、小脑和脑室。

脑出血在中医学中分属于"中风""仆击""偏枯""薄厥""大厥""卒中""头痛"等范畴。

一、中医概述

本病的病因为脏腑功能失调,气血素虚,或痰浊、瘀血内生,加之劳倦内伤、忧思恼怒、饮酒饱食、用力过度、气候骤变等诱因,而致瘀血阻滞、痰热内蕴,或阳化风动、血随气逆,导致血溢脉外,引起昏仆不遂,发为中风。其病位在脑,与心、肾、肝、脾密切相关。其病机有虚(阴虚、气虚)、火(肝火、心火)、风(肝风)、痰(风痰、湿痰)、气(气逆)、血(血瘀)六端,此六端多在一定条件下相互影响,相互作用。病性多为本虚标实,上盛下虚。在本为肝肾阴虚,气血衰少,在标为风火相煽,痰湿壅盛,瘀血阻滞,气血逆乱。其基本病机为气血逆乱,上犯于脑,脑之神明失用。"风证""火证""痰证""阴虚证"为出血性中风急性期的基本证候，"风证"为发病的启动因素，急性期以"火证"最为明显，而"瘀证"贯穿于疾病的始终。

本病的中医辨证分型为：风火上扰证，治用天麻钩藤饮加减以平肝息风，清热泻火；风痰瘀阻证，治用化痰通络汤加减以息风化痰，活血通络；痰热腑实证，治以黄连温胆汤合大承气汤加减，通腑泻热，化痰息风；气虚血瘀证，治以补阳还五汤加减，以益气活血通络；阴虚风动证，治以育阴通络汤加减以育阴息风，活血通络；痰湿蒙神证，治以涤痰汤加减以燥湿化痰，醒神开窍；痰热内闭证，首先灌服（或鼻饲）局方至宝丹或安宫牛黄丸或牛黄清心丸，继用黄连温胆汤加减以清热化痰，醒脑开窍；元气败脱证，治以参附汤合生脉散加减以益气固脱，回阳救逆。

二、西医概述

其发病机制可能与下列因素有关：①脑内小动脉的病变，由于高血压的机械作用，脑内小动脉及微动脉如豆纹动脉易于被脂肪浸润，形成脂肪玻璃变性；②微小动脉瘤：绝大多数微小动脉瘤好发于大脑半球深部（如壳核、丘脑、尾状核）。

当患者在情绪激动、体力活动过度等诱因下，出现血压急剧升高超过其血管壁所能承受的压力时，血管就会破裂出血，形成脑内大小不同的出血灶。

本病一般常见症状如下。

（一）全脑症状

包括意识障碍，鼾声大作，大汗，尿失禁或尿潴留；头痛与喷射性呕吐，呕吐物为胃内容物，多数为咖啡色；出血量大，破入脑室和影响脑干上部功能时，可出现阵发性去皮质性强直发作；呼吸较快，病情重者呼吸深而慢，病情恶化时转为快而不规则，或呈潮式呼吸，叹息样呼吸，双吸气等。出血早期血压多突然升高，可达 200/120mmHg 以上。血压高低不稳和逐渐下降是循环中枢功能衰竭征象。出血后即刻出现中枢性高热和感染后高热，始终低热者为出血后的吸收热。脑出血已破入脑室或脑蛛网膜下腔时可有脑膜刺激征。

（二）局限性神经症状

1. 大脑基底区出血　表现为病灶对侧出现不同程度的偏瘫、偏身感觉障碍和偏盲，病理反射阳性。双眼球常偏向病灶侧。主侧大脑半球出血者尚可有失语、失用等症状。

2. 脑叶性出血　大脑半球皮质下白质内出血。多为病灶对侧单瘫或轻偏瘫，或为局部肢体抽搐和感觉障碍。

3. 脑室出血　多数昏迷较深，常伴强直性抽搐，脑室出血本身无局限性神经症状，仅第三脑室出血影响丘脑时，可见双眼球向下方凝视。

4. 桥脑出血　常见出血侧周围性面瘫和对侧肢体瘫痪（Millard-Gubler 综合征）。若出血波及两侧时出现双侧周围性面瘫和四肢瘫，少数可呈去大脑强直。两侧瞳孔可呈针尖样，两眼球向病灶对侧偏视。体温升高。

5. 小脑出血　一侧或两侧后部疼痛，眩晕，视物不清，恶心呕吐，行走不稳，如无昏迷者可检出眼球震颤，共济失调，周围性面瘫，锥体束征以及颈项强直等。如脑干受压可伴有去大脑强直发作。

常见的并发症：①消化道出血；②脑 - 心综合征；③呼吸道不畅与肺炎。

三、诊治要点

（一）诊断要点

①大多数发生在50岁以上高血压患者；②常在情绪激动或体力活动时突然发病；③病情进展迅速，早期具有意识障碍及头痛、呕吐等颅内压增高症状，并有偏瘫、失语及脑膜刺激征等局灶症状及体征；④脑脊液压力增高，多数为血性；⑤头颅CT扫描可显示高密度病变影像。

（二）鉴别诊断

1. 蛛网膜下腔出血 起病急，多见于年轻人，突发剧烈头痛，或呈爆裂样头痛，以颈枕部明显，可痛牵颈背、双下肢。呕吐较频繁，少数严重患者呈喷射状呕吐。50%患者可出现短暂、不同程度意识障碍，尤以老年患者多见。颈强直、凯尔尼格征阳性，可有动眼神经瘫痪，脑脊液压力增高，呈血性，脑血管造影可发现有动脉瘤等，可助诊断。头颅CT可示蛛网膜下腔高密度影。

2. 脑栓塞 起病急，多见于风湿性心脏病患者，可突然发生意识丧失，但恢复较快，脑脊液检查正常，CT脑扫描可见低密度影。

3. 脑血栓 形成发病较缓慢，多见于老年人，常有动脉粥样硬化病史，一般发生在休息或睡眠中，起病之初常无意识障碍，脑脊液压力不高、透明，CT脑扫描可见低密度影。

（三）中西医结合治疗要点

急性期治疗：适宜手术者，通过外科手术来清除血肿；术后采取中西医结合治疗，可减少脑出血患者的神经功能缺损积分，保护神经元、降低致残率、减少并发症的发生率。出血量较少者，采取中西医结合内科治疗方案。西医综合治疗包括消除脑水肿、调控血压、保持水电解质平衡及对症治疗等，可同时配合中医的辨证论治。此期中医辨证多属风、火、痰、瘀夹杂致病，并可见热盛灼阴，津亏液竭之征，以痰火壅盛为主。在排除凝血功能障碍的前提下，早期应用活血化瘀中药能保护神经元，降低致残率，可对中等量及小量脑出血患者取得较好疗效。元气败脱者，静脉滴注生脉注射液，或参附注射液以益气固脱，回阳救逆。脑出血患者常有便秘，可予中药以保持大便通畅。此期治疗的关键点在于减轻、消除脑水肿，防止再出血，防治并发症，保持生命体征稳定。

1. 内科治疗

（1）一般治疗：①就地抢救，安静卧床，保持呼吸道通畅，防止肺炎、褥疮；②对烦躁不安者或癫痫者，镇静、止痉和止痛；③头部降温。

（2）降低颅内压：积极控制脑水肿，颅内压降至20mmHg以下，脑灌注压大于70mmHg。可选用①脱水剂：20%甘露醇250ml于30分钟内静脉滴注完毕，依照病情每6~8小时1次，7~10天为1个疗程；②利尿剂：呋塞米（速尿）40~60mg溶于50%葡萄糖注射液20~40ml静脉注射，与脱水剂在同一天内定时交错使用；③也可用10%血清白蛋白及甘油果糖250~500ml静脉滴注，1~2次/d，5~10天为1个疗程。

（3）调整血压血糖：血压≥200/110mmHg时，可适当给予降压药物，常用口服卡托普利、美托洛尔等。血压<180/105mmHg时，可暂不用降压药，但需密切观察，注意降压速度不宜过快。血压维持在（180~200）/（100~110）mmHg时，应密切监测血压。急性期血压骤然下降提示病情危笃，应及时给予多巴胺等，高血糖将血糖控制在8.3mmol/L以下，低血糖可口服

或注射葡萄糖。

（4）注意热量补充和水、电解质酸碱平衡，防治感染、应激性溃疡、稀释性低钠血症、痫性发作、中枢性高热、下肢深静脉血栓形成和心律失常等并发症。

2. 手术治疗　进行开颅清除血肿术或行血肿穿刺疗法，如有手术适应证应尽早进行。

恢复期治疗：中医中药及康复治疗在此期治疗中将发挥更大作用。中医药以辨证论治为要，针刺、推拿可并用，以患肢为重点，补虚泻实，主要目的为促进瘫痪肢体和语言障碍的功能恢复，改善脑功能，减少后遗症以及预防复发。

后遗症期治疗：此期治疗可辨证使用中成药，促进神经功能恢复。

四、中西医结合治疗研究

（一）思路与方法

脑出血应重视中西医结合治疗脑出血的急性期以西医治疗为主，应采取积极合理的治疗，以挽救患者生命，降低神经功能残废程度和复发率。中药静脉注射剂，如醒脑静注射液，清开灵注射液等，以及中药口服制剂如安宫牛黄丸、紫雪丹、至宝丹等，有脱水、促醒和促血肿吸收作用，已广泛用于临床，在降低患者致残率和致死率方面显示了一定作用。

1. 急性期　脑出血患者昏迷伴发休克、心衰等所引起的厥、脱之证候，中医的回阳固脱、醒脑开窍等治则，能起到很好疗效。传统的汤剂、膏、丹、丸、散，在近代剂型改造后，有针剂、胶囊、滴丸、片剂、颗粒剂、合剂、口服液，已被广泛应用。中药的制剂以外还有针灸、热疗、火罐、中药雾化、中药灌肠、中药透析、中药敷贴等治疗方法均可酌情应用。醒脑静、清开灵、生脉针、参麦针、参附针等注射液已广泛地应用于急性脑血管的救治。

2. 恢复期和后遗症期　以中医治疗为主。中医认为该期多虚实兼夹，邪实未清而正虚已见，当扶正祛邪、标本兼顾，宜平肝息风、化痰祛瘀与滋养肝肾、益气养血并用。恢复期中药和针灸、按摩、理疗、药物穴位注射等，有独特确切的疗效。

（二）临证经验

1. 脑出血急性期治疗　脑出血急性期多见中风之中脏腑，通常分为闭证与脱证两大危重证候，而闭证又根据有无热象分阳闭与阴闭，或为风火上扰、痰热内闭清窍的阳闭证，或为痰湿蒙闭心神的阴闭证，或为邪气亢盛，耗伤正气，转化为内闭外脱、阴阳离决的脱证。这是中风治疗抢救的重点，抓紧闭证和脱证的救治，挽救患者于垂危状态。闭证当以祛邪开窍。急性期标实证候突出，急则治其标，当以祛邪为主，常用平肝息风，清热化痰，化痰通腑、醒脑开窍。可针对性选择下列治法。

活血化瘀法：出血性脑卒中表现为"血溢脉外"，中医讲"离经之血，便是瘀血"，"瘀血不去，新血不生"。活血化瘀具有化瘀活血而不出血，止血而不留瘀的特点，是中医治疗出血性脑卒中的优势。

消瘀利水法：水为血之侣，气行则血行水布。血瘀气滞，津液失布，渗透于脑脉之外，则为水。脑出血急性期周围血肿因血凝块回缩，使血液中的水分渗入脑组织间隙形成水肿。应用消瘀利水可增加疗效，一方面加强活血药物防治脑水肿形成，另一方面水瘀毒邪能有出路，使蓄阻脑络的瘀血得以清除，脑脉通畅。

通腑泻热法：脑出血患者多有腑气不通，卧床制动更易导致便秘，急性期患者因神志不清，不能配合服药，或因吞咽困难难以服药，通过直肠给药，既可通腑泻下，又能根据病机特点兼顾化痰逐瘀利水、平肝清热等方面。中药直肠给药有操作简便、无痛苦、易于吸收的特点,是治疗急性脑出血一个不可或缺的手段。

凉血通瘀法:出血性脑卒中病理因素为瘀热,瘀热由血热、血瘀构成,血热则动越、升腾,血瘀则凝滞黏腻,瘀热相搏结,血气蒸腾上越,冲击脑络,使血离经,形成瘀血,清窍受阻,神机失用,发为本病,故为"瘀热阻窍证"。用"凉血通瘀法"治疗出血性中风,可改善中风病类诊断评分、神经功能缺损症状等。

复元醒脑法:出血性脑卒中的核心病机是元气亏虚为本,痰、瘀、风、火为标。年老元气亏虚,水不涵木,肝阳偏亢,"阳气者,烦劳则张",至脑脉暴张,破血妄行。复元醒脑法可明显降低患者病死率,改善患者神经功能缺损症状,促进血肿吸收。

解毒活血法:"浊毒"为出血性中风的病因病机之一,浊毒最大致病特点为损络,使功能破坏,形质受损,作用于脑,则脑络破损,发为出血性脑卒中。解毒活血法治疗出血性脑卒中有利于破损脑络的修复。

破瘀涤痰法:出血性脑卒中急性期风、火、痰、瘀、气相互影响,相互作用,其病机表现在风阳暴张,风火相煽,血随气逆,夹痰夹瘀上阻清窍,痰瘀交结化而为热,压迫脑髓变生毒邪,因此痰瘀热毒是病机基础。利用本法结合西医常规治疗脑出血,可降低脑出血致残率和病死率,改善患者神经功能症状体征和生活质量。

破血化瘀、填精补髓法:出血性脑卒中的病机关键为髓虚毒损。脑髓失养,血脉受损,病变多刚少柔,脉膜脆而不坚,经气内敛,气血邪气暴张,络伤脉裂,血渗溢脑髓,形成血瘀,津液外渗,化水,成痰,毒自内生,毒害脑髓。本法在降低病死率,改善神经功能缺损及促进血肿吸收方面有明显的优势。

2. 脑出血恢复期和后遗症期治疗 恢复期和后遗症期当扶正祛邪以益气活血、育阴息风为治。恢复早期以火证和痰证为主,随着病情恢复,血瘀和气虚证逐渐成为主要证候。因此,西医的分期可以作为中医辨证时参考。中重型患者,在恢复早期以风证为多见,肝病证候的出现率明显高于轻型。中医辨证仍然为脑出血恢复期的治疗大法,常用活血化瘀通络、滋补肝肾、平肝潜阳、祛风清热化痰等治法。脑出血后遗症主要因风痰瘀阻、肝肾亏虚所致者,治疗应以活血化痰、补肾养肝为主治疗。

五、中西医结合诊疗前沿与研究展望

(一)凝血酶

在脑出血后脑水肿形成的机制研究中,凝血酶成为人们最关注的一个焦点。研究发现,脑损伤时凝血酶的产生与多种因素有关,缺氧、缺血,再灌注氧化应激与炎性介质作用均有参与等,均可使血管局部凝血酶增加,凝血酶可诱发脑水肿形成,且可导致脑细胞凋亡、炎性反应、脑血管痉挛等继发性损伤。研究还显示,通常脑出血的血凝块所产生的凝血酶能够破坏脑细胞。使用凝血酶抑制剂可明显减轻内皮细胞的损害,可阻止凝血酶诱发的脑水肿。上述结果表明,凝血酶对神经细胞的毒性作用和对血-脑屏障的破坏可能是脑出血后脑水肿形成的重要机制之一。

(二)脑出血的基因及分子研究

近年来,关于脑出血的基因的研究越来越多。Xue H 等测定磷酸二酯酶 4D(phosphodiesterase 4D,*PDE4D*)基因中 3 个单核苷酸多态(*rs966221*,*rs456009* 和 *rs2910829*),结果发现只有

SNP83（*rs966221*）与卒中相关。等位基因 C 是风险等位基因，与动脉粥样硬化性卒中有关，并独立于传统的危险因素。Park 等发现 IL-4 单核苷酸多态及其单倍体与脑出血有相关性。携带 APOE ε2 和 APOE ε4 基因的患者发生脑叶出血的风险增加，Biffi 等研究发现携带 APOE ε2 等位基因的脑叶出血患者出血体积与不携带该基因的患者比增大，且前者死亡率增加，功能预后更差。Montaner 等研究也表明，年龄 > 55 岁的脑叶出血患者，携带 APOEε2 的患者与不携带该基因的患者相比，血肿体积更大，死亡率更高，功能预后更差。Appelboom 等指出，补体级联反应在脑出血后神经功能损伤中起重要作用。补体因子 H 基因的单核苷酸多态与出院时间及 6 个月的死亡率明显相关，但 C3 和 C5 的单核苷酸多态与此无相关性。

（三）诊疗新进展

1. 降颅压和甘露醇的合理应用　颅内血肿和脑水肿使颅内压升高引发脑疝，脑疝是高血压脑出血患者死亡的主要原因。甘露醇脱水作用快、强而持久，但使用不当，特别是早期使用不当可引起患者继续出血。研究发现，高血压性脑出血早期使用常规剂量甘露醇可增加血肿扩大发生率，使病情加重，建议早期使用呋塞米或半剂量甘露醇较为安全。甘油果糖作用较甘露醇缓和，但反跳较轻，不增加肾脏负担，一般用于轻症患者、重症患者的病情好转期和肾功能不全患者。利尿剂一般不单独使用，常与甘露醇交替应用。人血白蛋白对于低蛋白血症患者适用，不作为常规应用。糖皮质激素有提高机体应激和消除水肿的作用，但不能有效降低颅内压并可增加感染，影响血压和血糖的控制，因此不主张使用，危重者可早期短时间内应用。

2. 其他药物治疗　除了降低颅压、控制血压等治疗外，还有一些药物可改善脑出血患者的预后。①CCB：如尼莫地平可减轻继发性脑损害。一般在出血后 10~15 天使用。②七叶皂苷钠：七叶皂苷钠有明显的抗炎渗出，消肿胀，提高静脉张力，减轻水肿作用，减少对周围脑组织的挤压，并有很强的稳定血管内皮细胞和清除自由基作用，还有恢复毛细血管的正常通透性，改善微循环，保护神经组织，促进脑功能恢复的作用。③活血化瘀药物：研究发现活血化瘀药物，如舒血宁，可改善微循环，降低血小板聚集性，降低血脂，改善血黏稠度，有助于颅内血肿的吸收和脑水肿的尽快清除。具体应用上应注意辨证与辨病相结合，注意患者的个体性。

3. 亚低温治疗　可抑制代谢率，维持脑血流量，保护血 - 脑屏障；减少钙离子内流；减少脑细胞结构蛋白破坏，促进脑细胞结构和功能的修复，以及抑制脑损伤后内源性有害因子的生成、释放和摄取，具有减轻脑出血患者的脑水肿，降低颅内压，防止神经细胞凋亡的作用。亚低温治疗是脑出血的一种新的辅助治疗方法，改善预后安全有效，初步的基础与临床研究认为，亚低温是一项有前途的治疗措施，而且越早用越好。

4. 神经保护策略　主要包括：①针对血肿产生的物质的治疗，包括凝血酶抑制剂，预防血红蛋白，亚铁血红素及铁毒性，上调核因子红细胞 2 相关因子 2（NFE2L2）；②针对炎症途径的治疗，包括环氧化酶抑制剂，抑制炎症细胞的激活，以基质金属蛋白酶为治疗靶点的治疗，TNF-α 调节，血管紧张素Ⅱ受体阻滞剂（angiotensin Ⅱ receptor blockers，ARB）等；③针对促凋亡途径的治疗，包括丙戊酸钠，c-jun 氨基末端激酶抑制剂，N- 甲基 D- 天冬氨酸 / α- 氨基 -3- 羟基 -5- 甲基 -4- 异噁唑 - 丙酸拮抗剂，表面活性剂泊洛沙姆 188，促红细胞生成素等。

六、经典著作赏析

(一)学术源流

《黄帝内经》没有明确提出中风病名,"中风"这一病名从张机正式提出后,对疾病的认识经过了从外风—内风—内外风 3 个时期。张机认为络脉空虚,风邪入中,并分为中经中络,中脏中腑。唐宋以后,尤其是金元时期,以"内风"立论。刘元素认为病因是热,刘完素认为"心火暴甚",李杲认为"正气自虚",朱震亨认为"湿痰生热",张介宾倡导"非风"之说,提出"内伤积损"观念,李中梓将中风中脏腑分为闭、脱二证,王清任认为中风是由于"气虚血瘀",用补阳还五汤治疗偏瘫,近代张伯龙、张山雷认为中风的发生是由于肝阳化风、气血并逆,直冲瘀于脑所致。

(二)治法方药

金元以前,治疗以扶正祛邪为原则,常用续命汤、三黄汤等祛风方剂以祛风散邪。常用药物麻黄、防风、细辛、桂枝等解表疏风药物,同时配伍人参、黄芪、白术等补益药以扶助正气。从金元开始到近代时期,认识到火热、气虚、血虚、血瘀、痰湿、内风等内在因素为致病之因,治疗方药由祛风散邪为主方药转变为清热、化痰、补气、滋阴、祛瘀、息风方药为主。其中金元时期以清热(大黄、芒硝)、化痰(南星、半夏)、理气(乌药、陈皮)为主;明清时期以培补元气、补养气血为原则,以补益法、养血滋阴息风法为主,以熟地、阿胶、白芍、当归、枸杞、玄参等滋阴养血药物应用较多。近代,以羚角钩藤汤、天麻钩藤饮等潜阳息风方药为主。现代临床随着对中风病病因病机的研究深入,治则治法变为多样,滋阴补肾、潜阳息风、醒脑开窍、通络解毒等在不同时期应用较多。近几年发展趋势看,有从息风、化痰方药向活血化瘀方药发展的趋势,其他治疗也多配以活血化瘀药物。

主要参考文献

[1] 李耀华. 针刺法治疗急性脑出血 120 例[J]. 辽宁中医杂志,2011,38(9):1883-1884.

[2] 向艳南,黄碧群,周德生. 脑出血的中医分期辨证论治现状与思考[J]. 光明中医,2014,29(11):2476-2478.

[3] 张芹,张拥波,李继梅. 脑出血研究进展[J]. 神经损伤与功能重建,2013,8(6):455-458.

[4] 李龙斌,郝洁. 脑出血病理生理机制探讨[J]. 农垦医学,2011,33(3):250-252.

[5] 黎摇鹏,刘国祥. 高血压脑出血的治疗及进展[J]. 医学综述,2011,17(8):1169-1171.

(宋炜熙)

第五节 抑 郁 症

抑郁症(depression)是一种常见的心境障碍性疾病,可由各种原因引起,以显著而持久的心境低落为主要临床特征,且心境低落与其处境不相称,临床主要表现为情绪低落,兴趣减退或丧失,顽固性睡眠障碍,精神疲乏或衰退,思维迟缓,沉默寡言,性欲食欲减退,全身多处不适;严重者可出现幻觉、妄想等精神病性症状,甚至出现自杀念头和行为。

全世界抑郁症的终身患病率在 6.1%~9.5%，13%~20% 的人一生中曾有过抑郁的体验。抑郁症患者中，只有 10% 的人寻求帮助，其中 50% 到医院看病，且只有 2%~3% 到精神科就诊，其他都认为自己患的是躯体疾病而就诊于普通内科。

抑郁症在中医学中属于"郁病"的范畴，类似于中医学对"脏躁""梅核气""百合病""不寐""健忘"等病证的描述。

一、中医概述

《杂病源流犀烛·诸郁源流》说："诸郁，脏气病也，其原本于思虑过深，更兼脏气弱，故六郁之病生焉。"说明机体的"脏气弱"是郁病发病的内在因素，病因是情志内伤。其病机主要为肝失疏泄，脾失健运，心失所养及脏腑阴阳气血失调。郁病初起，病变以气滞为主，常兼血瘀、化火、痰结、食滞等，多属实证。病久则易由实转虚，随其影响的脏腑及损耗气血阴阳的不同，而形成心、脾、肝、肾亏虚的不同病变。本病的中医辨证分型为：肝气郁结证，治用柴胡疏肝散加减以疏肝解郁，理气畅中；痰气郁结证，治用半夏厚朴汤加减以行气开郁，化痰散结；肝郁脾虚证，治用逍遥散加减以疏肝解郁，健脾养血；心脾两虚证，治用归脾汤加减以健脾养心，补益气血；心胆气虚证，治用安神定志丸合甘麦大枣汤加减以甘润缓急，养心安神；肝肾阴虚证，治用滋水清肝饮加减以滋养阴精，补益肝肾；血行郁滞证，治用血府逐瘀汤加减以活血化瘀，理气解郁；心阴亏虚证，治用天王补心丹加减以滋阴养血，补心安神。

二、西医概述

抑郁症的病因和发病机制不十分清楚，主要集中在以下几个环节：①神经递质代谢异常：有 5- 羟色胺（5-HT）假说和去甲肾上腺素假说、多巴胺（DA）假说、乙酰胆碱（ACh）假说、γ- 氨基丁酸（GABA）假说等；N- 甲基 -M- 天冬氨酸（NMDA）也可能与抑郁症发病相关。②受体功能改变学说：5-HT1A 受体和 5-HT2A 受体功能不平衡、突触前 5-HT 自身受体功能亢进可导致抑郁。③第二信使学说：环腺苷酸（cAMP）第二信使系统功能的高低与情感障碍的发病有关。④神经内分泌紊乱机制：包括下丘脑 - 垂体 - 肾上腺轴（HPA 轴）、下丘脑 - 垂体 - 甲状腺轴（HPT 轴）、下丘脑 - 垂体 - 生长激素轴（HPGH 轴）等的功能紊乱。⑤神经免疫学机制：近年的研究发现抑郁症患者的细胞免疫功能降低。严重抑郁症患者的淋巴细胞亚群数目是下降的，可能与免疫细胞的改变和病情的轻重有直接的关联。抑郁症的典型症状包括情绪低落、兴趣缺乏、乐趣丧失，这 3 种核心症状是相互联系、互为因果的。可呈晨重晚轻的变化。多数患者缓慢起病，但精神刺激诱发者起病较急。病程呈阵发性发作，自然病程半年左右，少数患者持续 1~2 年。

抑郁症的临床表现包括下列精神症状：焦虑，往往与抑郁同时存在，认知症状如记忆力下降，注意力分散，妄想或幻觉，自罪自责，自杀观念和行为，自知力扭曲或丧失，精神运动性迟滞或激越。精神运动性迟滞的患者常表现为思维缓慢，大脑反应迟钝，记忆力和注意力下降，行动迟缓，重者可达到木僵的程度。精神运动性激越者表现为思维跳跃混乱，大脑处于紧张状态，但其思维毫无条理、毫无目的，行动上也表现为紧张不安，烦躁激越，甚至动作失控。

抑郁症也包括各种躯体不适：睡眠紊乱、食欲紊乱、懒惰无力、性功能减退；非特异性躯体症状如：头痛、颈痛、腰背痛、肌肉痉挛、胸闷、心跳加快、尿频、出汗、恶心、呕吐、咽喉肿胀、口干、便秘、胃部烧灼感、消化不良、肠胃胀气、视力模糊，排尿疼痛等，有这些症状的患者常常到综合医院反复就诊。

常见的并发症：抑郁障碍者的自杀、自伤，甚至杀害亲人的危险性增高，2/3 抑郁症患者曾有自杀想法与行为，15%~25% 抑郁症患者最终自杀成功。

三、诊治要点

（一）诊断要点

1. 诊断　参照 2001 年《中国精神障碍分类与诊断标准》，抑郁症诊断如下：①临床症状以心境低落为主，同时具有至少 4 项精神症状或躯体症状；②社会功能受损，给本人造成痛苦或不良后果；③病程时间至少持续 2 周；④排除器质性精神障碍，或精神活性物质和非成瘾性物质所致抑郁；⑤结合神经心理量表，评分支持抑郁症的病情严重程度划分标准。

2. 临床分型　根据我国第 3 版《中国精神障碍分类与诊断标准》中抑郁症的临床分型（表 10-1）。

表 10-1　抑郁症的临床分型

轻性抑郁症（轻抑郁）	除了社会功能无损害或仅轻度损害外，发作符合抑郁发作的全部标准
无精神病性症状的抑郁症	除了在抑郁发作的症状标准中，增加"无幻觉、妄想，或紧张综合征等精神病性症状"之外，其余均符合抑郁发作的标准
有精神病性症状的抑郁症	除了在抑郁发作的症状标准中，增加"有幻觉、妄想，或紧张综合征等精神病性症状"之外，其余均符合抑郁发作的标准
复发性抑郁	①目前发作符合某一类型抑郁标准，并在间隔至少 2 个月前，有过另一次符合某一类型抑郁标准的发作；②发作前从未有符合任何一型躁狂、双相情感障碍或环性情感障碍标准；③排除器质性精神障碍，或精神活性物质和非成瘾物质所致的抑郁发作

（二）鉴别诊断

1. 精神分裂症　虽然部分精神分裂症患者可能有抑郁症的临床表现，但精神分裂症患者除抑郁症状外，可伴有荒谬离奇的妄想、幻听、自知力缺失、与环境不适应的兴奋、愚蠢的傻乐等。

2. 单纯的焦虑症　焦虑症是以广泛性焦虑症（慢性焦虑症）和发作性惊恐状态（急性焦虑症）为主要临床表现，常伴有头晕、胸闷、心悸、呼吸困难、口干、尿频、尿急、出汗、震颤和运动性不安等症，其焦虑并非由实际威胁所引起，或其紧张惊恐程度与现实情况很不相称。

（三）西医治疗要点

治疗原则是：①诊断要明确。②因人而异的个体化合理用药。③剂量逐步递增，尽可能采用最小有效量，使不良反应减至最少，以提高服药依从性。④小剂量疗效不佳时，根据不良反应和耐受情况，增至足量（有效药物剂量上限）和足够长的疗程（> 4~6 周）。⑤如仍无效，可考虑换药，换用同类另一种药物或作用机制不同的另一类药。应注意氟西汀需停药 5 周才能换用单胺氧化酶抑制剂（MAOI），其他选择性 5-HT 再摄取抑制剂（SSRI）需 2 周。MAOI 停用 2 周后才能换用 SSRI。⑥尽可能单一用药，应足量、足疗程治疗。当换药治疗无效时，可考虑 2 种作用机制不同的抗抑郁药联合使用。一般不主张联用 2 种以上抗抑郁药。⑦积极治疗与抑郁共病的其他躯体疾病、物质依赖、焦虑障碍等。

抑郁症为高复发性疾病，倡导全程治疗。可分为：①急性期治疗：控制症状，尽量达到临床痊愈。治疗严重抑郁症时一般药物治疗 2~4 周开始起效。如果患者用药治疗 6~8 周无效，改用同类另一种药物或作用机制不同的另一类药物可能有效。②巩固期治疗：目的是防止症状复燃。巩固治疗至少 4~6 个月，在此期间患者病情不稳定，复燃风险较大。③维持期治疗：防止症状复发。维持治疗结束后，病情稳定，可缓慢减药直至终止治疗，但应该密切监测复发的早期征象，一旦发现有复发的早期征象，迅速恢复原有治疗。

（1）药物治疗

1）选择性 5-HT 再摄取抑制剂（SSRI）：如氟西汀，20~40mg/d，每日 1 次。其他常用的 SSRI 有帕罗西汀、舍曲林、氟伏沙明、西酞普兰、艾司西酞普兰。

2）选择性 5-HT 及 NE 再摄取抑制剂（SNRI）：如文拉法辛，75mg/d，可逐步增加剂量达 225mg/d（间隔时间不少于 4 日，每次增加 75mg/d）。其他常用的 SNRI 有度洛西汀、米那普仑。

3）NE 及特异性 5-HT 能抗抑郁药（NaSSA）：如米塔扎平，从小剂量开始，15mg/d，睡前服用。

4）可逆性单胺氧化酶抑制剂（RIMA）：如吗氯贝胺，150~300mg/d，分 2~3 次服。对精神运动性迟滞和情感抑郁状况的改善最显著，适用于轻度慢性抑郁症的长期治疗。

5）三环类抗抑郁药（TCA）：可再分为叔胺类和仲胺类。叔胺类如阿米替林，从小剂量开始，12.5~50mg/d，每日分 2~3 次服用，1~2 周内逐渐增加剂量，但日剂量不能超过 300mg。其他常用的有丙米嗪、多塞平。仲胺类多为叔胺类去甲基代谢物，如地昔帕明（去甲丙米嗪）、去甲替林。马普替林属四环类，但其药理性质与 TCA 相似，用法用量：马普替林，开始 30~70mg/d，分 3 次服，需要时渐增至 150~225mg/d，1~2 周后根据反应调整。

6）选择性 NE 再摄取抑制剂（NRI）：如瑞波西汀，4~8mg/d，每日 2 次，每日最高剂量不超过 12mg。

7）5-HT$_2$ 受体拮抗和再摄取抑制剂（SARI）：如曲唑酮，初始量 50~100mg/d，每 3~4 日可增加 50mg，最大剂量不超过 400mg/d。

8）NE 及 DA 再摄取抑制剂（NDRI）：如安非他酮对 NE、5-HT、多巴胺再摄取有较弱的抑制作用，治疗剂量 150~450mg/d，分 2~3 次口服。

（2）抗抑郁天然药物：贯叶连翘（圣约翰草）的提取物，是国际上第一个用于抗抑郁的天然植物药，对轻、中度抑郁症有显著效果，并可改善失眠和焦虑，不良反应轻，患者能耐受。另外柴胡，石菖蒲，银杏叶，刺五加等药物也有明显抗抑郁作用。

（3）抑郁症增效药：①锂盐：加用锂盐是最常见的增效方案，但在常规抗抑郁药治疗无效时，锂盐常作为首选增效剂；②抗焦虑药：丁螺环酮应用初期的抗焦虑作用和继之出现的抗抑郁效应是其作为"增效剂"的基础；③新型抗精神病药物：如 Symbyax 合用小剂量抗精神药（奥氮平＋盐酸氟西汀）比单用抗抑郁药起效快，疗效显著，且没有明显增加不良反应。

（4）心理治疗：①减轻和缓解心理社会应激原的抑郁症状；②改善正在接受抗抑郁药治

疗患者对服药的依从性；③矫正抑郁障碍继发的各种不良心理社会性后果，如婚姻不睦、自卑绝望、退缩回避等；④最大限度地使患者达到心理社会功能和职业功能的康复；⑤协同抗抑郁药维持治疗，预防抑郁障碍的复发。

（5）电痉挛治疗：能使病情迅速得到缓解，有效率可高达70%~90%。

四、中西医结合治疗研究

（一）思路与方法

1. 抑郁症的中西医结合治疗　大多数抑郁症采用西医西药治疗能获得较好的疗效，但抑郁症的治疗时间长、复发率高、药物的不良反应多、治疗的依从性低，影响了部分抑郁患者的治疗效果。临床常采用中西医结合治疗方法，中医辨证施治，除有效抗抑郁外，还可以改善西药所致的副作用。

2. 中药与西药配伍原则　西药的剂量逐步递增，尽可能采取最小有效量，不良反应减至最小。急性期治疗以抗抑郁药物和/或中药、针灸治疗为主，配合心理治疗；对轻、中度抑郁障碍，可考虑单一中药、针灸等中医治疗，配合心理治疗。巩固期治疗至少4~6个月。维持期治疗主要是防止复发，一般倾向3~5年，多次反复发作者主张长期维持治疗。

中医治疗的基本原则是理气开郁，调畅气机，怡情易性。实证首应理气开郁，并根据是否兼有血瘀、痰结、化火等分别采用活血、降火、祛痰等治疗方法。虚证则应根据损及的脏腑及气血津精亏虚的不同情况而施治，或养心安神，或补益心脾，或滋养肝肾。虚实夹杂者，则当视虚实的偏重而虚实兼顾。本病病程较长，用药不宜峻猛。实证治疗中，应理气而不耗气，活血而不破血，清热而不败胃，祛痰而不伤正；虚证治疗中，应补益心脾而不过燥，滋养肝肾而不过腻。

（二）临证经验

情志不舒，气机不畅，始发于肝，出现情绪低落，或情绪不稳的症候群。抑郁症早期以气郁为主要病机，而且这种抑郁的心情呈现明显的昼重夜轻的昼夜节律性，以晨间为甚，是肝郁的典型表现。肝郁可化火，气滞易生痰、成瘀。化火在临床多见抑郁伴有焦虑者；夹痰患者多有胆怯惊恐；血瘀患者自觉某些部位疼痛，但经检查并非器质性病变。抑郁日久者可出现心、脾、肝、肾俱虚。心脾两虚型者就诊时多以失眠为主诉，易被诊断为睡眠障碍；而肝肾阴虚多见于更年期抑郁症或老年抑郁症，乃自主神经功能紊乱、内分泌功能失调所致。故在疏肝解郁的同时，应根据辨证佐以清热、化痰、活血、滋阴之品。如妇女更年期抑郁症、抑郁性木僵、脑梗死后抑郁症等多用此法。

1. 辨证　当以疏肝理气、宁心安神为主，郁火伤阴、兼瘀夹湿者，则兼清郁火养阴、化瘀祛湿。

疏肝理气：用药宜辛散而不破气，常用香附、郁金、枳壳、瓜蒌皮、桔梗、旋覆花、炙枇杷叶等。胸闷者重用枳壳、桔梗、瓜蒌皮；腹胁胀满者重用香附、郁金；嗳气呃逆者重用旋覆花、炙枇杷叶。

宁心安神：常用酸枣仁、炙远志、石菖蒲、夜交藤等。酸枣仁、远志、石菖蒲同用，其协同安神效果较好。

养阴益气：本病患者多有郁火伤阴，用药应滑润以濡燥涩，而不滋腻气机。润肺多用明沙参、百合；益胃多用石斛、玉竹；滋肾多用女贞子、生地黄。病久耗气者常用南沙参益气而不壅塞气机。

清泄火郁：心火郁滞，用药在乎苦以泄热，而不损胃。常用连翘心、黑山栀、竹叶、莲子等。

化瘀通络：气郁而瘀者应行气活血通络。常用琥珀、降香、丹参、生蒲黄、益母草等。

宣通湿滞：气郁则水停、湿滞，故宜芳香宣化、淡渗利湿。常用藿香、苍术、薏苡仁等。

2. 抑郁症临床有效验方　许多安神方剂对抑郁症有针对性的治疗作用。

一志汤（《医醇賸义》卷二）：人参 6g，茯神 6g，白术 5g，甘草 3g，黄芪 6g，益智仁 5g，远志 2g，柏子仁 6g，广陈皮 3g，木香 2g，大枣 2 枚，生姜 3 片。有补益心肺、和中安神之功效，主要用于思虑太过、忧愁不乐、心烦意乱、食少神疲、四肢倦怠者。

忘忧散（《辨证录》卷十）：白术 15g，茯神 3g，远志 6g，柴胡 2g，郁金 3g，白芍 50g，当归 9g，巴戟天 6g，陈皮 3g，白芥子 6g，神曲 3g，麦冬 9g，牡丹皮 9g。有养血调肝、舒郁安神之功效，主要用于男子情志不遂，伴不育证者。

无忧散（《仙拈集》卷二）：人参 3g，石膏 9g，陈皮、半夏（制）、茯苓、枳实、麦冬（去心）、枣仁、甘草各 4g，龙眼肉 5 枚。水煎服，每日 1 剂。有清热化痰、益气宁心之功效，主要用于心胆虚怯、昼夜不寐、百方无效者。

五、中西医结合诊疗前沿与研究展望

（一）神经营养因子学说

Duman 等发现抑郁症会导致海马、前额叶与杏仁核等脑边缘区的神经元萎缩和细胞丢失，并且引起神经营养因子表达下降。相反，使用抗抑郁药物会促进成年海马神经发生以及神经营养因子表达增加。由此，人们提出抑郁症的神经营养因子假说。神经营养因子（neurotrophin，NT）是一类由神经元、神经支配的靶组织或胶质细胞产生的能促进中枢和外周神经生长、分化和存活的活性蛋白质，对中枢和外周神经系统均有营养作用的活性蛋白。在生长发育阶段 NT 和脑源性生长因子（brain-derived neuotrophyic factor，BDNF）不仅参与神经细胞的生长、分化和维持，而且能够调节突触的可塑性，增加突触间联系，完成机体正常生理功能。一般认为，NT 通过促进神经元发育，增加突触的可塑性，从而减少抑郁症发生。NT 能通过阻止大量 Ca^{2+} 内流，稳定细胞内 Ca^{2+} 浓度，降低海马神经细胞内"钙堆积"和自由基的生成，从而减轻神经毒性作用，进而减少神经元凋亡，保护神经元免受损伤。研究发现，BDNF 表达上调还可以增加突触后受体酪氨酸激酶受体 B（TrkB）的水平，激活 BDNF 的细胞外信号调节激酶 / 丝裂原活化蛋白激酶（ERK/MAPK）等信号转导通路的级联反应。MAPK/ERK 信号通路的激活可以增加抗凋亡蛋白 Bcl-2 的合成，抑制促凋亡蛋白 Bax 和 Bad 合成，从而阻滞神经元凋亡。

（二）诊疗新进展

1. P 物质　P 物质拮抗剂 CP96345 的化合物正在开发之中，能同时治疗抑郁和焦虑，主要阻断蓝斑部位（中枢神经系统中涉及情绪调节的区域）的神经活动。

2. 促肾上腺皮质激素释放激素（corticotropin-releasing hormone，CRH）受体拮抗剂　CRH1 受体拮抗剂可缓解 CRH 分泌增多产生的焦虑和抑郁症状。化合物 R121919 的 Ⅱ 期临床试验证明其有效，但由于肝毒性已经退出临床试验。目前有化合物 NBI-34041 等正在进行 Ⅰ 期临床试验。

3. 谷氨酸受体拮抗剂 谷氨酸离子受体 NMDA-R 拮抗剂(包括美金刚、拉莫三嗪、氯胺酮)对于难治性抑郁症治疗有效,但尚缺大样本临床随机对照研究。谷氨酸代谢受体 mGlu-R 拮抗剂 MPEP,MTEP 在强迫游泳和小鼠悬尾试验中也获得抗抑郁作用。

4. COX-2 抑制剂 塞来昔布作为辅助治疗对双相情感障碍患者的抑郁或混合发作可产生快速抗抑郁药的效应,其机制包括调节 Thl/Th2 平衡,保护神经可塑性等方面。应用抗炎治疗将是抑郁症治疗的一个新途径,但需要临床大样本的验证。此外,COX-2 抑制剂与心脏病和中风等副作用有关系,临床用药的安全性仍需进一步的研究。

六、经典著作赏析

(一)学术源流

中医古籍并无"抑郁症"之病名,但多数研究者却将以抑郁为病因的疾病归于抑郁症之中。清代段玉裁注曰:"郁,积也。"先秦时期,"郁"常用以描述自然界及人类社会中一切闭塞的状态,《吕氏春秋·达郁》中云:"水郁则为污,树郁则为蠹,草郁则为黄。国亦有郁,主德不通,民欲不达,此国之郁也。"《素问·六元正纪大论》云:"郁极乃发",王冰注:"郁,谓郁抑天气之甚也。"郁也作为医学概念来说明疾病的病理。《吕氏春秋·达郁》云:"凡人三百六十节,九窍五脏六腑,肌肤欲其比也,血脉欲其通也,筋骨欲其坚也,心志欲其和也,精气欲其行也,若此则病无所居而恶无由生矣。病之留,恶之生也,精气郁也。"此时对情志致郁也有了一定的认识,如《管子·内业》云:"忧郁生疾,病困乃死。"总之,古之以郁名者有三义:一指天地间的闭塞状态;二指人体内精气不畅通的病理;三指情志抑郁致病。

(二)治法方药

元代《丹溪心法·六郁》提出了气、血、火、食、湿、痰六郁之说,创立了六郁汤、越鞠丸等相应的治疗方剂。明代《医学正传》首先采用郁证这一病证名称。自明代之后,已逐渐把情志之郁作为郁病的主要内容。如《古今医统大全·郁证门》说:"郁为七情不舒,遂成郁结,既郁之久,变病多端。"《景岳全书·郁证》将情志之郁称为因郁而病,着重论述了怒郁、思郁、忧郁 3 种郁证的证治,初起气郁为主,治宜解肝煎、六郁汤、二陈汤、平胃散等;肝郁动火,宜化肝煎;气郁生痰,宜温胆汤;肝郁脾虚,宜五味异功散、归脾汤之类调养之。妇人思郁不解,血气日亏,宜逍遥饮;思虑过度,遗精滑泄,心肺不摄者,秘元煎;肝肾不固者,宜固阴煎;心脾两伤,气血日消,宜寿脾煎或七福饮。《临证指南医案·郁》所载的病例,均属情志之郁,强调:"郁者至久,元气未有不伤,克伐屡投,随散而随郁者,比比然也。于此当顾虑根本,权其重轻,或攻补兼施,使邪衰而正胜,或专行于补益,俾养正以除邪。"治则涉及疏肝理气、苦辛通降、平肝息风、清心泻火、健脾和胃、活血通络、化痰涤饮、益气养阴等法。治疗上,除继承前人有效方法如逍遥散、越鞠丸、温胆汤、归脾汤等外,叶桂提出治肺、治心、治血的独特方法,如气机不利,常用枇杷叶、杏仁、瓜蒌皮、苏子等治肺以展气化;心气不足,常用人参、石菖蒲、龙骨、枣仁、远志、茯神等益气利窍;病在血分,桃仁、当归须、生白芍、丹参等辛润通络。

七、病案分析

王某,女,51 岁。2012 年 3 月 14 日初诊。

8 个月前因家庭矛盾激化而出现情绪低落,时而哭泣,对各种事情缺乏兴趣,生活无规律,悲观失望,曾有消极自杀冲动,对生活失去信心。症见:精神疲惫,面色无华,头发枯萎,大肉困脱,头晕目眩,视物模糊,疲倦乏力,懒言少动,无精打采,手足心热,失眠,每晚基本不能入睡,口干舌燥,不思饮食,腰膝酸软,大便燥结,小便黄。舌红瘦小,少苔,脉弦细数。曾在湖南省湘潭市、长沙市,以及北京、广州等多家医院诊治,疗效不明显。西医诊断:抑郁症,更年期综合征。予以氟西汀 20mg/d,地西泮 5mg/d,勉强可以入睡 1 小时左右,但睡眠很浅。中医诊断为郁病。辨证:肝肾阴虚,肝气郁结,虚火扰神。治宜补益肝肾,疏肝理气,清火安神。方用滋水清肝饮加味:生地黄 10g,山药 10g,山茱萸 10g,牡丹皮 10g,茯苓 10g,泽泻 10g,白芍药 15g,栀子 10g,柴胡 10g,当归 10g,酸枣仁 15g,夜交藤 15g,鳖甲 15g,龟甲 15g。水煎服,日1剂,分早、晚2次服。连服14剂。

2012 年 4 月 21 日二诊:服西药后自觉不适并担心药物依赖而停服,服中药后感觉情绪有好转,睡眠有改善,大约每天可入睡 2 小时,且睡眠程度加深,躯体症状明显改善,已无自杀冲动。效不更方,继服上方21服。

2012 年 6 月 12 日三诊:心情明显好转,对生活充满信心,已开始上半班(工作性质为会计),睡眠明显改善,每日可深睡眠 4~5 小时,形体已无消瘦感,纳可,精神状态较前明显好转,面色仍萎黄,仍有五心烦热。舌红瘦小,少苔,大便干结。上方去柴胡加绿萼梅 10g,甘松 10g,续服14服。

2012 年 8 月 22 日四诊:精神症状完全消失,表情自如,工作、生活、学习能力恢复如前,尚有五心烦热,舌红少苔,但病情大为好转,嘱服知柏地黄丸,每个月 3 瓶,停用汤药。

随访 3 年病情一直稳定,未见复发。

主要参考文献

[1] 畅洪昇,段晓华,梁吉春,等. 中医郁证学说源流探析 [J]. 北京中医药大学学报,2011,34(10):653-658,661.

[2] 徐永君,盛慧. 抑郁症发病机制研究进展[J]. 安徽医科大学学报,2012,47(3):323-326.

[3] 王银. 抑郁症药物治疗的研究进展[J]. 安徽医药,2010,14(2):234-236.

[4] 张之文. 抑郁性神经症的中医证治探讨[J]. 上海中医药杂志,2005,39(10):20-21.

(宋炜熙)